Medizinische Terminologie für Dummies

Schummelseite

Wenn Sie die medizinische Terminologie verstehen und anwenden wollen, müssen Sie zunächst die Körpersysteme kennen – genauer gesagt, die häufig verwendeten medizinischen Wortstämme für diese Systeme. Diese kombinieren Sie dann mit Präfixen und Suffixen, und schon können Sie die meisten dieser komplizierten Begriffe entschlüsseln.

DIE KÖRPERSYSTEME

Ihr Körper besteht aus vielen Organsystemen, die miteinander interagieren und in der Summe den Organismus ausmachen.

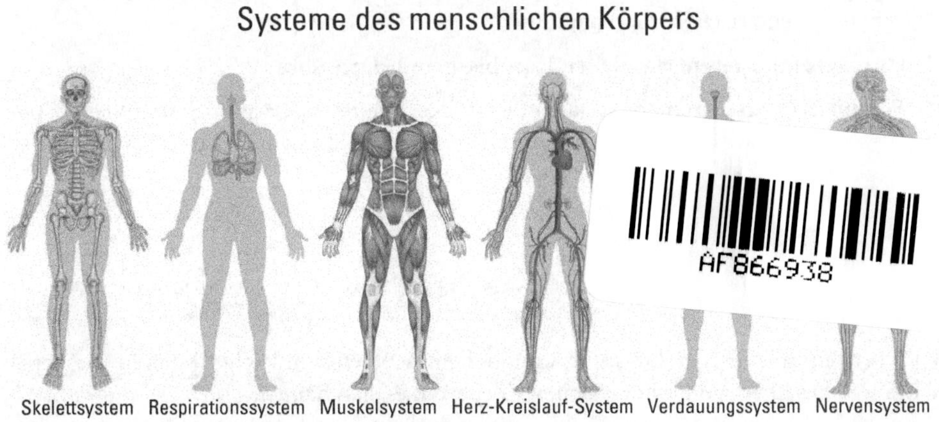

Abbildung 0.1: Die Körpersysteme des Menschen

DIE BESTANDTEILE DER WICHTIGSTEN KÖRPERSYSTEME:

- **Skelettsystem:** Knochen, Achsenskelett, appendikuläres Skelett, Bänder und Gelenke
- **Muskelsystem:** Muskeln und Sehnen
- **Integumentsystem (Hautsystem):** Haut, Haare, Nägel und Hautdrüsen
- **Sinnesorgane:** Augen, Ohren, Nase, Rezeptoren in der Haut und im Mund
- **Kardiovaskuläres System:** Herz, Blutgefäße und Blut

Medizinische Terminologie für Dummies

Schummelseite

- **Lymphatisches System:** Mandeln, Milz, Thymus, Lymphknoten, Lymphgefäße und Lymphe
- **Atmungssystem:** Nase, Rachen, Kehlkopf, Luftröhre, Lunge (Bronchien, Bronchiolen, Alveolen)
- **Gastrointestinales (Magen-Darm-)System:** Mund, Speiseröhre, Magen, Bauchspeicheldrüse, Leber und Gallenblase, Dünn- und Dickdarm, Rektum und Anus
- **Endokrines System:** Hormone, Hypophyse, Schilddrüse, Nebenschilddrüsen, Zirbeldrüse, Nebennieren, Bauchspeicheldrüse und Keimdrüsen
- **Nervensystem:** Cerebrum, Cerebellum, Hirnstamm, Rückenmark, Ganglien, Nervenfasern, enterisches Nervensystem
- **Harnsystem:** Nieren, Harnleiter, Harnblase und Harnröhre
- **Fortpflanzungssystem:** bei Frauen Eierstöcke, Eileiter, Gebärmutter und Vagina; bei Männern Hoden, Nebenhoden, Samenleiter, Samenbläschen, Prostata, Harnröhre und Penis

WICHTIGE WORTSTÄMME IN DER ANATOMIE UND PHYSIOLOGIE

Der Wortstamm ist der wichtigste Bestandteil eines Wortes und zeigt Ihnen in der Regel an, um welches Thema oder um welchen Körperteil es sich handelt.

Wortstamm	Bedeutung
abdomin/o	Abdomen, Bauch
aden/o	Drüse
anter/o	vorne, anterior
arteri/o	Arterie
audi/o	hören
bi/o	Leben
brachi/o	Arm
bronchi/o, bronch/o	Bronchus, Bronchien
carcin/o	Krebs
cardi/o	Herz
col/o	Dickdarm, Kolon

Medizinische Terminologie für Dummies

Schummelseite

Wortstamm	Bedeutung
cyt/o	Zelle
derm/o, dermat/o	Haut
dors/i, dors/o	Rücken, dorsal
encephal/o	Gehirn
gastr/o	Magen
gynec/o	Frau, weiblich
haemat/o	Blut
hist/o, histi/o	Gewebe
intestin/o	Darm
lapar/o	Bauchraum, Lende, Flanke
lymph/o	lymphatisches Gewebe, Lymphe
my/o	Muskel
neur/o	Nerv
ocul/o	Auge
ophthalm/o	Auge
optic/o, opt/o	sehen, Sehvermögen
or/o	Mund
ot/o	Ohr
path/o	Krankheit
pharmac/o	Arzneimittel
pulmon/o	Lunge(n)
sept/o	Scheidewand, Septum
septic/o	Infektion, Sepsis
thorac/o	Brustkorb/Thorax
thyr/o	Schilddrüse
trachel/o	Hals, Gebärmutterhals
trich/o	Haar, haarähnlich
ventr/o	Bauch, vordere Körperseite (ventral)
viscer/o	Eingeweide, innere Organe

Tabelle 0.1: Wortstämme

Medizinische Terminologie für Dummies

Schummelseite

GRIECHISCHES IN MEDIZINISCHEN BEGRIFFEN

Die meisten heute gebräuchlichen medizinischen Fachausdrücke stammen aus dem Lateinischen oder dem Griechischen. Schließlich gelten die Griechen als Begründer der modernen Medizin. Beispiele für auf dem Griechischen basierende medizinische Begriffe sind:

- ✔ **Adenoid** stammt vom griechischen *aden* (»Drüse«) und *oeides* (»ähnlich«). Der Begriff wurde früher für »adenoide Vegetationen« (Rachenmandelvergrößerung) verwendet.
- ✔ Sowohl Latein als auch Griechisch spielen bei der Wurzel des Wortes **Herz** (*cardium*) eine Rolle; es geht auf das griechische »kardia« zurück.
- ✔ **Coccyx** (Steißbein) stammt von dem griechischen Wort *kokkux* für »Kuckuck« ab – das Steißbein erinnert von der Form her an einen Kuckucksschnabel.
- ✔ **Diaphorese** leitet sich ab von griechisch *dia* (»durch«) und *phoreo* (»ich trage«), wörtlich: »das Durchtragen (Ausscheiden) des Schweißes«.
- ✔ **Endokrin** verbindet die griechischen Worte *endo* («innen«) und *krinein* (»trennen«).
- ✔ **Glaukom** stammt von griechisch *glaukos* (»blaugrau«) und *oma* (»Zustand«). Beim Glaukom tritt an die Stelle der schwarzen Pupille eine Graufärbung.
- ✔ **Pankreas** heißt so wegen seines fleischartigen Aussehens: griechisch *pan* (»alles«) und *kreas* (»Fleisch«).
- ✔ **Paraplegie** kommt von griechisch *para* (»neben«) und *plege* (»Lähmung«).
- ✔ **Pyelos** ist ein griechisches Wort für »wannenförmiges Gefäß« und beschreibt die Form des Nierenbeckens.
- ✔ **Semantik** leitet sich von griechisch *semantikos* (»bedeutsam«) ab.
- ✔ **Venerisch**, also zu Geschlechtskrankheiten gehörend, ist abgeleitet von Venus, der Göttin der Liebe; in der Antike galt ein venerisches Leiden als eines der »Unglücke der Liebe«.

Medizinische Terminologie für Dummies

Schummelseite

HÄUFIG FALSCH GESCHRIEBENE MEDIZINISCHE BEGRIFFE

Lassen Sie sich beim Lernen der medizinischen Terminologie nicht entmutigen. Viele medizinische Ausdrücke sind berüchtigt dafür, schwer zu buchstabieren zu sein. Diese Begriffe werden häufig falsch geschrieben:

Abszess, Adoleszenz, Alimentation, Alopezie, Alzheimer, analysieren, Aneurysma, Anorexie, Arrhythmie, Asphyxie, Asystolie, Aszites, Auskultation, Dekubitus, Diabetes mellitus, Diaphorese, Diaphragma, Dilatation, Diphtherie, Ekzem, Epididymitis, Erguss, Faszie, Gallenblase, Gangrän, Gonorrhö, Hämoptyse, Hämorrhoide, Herzschrittmacher, Humerus, Hygiene, Ikterus, impfen, intraokular, Invagination, Ischämie, Kallus, Katheter, kaukasisch, Kürettage, Melanin, Menstruation, Milz, Oophorektomie, Ophthalmologie, Orthopnoe, palliativ, palpieren, Palpitation, Perineum, Periost, Peritoneum, peroneal, Prostata, Prothese, Protokoll, Pruritus, Rhythmus, sagittal, Sequelen, Splenektomie, Synkope, Syphilis, Tonsillektomie, Tonsillen, trikuspidal, Ventrikel, vertikal, Windpocken, Zirrhose

Medizinische Terminologie für Dummies

Beverley Henderson
Jennifer L. Dorsey

Medizinische Terminologie

für **dummies**®

Übersetzung aus dem Amerikanischen von
Susanne K. Hemschemeier
Fachkorrektur von Daniel Hosari

WILEY
WILEY-VCH GmbH

Medizinische Terminologie für Dummies

Bibliografische Information der Deutschen Nationalbibliothek

Die Deutsche Nationalbibliothek verzeichnet diese Publikation in der Deutschen Nationalbibliografie; detaillierte bibliografische Daten sind im Internet über `http://dnb.d-nb.de` abrufbar.

1. Auflage 2026
© 2026 Wiley-VCH GmbH, Boschstraße 12, 69469 Weinheim, Germany

Original English language edition Medical Terminology For Dummies © 2025 by John Wiley and Sons, Inc. All rights reserved including the right of reproduction in whole or in part in any form. This translation published by arrangement with John Wiley and Sons, Inc.

Wiley, the Wiley logo, Für Dummies, the Dummies Man logo, and related trademarks and trade dress are trademarks or registered trademarks of John Wiley & Sons, Inc. and/or its affiliates, in the United States and other countries. Used by permission.

Das vorliegende Werk wurde sorgfältig erarbeitet. Dennoch übernehmen Autoren und Verlag für die Richtigkeit von Angaben, Hinweisen und Ratschlägen sowie eventuelle Druckfehler keine Haftung.

Bevollmächtigte des Herstellers gemäß EU-Produktsicherheitsverordnung ist die Wiley-VCH GmbH, Boschstr. 12, 69469 Weinheim, Deutschland, E-Mail: `Product_Safety@wiley.com`.

Alle Rechte bezüglich Text und Data Mining sowie Training von künstlicher Intelligenz oder ähnlichen Technologien bleiben vorbehalten. Kein Teil dieses Buches darf ohne die schriftliche Genehmigung des Verlages in irgendeiner Form – durch Photokopie, Mikroverfilmung oder irgendein anderes Verfahren – in eine von Maschinen, insbesondere von Datenverarbeitungsmaschinen, verwendbare Sprache übertragen oder übersetzt werden.

Der Verlag und die Autoren dieses Werks haben nach bestem Wissen und Gewissen gearbeitet, einschließlich einer gründlichen Überprüfung des Inhalts. Jedoch übernehmen weder der Verlag noch die Autoren Garantien oder Gewährleistungen hinsichtlich der Genauigkeit oder Vollständigkeit des Inhalts dieses Werks. Insbesondere schließen sie jegliche ausdrücklichen oder stillschweigenden Gewährleistungen aus, einschließlich Gewährleistungen der Handelsüblichkeit oder Eignung für einen bestimmten Zweck. Bei der Erstellung dieses Werks wurden bestimmte KI-Systeme eingesetzt. Es kann keine Garantie durch Vertriebsmitarbeiter, schriftliche Verkaufsunterlagen oder Werbeaussagen übernommen oder erweitert werden. Der Verweis auf eine Organisation, Website oder ein Produkt als Quelle für weitere Informationen impliziert keine Unterstützung oder Empfehlungen durch den Verlag und die Autoren. Der Verkauf dieses Werks erfolgt unter der Voraussetzung, dass der Verlag keine professionellen Dienstleistungen erbringt. Die enthaltenen Ratschläge und Strategien sind möglicherweise nicht für Ihre Situation geeignet. Konsultieren Sie gegebenenfalls einen Spezialisten. Leser sollten sich darüber im Klaren sein, dass die in diesem Werk aufgeführten Websites zwischen dem Zeitpunkt der Erstellung und dem Zeitpunkt des Lesens geändert sein können oder nicht mehr existieren. Weder der Verlag noch die Autoren haften für entgangene Gewinne oder sonstige wirtschaftliche Schäden, einschließlich besonderer, zufälliger, Folgeschäden oder sonstiger Schäden.

Print ISBN: 978-3-527-72418-5
ePub ISBN: 978-3-527-85626-8

Coverfoto: M.Style – stock.adobe.com
Korrektur: Harriet Gehring
Satz: Straive, Chennai, India
Druck und Bindung:
CPI Group (UK) Ltd, Croydon, CR0 4YY

C9783527724185_230126

Über die Autorinnen

Beverley Henderson, CMT-R, HRT, blickt auf eine lebenslange Karriere im medizinischen Bereich zurück. Sie arbeitete 45 Jahre lang in Krankenhäusern in Ontario und verfügt über mehr als 40 Jahre Erfahrung in medizinischer Terminologie und Transkription. Sie leitete die Abteilung für medizinische Transkription eines großen Akutkrankenhauses und unterrichtete medizinische Terminologie für erwachsene Lernende auf Universitätsniveau. Beverley ist zertifizierte medizinische Transkriptionistin bei der Association for Healthcare Documentation Integrity (AHDI), früher American Association for Medical Transcription. Sie war Direktorin der Fakultät für Gesundheitswissenschaften und Koordinatorin des MT-Kurses an einer Online-Schule für medizinische Terminologie und Transkription, wo sie Lehrpläne entwickelte und an der Erstellung einer Reihe von Lehrvideos zur medizinischen Terminologie mitwirkte.

Heute, als »Empty Nester«, lebt sie im Sommer in Cayuga, Ontario, und verbringt die Winter zusammen mit ihrem Ehemann, mit dem sie seit 51 Jahren verheiratet ist, in Ajijic, Mexiko.

Jennifer L. Dorsey, PhD, arbeitet seit mehr als 28 Jahren im Verlagswesen für Verlage wie Wiley, Entrepreneur Press, Taunton Press und Abrams. Als Verlegerin von Broad Book Press leitet sie die strategische Entwicklung und Umsetzung von Buchprojekten für Vordenker und Fachexperten. Sie hilft Autoren, ihr Fachwissen in wirkungsvolle Bücher zu verwandeln, die Autorität aufbauen, ihre Marken stärken und ihre Reichweite vergrößern. Sie ist Autorin von »From Pitch to Print: The Nonfiction Writer's 10-Step Plan to Getting Published«. Ihren Bachelor in Journalismus erhielt sie am Saint Mary-of-the-Woods College, ihren Master- und ihren Doktortitel an der Saint Louis University. Sie lebt mit ihrem Ehemann und drei Kindern in Illinois.

Widmung

Dieses Buch ist meiner Familie und meinen Freunden gewidmet. Meinen Kollegen, die im Laufe von 50 Jahren Arbeit bei Hamilton Health Sciences und St. Joseph's Healthcare Hospitals zu Freunden wurden. Meiner Tochter Michele und meinem Sohn Ian – ich bin so stolz auf euch beide und eure beruflichen Erfolge! Meinem Ehemann Richard, dessen Liebe und Verständnis es mir ermöglicht haben, meine beruflichen Träume zu verwirklichen. Den neuen Lieben meines Lebens – meinem gutaussehenden, achtjährigen Enkel Axl und meiner wunderschönen kleinen Diva, meiner fünfjährigen Enkelin Indiana. Es ist ein großes Glück, ihre Großmutter zu sein.

— Beverley Henderson

Für meinen Ehemann Mike – dafür, dass er meine späten Schreibnächte erträgt und meine Leidenschaft für Disneyland und Disney-Kreuzfahrten mit Humor nimmt. Für meine drei wunderbaren, großartigen Kinder Will, Cate und Vivian. Ihr drei seid mein »Warum« an jedem einzelnen Tag. Ich bin so stolz, eure Mutter zu sein. Trefft gute Entscheidungen!

— Jennifer L. Dorsey

Danksagungen der Autorinnen

Vielen Dank an Jennifer Dorsey, meine Co-Autorin. Ich schätze ihre Geduld und ihr Schreibwissen sehr – und dass sie meine endlosen Fragen so außergewöhnlich geduldig beantwortet hat. Mit Jennifer zusammenzuarbeiten ist immer ein Vergnügen. Aufrichtiger Dank geht an Lindsay Berg, leitende Lektorin, dafür, dass sie mich erneut ins Boot geholt hat. Ich bin dankbar, über ein Thema schreiben zu dürfen, das mir mein Leben lang am Herzen liegt. Es ist mir eine Ehre, zu den Erfolgen von John Wiley & Sons, Inc. beitragen zu dürfen.

— Beverley Henderson

Vielen Dank an meine Co-Autorin Beverley Henderson. Ihr medizinisches Wissen ist das Herz dieses Buches, und ihre Leidenschaft kommt wirklich zum Ausdruck. Die Zusammenarbeit ist immer eine Freude. Wie immer gilt mein Dank der leitenden Lektorin Lindsay Berg für ihre unerschütterliche Unterstützung und Freundschaft – sowohl als meine Lektorin als auch als geschätzte Kollegin seit über 25 Jahren. Mein tiefster Dank gilt Dan Mersey, unserem wunderbaren Lektor, der die Geduld Hiobs hatte, während er auf meine manchmal verspäteten Kapitel wartete. Unzählige Dankesworte gehen an alle Redaktions- und Produktionsteams, Grafiker, Korrekturleser und Indexersteller – ihr seid großartig!

— Jennifer L. Dorsey

Auf einen Blick

Inhaltsverzeichnis

Einleitung

Willkommen zu unserem Buch *Medizinische Terminologie für Dummies*! Hier bekommen Sie Ihren persönlichen Einführungskurs, um die medizinischen Fachbegriffe zu erlernen, die täglich in Arztpraxen, Krankenhäusern, Kliniken, Abrechnungs- und Versicherungsunternehmen, Laboren und Apotheken verwendet werden. Dies ist eine großartige Reise nicht nur durch die Welt der medizinischen Terminologie, sondern auch durch Ihren eigenen Körper.

Keine Sorge, die wenigsten Leser werden sich gut mit Altgriechisch auskennen (was ja in diesem Fall durchaus nützlich wäre) und die meisten haben den Lateinunterricht in der Schule vermutlich als lästige Pflicht empfunden, aber wenn Sie sich für medizinische Belange interessieren, werden Sie feststellen, wie nützlich Grundkenntnisse in beiden Sprachen sind. Warum? Weil es die Kommunikation unter Medizinern aller Sprachen vereinfacht oder auch überhaupt möglich macht. Dazu müssen Sie kein Griechisch oder Latein beherrschen, sondern einfach nur wissen, wie Sie Wörter in verständliche Einzelteile zerlegen können. Sobald Sie mehr über Präfixe, Suffixe, Wortstämme und die Pluralbildung wissen, können Sie mit der Terminologie fast alles anfangen – zum Beispiel in den Körper eintauchen und die Begriffe entdecken, die zu verschiedenen Systemen, Krankheiten, Verfahren und pharmazeutischen Produkten passen.

Wenn Sie medizinische Fachbegriffe lernen wollen, umfasst das weitaus mehr als lediglich das Auswendiglernen von Vokabeln. Es ist eine Reise in eine andere (Sprach-)Welt, in der Sie entdecken werden, wie logisch und universell verständlich auch komplizierte Sachverhalte beschrieben werden können.

Über dieses Buch

Die Welt der medizinischen Terminologie kennenzulernen, kann manchmal etwas eintönig sein. Deshalb haben wir das Buch in mehrere Teile gegliedert, die sich mit verschiedenen Themengebieten befassen. Erst einmal bekommen Sie ein bisschen Hintergrundwissen zur Terminologie – zur Geschichte und zu den Akteuren, die diese »Sprache« den Menschen erst zugänglich gemacht haben. Anschließend geht es um die Feinheiten der Wortbildung und um Wortbestandteile, ihre Verwendung und die richtige Aussprache. Wir haben dieser Ausgabe außerdem ein neues Kapitel über die Terminologie im Zusammenhang mit globalen Gesundheitsnotfällen wie Pandemien hinzugefügt, das den anhaltenden Einfluss der COVID-19-Ära auf das Gesundheitswesen widerspiegelt. Abschließend erhalten Sie einen Einblick in die verschiedenen Körpersysteme und die damit verbundenen Begriffe. Am Ende haben wir sogar noch einige Bonus-Top-Ten-Listen hinzugefügt, die Sie hoffentlich nützlich finden.

Zugegeben, es gibt viel über medizinische Terminologie zu lernen, aber wir begleiten Sie auf dieser Reise. Denken Sie daran: Sie müssen dieses Buch nicht von vorne bis hinten lesen und sich auch nicht alle Details von Kapitel zu Kapitel merken. Lesen Sie in beliebiger Reihenfolge; überspringen Sie, was Sie nicht brauchen. Sie finden alles wieder, falls Sie die Abschnitte, Tipps oder Randbemerkungen später noch einmal lesen möchten.

Aber bedenken Sie: Dies ist weder ein riesiges Fachbuch noch ein umfassendes Wörterbuch. Diese beiden Ressourcen zusätzlich zu verwenden, können wir Ihnen nur ans Herz legen, wenn Sie Mediziner sind. Mit diesem Buch wollen wir Ihnen einen Einstieg geben, Sie also systematisch an das Thema heranführen. Unser Hauptziel ist es, Ihnen die Grundlagen der Wortbildung zu zeigen, damit Sie die Bildung und Verwendung medizinischer Begriffe auf Ihre eigene Weise meistern können. Wir schenken Ihnen keinen Fisch – wir bringen Ihnen das Angeln bei.

Um einen unterhaltsamen Ton zu gewährleisten, verwenden wir in diesem Buch (wie in allen ... *für Dummies*-Büchern) einige Konventionen, die Sie anderswo vielleicht nicht finden. Sie erwartet nun im Folgenden:

- ✔ Zunächst finden Sie ein Kapitel über die Entwicklung und die Bedeutung der medizinischen Fachsprache. Sie werden feststellen, dass wir in diesem Buch sehr viel mit Listen arbeiten, weil wir der Meinung sind, dass diese Art der Darstellung übersichtlicher ist und das Lernen erleichtert.

- ✔ Etliche Tabellen geben Einblicke in den Aufbau medizinischer Begriffe. Viele davon werden in verschiedenen Formen mit »/« dargestellt. In diesen Fällen steht der Wortstamm vor dem »/«, gefolgt vom verbindenden Vokal oder einem anderen verbindenden Laut. Wenn Sie beispielsweise »crani/o« sehen, bedeutet dies, dass »crani« der Wortstamm und »o« der verbindende Vokal ist.

- ✔ Neue Begriffe sind *kursiv* gedruckt, um sie leichter zu erkennen, und diese Begriffe finden Sie in der Regel auch im Stichwortverzeichnis; wichtige Informationen in Tabellen sind **fett** gedruckt und alle `Verweise auf Webseiten` finden Sie unter dieser Markierung.

- ✔ Die weiteren Kapitel sind nach Körpersystemen unterteilt. Jedes dieser Kapitel erklärt Ihnen kurz die Funktionsweise des jeweiligen Körpersystems, um Ihnen einen Kontext für die verwendeten Wörter zu geben.

- ✔ Wir nutzen Bilder! Die bildlichen Darstellungen sollen Ihnen helfen, die Inhalte zu verstehen und leichter im Gedächtnis zu behalten.

- ✔ Wir haben versucht, die Sprache einfach zu halten. Ärzte sind ja Meister darin, Sachverhalte so darzustellen, dass selbst kundige Patienten kein Wort verstehen. Aber wir sind keine Ärzte und versuchen daher, die Dinge in möglichst einfacher Sprache zu erklären. Vermutlich stecken Sie ohnehin schon bis zum Hals in fachsprachlichen Begriffen, also kann es nicht schaden, ab und zu Dinge etwas lockerer zu erklären.

Törichte Annahmen über die Leser

Sie haben dieses Buch in die Hand genommen und bis hierher gelesen, also könnten Sie in eine dieser Kategorien fallen, die wir uns über den Leser vorgestellt haben. Sie könnten also

- ✔ ein Medizinstudent sein, der sich gern vor der ersten Prüfung einen Überblick in der allgemeinen Terminologie verschaffen möchte, um nicht in der Prüfung grübeln zu müssen, was die Prüfer von Ihnen hören möchten.
- ✔ medizinisches Fachpersonal sein, das die Fachbegriffe auffrischen oder einfach mehr über die Bildung dieser Begriffe erfahren will.
- ✔ ein neugieriger Erwachsener sein, der verstehen möchte, was die Fachbegriffe in Diagnosen oder Arztbriefen eigentlich bedeuten, denn da wird selten etwas so erklärt, dass man es ohne gewisse Kenntnisse verstehen kann.
- ✔ sich einfach nur so für das Thema interessieren, weil Sie mehr über Ihren Körper wissen wollen und endlich mal den Beipackzettel der Ihnen verordneten Arzneimittel verstehen möchten!

Ganz egal, was Sie dazu bewogen hat, dieses Buch in die Hand zu nehmen – wir hoffen, es vermittelt Ihnen den terminologischen Nachschub, den Sie für Ihre spezielle Situation benötigen. Der menschliche Körper besteht aus Hunderten von Funktionsteilen, und alle haben Namen. Darüber hinaus gibt es Namen für alle möglichen damit verbundenen Begriffe im Zusammenhang mit Funktionen, Beschwerden, Krankheiten, Pathologie und sogar der Pharmakologie. Zugegeben, das ist eine ganze Menge. Aber jeder Weg beginnt mit den ersten Schritten ... und dabei, so hoffen wir, können wir Ihnen helfen.

Symbole, die in diesem Buch verwendet werden

Dieses Buch verwendet an vielen Stellen Symbole – kleine Bilder, die wichtige Informationen kennzeichnen. Halten Sie Ausschau nach ihnen, denn sie bieten Ihnen noch mehr Werkzeuge für Ihren Terminologie-Werkzeugkasten:

Hier finden Sie konkrete Tipps und Tricks, die Sie beim Lernen dieser Fachsprache nutzen können.

Diese Informationen sollten Sie beim Erlernen der medizinischen Terminologie im Hinterkopf behalten.

Hier verbergen sich häufige Fehler, die Ihnen beim Studium der medizinischen Terminologie Probleme bereiten können.

Dieses Symbol weist auf etwas Interessantes und vielleicht etwas Ungewöhnliches im Vergleich zur aktuellen Diskussion hin.

In diesem Buch werden Sie zudem auf einige (in der Anatomie übliche) Abkürzungen bei lateinischen Namen stoßen:

- ✔ A. steht für Arteria (Arterie).
- ✔ M. steht für Musculus (Muskel).
- ✔ V. steht für Vena (Vene).

Wie es weitergeht

Wenn Sie mutig sind, können Sie jederzeit direkt in dieses Buch einsteigen und Ihre Terminologiekenntnisse verbessern. Das Wie und Warum medizinischer Fachbegriffe zu beherrschen, ist manchmal genauso wichtig wie das Lernen der Begriffe selbst. Deshalb haben wir die entsprechenden Kapitel an den Anfang gestellt. Sie können aber auch gerne die Abschnitte heraussuchen, die für Sie am nützlichsten sind.

Und vor allem: Arbeiten Sie dieses Buch mit Zuversicht durch. Sobald Sie die Bildung dieser Wörter verstanden haben, werden Sie sie problemlos im Gedächtnis behalten und in Ihren Alltag integrieren können.

Teil I
Silbenrätsel für Anatomen

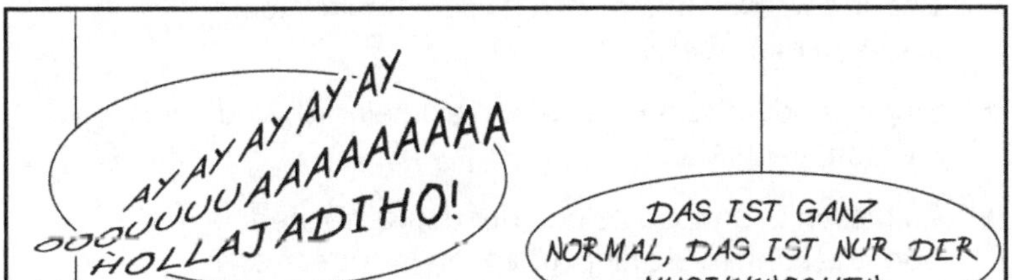

IN DIESEM TEIL ...

- Sie finden anatomische Fachausdrücke kompliziert? Stimmt aber so nicht ganz, denn mit einer überschaubaren Anzahl an Wortsilben können Sie die meisten Ausdrücke einfach deuten.
- Präfixe, Wortstämme und Suffixe der gängigen Begriffe werden Ihnen nach diesem Kapitel kein Problem mehr bereiten.
- Singular oder Plural? Die Regeln sind einfach und werden hier erklärt.
- Zu diesen Grundbausteinen der anatomischen Sprache können Sie hier zudem etwas über deren Geschichte nachlesen, und wir geben Ihnen Tipps, wie die Begriffe korrekt aussprechen.

IN DIESEM KAPITEL

- Geschichte der medizinischen Terminologie
- Wortbildung und Aussprache
- Sich mit den wichtigsten Teilen der Anatomie vertraut machen
- Vielfalt der Körpersysteme

Kapitel 1
Medizinische Fachbegriffe in den Griff bekommen

Ist Ihnen vielleicht schon jetzt aufgefallen, dass Sie mit der Lektüre dieses Buches eine vermutlich völlig neue Sprache entdecken können? Nein, Sie haben nicht aus Versehen zu »Griechisch und Latein für Dummies« gegriffen – auch wenn es mitunter so aussehen mag, aber ganz ohne etwas Gefühl für diese Sprachen geht es leider nicht. Und das bringt uns auf die Reise zum Ursprung der medizinischen Fachbegriffe, der sowohl im antiken Griechenland als auch in Rom liegt. Ein bisschen Geschichte kann ja nie schaden, und folglich werden Sie in diesem Kapitel einige der Pioniere aus den Anfängen der Medizin kennenlernen.

Aber vor allem erhalten Sie einen anderen Zugang zu einer völlig neuen Welt: der Anatomie Ihres Körpers.

Ein paar Worte zur Geschichte

Die *medizinische Terminologie* umfasst zahllose Begriffe, die die menschliche Anatomie und Physiologie (Körperorgane, Körpersysteme und ihre Funktionen), Körperregionen, Krankheiten, diagnostische Bildgebung und Laboruntersuchungen sowie klinische Verfahren, Operationen und Diagnosen beschreiben. Aber woher stammt diese Vielfalt? Nun, vor allem aus den medizinischen Fortschritten der letzten 200 Jahre, aber die Anfänge reichen schon sehr viel weiter zurück in die Vergangenheit. Menschen haben schon immer versucht, Krankheiten zu verstehen und zu behandeln – die ersten Zeugnisse dieser Bemühungen reichen bis in die Steinzeit zurück. Doch erst mit der Entstehung von schriftlichen

Überlieferungen können wir diese Anfänge der Medizin, wie sie heute existiert, einordnen. Und viele Begriffe der griechischen oder römischen Mediziner nutzen wir noch heute.

Ja, aber warum ist das eigentlich so? Das hat einen guten Grund …

Wie könnten medizinische Fachkräfte miteinander kommunizieren, wenn es keine eindeutigen Bezeichnungen für ein medizinisches Problem, eine Behandlungsmethode oder ein Medikament gäbe? Sie suchen zum Beispiel Ihren Arzt auf und sagen: »Ich habe stechende Schmerzen in der Schulter.« Der Arzt wird Ihnen die Ursache dieser Schmerzen nach der Untersuchung sicherlich mit einigen Fachbegriffen erklären. Die gleichen Fachbegriffe wird er auch dem Chirurgen mitteilen, der Sie operieren soll, und später dem Physiotherapeuten, der Ihre Schulter im Anschluss an die Operation wieder mobilisieren soll. Und das funktioniert sogar, wenn Sie im Ausland sind und weder der Arzt noch der Chirurg Ihre Sprache sprechen!

Das Schöne an der medizinischen Terminologie ist, dass sie diese wichtige Kommunikation kurz und prägnant auf den Punkt bringt. Ein medizinischer Begriff beschreibt in der Regel mit einem Wort eine Krankheit oder einen Zustand, für den normalerweise mehrere Wörter erforderlich wären. »Appendektomie« ist ein einfacher Fachbegriff für die »chirurgische Entfernung des Wurmfortsatzes (Appendix)«. Gesprochen klingt das ja noch harmlos, aber wenn Sie unter Zeitdruck abends stundenlang Arztberichte schreiben müssen, werden Sie für jedes Wort, das Sie weniger in den Rechner tippen müssen, dankbar sein.

Die medizinische Fachsprache hat sowohl griechische als auch lateinische Wurzeln. Die *Griechen* waren die Begründer der modernen Medizin, doch *Latein* ist die grundlegende Quelle medizinischer Fachbegriffe. Ausgehend vom antiken Rom verbreitete sich Latein schnell weltweit und festigte seinen Ruf als bevorzugte Sprache für Medizin und Wissenschaft. Aufbauend auf den griechischen und lateinischen Ursprüngen begannen Mediziner Mitte des 19. Jahrhunderts damit, medizinische Fachbegriffe zu vereinheitlichen. Das erste medizinische Wörterbuch erschien in den 1830er-Jahren, kurz nach der Erstausgabe von Webster's American Dictionary of the English Language.

Fachbegriffe häppchenweise angehen

Glücklicherweise gibt es Möglichkeiten, sich durch den Dschungel medizinischer Fachbegriffe zu kämpfen und herauszufinden, wie man sie richtig ausspricht und verwendet. Aber Sie müssen ganz von vorne beginnen, indem Sie jedes Wort in seine Bestandteile zerlegen und dann seine Bedeutung entschlüsseln. Oder, um es etwas eleganter auszudrücken: Sie sollten die Etymologie nutzen. Die *Etymologie* hilft Ihnen, den Ursprung und die historische Entwicklung eines Begriffs zu finden. Sie können die Etymologie verwenden, um Wörter lateinischen und griechischen Ursprungs, *Eponyme* (nach Personen benannte Wörter) und *Akronyme* (Abkürzungen, die für längere Ausdrücke stehen) zu entschlüsseln.

Zurück zu den Wortbestandteilen, die Sie zerlegen werden. Drei davon müssen Sie kennen: Wortstämme/Verbindungsformen, Präfixe und Suffixe. *Wortstämme* sind die Grundform, um die herum das endgültige Wort gebildet wird. Eine *Verbindungsform* ist ein Verbindungsvokal (normalerweise o oder i) plus das Stammwort, normalerweise mit einem angehängten Präfix oder Suffix. *Präfixe* stehen am Anfang eines Wortes und geben das Wie, Warum, Wo, Wann, die Position, Richtung, Zeit oder den Status an. Das *Suffix*, das immer am Ende eines Wortes steht, bezeichnet in der Regel einen Vorgang, einen Zustand oder eine Krankheit. Während das Präfix einen Hinweis auf die Bedeutung eines Wortes gibt, verrät das Suffix, was mit einem bestimmten Körperteil oder -system passiert. Und normalerweise beschreibt es entweder, was Ihnen fehlt oder welches Verfahren zur Diagnose oder Behandlung eingesetzt wird.

Auch bei der *Aussprache* hilft Ihnen diese Vorgehensweise, Begriffe in ihre Bestandteile zu zerlegen. In der medizinischen Terminologie werden Buchstaben oder Buchstabenkombinationen mitunter anders ausgesprochen als im Deutschen, aber dazu kommen wir noch genauer in Kapitel 5.

Grundlagen zum Wortschatz erwerben

Die Grundlagen der Wortbildung und Aussprache zu beherrschen, ist der schwierigste Teil! Und sobald Sie das gemeistert haben, können Sie Ihren Wortschatz erweitern. Auch wenn Mediziner gerne scherzen, dass Terminologie wie eine Fremdsprache ist (manchmal kommt es Ihnen bestimmt so vor), werden Sie feststellen, dass Sie wahrscheinlich bereits viele medizinische Begriffe kennen und diese nutzen können, um den Rest Ihres neu erworbenen Wortschatzes zu erweitern.

Das gilt übrigens auch für alle anderen Fachsprachen, oder können Sie ad hoc mit diesem Satz aus der Thermodynamik etwas anfangen? »Die irreversible Entropieproduktion in einem nichtlinearen, dissipativen Vielteilchensystem manifestiert sich durch Fluktuations-Relaxations-Phänomene, die im Rahmen der statistischen Mechanik mittels kanonischer Ensembletransformationen und Legendre-Transformationen des Gibbs'schen Potenzials formal beschrieben werden können.« Wir übrigens auch nicht … bleiben wir lieber bei der Medizin …

Erinnern Sie sich noch an Ihre Schulzeit, als Sie Ihre eigene Strategie entwickelt haben, um möglichst schnell möglichst viele Vokabeln zu lernen? Dasselbe Prinzip gilt auch für neue medizinische Fachbegriffe. Sie können Listen mit Wortbestandteilen erstellen, Wörter nach ähnlichem Klang sortieren, Wörter zuordnen oder sich Begriffe nach Körpersystemen merken. Vielleicht sind Sie eher ein Lernkarten-Fan oder behalten Sie Sachverhalte am besten, wenn Sie Texte aufschreiben? Oder Sie nutzen Ihr Smartphone, denn es gibt so viele Apps, mit denen Sie medizinische Begriffe und deren Aussprache lernen können. Da ist nun Ihre Kreativität gefragt!

Die Anatomie als Basis

Im Bereich der medizinischen Fachbegriffe können Sie die *Anatomie* mit der Infrastruktur eines Gebäudes vergleichen. Wände, Böden, Ziegel, Putz, Elektrik, Rohrleitungen und so weiter tragen dazu bei, dass das Gebäude für seine Bewohner funktionsfähig bleibt. Die Anatomie Ihres Körpers ist da nicht anders, weshalb Sie sich zuerst mit diesen Fachbegriffen befassen werden. Sobald Sie die Grundlagen dessen verstanden haben, was Ihren Körper zusammenhält, können Sie sich mit den physiologischen Systemen befassen, die Ihren Körper auf innere und äußere Umstände reagieren lassen.

Ganz oben auf Ihrer Anatomie-Checkliste steht das *Skelettsystem.* Es bildet das Grundgerüst Ihres Körpers, ähnlich dem eines Gebäudes. Dieses System arbeitet mit seinen Gelenken mit den Muskeln zusammen, um Ihnen den Halt und die Bewegung zu geben, die Sie täglich brauchen. Das Knochenskelett bildet das Gelenkgerüst des Körpers, gibt ihm Form, schützt lebenswichtige Organe vor äußeren Verletzungen und bietet Ansatzpunkte für Muskeln, Bänder und Sehnen.

Eng mit dem Skelett arbeitet die *Muskulatur* zusammen, in der wiederum mehrere große Muskelgruppen kooperieren müssen, um ihre Funktion zu erfüllen. Dieses System besteht aus über 600 Muskeln und Gelenken und ist für die Bewegung verantwortlich.

Diese gesamte Infrastruktur wird von der Haut (*Integumentsystem*) umhüllt. Ihre Haut, Drüsen, Nägel und Haare funktionieren wie die Fassade oder Außenhülle eines Gebäudes; sie sind das, was Sie zuerst von sich zeigen. Ihre Außenseite zeigt der Welt oft, wie gesund der Rest Ihres Körpers ist.

Ihre *Sinnesorgane* sind die wichtigsten Dinge in Ihrem »Gebäude«. Fenster, Soundsystem und Gastronomie sorgen für ästhetische Freude bei den Bewohnern, und Ihre Sinne funktionieren ähnlich.

Es ist vielleicht schwer vorstellbar, dass Worte all die erstaunlichen Fähigkeiten Ihrer Anatomie beschreiben können, aber glauben Sie uns: All dies ist durch Fachbegriffe möglich. Und wer weiß? Vielleicht gibt es da draußen ein Wort, das noch nicht erfunden wurde – bis Sie kamen.

Im ständigen Kreislauf

Sobald Sie diese grundlegenden Funktionseinheiten verinnerlicht haben, geht es weiter mit der Terminologie der Physiologie. Die *Physiologie* befasst sich mit den übrigen Körpersystemen, die Ihren Körper bei seiner täglichen Arbeit unterstützen.

An erster Stelle steht das System, das Ihr Blut durch den Körper bringt und Ihr Leben jeden Tag voranbringt: das *Herz-Kreislauf-System.* Ihr Herz arbeitet nicht im luftleeren Raum; es wird von Blutzellen und Gefäßen unterstützt, und all diese Teile arbeiten zusammen, um Ihren Körper mit sauerstoffreichem Blut zu versorgen und die »Abluft« in Form von Kohlenstoffdioxid aus dem Blut zu entsorgen.

Dazu gibt es noch das separate, aber ergänzende *Lymphsystem*, das Ihren Körper von Unreinheiten befreit. Das Lymphsystem, das am stärksten mit der Immunität in Verbindung gebracht wird, arbeitet im gleichen Kontext wie das Herz-Kreislauf-System, da es ähnlich aufgebaut ist und die Lymphflüssigkeit nach der Reinigung durch die Lymphknoten direkt in den Blutkreislauf abgegeben wird. Lymphgefäße sind ähnlich angeordnet wie die Blutgefäße.

Apropos Sauerstoffversorgung Ihres Blutes: Sie denken bestimmt nur selten darüber nach, warum oder wie Sie atmen. Aber die etwa 30 Billionen Zellen des Körpers benötigen nun einmal Sauerstoff und müssen das Abfallprodukt der Zellatmung (Kohlenstoffdioxid) irgendwie loswerden. Dieser Gasaustausch wird durch das *Atmungssystem* bewerkstelligt. Die äußere Atmung ist der wiederholte, unbewusste Luftaustausch zwischen der Lunge und der äußeren Umgebung.

Sie müssen atmen, aber Sie müssen auch essen, und Essen macht definitiv viel mehr Spaß (auch wenn Sie darauf eher verzichten können als auf Sauerstoff). Ihr *Magen-Darm-Trakt* hilft dabei, diese leckeren Mahlzeiten und Snacks in nutzbare Energie für Ihren Körper umzuwandeln. Der *Verdauungstrakt* ist ein röhrenförmiger Durchgang durch ein Labyrinth von Organen und Körperhöhlen. Es beginnt am Mund, dem Eingang der Nahrung in den Körper, und endet am After, wo feste Abfallstoffe den Körper verlassen und Ihr köstliches chinesisches Essen wie von Zauberhand in … na ja, Sie wissen schon, Kot eben, verwandelt haben.

Und weiter geht es mit dem komplizierten *endokrinen System*, das das chemische Gleichgewicht des Körpers aufrechterhält. Dies geschieht, indem es chemische Botenstoffe, die Hormone, über den Blutkreislauf durch den Körper schickt. Hormone regulieren und steuern die Aktivität bestimmter Zellen oder Organe auch aus der Ferne. *Endokrine Drüsen* befinden sich in verschiedenen Körperteilen. Sie besitzen keinen Ausführungsgang, sondern geben die Hormone direkt in die Blutbahn ab, um zum Beispiel das Wachstum zu stimulieren, die Reifung der Geschlechtsorgane zu fördern oder den Stoffwechsel zu steuern. Ihr Körper besitzt sowohl zentrale als auch periphere Drüsen.

Noch komplizierter ist das *Nervensystem* aufgebaut, dessen Funktion Sie ganz gut mit dem Prozessor eines Computers vergleichen können, abgesehen davon, dass Ihr Nervensystem weitaus leistungsfähiger ist. Nachrichten vom Gehirn werden über Nervenfasern, die Verbindungen für eingehende und ausgehende Daten herstellen, über das Rückenmark weitergeleitet. Der Körper besitzt mehr als zehn Milliarden Nervenzellen, deren Funktion es ist, die willkürlichen und unwillkürlichen Aktivitäten des Körpers zu koordinieren. Wir sprechen, hören, schmecken, sehen, denken, bewegen Muskeln und haben Drüsen, die Hormone absondern. Wir reagieren auf Schmerz, Gefahr, Temperatur und Berührung, verfügen über ein Gedächtnis, Assoziations- und Unterscheidungsvermögen. Diese Funktionen sind nur ein kleiner Teil dessen, was das Nervensystem reguliert.

Das Nervensystem besteht aus dem *zentralen Nervensystem* (ZNS), zu dem Gehirn und Rückenmark gehören. Das *periphere Nervensystem* (PNS) besteht aus Hirnnerven (die vom Gehirn ausgehen) und Spinalnerven (die vom Rückenmark ausgehen). Das *autonome Nervensystem* (ANS) steuert und koordiniert die Funktionen der lebenswichtigen Organe des Körpers, wie Herzschlag und Atemfrequenz – Funktionen, über die man normalerweise nie nachdenkt.

Apropos Dinge, über die man normalerweise nicht nachdenkt: Das *Harnsystem* besteht aus den Nieren (zwei), den Harnleitern (ebenfalls zwei), der Blase und der Harnröhre. Die Hauptfunktion dieses Systems besteht darin, Harnstoff (die stickstoffhaltigen Abfallprodukte des Stoffwechsels) aus dem Blutkreislauf zu entfernen und mit dem Urin auszuscheiden. Schließlich gibt es noch das *Fortpflanzungssystem.* Auch keine ganz unwichtige Angelegenheit … Das männliche Fortpflanzungssystem hat zwei Hauptfunktionen: die Produktion von Spermien, den männlichen Geschlechtszellen, und die Sekretion von Testosteron, dem männlichen Hormon. Das weibliche Fortpflanzungssystem produziert die weiblichen Geschlechtszellen, sezerniert die Hormone Östrogen und Progesteron und schafft die Voraussetzungen für eine Schwangerschaft sowie einen sicheren Ort für deren Entwicklung und Wachstum. Die Fortpflanzung erfolgt durch die Vereinigung der weiblichen Geschlechtszelle (Eizelle) und der männlichen Geschlechtszelle, eines Spermiums, zu einer Zygote, die väterliches und mütterliches Erbgut enthält.

Dies ist nur ein kurzer Überblick über die Dinge, die Sie über Ihren Körper lernen werden. Natürlich werden die entsprechenden Begriffe zusammen mit den einfachen biologischen Hintergründen ausführlich erläutert.

Die ultimative Ressource: Sie selbst

Eine Liste bekannter Fachbegriffe, Merkhilfen und Wortbildungsübungen hilft Ihnen, die Fachbegriffe auf Ihre persönliche Situation im Alltag anzuwenden. Die in diesem Buch erwähnten Referenzen gehören zu den angesehensten in diesem Bereich und sind daher sehr empfehlenswert. Natürlich gibt es Tausende von Online- und Printressourcen, die meisten davon sind gut und seriös. Verlassen Sie sich auf Ihr eigenes Urteilsvermögen, wenn es darum geht, eine Quelle als Ihre erste Wahl auszuwählen.

Finden Sie Ihre eigene Strategie, wie Sie am besten lernen können! Welche Methode auch immer Sie bevorzugen, ganz ohne Arbeit wird es nicht gehen. Aber das haben Sie sich bestimmt schon gedacht …

IN DIESEM KAPITEL

Medizinische Terminologie verstehen

Begriffe in der Praxis verwenden

Griechische und lateinische Wurzeln

Kapitel 2
Medizinische Fachbegriffe: Warum heißt was wie?

Der Kontext ist alles! Nein, das ist keine kühne These von uns, sondern basiert auf ziemlich viel Erfahrung. Sie sollten sich mit einem Thema immer erst vertraut machen, bevor Sie sich kopfüber in Ihr Studium stürzen, und das gilt insbesondere für die medizinische Terminologie, da sich ein Großteil der Theorie und Geschichte dieses Themas in den Wörtern und Begriffen widerspiegelt, die Sie täglich verwenden. Und trotzdem können Sie schwer danebenliegen ... Nehmen wir als Beispiel das Wort »Tarsus«. Tarsus ist eine alte Stadt in Anatolien, aber das nur nebenbei. In der Medizin werden Sie dieses Wort einmal als Bezeichnung für die Fußwurzelknochen und zweitens als Bezeichnung für das Lidgerüst (die Bindegewebsplatte des Augenlids) finden – der *Kontext* ist also ein nicht ganz unwichtiger Aspekt, wenn Sie den Tarsus behandeln sollen.

Medizinische Terminologie – Was ist damit gemeint?

Aber was ist medizinische Terminologie überhaupt, und warum ist die so wichtig? Jedes Wort und jeder Begriff folgt hier einer gewissen Logik, das heißt, Sie können jeden Wortbestandteil auf eine bestimmte Bedeutung zurückführen und sehen sofort, was mit diesem Wort gemeint ist. Die medizinische Terminologie umfasst zahlreiche Begriffe, die die menschliche Anatomie und Physiologie (Körperorgane, Körpersysteme und ihre Funktionen), Krankheiten, die diagnostische Bildgebung und Laboruntersuchungen sowie klinische Verfahren, Operationen, Diagnosen und die Pharmakologie beschreiben.

Ein medizinischer Begriff beschreibt in der Regel mit einem Wort eine Krankheit oder einen Zustand, für den normalerweise mehrere Wörter zur Erklärung erforderlich wären. Sehen wir uns dazu zwei Beispiele an, die den meisten Menschen geläufig sind: »Tonsillitis«

ist ein medizinischer Begriff für eine Entzündung der Gaumenmandeln, und »Adenotomie« bedeutet eine Operation, bei der die vergrößerten Rachenmandeln (Adenoide) entfernt werden. Mit einem Wort haben Sie sich eine längere Erklärung gespart. Das ist ziemlich praktisch, einmal ganz davon abgesehen, dass Sie jeder Mediziner auf der Welt verstehen wird, egal, welche Sprache er spricht.

Die Theorie in der Praxis

Nicht nur medizinisches Fachpersonal, sondern auch andere Berufsgruppen sollten sich mit der medizinischen Terminologie beschäftigen. Beispielsweise muss ein Feuerwehrmann Informationen an Sanitäter weitergeben, etwa über den Zustand eines Brandverletzten, der in einen Rettungswagen gebracht wird. Ein Polizist muss nach der Geburt eines Babys auf dem Rücksitz eines Autos einen schriftlichen Bericht erstellen. Oder, noch näher an unser Alltagsleben gedacht – wenn ein Arzt Ihnen sagt, dass Ihr Kind operiert werden muss oder warum ein alternder Elternteil in eine Langzeitpflegeeinrichtung muss, können Sie genau verstehen, was der Arzt Ihnen mitteilen will. Medizinische Fachbegriffe ermöglichen es Ihnen, möglichst viele Informationen mit möglichst wenig Verwirrung und Präzision an jeden Menschen auf der Welt zu vermitteln.

Eine Aussage wie »hat ein schwer gebrochenes Handgelenk« sagt so viel weniger aus als »Salter-Harris-II-Fraktur des distalen Radius dexter mit mäßiger lateraler Verschiebung und 28 Grad anteriorer Angulation«. Zugegeben, mit der ersten Aussage können vermutlich die meisten Menschen zunächst einmal mehr anfangen, aber Sie werden überrascht sein, wie viele Informationen in diesem medizinischen Begriff stecken – es handelt sich hier um ein Kind oder einen Jugendlichen, der sich die Speiche des rechten Unterarms in der Nähe des Handgelenks gebrochen hat. Der Bruch betrifft die Wachstumsfuge und den angrenzenden Knochen, der Knochen ist leicht seitlich verschoben und steht in einem Winkel von 28 Grad nach vorne. Alles klar?

Begriffe verstehen können

Sie brauchen keine Vorkenntnisse in Griechisch und Latein oder Anatomie und Physiologie, um sich einen medizinischen Wortschatz aufzubauen. Aber Sie müssen die Grundlagen, sozusagen das ABC, beherrschen, um mit der medizinischen Terminologie vertraut und sicher zu sein. Sobald Sie die Bestandteile eines Wortes beherrschen, wird es immer einfacher, diese Teile auszutauschen und spontan neue Begriffe zu bilden und zu verstehen.

Wie gehen Sie dabei vor? Nun, Sie zerlegen jedes Wort in seine *Bestandteile* (Präfix, Suffix und Wortstamm) und übersetzen diese Schritt für Schritt. Grundkenntnisse der menschlichen Anatomie sind hilfreich, aber noch wichtiger ist es zu wissen, wie jedes Körpersystem unabhängig und im Zusammenspiel mit anderen Systemen funktioniert. So fügen sich die Puzzleteile leichter zusammen. Wie Sie später lesen werden, ist der *Wortstamm* der wichtigste Baustein eines medizinischen Begriffs: Er gibt Ihnen Hinweise auf den Körperteil oder das System, um das sich das Wort handelt. *Präfix* und *Suffix* geben Ihnen dann Hinweise darauf, was mit diesem Teil oder System geschieht, sei es ein Zustand, eine Krankheit, ein Verfahren, ein diagnostischer oder ein pharmakologischer Begriff.

Die medizinische Sprache zu erlernen, ist viel einfacher, als Sie jetzt vielleicht noch denken mögen. Sobald Sie die Hintergründe der meisten medizinischen Begriffe kennen, sehen Sie auch das Prinzip dahinter. Viele Begriffe bestehen aus austauschbaren Teilen, die lediglich in unterschiedlichen Kombinationen verwendet werden. Am Ende können Sie selbst die schwierigsten medizinischen Begriffe übersetzen, selbst wenn Sie diese noch nie zuvor gehört haben.

Wenn Sie Wortstämme, Präfixe und Suffixe lernen wollen, benutzen Sie am besten einfache Karteikarten, die Sie sich immer wieder ansehen, um sich an das Sprechen medizinischer Fachbegriffe zu gewöhnen und um sie besser zu verstehen.

Die korrekte Schreibweise erlernen

Wie wird der Fachbegriff denn korrekt geschrieben? Das ist ein Punkt, der vielen Menschen Probleme bereitet. Auch hier gilt: Zerlegen Sie das Wort in seine Bestandteile. Wenn Sie jedes Präfix, jeden Wortstamm und jedes Suffix buchstabieren und zusammensetzen können, machen Sie sich die Sache leichter. Was dabei hilft:

- ✔ Listen mit ähnlichen Präfixen, Wortstämmen und Suffixen, basierend auf dem Körpersystem, dem sie zugeordnet sind
- ✔ Listen mit Präfixen, Suffixen und Wortstämmen basierend auf anderen einprägsamen Bezeichnungen wie zum Beispiel Klangähnlichkeit oder ähnliche Bedeutung
- ✔ Zeichnen Sie einfache Karten jedes Körpersystems und beschriften Sie die einzelnen Körperteile mit Begriffen. Anhand Ihrer Körpersystemkarte versuchen Sie, Krankheiten zu identifizieren, die die einzelnen Körperteile betreffen. Sie können diese Technik auch verwenden, um bestimmte Eingriffe zu identifizieren.
- ✔ Haben Sie eine leere Wand oder ein Whiteboard? Nehmen Sie verschiedenfarbige Haftnotizen oder Stifte und gestalten Sie Ihr eigenes Wörterbuch, indem Sie für jedes System (oder jeden Wortteil) eine andere Farbe benutzen. So können Sie Wortstämme, Präfixe und Suffixe beim Lernen schnell austauschen.
- ✔ Zeichnen Sie eine »Mindmap« basierend auf Wortstämmen und ihren verschiedenen Präfixen und Suffixen, also eine Art Flussdiagramm mit einem Hauptkonzept in der Mitte und abzweigenden Knotenpunkten sekundärer Konzepte.

Der Wortstamm bildet die Grundlage beziehungsweise Grundbedeutung des Wortes; er kann mit Präfix und Suffix oder zwischen Präfix und Suffix stehen, da Präfixe und Suffixe nie allein stehen sondern immer mit einem Wortstamm verbunden werden.

In diesem Buch beschreiben wir Wortstämme, Suffixe und Präfixe und die Anatomie jedes Körpersystems, um Ihnen zu helfen, die Zusammenhänge zu verstehen. Im Zweifelsfall werfen Sie einen Blick ins Inhaltsverzeichnis und lesen Sie das Kapitel zu einem bestimmten Körpersystem.

Auch Fachbegriffe entwickeln sich

Überall, wo Menschen kommunizieren, haben sich die Sprachen im Laufe der Geschichte verändert, und das gilt genauso für die medizinische Sprache. Der heute gebräuchliche medizinische Wortschatz umfasst Begriffe, die aus griechischen und lateinischen Wortbestandteilen zusammengesetzt sind. Einige dieser Begriffe wurden bereits vor über 2000 Jahren von Hippokrates und Aristoteles verwendet, aber die Mediziner damals kannten viele der heutigen Krankheiten gar nicht – und entsprechend waren auch mit dem medizinischen Fortschritt immer wieder neue Begriffe gefragt, die sich jedoch in der Art und Weise ihrer Bildung an die alten Regeln anlehnen.

Viele medizinische Fachbegriffe sind *Eponyme*, also Bezeichnungen, die sich von einer Person ableiten, die diese Krankheit, eine anatomische Struktur oder ein medizinisches Verfahren zuerst beschrieben haben. Ein Beispiel hierfür ist die Parkinson-Krankheit, benannt nach dem englischen Arzt Dr. James Parkinson.

Das erste deutschsprachige medizinische Wörterbuch, das lateinische oder griechische Begriffe erklärte, war 1733 das *Medicinalisches Lexicon* von Johann Gottfried Walther. Dr. William Alexander Dorland publizierte 1890 das *American Illustrated Medical Dictionary* mit 770 Seiten, das später ihm zur Ehre in *Dorland's Illustrated Medical Dictionary* umbenannt wurde. Mit der Entwicklung der elektronischen Datenverarbeitung in den 1990er-Jahren wurden ab Mitte der 1990er-Jahre auch medizinische Wörterbücher in elektronischer Form online verfügbar. Eine Liste mit hilfreichen Ressourcen finden Sie in Kapitel 25.

Wie COVID-19 die medizinische Fachsprache beeinflusste

Nicht nur die medizinische Welt wurde Anfang 2020 durch den Ausbruch der *COVID-19*-Pandemie erschüttert – kaum jemand hätte sich zuvor vorstellen können, über Wochen unter Quarantänebedingungen leben zu müssen. Von den sieben derzeit bekannten humanpathogenen Erregern aus der Familie der *Coronaviren* verursachen drei (*SARS-CoV*, *MERS-CoV* und der COVID-19-Erreger *SARS-CoV-2*) schwere Erkrankungen und der Rest verursacht nur Erkältungen.

COVID-19 war damals aus keinen Nachrichten und keinem Gespräch mehr wegzudenken, und damit wurden auf einmal auch medizinische Fachbegriffe der breiten Öffentlichkeit auf eine bisher nicht gekannte Weise zugänglich. Wörter wie »endemisch«, »Infektionsraten« oder »asymptomatischer Verlauf« wurden schnell Teil des Alltags von Millionen Menschen. Ärzte, die rund um die Uhr an der Eindämmung und Bewältigung der Pandemie arbeiteten, nutzten die medizinische Terminologie auf neue Weise, um klar mit einer verängstigten Öffentlichkeit zu kommunizieren. In Kapitel 12 gehen wir tiefer auf die pandemiebezogene Terminologie ein.

Kommt Ihnen das spanisch vor? Griechische und lateinische Ursprünge

Dass die medizinische Terminologie den Stein ins Rollen brachte, verdanken wir vor allem zwei Gründervätern: Hippokrates und Aristoteles. *Hippokrates*, ein griechischer Arzt, der als Vater der Medizin gilt, war Student, Lehrer und bedeutender Arzt. Der *Hippokratische Eid* – ein Berufseid, den Ärzte zu Beginn ihrer medizinischen Laufbahn ablegen – wird Hippokrates zugeschrieben. *Aristoteles* war ein griechischer Philosoph und Physiker, der großen Wert auf Beobachtung und Induktion (eine wissenschaftliche Methode, bei der man vom Einzelfall auf allgemeine Grundsätze schließt) legte. Vor allem beschäftigte sich Aristoteles mit der vergleichenden Anatomie und der Physiologie.

Tatsächlich hat Spanisch viel gemein mit dem Lateinischen; geschätzte 70 Prozent der spanischen Wörter haben ihren Ursprung im Vulgärlatein (Sprechlatein), das sich so etwa ab dem vierten bis siebten Jahrhundert zu den verschiedenen romanischen Sprachen wie Italienisch, Französisch und Spanisch entwickelte.

Die Griechen waren die Begründer der modernen Medizin, doch Latein ist die grundlegende Quelle medizinischer Fachbegriffe. Mit den Ursprüngen im antiken Rom verbreitete sich die lateinische Sprache im Rahmen der Eroberungsfeldzüge schnell in der Welt und festigte ihren Ruf als bevorzugte Sprache für Medizin und Wissenschaft. Etwa 75 Prozent aller medizinischen Fachbegriffe basieren daher auf lateinischen oder griechischen Begriffen. Wenn Sie mehr wissen wollen, beschäftigen Sie sich gern ein wenig mit der Etymologie, um medizinische Fachbegriffe zu entschlüsseln. Die *Etymologie* beschreibt den Ursprung und die historische Entwicklung eines Begriffs. Dazu ein paar Beispiele:

- **Wörter lateinischen Ursprungs**: »Femur« ist ein lateinischer Begriff für einen Knochen im Bein.
- **Wörter griechischen Ursprungs**: »Hämorrhagie« ist ein griechisches Wort, das einen schnellen, unkontrollierbaren Blutverlust bezeichnet.
- **Eponyme**: Wörter, die nach Menschen benannt sind, wie zum Beispiel Parkinson
- **Akronyme**: Menschen lieben Abkürzungen, und das aus gutem Grund – es spart einfach Zeit. Natürlich können Sie auch »Light Amplification by Stimulated Emission of Radiation« sagen, aber »Laser« ist da doch etwas gängiger.

Etymologien wurden in frühen medizinischen Wörterbüchern aufgeführt, wobei davon ausgegangen wurde, dass der Leser Sprachen studiert und Griechisch oder Latein lesen konnte. Doch allmählich wurde das griechische Alphabet verworfen, als man erkannte, dass außer Fachleuten nur wenige tatsächlich Altgriechisch beherrschten.

Die Modernisierung der Medizin

Mit dem Aufkommen der ersten medizinischen Wörterbücher erreichte die medizinische Fachsprache auch Menschen, die nicht beruflich damit zu tun haben. Neue Wissenschaftszweige entwickelten sich, und neue Erkenntnisse über die Ursachen und die Behandlung von Krankheiten trugen dazu bei, dass sich auch das Vokabular ständig veränderte. War die Fachsprache früher mehr oder weniger geprägt von der reinen Grundlagenanatomie, kamen nicht nur immer mehr alternative, ganzheitliche, naturheilkundliche und komplementärmedizinische Aspekte hinzu, sondern auch die Anwendungen wurden immer vielfältiger. Moderne Anwendungen der medizinischen Terminologie heute sind (aber nicht ausschließlich):

- ✔ Computertomografie
- ✔ DNA-Forschung
- ✔ Die Entwicklung immer neuer Medikamente
- ✔ Untersuchungs- und Diagnosemedizin
- ✔ Gelenkersatz und andere chirurgische Eingriffe
- ✔ Laparoskopische (minimalinvasive) Operationen
- ✔ MRT
- ✔ Organtransplantationen
- ✔ Stammzellenforschung
- ✔ Fortschritte bei orthopädischen Eingriffen und beim Ersatz von Gliedmaßen

Heutzutage wird medizinische Terminologie in allen Berufen verwendet und benötigt, die auch nur im Entferntesten mit Medizin und der normalen Funktionsweise des Körpers zu tun haben. Hier sind einige Berufe, in denen medizinische Terminologie benötigt wird:

- ✔ Sporttherapie
- ✔ Audiologie
- ✔ Biomedizintechnik
- ✔ Zytotechnologie
- ✔ Zahnmedizin und Dentalhygiene
- ✔ Rettungsdienst
- ✔ Gesundheitsakten- und Gesundheitsinformationstechniker
- ✔ Massagetherapie

- ✔ Medizinische Statistik
- ✔ Medizinische Transkription
- ✔ Pflegeheimverwaltung
- ✔ Ernährungswissenschaft
- ✔ Ergotherapie
- ✔ Personal Training
- ✔ Pharmazie
- ✔ Physiotherapie
- ✔ Radiologie
- ✔ Logopädie
- ✔ Veterinärmedizin

Sie sehen schon, neben den offensichtlichen Nutzern in Gesundheitsberufen gibt es noch sehr viele andere Berufstätige, die in ihrer täglichen Arbeit mit der medizinischen Fachsprache in Kontakt kommen, darunter zum Beispiel die medizinische Sekretärin in einer Arztpraxis, der Physiotherapeut oder der Schadensregulierer bei Versicherungen.

IN DIESEM KAPITEL

Den Wortstamm finden

Präfixe und Suffixe deuten können

Kapitel 3

Silbenrätsel: Präfixe, Wortstämme und Suffixe

Eigentlich ist die Sprache der Mediziner relativ einfach: Die meisten Wörter sind aus zwei oder drei Bestandteilen mit jeweils eigener Bedeutung zusammengesetzt, und damit werden wir uns in diesem Kapitel etwas genauer beschäftigen. Diese Bestandteile – Wortstamm, Präfix und Suffix – geben Ihnen Aufschluss über die Bedeutung des Wortes, und oft verraten sie Ihnen auch, woher der Begriff stammt.

Aber fangen wir langsam an! Der *Wortstamm* ist der Hauptteil des Wortes, meistens steht er in der Mitte und beschreibt ganz allgemein, womit Sie es zu tun haben, also zum Beispiel den Körperteil, auf den sich der Begriff bezieht.

Ein *Präfix* (*prä* = lateinisch vor, voran) steht am Anfang eines Wortes und verrät mehr über die Umstände, die die Bedeutung des Wortes beeinflussen.

Das *Suffix* steht immer am Ende eines Wortes und bezeichnet in der Medizin meist einen Vorgang, einen Zustand oder eine Krankheit.

Das klingt jetzt vielleicht etwas theoretisch, aber denken Sie nur an den Begriff »vorgeburtlich« und pflücken Sie das Wort einmal auseinander. Wortstamm ist natürlich »Geburt«, das Präfix ist »vor-«, das Suffix ist die Endung »-lich«. Eigentlich ganz einfach, oder? Fast jeder medizinische Begriff lässt sich so zerlegen. Sehen wir uns das im Folgenden ein bisschen genauer an!

Auf der Suche nach den Wurzeln

Beginnen Sie Ihre Detektivarbeit immer mit dem Wortstamm, denn der zeigt Ihnen an, um welches Körpersystem es sich bei dem Begriff handelt. Allein dadurch werden bereits Hunderte anderer Möglichkeiten ausgeschlossen.

Dieser Abschnitt enthält zwei große Listen aller wichtigen Wortstämme, die nach jedem Präfix oder vor jedem Suffix stehen können. Sie lassen sich in zwei Kategorien unterteilen: Wörter mit Wortstämmen, die das Äußere des Körpers beschreiben (Tabelle 3.1), und Wörter mit Wortstämmen, die sich – Sie ahnen es schon – mit dem Inneren (Tabelle 3.2) befassen. Diese Wörter sind die Hauptakteure, also der »Klebstoff«, der alle medizinischen Begriffe zusammenhält.

Wortstämme für äußere Strukturen

Wortstamm	Bedeutung
acr/o, akr/o	Extremitäten
ambi	beide Seiten/doppelt
anter/o	Vorderseite
aut/o	selbst
axill/o	Achselhöhle, Axilla
blephar/o	Augenlid
brachi/o	Arm
bucc/o, bukk/o	Wange (Gesicht)
canth/o	Augenwinkel, wo Unter- und Oberlid aufeinandertreffen
carp/o, karp/o	Handgelenk
caud/o, kaud/o	Schwanz/abwärts
cephal/o, kephal/o	Kopf
cervic/o , zervik/o	Hals oder Gebärmutterhals
cheil/o	Lippe
cheir/o, chir/o	Hand
cili/o, zili/o	Wimper/Flimmerhaar (Zilien)
crani/o, krani/o	Schädel
cubit/o	Ellbogen
dactyl/o	Finger oder Zehen
derm/a, derm/o, dermat/o	Haut
dors/i, dors/o	Rücken oder posterior
faci/o, fazi/o	Gesicht
gingiv/o	Zahnfleisch
gloss/o	Zunge
gnath/o	Kiefer
inguin/o	Leiste

Wortstamm	Bedeutung
irid/o	Iris des Auges
labi/o	Lippen
lapar/o	Bauch, Lende oder Flanke
later/o	Seite
lingu/o	Zunge
mamm/o	Brust
mast/o	Brust
nas/o	Nase
occipit/o	Hinterkopf
ocul/o	Auge
odont/o	Zähne
omphal/o	Nabel
onych/o	Nägel
ophthalm/o, ocul/o	Augen
optic/o, opt/o	Sehen, Sicht
or/o	Mund
ot/o	Ohr
papill/o	Brustwarze oder warzenartige Erhebung
pelv/o, pelv/i	Becken
phall/o	Penis
pil/o	Haare
pod/o	Fuß
rhin/o	Nase
somat/o	Körper
steth/o	Brust
stomat/o	Mund
tal/o	Talus (Sprungbein)
tars/o	Tarsus (Fußwurzel)
thorac/o, thorak/o	Brustkorb (Thorax)
trachel/o	Hals, halsähnlich
trich/o	Haar, haarähnlich
ventr/i, ventr/o	Vorderseite des Körpers

Tabelle 3.1: Wortstämme, die sich auf das Äußere des Körpers beziehen

Wortstämme für innere Strukturen

Jetzt ist es an der Zeit, die treibenden Kräfte kennenzulernen, die Ihr Innerstes am besten definieren. Tabelle 3.2 listet die Wortstämme und Kombinationsformen auf, die mit den inneren Funktionen des Körpers in Verbindung stehen.

Wortstamm	Bedeutung
abdomin/o	Bauch
acanth/o	stachelig oder dornig
acetabul/o	Acetabulum
acromi/o	Acromion
aden/o	Drüse
adip/o	Fett
adren/o	Nebenniere
alveol/o	Luftsack
angi/o	Gefäß
an/o	Anus
aort/o	Aorta
arteri/o	Arterie
arteriol/o	Arteriole
aspir/o	einatmen, verschlucken
ather/o	Plaque, Fett
arthr/o, articul/o	Gelenk
atri/o	Vorhof
balan/o	Eichel
bi/o	Leben
bronch/o	Bronchus
bronchiol/o	Bronchiole
carcin/o, karzin/o	Krebs
cardi/o, kardi/o	Herz
cellul/o, zellul/o	Zelle
cerebell/o, zerebell/o	Kleinhirn
cerebr/o, zerebr/o	Großhirn
cholangi/o	Gallengang
chol/e	Galle
cholecyst/o	Gallenblase
choledoch/o	Hauptgallengang

Wortstamm	Bedeutung
chondr/o	Knorpel
chrom/o, chromat/o	Farbe
col/o, kol/o	Dickdarm
colp/o	Vagina
cor/o	Herz
cost/o	Rippe
cry/o, kry/o	Kälte
crypt/o, krypt/o	versteckt
cutane/o, kutane/o	Haut
cyan/o, zyan/o	blau
cyst/o	Harnblase, Zyste
cyt/o, zyt/o	Zelle
dipl/o	doppelt, zweifach
duoden/o	Zwölffingerdarm
encephal/o, enzephal/o	Gehirn
enter/o	Darm
episi/o	Damm
erythr/o	rot
esophag/o, ösophag/o	Speiseröhre (Ösophagus)
fibr/o	Faser, faserig
galact/o, galakt/o	Milch
gastr/o	Magen
glyc/o, glyk/o	Zucker
gynec/o, gynäk/o	Frauen
haemat/o, hem/o	Blut
hepat/o	Leber
heter/o	andere, unterschiedliche
hidr/o	Schweiß
hist/o, histi/o	Gewebe
hom/o, home/o	gleich, ähnlich
hydr/o	Wasser, feucht
hyster/o	Gebärmutter
iatr/o	Behandlung
ile/o	Ileum (Darm)
ili/o	Ilium (Beckenknochen)

Wortstamm	Bedeutung
intestin/o	Darm
jejun/o	Jejunum
kerat/o	Hornhaut des Auges, Horngewebe
lacrim/o	Tränen
laryng/o	Kehlkopf
leuk/o	weiß
lip/o	Fett
lith/o	Stein (in Gallenblase oder Niere)
lymph/o	Lymphgefäße
melan/o	schwarz
men/o	Menstruation
mening/o	Hirnhäute
metri/o	Uterus
my/o	Muskel
myel/o	Knochenmark oder Rückenmark
myring/o	Trommelfell
nat/o	Geburt
necr/o, nekr/o	Tod
nephr/o	Niere
neur/o	Nerv
oophor/o	Eierstock
orchid/o, orchi/o	Hoden
oss/o, oste/o	Knochen
palat/o	Gaumen
path/o	Krankheit
peritone/o	Bauchfell
pharmac/o, pharmak/o	Medikament
pharyng/o	Rachen
phleb/o	Vene
phren/o	Zwerchfell
pleur/o	Rippenfell
pneumat/o	Luft
pneumon/o, pulmon/o	Lunge
poli/o	graue Substanz des Nervensystems

Wortstamm	Bedeutung
proct/o, prokt/o	Rektum, Anus
pulmon/o	Lunge
py/o	Eiter
pyel/o	Nierenbecken
rect/o, rekt/o	Rektum
ren/i, ren/o	Niere
sacr/o	Sacrum
salping/o	Eileiter
sarc/o	Fleisch
scapul/o	Schulterblatt
sept/o	Scheidewand
splen/o	Milz
spondyl/o	Wirbel
stern/o	Sternum
tend/o, ten/o, tendin/o	Sehne
testicul/o	Hoden
therm/o	Wärme, Hitze
thorac/o, thorak/o	Brust
thym/o	Thymus
thyr/o	Schilddrüse
thyroid/o	Schilddrüse
tonsill/o	Mandeln
trache/o	Luftröhre
tympan/o	Trommelfell
ur/o	Urin
ureter/o	Ureter (Harnleiter)
urethr/o	Urethra (Harnröhre)
uter/o	Uterus (Gebärmutter)
vas/o	(Blut-)Gefäß
vesic/o, vesik/o	Blase, Harnblase
viscer/o, viszer/o	Eingeweide, innere Organe
xanth/o	gelb
xer/o	trocken, dürr

Tabelle 3.2: Wortstämme, die sich auf das Innere des Körpers beziehen

Ist das nicht alles nur Semantik?

Vielleicht haben Sie schon einmal in einem Vortrag gesessen und sind mit dem Satz konfrontiert worden: »Lassen Sie uns tiefer in die Semantik einsteigen.« Was wollte der Redner Ihnen sagen? Wahrscheinlich meinte er, dass er die Bedeutung dessen, was Sie gerade besprochen haben, diskutieren wollte. Das hätte der Redner ja durchaus auch einfacher formulieren können ...! Trotzdem wird Ihnen dieser Begriff nicht nur im Kontext mit Fachbegriffen häufiger begegnen. Die *Semantik* ist die Lehre von der Bedeutung von Zeichen, Zeichenfolgen, Wörtern und Sätzen in der Kommunikation. Das Wort »Semantik« ist vom griechischen »semantikos« (bedeutend, zum Zeichen gehörend) abgeleitet.

Semantik erklärt Ihnen also etwas zur *Bedeutung*, doch die kann ja durchaus unterschiedlich gestaltet sein. Hören Sie das Wort »Hund«, haben Sie eine klare Vorstellung von diesem Säugetier. Ein Schild mit einem durchgestrichenen Hund, der gerade sein Geschäft macht, sagt Ihnen vermutlich ohne viele Worte, dass dieser Hausbesitzer über Tretminen auf dem Rasen nicht erfreut sein dürfte, und wenn jemand sagt, dass es »Katzen und Hunde regnet«, werden Sie kaum erwarten, dass gleich ein paar Kater oder Schäferhunde auf Ihre Terrasse plumpsen.

Schon allein die kleine Vorsilbe »un-« (in der Semantik ist das ein *Morphem*, also die kleinste sprachliche Einheit mit semantischer Bedeutung) können Sie vermutlich sofort einordnen – dieses Morphem bedeutet »nicht« oder das Gegenteil von etwas, denken Sie nur an Wörter wie »ungenau«, »unzufrieden« oder »unangenehm«. Also lohnt es sich durchaus, dass Sie sich kurz mit den Grundbegriffen der Semantik vertraut machen, denn diese gilt auch für medizinische Begriffe. Jedes Präfix und jedes Suffix, so klein es auch sein mag, hat einen Sinn!

(Meistens) klein, aber immer wichtig: Präfixe

Ein *Präfix* ist so etwas Ähnliches wie Willkommensgruß für einen Begriff (oder einen Wortstamm), er bereitet Sie darauf vor, in welchem Kontext Sie den Wortstamm einordnen sollten. Präfixe stehen am Anfang eines Wortes und beschreiben das Wie, Warum, Wo, Wann, Wieviel(e), die Position, die Richtung, die Zeit oder den Status.

Denken Sie einmal darüber nach, wie häufig Sie Präfixe in Kombination mit beliebigen Wortstämmen auch in Ihrer Alltagssprache verwenden, ohne dass es Ihnen besonders auffällt!

Dazu ein Beispiel: *Ultra-* bedeutet, dass etwas über den normalen Rahmen hinausgeht. Im Alltag sagen Sie vielleicht, etwas sei ultracool, ultraschwer oder ultranervig. Hier erkennen Sie sofort, was damit gemeint ist, und ganz ähnlich ist es mit dem »Ultraschall«, also einem Verfahren, das – Sie ahnen es schon – einen tieferen Blick in Ihr Inneres ermöglicht. So einfach ist das!

Auch andere Präfixe der medizinischen Terminologie erkennen Sie leicht, da sie in der Umgangssprache ähnliche Bedeutungen haben. Beispielsweise bedeutet das einfachste Präfix »a-/an-« in der medizinischen Terminologie »ohne« oder »nicht«, genau wie in vielen Begriffen im Alltag. Wenn etwas »atypisch« ist, ist es nicht typisch oder entspricht nicht der Norm. »Asymmetrisch« bedeutet nicht symmetrisch, und »anorganisch« entsprechend nicht organisch.

Sie können in Kapitel 6 noch mehr über Präfixe lesen, aber um Ihren Appetit anzuregen, bietet Tabelle 3.3 einen kurzen Überblick über einige der gebräuchlichsten Präfixe, die sowohl im alltäglichen Gebrauch als auch in der medizinischen Terminologie eine große Rolle spielen.

Präfix	Bedeutung
a, an-	Fehlen von, ohne, nicht
ante-	vor, vor oder vorwärts
anti-	entgegengesetzt oder gegen
bi-	doppelt, zweifach, beides
co-, con-, com-	zusammen oder mit
de-	herunter, weg von
di-	zwei(fach)
extra-, extro-	jenseits, außerhalb von, nach außen
hemi-	halb, Hälfte von
hyper-	über(mäßig), jenseits
hyp-, hypo-	unter(halb), mangelhaft
infra-	unter oder unterhalb
inter-	zwischen
intra-	innerhalb, innen
macro-, makro-	groß
micro-, mikro-	klein
post-	nach, hinter
pre-, prä-, pro-	vor, vorhergehend (pro- kann auch »für« oder »an Stelle von« bedeuten)
retro-	hinter, rückwärtsgewandt
semi-	halb
trans-	durch, quer oder dazwischen
tri-	drei
ultra-	übermäßig, jenseits

Tabelle 3.3: Einige wichtige Präfixe

Raffinierte Täuschungsmanöver: Von Nachahmern und Gegensätzen

Ja, auch die gibt es, und das stiftet mitunter etwas Verwirrung! Manche Präfixe sehen zwar anders aus, haben aber die gleiche Bedeutung. Hier einige Beispiele:

- ✔ *Anti-* und *contra-* bedeuten beide »gegen(sätzlich)«.
- ✔ *Dys-* und *mal-* bedeuten beide »schlecht, nicht normal funktionierend«.
- ✔ *Hyper-*, *supra-* und *epi-* bedeuten alle »über, übermäßig«.
- ✔ *Hypo-*, *sub-* und *infra-* bedeuten alle »unter, unterhalb«.
- ✔ *Intra-* und *endo-* bedeuten »in, innerhalb«.

Noch schwieriger wird es, wenn Präfixe das Gegenteil voneinander bedeuten, obwohl sie doch so ähnlich aussehen oder klingen. Da müssten Sie aufpassen! Auch dazu einige Beispiele:

- ✔ *Ab-* bedeutet »weg von« (abduzieren), aber *ad-* bedeutet »auf« oder »zu«.
- ✔ *Ante-*, *prä-* und *pro-* bedeuten »vor«, aber *post-* bedeutet »nach«.
- ✔ *Hyper-*, *supra-* und *epi-* bedeuten alle »über, übermäßig«, während *hypo-*, *sub-* und *infra-* »unter, unterhalb« bedeuten.
- ✔ *Makro-* bedeutet »groß«, *mikro-* hingegen ist »klein«.
- ✔ *Tachy-* bedeutet »schnell«, aber *brady-* bedeutet »langsam«.

Zwar am Ende, aber nicht weniger wichtig: Suffixe

Das *Suffix* am Ende eines Wortes bezeichnet üblicherweise einen Vorgang, einen Zustand oder eine Krankheit. Während das Präfix einen Hinweis auf die Bedeutung eines Wortes gibt, ist das Suffix unmissverständlich und sagt aus, was mit einem bestimmten Körperteil oder -system passiert. In der Regel beschreibt das Suffix, was medizinisch nicht stimmt, oder es weist auf das Verfahren zur Diagnose beziehungsweise zur Behebung hin.

Wie die Präfixe haben auch viele Suffixe ähnliche Bedeutungen in der Alltagssprache: So bezeichnet beispielsweise das Suffix *-meter* einfach ein Instrument zum Messen von etwas wie zum Beispiel ein Thermometer zur Bestimmung der Temperatur. Oder nehmen Sie die Geografie (nicht bei allen Schülern beliebt), die auf *-grafie* endet und den Vorgang des Aufzeichnens bezeichnet. Tabelle 3.4 gibt Ihnen einen Vorgeschmack auf die Freuden, die Sie in Kapitel 7 erwarten.

Suffix	Bedeutung
-al, -isch, -ös,	bezogen auf oder in Zusammenhang mit (abdominal, akustisch, venös)
-ant,-er, -ist	handelnde Person, Wirkstoff (Internist, Relaxant)
-gen	abstammend von
-gramm	Aufzeichnung (Sonogramm)
-graf	Instrument zur Aufzeichnung (Sonograf)
-grafie	Prozess der Aufzeichnung (Sonografie)
-ismus	Zustand oder Theorie
-itis	Entzündung (Appendizitis)
-ologe	Fachperson, Spezialist (Psychologe)
-ologie	Studium von (Psychologie)
-om	Tumor (Melanom)
-pathie	Krankheit, Krankheitsverlauf (Neuropathie)
-phobie	krankhafte Angst vor
-skop	Instrument zur visuellen Untersuchung (Stethoskop)
-skopie	Prozess der visuellen Untersuchung (Stethoskopie)

Tabelle 3.4: Kleine Übersicht wichtiger Suffixe

IN DIESEM KAPITEL

Die Pluralbildung im Griff haben

Akronyme, Antonyme, Eponyme und Homonyme

Klangähnlichkeiten erkennen

Kapitel 4
Akronyme, Antonyme, Eponyme, Homonyme, Plurale und mehr

Nachdem Sie die Grundlagen verstanden haben, ist es Zeit, sich weiterzuentwickeln – und zwar in verschiedene Richtungen. Sie denken vielleicht, dass die *Pluralbildung* in der medizinischen Terminologie genauso funktioniert wie im Deutschen. Leider können Sie diese Idee vergessen, wie Sie gleich in diesem Kapitel noch sehen werden.

Dabei hat auch die deutsche Sprache ihre Tücken ... als Muttersprachler haben Sie die Ausnahmen gelernt und nutzen diese, ohne besonders darüber nachzudenken – anders als Nicht-Muttersprachler, die Ihre Sprache lernen möchten. Die deutsche Sprache gilt nicht umsonst als eher schwierig! Sehen Sie sich dazu nur einige einfache Beispiele an.

Die Standardregel ist, ein Substantiv durch Anhängen eines »-e«, »-er«, »-n/-en« oder »-s« in den Plural zu versetzen – schon allein das treibt Deutschlernende mitunter in die Verzweiflung (im Englischen ist das übrigens sehr viel einfacher, da wird meistens nur ein »-s« im Plural angehängt ...). Aus einem Hund werden zwei Hunde, aus einer Katze werden zwei Katzen, aus einem Kind werden zwei Kinder (und nicht etwa »Kinde« oder »Kinden«), und aus einem Taxi werden zwei Taxis. So viel zu der Regel! Aber der eine Mann wird zu zwei Männern, der Globus zu zwei Globen, und eine Ananas bleibt auch im Plural die Ananas (okay, »die Ananasse« zu sagen, ist auch akzeptiert). Immer wieder werden Sie auf unregelmäßige Pluralformen stoßen, die sich ganz anders benehmen, als sie eigentlich sollten.

Die meisten Begriffe lateinischen oder griechischen Ursprungs folgen nicht den deutschen Regeln für die Pluralbildung. Doch bevor wir uns mit diesen beschäftigen, werfen wir einen kurzen Blick auf die gängigen medizinischen Fachbegriffe: Akronyme, Antonyme, Eponyme und Homonyme.

Akronyme

Ein *Akronym* ist ein Wort (oder eine Abkürzung), das aus den Anfangsbuchstaben oder -silben anderer Wörter gebildet wird. Die meisten Akronyme wurden zunächst großgeschrieben, aber diese Schreibweise wurde nicht immer beibehalten. Sie kennen vielleicht die Wörter »Scuba« (SCUBA) und »Laser« (LASER). Diese Begriffe sind so bekannt, dass sie als eigenständige Wörter akzeptiert wurden. »Scuba« war ursprünglich ein Akronym für »Self-Contained Underwater Breathing Apparatus«, und »Laser« war ein Akronym für »Light Amplification by Stimulated Emission of Radiation«. Diese beiden Akronyme sind in unsere Alltagssprache eingegangen, und kaum jemand wird Ihnen noch erklären können, was sich dahinter eigentlich verbirgt.

In der medizinischen Terminologie gibt es eine Fülle von Akronymen, von denen einige gebräuchlich, andere weniger gebräuchlich oder auch länderspezifisch sind. Es ist wichtig, den Kontext zu kennen, in dem sie verwendet werden, da viele Akronyme identisch sind oder ähnlich klingen, aber ganz unterschiedliche Bedeutungen haben. Hier sind einige gängige medizinische Abkürzungen:

- ✔ AP:
  - Arteria pulmonalis (Pulmonalarterie, Anatomie)
  - Alkalische Phosphatase (Laborwert)
  - Angina pectoris (Klinik)
  - Anteroposterior (Röntgenprojektion)
- ✔ BD:
  - Blutdruck
  - Basaldiagnostik
- ✔ BWS: Brustwirbelsäule
- ✔ CPR: Cardiopulmonale Reanimation (*Wiederbelebung*; vor allem im englischen Sprachgebrauch CPR)
- ✔ CRP: C-reaktives Protein (Entzündungsmarker im Blut)
- ✔ EKG:
  - Elektrokardiogramm (Herzstromkurve, Standard)
  - Ergometrie-Kardiogramm (in manchen Häusern für Belastungs-EKG)

- GI: gastrointestinal (den Magen-Darm-Trakt betreffend)
- GI: glykämischer Index (ein Maß für die Wirkung von Kohlenhydraten auf den Blutzuckerspiegel)
- HG: Hüftgelenk
- HG: Handgelenk
- LE:
  - Lungenembolie
  - Leukozytenesterase (Labor, Urintest)
  - Lebensende (palliativmedizinischer Kontext)
- MRT: Magnetresonanztomografie
- PT
  - Prothrombinzeit (Gerinnungslabor)
  - Physiotherapie
  - Patient (Abkürzung in Krankenakten)
- RA: rheumatoide Arthritis (eine Autoimmunerkrankung)
- RA: rechtes Atrium (eine Bezeichnung im Herzultraschall)
- WB: Wirbelsäule

Wie Sie sehen, sind Abkürzungen mitunter gleich, bedeuten aber tatsächlich etwas anderes. Es ist sehr wichtig, dass Sie den Kontext kennen, in dem eine Abkürzung verwendet wird, denn sonst ist Verwirrung vorprogrammiert.

Antonyme

Als Nächstes auf unserer Reise durch die wunderbare Welt der Sprache folgt das Antonym, das ein für allemal beweist, dass sich Gegensätze anziehen. Ein *Antonym* ist ein Wort, das das Gegenteil eines anderen Wortes bedeutet. Antonyme sind zum Beispiel »richtig/falsch«, »rechts/links«, »oben/unten« und »vorne/hinten«. In medizinischen Fachbegriffen werden einige Präfixe als Gegensatzpaare verwendet, aber die können mitunter verflixt ähnlich aussehen! Da müssen Sie also aufpassen. Einige gängige Beispiele sind in Tabelle 4.1 gezeigt.

Präfix oder Begriff	Bedeutung
ab-	weg von (Abduktion)
ad-	hin zu (Adduktion)
anterior	vorne
posterior	hinten
brady-	langsam
tachy-	schnell
endo-	innen, innerhalb
exo-	außen, außerhalb
eu-	normal
dys-	gestört, krankhaft
hyper-	über(mäßig)
hypo-	unter oder mangelhaft
kranial-	zum Kopf hin
kaudal-	zum Steiß hin
prä-	vor oder vorhergehend
post-	nach oder hinter
proximal	nah
distal	weg oder entfernt von
superior	über
inferior	unter

Tabelle 4.1: Einige medizinische Antonyme

Eponyme

Eponyme sind Varianten der Namensgebung, die (mitunter auch nur angeblich) nach einer Person, einem Ort oder nach Dingen bezeichnet sind. Der Begriff stammt vom griechischen Wort »eponymos»: *epi* (zu) und *onyma* (Name).

Die *Guillotine* (ein Fallbeil zum Enthaupten) und der entsprechende Vorgang (guillotinieren, »mit dem Fallbeil hinrichten«) sind vom Namen des französischen Arztes Joseph-Ignace Guillotin abgeleitet, der dieses Verfahren im französischen Strafvollzug einführte. Auch in der Medizin werden Krankheiten, Symptome, Operationsmethoden, chirurgische Instrumente oder Testverfahren oft nach einem bestimmten Arzt, Chirurgen oder Wissenschaftler benannt.

Im heutigen Sprachgebrauch ist es mittlerweile üblich, das Genitiv-s bei den meisten Eponymen wegzulassen. Achtung, im englischen Sprachraum werden die Possessivpronomen mit Apostroph geschrieben (zum Beispiel »Alzheimer's disease«), aber im Deutschen heißt es einfach nur »Alzheimer-Krankheit» (gelegentlich finden Sie allerdings auch noch das historische »Alzheimersche Krankheit«).

Hier sind einige der bekanntesten medizinischen Eponyme:

- **Apgar-Score:** Benannt nach Virginia Apgar, einer amerikanischen Anästhesistin (1909–1974). Der Apgar-Score ist eine Methode, um den Zustand eines Neugeborenen eine Minute und nochmals fünf Minuten nach der Geburt anhand von fünf Kriterien (Atmung, Puls, Muskeltonus, Reflexe und Hautfarbe) zu beurteilen.
- **Cushing-Syndrom:** Eine nach dem amerikanischen Chirurgen Harvey Williams Cushing (1869–1939) benannte Erkrankung. Das Cushing-Syndrom wird durch einen Überschuss an Cortisol verursacht, der entweder von der Nebennierenrinde selbst oder von einer vermehrten ACTH-Produktion ausgeht.
- **Down-Syndrom:** Benannt nach dem englischen Arzt John Haydon Down (1828–1896). Das Down-Syndrom, auch *Trisomie 21* genannt, ist eine Chromosomenstörung, bei der das Chromosom 21 dreifach vorhanden ist.
- **Gleason-Score:** Benannt nach Donald Gleason, einem amerikanischen Pathologen (1920–2008). Der Gleason-Score beruht auf einer histologischen Einschätzung der Stadien von Prostatakrebs mit Werten von eins bis zehn.
- **Morbus Hodgkin:** Eine Form des malignen Lymphoms, benannt nach dem englischen Arzt Thomas Hodgkin (1798–1866).
- **Treitz-Band:** Benannt nach Wenzel Treitz, einem tschechischen Arzt (1819–1872). Das Treitz-Band (Ligamentum suspensorium duodeni) fixiert den Übergang zwischen Zwölffingerdarm und Leerdarm.
- **Lyme-Borreliose:** Ist eine multisystemische bakterielle Erkrankung, die durch Zecken übertragen wird. Benannt wurde diese Erkrankung nach dem Ort Old Lyme in Connecticut, wo die Krankheit 1975 erstmals gemeldet wurde.
- **Peyronie-Krankheit:** Benannt nach François de la Peyronie, einem französischen Chirurgen (1678–1747). Die Peyronie-Krankheit verursacht Plaques in der Tunica albuginea, die zu einer Peniskrümmung führen können; Schmerzen oder Erektionsstörungen können auftreten, sind aber nicht obligat.
- **Parkinson-Krankheit:** Benannt nach James Parkinson, einem englischen Arzt (1755–1824), auch Parkinson-Syndrom genannt. Hierbei handelt es sich um eine Gruppe neurologischer Erkrankungen, die durch Dopaminmangel verursacht werden und zu Zittern und Muskelsteifheit führen.

Wie Sie sehen, sind die meisten dieser berühmten Persönlichkeiten schon lange tot – die Wahrscheinlichkeit, dass eine Krankheit oder ein Phänomen nach Ihnen benannt wird, war also vor hundert Jahren noch deutlich höher.

Viel einfacher übrigens: Entdecken Sie eine neue Tierart! Angeblich sind bisher nur etwa zehn Prozent aller Lebewesen wissenschaftlich beschrieben, und gerade die Tiefsee oder der Urwald sollen sich für diese Forschungstätigkeit hervorragend eignen. Nur so als Anregung: *Dermophis donaldtrumpi* ist zum Beispiel eine Amphibienart aus Panama und *Agra Schwarzeneggeri* ein Käfer aus Costa Rica.

Homonyme

Ähnlich wie das Antonym ist das Homonym (vom griechischen »homonymos«: *homos* (gleich) und *onyma* (Name). Ein *Homonym* ist ein Wort mit der gleichen Aussprache wie ein anderes, aber einer anderen Bedeutung und oft auch mit einer anderen Schreibweise. Einige gängige Homonyme sind »Schimmel« (weißes Pferd oder ein Pilz auf Lebensmitteln), Rat (geben) versus Rad (fahren) oder Masse (ganz schön viele) versus Maße (Messeinheiten).

Obwohl die Liste endlos weitergehen könnte, interessieren Sie vermutlich eher die Homonyme in der medizinischen Terminologie.

Einige Beispiele sind in Tabelle 4.2 gezeigt:

Begriff	Bedeutung
Humerus	ein langer Knochen im Oberarm
Humus	tote Materie im Garten (Humus)
Ileum	Teil des Dünndarms (Krummdarm)
Ilium	Teil des Beckenknochens
Juwel	Edelstein
Joule	Energieeinheit
Plural	mehrere
Pleural	die Pleura (Brustfell) betreffend
Radikal	extrem, drastisch
Radikal	Atom oder Molekül mit einem ungepaarten Elektron (sehr reaktiv)
Ureter	Harnleiter
Urethra	Harnröhre

Tabelle 4.2: Medizinische Homonyme

Wenn aus einem viele werden: Die korrekte Pluralbildung

Wie wir bereits am Anfang dieses Kapitels beschrieben haben, unterscheiden sich medizinische Pluralformen etwas von den üblichen Varianten im Deutschen. Falls Sie in der Schule Latein gelernt haben, sind Sie natürlich schwer im Vorteil – aber so kompliziert sind die Regeln nun auch wieder nicht, dass Sie jetzt verzweifeln müssten.

Einige Regeln für die Pluralbildung medizinischer Begriffe lauten wie folgt, mit Beispielen und Ausnahmen.

Pluralregel 1: Die Endung »-a« wird zu »-ae«

Ein Beispiel: Aus einem Wirbel (»Vertebra«) werden mehrere Vertebrae. Die gleiche Art der Pluralbildung finden Sie bei:

- ✔ Axilla, Axillae
- ✔ Bursa, Bursae
- ✔ Conjunctiva, Conjunctivae
- ✔ Scapula, Scapulae
- ✔ Sclera, Sclerae

Pluralregel 2: Die Endung »-um« wird zu »-a«

- ✔ Acetabulum, Acetabula
- ✔ Antrum, Antra
- ✔ Atrium, Atria
- ✔ Bacterium, Bacteria
- ✔ Diverticulum, Diverticula
- ✔ Labium, Labia
- ✔ Medium, Media

Pluralregel 3: Die Endung »-us« wird zu »-i«

- ✔ Alveolus, Alveoli
- ✔ Bronchus, Bronchi
- ✔ Coccus, Cocci
- ✔ Embolus, Emboli
- ✔ Fungus, Fungi
- ✔ Glomerulus, Glomeruli
- ✔ Meniscus, Menisci

Ausnahmen von dieser Regel sind:

- ✔ Corpus, Corpora
- ✔ Meatus, Meatus (bleibt gleich)
- ✔ Plexus, Plexus (bleibt gleich)
- ✔ Viscus, Viscera

Pluralregel 4: Die Endung »-is« wird zu »-es«

- ✔ Testis, Testes
- ✔ Meningitis, Meningitides
- ✔ Myositis, Myositides

Ausnahmen von dieser Regel sind:

- ✔ Epididymis, Epididymes
- ✔ Dermatitis, Dermatiden

In den Beispielen der Regel 4 lautet der deutsche Plural: Meningitiden, Myositiden.

Pluralregel 5: Die Endung »-oma« oder »-om« wird zu »-omata«

- ✔ Carcinom, Carcinomata (Karzinom, Karzinomata)
- ✔ Condylom, Condylomata
- ✔ Fibrom, Fibromata
- ✔ Leiomyom, Leiomyomata

In den Beispielen der Regel 5 lautet der deutsche Plural: Kondylome, Karzinome, Fibrome und Leiomyome.

Pluralregel 6: Wenn ein Begriff auf »-yx«, »-ax« oder »-ix« endet, wird das »x« durch »c« ersetzt und »es« angehängt

- ✔ Appendix, Appendices
- ✔ Calyx, Calyces (oder: Calix, Calices)
- ✔ Thorax, Thoraces

Pluralregel 7: Wenn ein Begriff auf »-nx« endet, wird das »x« durch »g« ersetzt und »-es« angehängt

- ✔ Larynx, Larynges
- ✔ Phalanx, Phalanges

In den Beispielen der Regel 7 lautet der deutsche Plural: Larynxe, Phalangen.

Pluralregel 8: Bei lateinischen medizinischen Begriffen, die aus einem Substantiv und einem Adjektiv bestehen, werden beide Begriffe im Plural gebildet

- ✔ Condyloma acuminatum, Condylomata acuminata
- ✔ Placenta previa, Placentae previae
- ✔ Verruca vulgaris, Verrucae vulgares

Weitere Regeln zum Plural

Für viele medizinische Begriffe gelten die ganz normalen Regeln zur deutschen Pluralbildung, zum Glück!!!

- ✔ Bronchoskop, Bronchoskope
- ✔ Bronchoskopie, Bronchoskopien
- ✔ Vene, Venen
- ✔ Arterie, Arterien
- ✔ Therapie, Therapien

Begriffe ohne Pluralbildung

- ✔ Leiden
- ✔ Pflaster
- ✔ Stress

Ein paar Ausnahmen von den Pluralregeln, über die Sie nie nachdenken

Mediziner, darunter Ärzte, Kliniker und Apotheker, verwenden häufig Maßeinheiten und deren Abkürzungen, um wichtige Informationen zu vermitteln. Bei Vielfachen ist der Plural in Maßeinheitenabkürzungen nicht zulässig, wenn er mit einem Zahlenwert verbunden ist. Ein Beispiel: »Der Einschnitt war 1 cm lang« verändert sich nicht, wenn es heißt, der » Einschnitt war 7 cm lang« (nicht etwa »cms«!). Das Gleiche gilt für andere Maßeinheiten wie zum Beispiel Kilogramm oder Grad Celsius. Oder haben Sie jemals gesagt, dass Sie schon wieder zwei Kilogramme zugenommen haben?

Abkürzungen von Maßeinheiten mit Zahlen werden immer im Singular gesetzt.

Bei großgeschriebenen Abkürzungen oder Akronymen wird ein kleines »s« ohne Apostroph verwendet, um den Plural zu bilden. Einige medizinische Beispiele sind:

- ✔ CVA, CVAs
- ✔ EEG, EEGs
- ✔ WBC, WBCs

Oft wird Ihnen bei Abkürzungen die einfacher lesbare englische Pluralbildung mit Apostroph begegnen (WBC's). Das ist im Deutschen ebenso falsch wie zum Beispiel »Berlin's kleines Restaurant« oder »Kaufe Auto's in bar«!

Fiese Ähnlichkeiten, die Verwirrung stiften

Der Teufel liegt im Detail, so auch hier. Manche Wörter klingen so ähnlich, bedeuten aber etwas ganz anderes. Hier sind nur ein paar wenige Beispiele, aber Sie werden bestimmt im Laufe Ihres Medizinstudiums eine eigene persönliche Hitliste erstellen. Ein Klassiker ist die Verwechslung von *urethral* (sich auf die Harnröhre beziehend) mit *ureteral* (sich auf den Harnleiter beziehend) – kleiner aber feiner Unterschied, wenn es um Operationen geht. Tatsächlich hört man den Unterschied in der Sprache kaum, und auch im Text ist es ziemlich einfach, darüber hinwegzulesen. In Tabelle 4.3 sind einige weitere Beispiele genannt:

Begriff	Bedeutung
aberrant	unnormal, abweichend
Ablation	chirurgische Entfernung
Afferent	auf eine Struktur hinführend
Anekdote	lustige Geschichte
Antidot	Gegengift
Anurie	(nahezu) fehlende Harnproduktion
apparent	offensichtlich
aural	auf das Ohr bezogen
Dysphagie	Schwierigkeiten beim Schlucken
Dysphasie	Sprachstörung
Efferent	von einer Struktur wegführend
Enuresis	Einnässen nach dem dritten oder vierten Lebensjahr
Irradiation	Bestrahlung
Nukleotid	Baustein von DNA und RNA
Nuklid	Art von Atomen (Isotop)
Oblation	religiöse Opfergabe
oral	auf den Mund bezogen
osteal	knöchern
ostial	sich auf den Eingang oder die Mündung eines Hohlorgans beziehend
Palpation	mit den Fingern abtasten
Palpitation	Herzklopfen oder Herzstolpern
Perfusion	Durchblutung von Geweben oder Organen
perineal	sich auf die Region zwischen Genitale und Anus (das Perineum) beziehend
peritoneal	sich auf das Peritoneum (Bauchfell) beziehend
peroneal	sich auf Strukturen im Unterschenkel (Muskeln, Sehnen, Nerven) beziehend
Pleuritis	Entzündung des Brustfells (Pleura)
Profusion	(Über-)Fülle
prostatisch	sich auf die Prostata beziehend
prosthetisch	die Verwendung von Prothesen betreffend
prosthetische (Gruppe)	kovalent mit einem Protein verbundener Kofaktor
Protrusion	Hervortreten eines Gewebes oder Körperteils
Pruritus	Juckreiz

Begriff	Bedeutung
Radiation	sich von einem Zentrum her ausbreiten
Sklerödem	holzartige Verdickung der Haut
Sklerodermie	Verhärtungen des Bindegewebes

Tabelle 4.3: Beliebte Verwechslungen durch Lautähnlichkeit

Einer der beliebtesten Fehler aufgrund von Ähnlichkeiten in der Medizin ist die Verwechslung der Adjektive perineal, peritoneal und peroneal. Seien Sie gewarnt!

IN DIESEM KAPITEL

Einfache Ausspracheregeln

Unterscheidung von Präfix- und Suffixlauten

Aussprachetipps

Kapitel 5
Wie sag ich's nur? Die korrekte Aussprache

Wenn Sie Kapitel 4 gelesen haben, wissen Sie nun besser, wie medizinische Fachbegriffe gebildet werden. Aber wenn Sie nicht gerade am Set eines medizinischen Stummfilms arbeiten, sollten Sie auch die *Aussprache* dieser Wörter lernen. Selbst die Schauspieler, die an den Sets von »Grey's Anatomy« oder »Dr. House« herumlaufen, müssen medizinische Fachbegriffe beherrschen und werden gut für ihre überzeugende verbale Darstellung bezahlt. Selbst wenn Sie vielleicht keinen siebenstelligen Betrag dafür erwarten dürfen, wenn Sie »Machen Sie sofort eine MR-Enterografie des Duodenums und des Jejunums dieses Patienten!« rufen, werden Sie mit der richtigen Aussprache medizinischer Begriffe gut mit Ihren medizinischen Kollegen kommunizieren können.

»F«onetik für Fans

In der medizinischen Terminologie werden Laute oft anders ausgesprochen als im Alltagsdeutsch, und es gibt nicht einmal feste Regeln, wie eine bestimmte Buchstabenkombination immer klingen muss. Ebenso wie Sie als Kind gelernt haben, bestimmte Begriffe in Ihrer Muttersprache auszusprechen, ist es auch in der medizinischen Welt hilfreich, die korrekte Aussprache zu erlernen, indem Sie Wortlaute in kleinere Einzelheiten zerlegen.

Die Vielfalt möglicher Buchstaben- und Lautkombinationen kann die Aussprache medizinischer Begriffe erschweren, insbesondere wenn Sie den Begriff noch nie zuvor gesehen oder gehört haben. Was Ihnen aus dem Alltagsdeutsch vertraut vorkommt, kann in einem medizinischen Kontext völlig anders klingen. Was wir damit meinen? Nun, auf den ersten Blick würden Sie »Oophorektomie« (die Entfernung eines Eierstocks) mit einem langen »oo« aussprechen, ähnlich wie etwa »Zoo«. Hier werden aber tatsächlich beide Os separat ausgesprochen, es heißt also »O-o-fo-rek-to-MIE«.

Wir können es nicht oft genug wiederholen: Indem Sie das Wort in seine Grundbestandteile – Präfix, Wortstamm und Suffix – zerlegen, vereinfachen Sie die Aussprache.

Achten Sie beim Aussprechen der Ihnen bekannten Begriffe genauer auf die Präfixe und die Wortstammformen. Sie werden feststellen, dass durch das Hinzufügen verschiedener Suffixe nicht nur die Definition des Begriffs verändert wird, sondern – was noch wichtiger ist – in vielen Fällen auch die Aussprache. Das ist an sich schon eine schwierige Aufgabe, aber zum Glück gibt es einige grundlegende Regeln und Tipps, die Ihnen dabei helfen können.

Aussprache gängiger Präfixe und Anfangslaute

Man muss ja irgendwo anfangen, warum also nicht ganz vorn? Da viele medizinische Begriffe mit einer (für Deutschsprachige) ungewöhnlichen Buchstabenkombination beginnen, ist die Aussprache nicht immer eindeutig. Manche Buchstaben sind praktisch stumm, während andere einen neuen Klang bekommen. Die folgenden allgemeinen Regeln helfen Ihnen dabei, etwas mehr Klarheit in die Angelegenheit zu bringen.

Der Klang der Stille

Bei Begriffen, die mit der Buchstabenkombination »ps« beginnen, wird das »p« nur sehr kurz ausgesprochen, so dass man fast glauben könnte, diese Wörter begännen mit einem »s«. In der englischen Sprache ist der Trend noch deutlicher ausgeprägt, da hören Sie das »p« gar nicht.

- ✔ Psychiatrie: (p)süh-chie-AA-trie
- ✔ Psychologie: (p)süh-cho-LO-ge

Auch bei »pn« und »pt« wird das »p« im Deutschen lediglich kurz angeschlagen, im Englischen jedoch meist nicht ausgesprochen.

- ✔ Pneumonie: (p)näu-mo-NIE
- ✔ Ptosis: (p)TOH-sis

Weitere Ausspracheregeln

Begriffe griechischen Ursprungs, die mit »ch« beginnen, werden im Deutschen und Englischen häufig wie ein hartes »k« ausgesprochen Chronisch: (kr-OO-nisch)

- ✔ Chromatin: (kr-o-ma-TIN)

Begriffe, die mit »z« beginnen, können den Klang von »tz« oder einem scharfen »z« annehmen.

- ✔ Zyklus: (TZÜ-klus)
- ✔ Zytoplasma: (tzü-to-PLAS-ma)
- ✔ Zellulär (tzel-lu-LÄR)

Der Buchstabe »c« hat im medizinischen Kontext vor »a«, »o« und »u« einen harten k-Laut, zum Beispiel:

- ✔ Cardia (KAR-di-a)
- ✔ Cor (KOR)
- ✔ Cura (KU-ra)

Gleiches gilt für den Buchstaben »g«:

- ✔ Gastritis (gas-TRI-tis)
- ✔ Gonade (go-NA-de)

Vom Ohr ins Wörterbuch

Das ist ein guter Anfang, aber jetzt ist es an der Zeit, einen Joker ins Spiel zu bringen. Was ist, wenn Sie den Begriff nicht sehen, sondern nur hören können? Könnten Sie ihn in einem medizinischen Wörterbuch finden? Erste wichtige Frage: Handelt es sich um einen eingedeutschten Begriff oder nicht? Dazu einige Regeln, wo Sie was im Wörterbuch finden:

- ✔ Beginnt das gesprochene Wort mit einem »z«, könnte es mit »z« oder »c« geschrieben sein:
  - Cytologie/Zytologie: (tzü-to-lo-GIE)
  - Cyanose/Zyanose: (tzü-a-NO-se)
- ✔ Beginnt das gesprochene Wort mit einem »f«, könnte es mit »f« oder »ph« geschrieben sein:
  - Phalanx, Falanx: (FA-lanx)
  - Phimose, Fimose: (fi-MOO-se)
- ✔ Beginnt das gesprochene Wort mit einem »k«, könnte mit »c«, »ch« oder »k« geschrieben werden:
  - Cardio, Kardio: (KAR-di-o)
  - Corpus, Korpus: (KOR-pus)

- Cholera: (KO-le-ra)
- Kyphose: (ky-FOO-se)

Aussprache gängiger Suffixe und Endungen

Noch ist alles nicht geklärt. Man könnte meinen, die Aussprache von Wortendungen sei selbsterklärend. Doch die medizinische Terminologie ist so etwas wie der Knackpunkt der modernen Sprache. Buchstaben klingen nicht immer so, wie sie aussehen. Dieser Abschnitt listet einige Dinge auf, die Sie bei der Aussprache von Wortendungen beachten sollten.

- ✔ Bei Begriffen, die mit einem doppelten »i« enden (meist im Plural), werden beide i-Laute ausgesprochen.
  - Radius, Radii: (RAD-i-i)
- ✔ Begriffe, die auf »ae« enden (oftmals Plural), werden wie äh ausgesprochen.
  - Vertebra, Vertebrae: (VERT-e-bräh)
- ✔ Bei Begriffen, die auf »es« enden (Sie ahnen es – oft Plural), wird das »es« wie eine eigene Silbe ausgesprochen.
  - Naris, Nares: (nar-EES)
  - Testis, Testes: (test-EES)

Aussprache häufiger Kombinationen

Nachdem Sie nun einige Ausspracheregeln festgelegt haben, überlegen Sie, wie sich die Aussprache eines Begriffs verändert, wenn Sie ein Präfix mit einem Wortstamm oder einer Kombinationsform, einem Suffix und oft einem Kombinationsvokal kombinieren. Die Kombinationsmöglichkeiten sind schier endlos.

Bevor Sie mit der Kombination von Wortteilen beginnen, sollten Sie sich ein paar einfache Erklärungen merken. Zur Wiederholung:

- ✔ **Präfix:** Ein Präfix steht am Wortanfang und gibt eine Lage, Richtung, Anzahl, Zeitangabe oder eine qualitative Veränderung an (zum Beispiel hyper-, hypo-, dys-).
- ✔ **Wortstamm/kombinierende Form:** Bezeichnet in der Regel einen Körperteil, zum Beispiel *cardi/o* für Herz, *gastr/o* für Magen und *neur/o* für Nerv.
- ✔ **Suffix:** Ein Suffix steht am Wortende und bezeichnet meist einen Zustand, eine Erkrankung, ein Verfahren oder eine Eigenschaft.

Ein Verbindungsvokal kann die Schreibweise eines Begriffs ändern und so die Aussprache erleichtern. Ein Verbindungsvokal wird nicht verwendet, wenn das Suffix mit einem Vokal beginnt, da dies die Aussprache erschweren würde. Ein Verbindungsvokal wird nur verwendet, wenn das Suffix mit einem Konsonanten beginnt. Beispielsweise bezieht sich *gastr/o* auf den Magen. Das Anhängen des Suffixes *-itis*, das Entzündung bedeutet, ergibt den Begriff *Gastritis* (gas-TRI-tis). Würde der Verbindungsvokal o nicht entfernt, ergäbe sich ein Doppelvokal und die Aussprache des Wortes wäre schwieriger (gas-tro-I-tis).

Alles zusammen: Wortkombinationen korrekt aussprechen

Sie haben alle Werkzeuge, jetzt müssen Sie sie nur noch nutzen, um Ihre Aussprache zu verbessern: Fangen Sie jetzt an, alle Wortteile zusammenzufügen. Ein langer medizinischer Begriff muss in seine Wortbestandteile zerlegt werden, um eine Definition und Aussprache zu erhalten. Dies kann auf zwei Arten geschehen.

Manche Menschen betrachten zunächst das Suffix, um zu bestimmen, ob es sich bei dem Begriff um eine Erkrankung, einen Eingriff, eine Störung oder eine Krankheit handelt. Ist das Suffix definiert, kann man zum Wortanfang gehen, um das Präfix (falls vorhanden) und den Wortstamm zu definieren. Diese Methode wird von vielen Menschen bevorzugt, die sich gerade erst mit medizinischen Fachbegriffen vertraut machen. Andere ziehen es vor, den Begriff vom Anfang her zu betrachten, indem sie zunächst die Bedeutung des Präfixes festlegen, dann zum Wortstamm und zuletzt zum Suffix übergehen.

Die Aussprache eines Wortes kann sich manchmal ändern, wenn man Präfixe nimmt, sie mit Wortstämmen verbindet und Vokale und Suffixe hinzufügt. Oft bleibt sie auch gleich:

- **Euthyroid** (eu-thü-ro-ID): Das Präfix *eu* bedeutet »normal«. Kombiniert mit *thyroid* (Schilddrüse) ergibt es eine normale Schilddrüsefunktion.
- **Febril** (fe-BRIL): bedeutet fiebrig. Durch die Vorsilbe »a-« (entfernt von oder ohne) wird das Wort zu »afebril» (a-fe-BRIL) = fieberfrei.
- **Hypertonie** (hü-per-to-NIE, hoher Blutdruck) versus Hypotonie (hü-po-to-NIE, niedriger Blutdruck). Obwohl sich die Aussprache von Hypertonie und Hypotonie kaum unterscheidet und beide das Gegenteil bedeuten, ist es wichtig, die unterschiedliche Schreibweise der Vorsilbe zu hören – und zu sehen.
- **Oligurie** (o-li-gu-RIE, verminderte Urinmenge) versus Polyurie (po-li-u-RIE, übermäßige Urinmenge).

Auch Suffixe können eine unterschiedliche Aussprache bedeuten eines Wortes bedeuten. Sehen Sie sich diese beiden Kombinationen an und erfahren Sie, wie sich Aussprache und Bedeutung durch veränderte Suffixe verändern:

- ✔ **Erythrozyten** (e-ry-tro-TZÜ-ten): rote Blutzellen
- ✔ **Erythrozytose** (e-ry-tro-tzü-TO-se): erhöhte Anzahl an Erythrozyten
- ✔ **Melanose** (me-la-NO-se): ungewöhnliche schwarze Pigmentierung
- ✔ **Melanozyten** (me-la-no-TZÜ-ten): Melanozyten sind pigmentbildende Zellen, die überwiegend in der Haut, aber auch in anderen Geweben vorkommen

Selbst die grundlegende Basis eines Wortes, die Wurzel oder die Verbindungsform, kann die Art und Weise verändern, wie Sie Wörter aussprechen und sehen. Insbesondere der verbindende Vokal kann Bedeutung und Aussprache verändern:

- ✔ **Arthritis** (ar-TRI-tis): Gelenkentzündung
- ✔ **Arthropathie** (ar-tro-pa-TIE): Gelenkerkrankung
- ✔ **Arthroplastik** (ar-thro-PLAS-tik): Arthroplastik bezeichnet den operativen Gelenkersatz (zum Beispiel Implantation einer Prothese)
- ✔ **Neuritis** (neu-RIE-tis): Nervenentzündung
- ✔ **Neuropathie** (neu-ro-pa-TIE): Nervenerkrankung

Terminologische Schatzsuche im Wörterbuch

Nicht jeder medizinische Begriff, den Sie sehen oder hören, erscheint möglicherweise in einem medizinischen Wörterbuch in der üblichen Schreibweise oder Aussprache. Bei so vielen Wortstämmen, Präfixen und Suffixen wären die möglichen Kombinationen endlos, und das medizinische Wörterbuch würde zu einer Enzyklopädie werden. Wenn Sie also versuchen, einen Begriff in einem medizinischen Wörterbuch zu finden, müssen Sie möglicherweise zuerst nach dem Wortstamm und dann nach Präfix und Suffix suchen. Die meisten gebräuchlichen Begriffe sind mittlerweile alphabetisch geordnet. Nur weil Sie einen Begriff im Wörterbuch nicht sofort finden, heißt das nicht, dass er nicht existiert – lesen Sie daher besser im Internet nach, da werden Sie alle Begriffe finden, nach denen Sie suchen.

Und welche Krankheit haben wir da?

Die Aussprache von Begriffen für Erkrankungen kann einfach sein, wenn Sie sich zuerst mit dem Wortstamm und dann mit dem Suffix vertraut machen. Nehmen Sie zum Beispiel eine einfache, alltägliche Magenerkrankung. Indem Sie zuerst den Wortstamm aussprechen und dann verschiedene Suffixe hinzufügen, können Sie Ihren Wortschatz um einige Punkte erweitern:

- ✔ **Gastro** (GAS-tro): Magen
- ✔ **Gastritis** (gas-TRI-tis): Magenentzündung (-itis)
- ✔ **Gastrodynie** (gas-tro-dü-NIE): Magenschmerzen oder -krampf (-dynie)
- ✔ **Gastropathie** (gas-tro-pa-TIE): unspezifische, strukturelle oder funktionelle Magenerkrankung (-pathie)

Andererseits können Sie Ihren Wortschatz und Ihre Anwendungskenntnisse zu Erkrankungen erweitern, indem Sie das Suffix auf verschiedene Wortstämme anwenden:

- ✔ -megalie (me-ga-LIE): Vergrößerung

Aussprache von Verfahren

Um medizinische Fachbegriffe im Zusammenhang mit Verfahren klar zu verstehen, ist es wichtig, sich auf das Wortende zu konzentrieren. Suffixe spielen eine wichtige Rolle bei der Schreibweise und Aussprache von Verfahren. Glücklicherweise gibt es eine kurze Liste mit häufigen Suffixen im Zusammenhang mit Verfahren. Lernen Sie also eine kurze Liste von Wortbestandteilen kennen, und Sie erhalten eine Fülle von Wörtern.

Hier sind einige Suffixe, die sich auf Verfahren beziehen, die zu einer veränderten Aussprache führen:

- ✔ **-zentese:** chirurgische Punktion zur Entnahme oder Absaugung von Flüssigkeit
- ✔ **-ektomie:** chirurgische Entfernung von
- ✔ **-tomie:** chirurgischer Einschnitt in
- ✔ **-stomie:** chirurgische Anlage einer künstlichen Öffnung
- ✔ **-plastik:** chirurgische Wiederherstellung
- ✔ **-skop:** Instrument zur visuellen Untersuchung
- ✔ **-skopie:** visuelle Untersuchung
- ✔ **-gramm:** Ergebnisaufzeichnung oder Bild
- ✔ **-grafie:** Vorgang der Aufzeichnung einer Aufzeichnung oder eines Bildes

Beachten Sie bei der Verwendung dieser Suffixe die veränderte Aussprache je nach verwendetem Suffix:

- **Abdominoplastik** (ab-do-mi-no-PLAS-tik): Abdominoplastik: chirurgische Straffung oder Rekonstruktion der Bauchwand
- **Abdominozentese** (ab-do-mi-no-zen-TE-se)
- **Appendektomie** (a-pen-dek-to-MIE): chirurgische Entfernung des Appendix
- **Bronchoskop** (bron-chos-KOP): Instrument zur Untersuchung der Bronchien
- **Bronchoskopie** (Bron-cho-SKO-pie): visuelle Untersuchung der Bronchien mit einem Bronchoskop
- **Endoskop** (en-dos-KOP): Instrument zur inneren visuellen Untersuchung
- **Endoskopie** (en-dos-ko-PIE): visuelle Untersuchung mit einem Endoskop
- **Hypertroph** (hü-per-TROF): bedeutet vergrößert (durch Zellvergrößerung)
- **Hypertrophie** (Hü-per-tro-FIE): Größenzunahme eines Organs durch Vergrößerung einzelner Zellen
- **Kardiografie** (kar-di-o-gra-FIE): allgemeiner Begriff für bildgebende oder elektrische Verfahren zur Untersuchung des Herzens
- **Kardiogramm** (kar-di-o-GRAMM): grafische Darstellung der elektrischen Herzaktivität (EKG)
- **Kolostomie** (ko-los-to-MIE): Anlage einer künstlichen Verbindung (Stoma) zwischen Dickdarm und Bauchwand
- **Kolotomie** (ko-lo-to-MIE): chirurgischer Einschnitt in den Dickdarm
- **Mammografie** (ma-mo-gra-FIE): Verfahren zur Untersuchung der Brüste
- **Mammogramm** (ma-mo-GRAM): Ergebnis einer Mammographie
- **Prostatektomie** (pros-ta-tek-to-MIE): chirurgische Entfernung der Prostata
- **Salpingektomie** (sal-ping-ek-to-MIE): chirurgische Entfernung eines Eileiters
- **Salpingogramm** (sal-ping-o-GRAMM): Ergebnis einer Salpingographie
- **Salpingografie** (sal-ping-o-gra-FIE): Verfahren zur Untersuchung des Eileiters

Einige der Beispiele hier zeigen, wie sich die Aussprache eines medizinischen Wortes allein durch die Hinzufügung von »-gramm« gegenüber »-grafie« oder »-ektomie« versus »-etomie« verändern kann. Bereits ein Buchstabe kann den Klang und die Bedeutung verändern. Nehmen wir zum Beispiel »-skop« versus »-skopie«: mit einem Buchstaben mehr wird aus einem Instrument eine Untersuchungsmethode.

Die Aussprache üben

Die Aussprache medizinischer Fachbegriffe ist manchmal nicht ganz einfach. Ehrlich gesagt gibt es einen Grund dafür, dass man sich leicht in der Aussprache verzettelt – die Komplexität der Etymologie der Begriffe. Auch wenn das Erlernen der Aussprache mitunter entmutigend sein mag, denken Sie daran: Alles, was sich lohnt, erfordert Übung. Das gilt im Sport, im Leben und ja – auch bei der Aussprache medizinischer Begriffe. Je mehr Sie üben, desto flüssiger werden Sie.

Hier sind ein paar Strategien, wie Sie Ihre Aussprache üben können:

✔ **Lernkarten:** Wenn Sie Lernkarten durchgehen, um sich Begriffe einzuprägen, sprechen Sie sie unbedingt laut aus. Keine Sorge – niemand wird Sie anstarren.

✔ **Aussprache durch Anhören lernen:** Laden Sie Online-Bücher, -Kurse oder -Ausspracheprogramme herunter und hören Sie sich diese an, wann immer Sie mit anderen Dingen wie Sport, Aufräumen oder Kochen beschäftigt sind. Je häufiger Sie die korrekte Aussprache der Begriffe hören, desto besser verinnerlichen Sie ihre korrekte Aussprache.

✔ **Zeit zum Vorlesen:** Wenn Sie Lehrbücher voller medizinischer Begriffe lesen, sprechen Sie diese laut aus.

✔ **Wie betone ich was?** Ein guter Trick für die richtige *Aussprache* ist es, zu wissen, welche Silbe im Begriff betont werden muss. Auf diese Silbe müssen Sie sich konzentrieren.

- Suffixe wie -logie, -grafie, -skopie, -pathie, -tomie oder -plasie werden auf der Endsilbe betont (-gie, -fie, -pie, -thie, -mie, -sie): so zum Beispiel En-do-sko-PIE oder Kar-di-o-lo-GIE.
- Bei -itis, -ose, -om liegt die Betonung auf -tri- beziehungsweise -ro-: Gas-TRI-tis, Neu-RO-se, Me-la-NOM.

Zum großen Finale

Mit welchen verrückten medizinischen Begriffen können Sie Ihre Freunde auf Cocktailpartys und Klassentreffen beeindrucken? Was würde selbst die technischen Berater von »Grey's Anatomy« vor Freude erschaudern lassen?

Versuchen Sie sich einmal an diesen Zungenbrechern (aber Vorsicht, wenn Sie im Laufe des Abends ein paar Cocktails zu viel genossen haben):

- ✔ **Otorhinolaryngologie** (ein Klassiker für falsche Aussprache und Rechtschreibfehler ... o-to-RI-no-la-rün-go-lo-GIE): Hals-Nasen-Ohren-Heilkunde oder einfach HNO
- ✔ **Sphygmomanometer** (SFÜNg-mo-ma-no-ME-ter): Blutdruckmessgerät
- ✔ **Salpingo-Oophorektomie** (sal-PIN-go-O-O-fo-rek-to-MIE): chirurgische Entfernung eines Eierstocks und eines Eileiters
- ✔ **Oophorosalpingektomie** (O-O-fo-ro-sal-PING-ek-to-MIE): Bedeutet ebenfalls die chirurgische Entfernung eines Eierstocks und eines Eileiters

Teil II

Wörter und Körper abbilden

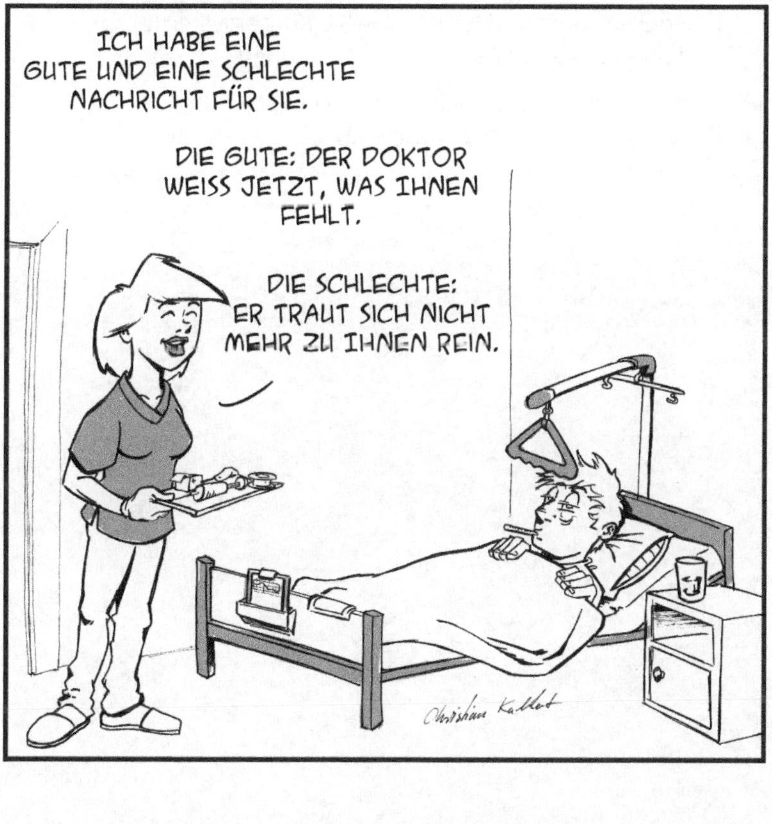

IN DIESEM TEIL …

- ✔ Werden Sie zunächst die Möglichkeiten von Präfixen sowie die Feinheiten von Suffixen entdecken
- ✔ Geben wir Ihnen Tipps, wie Sie Wörter auf Ihre eigene Art und Weise erkennen können.
- ✔ Verschaffen Sie sich ein detailliertes Bild vom Aufbau des Körpers und lernen, wie Sie Körpersysteme und ihre Funktionsweise darstellen können
- ✔ Geht es zum Schluss auch um den Lockdown in den Zeiten von Coronaerkrankungen.

IN DIESEM KAPITEL

Verwendungsmöglichkeiten der Präfixe

Wortstämme wiederholen

Kapitel 6
Von Anfang an: Die Präfixe

In Kapitel 3 haben Sie Ihre neuen Freunde, die *Präfixe*, kennengelernt. Zur Erinnerung: Präfixe stehen am Anfang eines Wortes und geben Auskunft über das Wie, Warum, Wo, Wann, Wieviel(e), Position, Richtung, Zeit oder den Status.

Präfixe haben eine sehr wichtige Funktion: Sie fungieren als Modifikatoren und verändern die Bedeutung des Wortstamms, ähnlich wie Adjektive. Obwohl Sie in diesem Kapitel einige neue und unbekannte Präfixe kennenlernen, die nur in der medizinischen Welt existieren, funktionieren medizinische Präfixe größtenteils wie jedes andere Präfix in der deutschen Sprache.

Gängige Präfixe

Beachten Sie beim Umgang mit Präfixen immer auch die Funktionen der anderen Wortteile. Die Kombinationsform oder der Wortstamm, wie in Kapitel 3 erläutert, bezeichnet den Körperteil. Das Suffix, immer am Ende eines Wortes, bezeichnet üblicherweise einen Eingriff, einen Zustand oder eine Krankheit. Zusammen ergeben die drei Wortteile (Präfix, Wortstamm, Suffix) einen aussagekräftigen medizinischen Begriff.

Das Wichtigste zuerst: Sehen Sie sich die häufigsten Präfixe in einfacher, leicht zu merkender alphabetischer Reihenfolge an (und lernen Sie diese am besten auswendig). Weiter hinten in diesem Kapitel erläutern wir, wie diese Präfixe in die medizinische Terminologie eingebunden sind.

Präfixe von A bis E

- **A-**, **an-:** Fehlen von, ohne, nicht
- **Ab-:** weg von, wegnehmen

- **Ad-:** hin zu, nahe
- **Ambi-, ambo-:** zu beiden Seiten, zweifach
- **Amphi-:** doppelt, beidseitig
- **Ana-:** auf, auseinander
- **Ante-:** vor, voraus, vorher
- **Anti-:** entgegengesetzt, gegen
- **Ap-, apo-:** getrennt, abgeleitet von
- **Aut-, auto-:** selbst, allein, eigen
- **Bi-:** doppelt, zweifach, beide
- **Brady-:** langsam, bezieht sich meist auf Herzrhythmus/-frequenz
- **Brachy-:** kurz
- **Circum-, zirkum-:** um, herum
- **Co-, con-, com-:** zusammen, mit
- **Contra-, kontra-:** gegen, entgegengesetzt zu
- **De-:** ab-, weg-, herab-, rück-
- **Di-:** zwei, zweimal
- **Dia-:** durch, hindurch, auseinander, quer, zwischen
- **Dis-:** getrennt von, frei von
- **Dys-:** schlecht, schmerzhaft, schwierig
- **E-, ex-:** von, weg von, aus, heraus
- **Ekto-, exo-:** außen, äußerlich
- **Em-, en-:** in, hinein, innerhalb
- **Endo-, ento-:** innerhalb oder innerlich
- **Epi-, ep-:** auf, über
- **Eu-:** normal
- **Extra-:** jenseits, außerhalb von oder nach außen

Stiften Verwirrung: Präfixe mit gleicher Bedeutung

Manche Präfixe sehen völlig unterschiedlich aus, bedeuten aber das Gleiche. Dazu ein paar gängige Beispiele:

- Hyper-, supra- und epi- bedeuten alle »über«.
- Anti- und contra- bedeuten »gegen«.
- Dys- und mal- bedeuten beide »schlecht« oder »schmerzhaft«.
- Hypo-, sub- und infra- bedeuten alle »unter«.
- Intra- und endo- bedeuten »innerhalb«.

Achten Sie aber auf Präfixe, die ähnlich klingen, aber leicht unterschiedliche Bedeutungen haben, wie zum Beispiel ab- und ad-, ambi- und amphi- sowie dis- und dys-.

Präfixe von F bis J

- **Hemi-, semi-:** halb, Hälfte von
- **Hyper-:** über, übermäßig, jenseits
- **Hypo-:** unter, unterhalb, zu wenig, mangelhaft
- **Im-, in-:** in, innerhalb, nicht (»immobil«)
- **Infra-:** unter, unterhalb
- **Inter-:** zwischen
- **Intra-:** innerhalb, innen
- **Iso-:** gleich oder gleichwertig

Infra-, Inter- und Intra- werden oft verwechselt und entsprechend falsch verwendet.

Präfixe von K bis O

- **Makro-:** groß
- **Mal-:** schlecht
- **Kata-:** ab-, hinab-, nach unten, abbauend
- **Mes-, meso-:** mittig

- **Meta-:** jenseits, im Wandel
- **Mikro-:** winzig, klein
- **Mono-, uni-:** eins
- **Mult-, multi-:** viele, mehrere
- **Neo-:** neu oder kürzlich
- **Oligo-:** spärlich, wenige
- **Ortho-:** gerade, richtig, normgerecht

Wenn Sie sich einmal beim besten Willen nicht mehr an die Bedeutung eines Präfixes erinnern können, versuchen Sie mal mit einem ähnlichen Wort aus der Alltagssprache. Sie können sich beispielsweise die Bedeutung von »mikro-« erschließen, indem Sie an das Wort Mikroskop denken, mit dem sich nun wirklich sehr kleine Dinge betrachten lassen.

Ähnlich, aber ganz das Gegenteil …

Manche Präfixe bergen eine hohe Verwechslungsgefahr, weil sie sich so ähnlich abhören, aber eine gegensätzliche Bedeutung haben:

- **Ab**- bedeutet »weg von« (entführen), aber **ad**- bedeutet »hin«, »zu«.
- **Ante-, pre**- und **pro**- bedeuten alle »vorher«, aber **post**- bedeutet »nach«.
- **Hyper-, supra**- und **epi**- bedeuten »über«, **hypo-**, **infra**- und **sub**- hingegen »unter« oder »mangelhaft«.
- **Tachy**- bedeutet »schnell«, **brady**- bedeutet »langsam«.
- **Makro**- bedeutet »groß«, **mikro**- hingegen »klein«.

Präfixe von P bis Z

- **Pan-:** alles umfassend (Pandemie)
- **Para-:** jenseits, neben oder nach, abweichend
- **Per-:** durch
- **Peri-:** um, herum
- **Poly-:** viele, übermäßig
- **Post-:** nach, hinter
- **Pre-, prä-, pro-:** vor, vorher

- **Presby-:** alt, altersbedingt, hohes Alter
- **Pseudo-:** nicht echt, nachgemacht (Pseudonym)
- **Quadri-, tetra-:** vier
- **Re-:** Rückwärts oder wieder (wiederholend, Re-zidiv Re-animation)
- **Retro-:** hinter, rückwärts gerichtet (räumliche Trennung, zum Beispiel Retro-peritoneum)
- **Semi-:** halb
- **Sub-:** unter, unterhalb
- **Super-, supra-:** über, übermäßig, höher
- **Sym-, syn-:** mit, zusammen
- **Tachy-:** schnell oder beschleunigt
- **Trans-:** durch oder durchquerend
- **Tri-:** drei
- **Ultra-:** übermäßig, jenseits

Präfixe Zusammenhängen zuordnen können

Der nächste Schritt bei Präfixen ist die Anwendung auf die in der medizinischen Terminologie täglich verwendeten Wörter. Die folgende Liste ist (leider) keineswegs die letzte Liste medizinischer Begriffe, mit der Sie in diesem Buch konfrontiert werden, aber sie bietet eine Auswahl der häufigsten Präfixe im Kontext mit Begriffen, in denen sie verwendet werden.

Präfixe im Kontext mit Ihrem Körper

Hier sind einige gängige Beispiele für Präfixe in Begriffen, die sich auf Ihren Körper beziehen. Sie können eine schöne Mischung aus Mengen, Richtungen und Veränderungen bei diesen Präfixen erkennen, die Ihnen sehr genau anzeigen, worum es sich jeweils handelt:

- **A**menorrhoe: wenn die Regelblutung ausbleibt
- **An**ovulatorisch: Die Eierstöcke setzen keine Eizellen frei, das kann aber hormonell induziert werden.
- **Bi**lateral: beidseitig (lateral = seitlich)
- **Brady**kardie: verlangsamter Herzschlag

- **Brady**arrhythmie: verlangsamter, unregelmäßiger Herzschlag
- **Circum**ferentiell**, zirkum**ferentiell: den gesamten Umfang (Zirkumferenz) einnehmend
- **Dys**funktional: funktionsgestört, zum Beispiel dysfunktionale Gebärmutterblutung
- **Exo**zervix: äußerer Anteil des Gebärmutterhalses
- **Endo**zervix: Zervikalkanal (innerer Anteil)
- **Hyper**tonie: übermäßiger oder hoher Blutdruck
- **Hyper**emesis: übermäßiges Erbrechen
- **Hypo**tonie: niedriger oder unter dem Normalwert liegender Blutdruck
- **Infra**umbilikal: unterhalb des Bauchnabels
- **Multi**lokulär: ein Tumor oder eine Zyste mit vielen oder mehreren Kammern, kleinen Räumen oder Hohlräumen, die oft mit Flüssigkeit gefüllt sind
- **Oli**gurie: geringe, unzureichende Urinproduktion
- **Oli**gomenorrhoe: zu seltene Menstruation (verlängerte Zyklen)
- **Para**ovariell: neben einem Eierstock gelegen
- **Peri**kard: Herzbeutel
- **Peri**urethral: um die Harnröhre liegend
- **Poly**dipsie: übermäßiger Durst (Symptom von Diabetes)
- **Poly**urie: übermäßiges Wasserlassen (ebenfalls Symptom von Diabetes)
- **Pseudo**zyste: eine Struktur, die eine Zyste ähnelt, aber keine echte Zyste ist
- **Sub**costal**, sub**kostal: unter oder unter den Rippen
- **Sub**umbilikal: Bereich unter dem Nabel

Begriffe in der Arztpraxis oder im Krankenhaus verstehen

Hier finden Sie einige Begriffe, die Sie in der Arztpraxis oder in der Notaufnahme hören können:

- **Ab**duktion: Bewegung eines Körperteils von der Körpermitte (Medianebene) weg

  Dieser Begriff wird in der Orthopädie verwendet, um den Bewegungsumfang eines Arms oder Beins zu testen. In der medizinischen Transkription wird er oft als »A-B-Duktion« bezeichnet, um ihn von »A-D-Duktion« (was das Gegenteil bedeutet) zu unterscheiden, die der nächste Begriff erklärt.

- **Ad**duktion: Bewegung zur Körpermitte hin, also das Gegenteil von Abduktion; üblicherweise als »A-D-Duktion« bezeichnet oder ausgesprochen
- **Auto**loges Knochentransplantat: Knochen, der von einer Entnahmestelle am Körper entnommen und als Transplantat an einer anderen Körperstelle verwendet wird.
- **Dis**sektion: in Teile schneiden oder zerlegen.
- **Intra**uterinpessar: Verhütungsmittel in oder innerhalb der Gebärmutter.
- **Intra**venös: Injektion in eine Vene
- **Intra**muskulär: Injektion in einen Muskel
- **Makro**skopisch: groß genug, um mit bloßem Auge sichtbar zu sein
- **Multi**para: wenn eine Frau mindestens zwei lebende Kinder geboren hat
- **Peri**operativ: Zeitraum um oder während eines operativen Eingriffs
- **Post**natal: nach der Geburt
- **Post**operativ: Zeitraum nach einem operativen Eingriff
- **Prä**operativ: Zeitraum vor einem operativen Eingriff
- **Prä**natal: Zeitraum vor der Geburt (auch bekannt als »Schwangerschaft«)
- **Prä**menstruell: Zeitraum vor Beginn der Menstruation
- **Pseudo**schwangerschaft: Scheinschwangerschaft
- **Tachy**kardie: Schnelle oder beschleunigte Herzfrequenz
- **Tachy**arrhythmie: Schnelle oder beschleunigte Herzrhythmusstörungen

Noch mehr Begriffe aus der Apotheke und dem Labor

In der Apotheke und im Labor werden unzählige lange, schwer zu buchstabierende Begriffe verwendet. Hier ein kurzer Vorgeschmack:

- **Anti**inflammatorisch: Mittel, das Entzündungen entgegenwirkt oder sie bekämpft (entzündungshemmend)
- **Kontra**indikation: nicht ratsam, zu vermeiden. In der medikamentösen Therapie sind bestimmte Medikamente kontraindiziert, wenn sie mit anderen Medikamenten interagieren.
- **Mikro**skopisch: sehr klein, nur unter dem Mikroskop sichtbar

- **Neo**plasie: Zustand mit neuem (Zell-)Wachstum
- **Neo**plasma: Neubildung (gut- oder bösartig), häufig Tumor

Zurück zu den Wurzeln, nochmals!

Sie kennen die Präfixe. Super! Können Sie sich jetzt an die große Bandbreite an Wortstämmen erinnern, mit denen diese zur Bildung medizinischer Begriffe zusammenpassen? Tabelle 6.1 bietet Ihnen einen kurzen Exkurs in häufige Wortstämme von A bis M.

Wortstamm	Bedeutung
abdomin/o	Abdomen (Unterleib)
acetabul/o	Hüftgelenks- oder Beckenpfanne (Acetabulum)
acro, akro	äußeres Ende (Extremität)
aden/o	Drüse
adren/o	Nebennieren
alveol/o	Luftblase (Alveolen)
andr/o	männlich
angi/o	Gefäß
an/o	Anus
arteri/o	Arterie
arteriol/o	Arteriole
arthr/o, articul/o	Gelenk
ather/o	Fettdegeneration
atri/o	Vorhof
audi/o	hören
bacteri/o, bakteri/o	Bakterien, bakteriell
balan/o	Eichel
bio	Leben
blephar/o	Augenlid
brachi/o	Arm
bronch/i, bronch/o	Bronchus
bronchiol/o	Bronchiole
carcin/o, karzin/o	Krebs (Karzinom)
cardi/o, kardi/o	Herz
carp/o	Handgelenk
cellul/o	Zelle
cephal/o	Kopf

Wortstamm	Bedeutung
cerebell/o	Kleinhirn
cerebr/o	Großhirn
cervic/o	Hals oder Gebärmutterhals
chol/e	Galle
cholecyst/o	Gallenblase
choledoch/o	gemeinsamer Gallengang
chondr/o	Knorpel
chrom/o	Farbe
clavic/o	Schlüsselbein
col/o, kol/o	Kolon
colp/o	Vagina
cost/o	Rippe
crani/o, krani/o	Schädel
cryo, kryo	Kälte
crypt/o, krypt/o	versteckt
cutane/o, kutane/o	Haut
cyan/o, zyan/o	Blau
cyst/o, zyst/o	Blasen oder Zysten
cyt/o, zyt/o	Zelle
dactyl/o	Finger, Zehen oder Fingerglieder
dermat/o, derm/o	Haut
dipl/o	doppelt, zweifach
duoden/o	Zwölffingerdarm
enzephal/o	Gehirn
enter/o	Darm
episi/o	Vulva
erythr/o	rot
fibr/o	Fasern, faserig
galact/o, galakt/o	Milch
gastr/o	Magen
gingiv/o	Zahnfleisch
gloss/o	Zunge
glyc/o, glyk/o	Zucker
gynec/o, gynäk/o	weiblich
hemat/o, hem/o, hämat/o, häm/o	Blut
hepat/o, hepatic/o	Leber

Wortstamm	Bedeutung
heter/o	anders, verschieden
hidr/o	Schweiß
hist/o, histi/o	Gewebe
hom/o, home/o	gleich, ähnlich
hydr/o	Wasser, nass
hyster/o	Gebärmutter
iatr/o	Behandlung
ile/o	Ileum (Darm)
ili/o	Ilium (Beckenknochen)
intestin/o	Darm
ischi/o	Ischium
jejun/o	Jejunum
kerat/o	Hornhaut des Auges, hornartiges Gewebe
lacrim/o	Tränen
lact/o, lakt/o	Milch
lapar/o	Bauch
laryng/o	Kehlkopf
leuk/o	weiß
lingu/o	Zunge
lipid/o, lip/o	Fett
lith/o	Stein oder Kalk
lymph/o	Lymphgefäße
mamm/o	Brust
mast/o	Brust
melan/o	schwarz
mening/o	Hirnhaut
men/o	Menstruation
metr/a, metr/o	Uterus
myel/o	Knochenmark oder Rückenmark
my/o	Muskel
myring/o	Trommelfell

Tabelle 6.1: Wortstämme von A bis M

Das waren mehr Wurzeln als beim Zahnarzt … und wenn Sie jetzt noch immer nicht genug haben sollten, können Sie gleich mit Tabelle 6.2 (den Wortstämmen von N bis Z) weitermachen.

Wortstamm	Bedeutung
nas/o	Nase
nat/o	Geburt
necr/o, nekr/o	Tod
neo	neu
nephr/o	Niere
neur/o, neur/i	Nerv
ocul/o	Auge
odont/o	Zahn
onych/o	Nagel
oophor/o	Eierstock
ophthalm/o	Auge
orchid/o, orchi/o	Hoden
oss/eo, oss/i, ost/e, ost/eo	Knochen
ösophag/o	Speiseröhre
ot/o	Ohr
palat/o	Gaumen
pancreatic/o	Bauchspeicheldrüse
path/o	Krankheit
ped/o, päd/o	Kind
perine/o	Damm
physi/o	Natur oder Funktion von
pleur/o, pleur/a	Pleura, Rippe (Seite)
pneum/o, pneumon/o	Lunge
pod/o	Fuß
poli/o	graue Substanz des Nervensystems
proct/o, prokt/o	Rektum, Anus
psych/o	Geist
pulmon/o	Lunge
py/o	Eiter
pyel/o	Nierenbecken
pylor/o	Pylorus
rect/o, rekt/o	Rektum
ren/i, ren/o	Niere

Wortstamm	Bedeutung
rhin/o	Nase
sacr/o, sakr/o	Kreuzbein
salping/o	Eileiter
sarc/o	Fleisch
scapul/o	Schulterblatt
sept/o	Infektion oder Septum
sigmoid/o	sigmoid, S-förmig
spermat/o	Sperma
splen/o	Milz
spondyl/o	Wirbel
stern/o	Brustbein
stomat/o, stom/a	Mund oder Öffnung
tend/o, ten/o, tendin/o	Sehne
testicul/o	Hoden
therm/o	Wärme
thorac/o	Brust
thym/o	Thymus
thyr/o, thyroid/o	Schilddrüse
tonsill/o	Mandeln
trache/o	Luftröhre
tympan/o	Trommelfell
ungu/o	Nagel
urin/o, ur/o	Urin
ureter/o	Harnleiter
urethr/o	Harnröhre
uter/o	Uterus
vas/o	Samenleiter (Spermienkanal)
ven/o	Vene
vesic/o, vesik/o	Harnblase
viscer/o, viszer/o	Eingeweide
xanth/o	gelb
xer/o	trocken

Tabelle 6.2: Wortstämme von N bis Z

IN DIESEM KAPITEL

Gängige Suffixe und ihre Kombinationen

Wiederholung einiger Wortstämme

Kapitel 7

Das dicke Ende kommt noch: Die Suffixe

Das *Suffix* hat – ebenso wie das Präfix und der Wortstamm – eine zentrale Funktion. Es steht am Ende eines medizinischen Fachbegriffs und bezeichnet in der Regel ein Verfahren, einen Zustand oder eine Krankheit. Die meisten fachsprachlich gebildeten Begriffe enthalten ein Suffix; das Suffix sagt uns oft, was mit einem bestimmten Körperteil oder -system passiert, was mit dem Körper nicht stimmt oder welches Verfahren zur Diagnose oder Behandlung angewendet wird.

Häufige Suffixe

Die Bedeutung von Suffixen ist extrem vielfältig. Wie Präfixe haben viele Suffixe ähnliche Bedeutungen wie in der Alltagssprache, aber eben nicht immer! Sie werden die üblichen Verdächtigen unter den Suffixen schnell kennenlernen – insbesondere die folgenden drei.

Suffix »-itis«

Das Suffix *-itis* bezeichnet einfach eine *Entzündung* und ist in der medizinischen Terminologie sehr beliebt, da diese Endung auf nahezu jeden Körperteil eines beliebigen Systems angewendet werden kann. Hier einige Beispiele:

- ✔ **Tonsillitis:** Mandelentzündung
- ✔ **Bronchitis:** Entzündung der Bronchien
- ✔ **Arthritis:** Gelenkentzündung

Suffix »-om«

Nein, hier geht es nicht um das in der Meditation gern genutzte »Om«, denn in der Medizin bedeutet »-om« etwas ganz anderes. Diese Endung kann oft für etwas stehen, das weitaus weniger beruhigend ist: für eine *Geschwulst* oder einen *Tumor*, also ganz allgemein eine Neubildung, die gut- oder bösartig sein kann. Einige Beispiele dafür sind:

- **Karzinom:** bösartiger (krebsartiger) Tumor oder Wucherung
- **Leiomyom:** gutartiger (nicht krebsartiger) Tumor aus der glatten Muskulatur; häufig als Myom bezeichnet
- **Melanom:** Tumor des melanozytären Systems (Melanozyten in der Haut), ein hochgradig bösartiger und schnell metastasierender Tumor
- **Osteom:** gutartige Neubildung (Knochentumor)

Ein Tumor kann je nach Art und Zusammensetzung sowie der Art der Zellteilung und des Zellwachstums entweder gut oder bösartig sein.

Suffix »-pathie«

Jetzt kommen wir zur letzten der drei sehr oft verwendeten Suffixe, der Endung *-pathie*, die immer einen Krankheitsprozess oder eine Störung bezeichnet. Die breite Verwendung dieser Endung wird durch die große Anzahl von Körpersystemen ermöglicht, die sie beschreiben kann.

- **Kardiomyopathie:** Erkrankung der Herzmuskulatur
- **Kardiopathie:** Erkrankung des Herzens
- **Neuropathie:** Erkrankung des Nervensystems

Und noch ein paar andere Suffixe …

Natürlich gibt es noch viele weitere Suffixe, die genauso wichtig sind wie die drei zuvor genannten, auch wenn sie Ihnen vielleicht (noch) nicht so geläufig sind. Wie bei deutschen Begriffen führen viele Suffixe zu Adjektiven. Tabelle 7.1 listet einige auf, die Sie kennen sollten.

Suffix	Bedeutung
-algie, -dynie	Schmerz, Unbehagen
-ämie	das Blut betreffend
-arche	Anfang, Ursprung (Menarche = erste Regelblutung)
-cele, -zele	Ausstülpung (Hernie), Schwellung
-cid, -cidal, -zid, -zidal	abtötend, zerstörend

Suffix	Bedeutung
-culus, -culum, -illus, -olus, -kel, -kül, el, -ulus	Verkleinerungsform (Diminutiv)
-cyt, -cyten, -zyt, -zyten	Zelle, Zellen
-dese	chirurgische Fusion oder Fixierung
-ektasie	Erweiterung, Dilatation
-ektomie	Herausschneiden, chirurgische Entfernung
-emesis	Erbrechen
-ent, -er, -ist	handelnde Person, Agens
-esis, -ia, -iasis, -osis, -sis, -tion	Zustand oder Beschaffenheit von
-esis, -iasis	Zustand
-form, -oid	-artig, ähnlich, in der Gestalt von
-gen	erzeugend, entstanden durch, verursachend
-genese	Entstehung, Ursprung von
-gramm	(aufgezeichnetes) Bild/Schrift
-graf	Instrument zur Aufzeichnung
-grafie	Aufzeichnungsverfahren
-ie	Wissenschaft, Lehre
-isieren	behandeln, versehen mit, in einen Zustand versetzen
-ismus	Zustand, Normabweichung, Lehre, aber auch Übertreibung, Neigung (Alkoholismus)
-itis	Entzündung
-lyse	Lösung, Auflösung, Zerstörung
-malazie	Erweichung
-megalie	Vergrößerung
-meter	Messgerät
-metrie	Messvorgang
-ologe	Fachperson, Spezialist
-ologie	Lehre, Fachgebiet
-om	Tumor, Neubildung, Schwellung (Melanom)
-opie	(Zustand des) Sehens, Sehkraft
-opsie	Betrachtung, Inspektion (diagnostisch)
-ose	Krankheit, chronischer Zustand oder degenerative Erkrankung
-ös, -tisch/-isch	bezieht sich auf
-pathie	Krankheit, Anomalie
-penie	Mangel, Verminderung
-pexie	chirurgische Fixierung
-phagie	essen, schlucken

Suffix	Bedeutung
-phobie	krankhafte Angst, Aversion
-plasie	Entstehung, Entwicklung
-plastie	chirurgische Rekonstruktion oder Formung
-plegie	Lähmung
-pnoe	Atmung
-poese, -poiet	Bildung, Entstehung
-ptose	Senkung, Herabsinken
-rrhagie	starker Aus-/Blutfluss
-rrhaphie	chirurgisches Nähen, Naht
-rrhoe, -rrhö	Fluss, Ausfluss (Diarrhoe)
-rrhexis	Ruptur, Abriss
-sklerose	Verhärtung
-skop	Instrument zur visuellen Untersuchung
-skopie	Prozess der visuellen Untersuchung
-spasmus	plötzliche oder unwillkürliche Kontraktion
-stase	Anhalten, zum Stillstand kommen
-stomie	operative Anlegung einer Öffnung (Stoma)
-tom	Instrument zum Schneiden
-tomie	einschneiden, chirurgischer Schnitt
-tripsie	Zertrümmerung
-trophie, -trophisch	Ernährung, Größenänderung, Gewebewachstum
-zentese	Punktion zum Entfernen oder Absaugen von Flüssigkeit, Drainage

Tabelle 7.1: Zusammenfassung weiterer Suffixe

Die Suffixe -rrhagie, -rrhaphie, -rrhoe (oder -rrhö) und -rrhexis werden als »die vier R« bezeichnet. Alle vier sind schwer auszusprechen und werden fast immer falsch geschrieben – meist wird ein R oder das H vergessen.

Suffixe bestimmten Zuständen zuordnen

Sehen wir uns nun einige Beispiele für Suffixe in der medizinischen Praxis an. Beginnen Sie mit dem Ort, der Ihnen am nächsten ist: Ihrem eigenen Körper.

Suffixe für Ihren Körper

- Akro**phobie:** Höhenangst
- **Anämie:** verminderter Hämoglobin-/Erythrozytengehalt

- **Apnoe:** Atemstillstand
- Dia**rrhö:** häufiger Abgang von wässrigem oder dünnflüssigem Stuhl
- Dys**phagie:** schmerzhaftes oder erschwertes Schlucken
- Dys**pnoe:** erschwerte/angestrengte Atmung
- Erythro**zyten:** rote Blutzellen
- Gastro**dynie:** Magenschmerzen oder -beschwerden
- Hemi**plegie:** Lähmung einer Körperhälfte
- Hämo**rrhagie:** starker Blutverlust/Blutung
- Hepato**megalie:** Vergrößerung der Leber
- Hepatospleno**megalie:** Vergrößerung von Leber und Milz
- Hyper**emesis:** starkes Erbrechen
- Ile**ostomie:** operative Anlage einer Öffnung aus dem Ileum zur Bauchdecke
- Kardio**megalie:** Vergrößerung des Herzens
- Klaustro**phobie:** Angst vor geschlossenen oder engen Räumen
- Kol**ostomie:** operative Anlage einer Öffnung des Dickdarms zur Bauchdecke
- Leuk**ämie:** bösartige Erkrankung der weißen Blutzellen
- Leuko**zyten:** weiße Blutzellen
- Meno**rrhagie:** starke Menstruation
- My**algie:** Muskelschmerzen
- Nephr**ose:** Nierenerkrankung
- Ortho**pnoe:** Unfähigkeit, außer in aufrechter Position richtig zu atmen
- Osteo**penie:** Mangel an Knochenmasse
- Photo**phobie:** Lichtempfindlichkeit
- Tetra**plegie:** Lähmung aller vier Extremitäten
- Spleno**megalie:** Vergrößerung der Milz
- Trache**ostomie:** chirurgische Öffnung der Luftröhre, nach einer Tracheotomie

Suffixe in der Arztpraxis und im Krankenhaus

- Abdomino**plastik:** plastische Operation am Bauch
- Amnio**zentese:** Punktion der Fruchtblase zur Gewinnung von Fruchtwasser
- Appendek**tomie:** chirurgische Entfernung des Wurmfortsatzes
- Broncho**skop:** Instrument zur Bronchoskopie
- Hernio**rrhaphie:** chirurgische Naht eines Bruchs
- Hysterek**tomie:** chirurgische Entfernung der Gebärmutter
- Kardio**gramm:** Aufzeichnung der Herzaktivität (EKG)
- Kardio**graf:** Gerät zur Durchführung einer Kardiografie
- Kardio**grafie:** Oberbegriff für bildgebende oder elektrische Verfahren zur Herzdiagnostik (zum Beispiel EKG, Echokardiografie).
- Laparo**skop:** Endoskop für die Bauchhöhle zur Durchführung einer Laparoskopie
- Lapar**otomie:** Einschnitt in den Bauchraum
- Mammo**grafie:** röntgenologisches Verfahren der Brustdiagnostik
- Myo**rrhaphie:** Naht eines Muskels
- Myo**rrhexis:** Zerreißung eines Muskels oder Muskelgewebes
- Oste**otomie:** operativer Knochenschnitt
- Psych**ologe:** Fachperson der Psychologie
- Rhino**plastik:** Formkorrektur der Nase
- Trache**otomie:** chirurgischer Einschnitt in die Luftröhre, meist als Vorbereitung einer Tracheostomie.
- Urethro**pexie:** chirurgische Fixierung der Harnröhre

Suffixe in der Pharmazie und im Forschungslabor

- Iatro**gen:** durch ärztliche Maßnahme/Behandlung verursacht (Beispielsweise kann Haarausfall eine iatrogene Wirkung einer Chemotherapie sein.)
- Iatro**phobie:** krankhafte Angst vor Ärzten und/oder Behandlungen
- Path**ologe:** Arzt für Pathologie (Diagnostik von Krankheiten an Geweben/Zellen, führt unter anderem Obduktionen durch)
- Pharmak**ologie:** Lehre von Arzneimitteln
- Sono**gramm:** aufgezeichnetes Bild der Sonografie (Ultraschallbild)

IN DIESEM KAPITEL

Griechische und lateinische Ursprünge

Begriffe für die innere und äußere Anatomie

Begriffe aus der Pathologie

Kapitel 8
Ich weiß, was du bedeutest: Worterkennung

Das Erlernen medizinischer Präfixe, Wortstämme und Suffixe ist nur der Anfang auf dem Weg zum Terminologie-Experten. Sobald Sie diese Begriffe beherrschen, können Sie sich mit der allgemeinen medizinischen Worterkennung befassen, denn die ist manchmal gar nicht so einfach,

Wortstämme bleiben die Grundbausteine der Wortbildung, und Sie können direkt auf sie zurückgreifen, um alle Arten von Wörtern zu erkennen, die mit bestimmten Körperteilen und -regionen in Verbindung stehen. Da Sie so viel Zeit damit verbracht haben, diese einzelnen Bausteine zu lernen, können Sie nun beginnen, Ihr Wissen zu nutzen, um das größere Puzzle der ganzen Wörter zusammenzusetzen.

Schuld an all dem, was Sie nun lernen sollten, sind vor allem der griechische Arzt *Hippokrates von Kos* (460–370 vor unserer Zeitrechnung) und *Aristoteles* (griechischer Universalgelehrter, 384–322 vor unserer Zeitrechnung). Etwa 75 Prozent aller medizinischen Begriffe basieren auf altgriechischen und später (vor allem im Mittelalter) latinisierten Wörtern.

Inside-Storys: Begriffe für Ihr Inneres

In all den Hohlräumen Ihres Körpers verbirgt sich natürlich eine Fülle von medizinischen Begriffen, die sich auf die entsprechenden Körperteile beziehen. Die Wortstämme und Zusammensetzungen aus Kapitel 3 (und weiteren Kapiteln in diesem Buch) können zu allen möglichen Wortkombinationen führen, um alltägliche Beschwerden und Verfahren bis hin zu Pathologie und Pharmakologie möglichst präzise zu beschreiben.

Denken Sie daran, dass Sie aus jedem Wortstamm oder jeder Kombinationsform mehrere verschiedene medizinische Begriffe bilden können.

Tabelle 8.1 enthält einige Beispiele dafür, wie Wortstämme für die inneren Anteile Ihres Körpers verwendet werden.

Wortstamm	Bedeutung	Beispiel(e)
abdomin/o	Abdomen	Abdominoplastik: chirurgische Korrektur oder Rekonstruktion des Bauches
angi/o	Gefäß	Angioplastie: chirurgische Reparatur oder Rekonstruktion eines Gefäßes
arteri/o	Arterie	Arterioplastik: chirurgische Reparatur oder Rekonstruktion einer Arterie
arthr/o	Gelenk	Arthroplastik: chirurgische Reparatur oder Rekonstruktion eines Gelenks
audi/o	hören	Audiometrie: Messung des Hörvermögens mit einem Audiometer
bio	Leben	Biologie: Lehre vom Leben und den Lebewesen
bronch/i, bronch/o	Bronchien	Bronchitis: Entzündung der Bronchien Bronchoskopie: visuelle Untersuchung der Bronchien
cardi/o, kardi/o	Herz	Kardiomegalie: Vergrößerung des Herzens kardial: das Herz betreffend Myokarditis: Entzündung der Herzmuskulatur
cholecyst/o	Gallenblase	Cholecystektomie: Entfernung der Gallenblase Cholecystitis: Entzündung der Gallenblase
chondr/i, chondr/o	Knorpel	Chondromalazie: Erweichung des Knorpels
col/o, kol/o	Kolon	Kolonoskopie: visuelle Untersuchung des Dickdarms Kolonoskop: Instrument zur Koloskopie
cry/o, kry/o	Kälte	Kryobiologie: Teilgebiet der Biologie, der sich mit den Auswirkungen niedriger Temperaturen befasst
cyst/o, zyst/o	Blasen oder Zysten	Zystektomie: chirurgische Entfernung einer einfachen Zyste oder der Harnblase Zystitis: Entzündung der Blase Zystogramm: Röntgenaufnahme der Blase Zystopexie: chirurgische Fixierung der Blase an der Bauchdecke
cyt/o, zyt/o	Zelle	Zytologie: Untersuchung von Zellen
duoden/o	Duodenum	Duodenotomie: chirurgische Eröffnung des Zwölffingerdarm Duodenitis: Entzündung des Zwölffingerdarms

Wortstamm	Bedeutung	Beispiel(e)
encephal/o, enzephal/o	Gehirn	Enzephalitis: Entzündung des Gehirns
episi/o	Damm	Episiotomie: chirurgischer Schnitt in den Dammbereich
erythr/o	rot	Erythrozyten: rote Blutkörperchen Erythem: Hautrötung
galact/o, galakt/o	Milch	Galaktorrhoe: spontaner Milchfluss außerhalb der Stillzeit
gastr/o	Magen	Gastritis: Entzündung des Magens Gastrektomie: chirurgische Entfernung des Magens Gastrodynie: Magenschmerzen oder -krämpfe
glyc/o, glyk/o	Zucker	Glykosurie: Zucker im Urin
gynec/o, gynäko	weiblich	Gynäkologe: Arzt, der Erkrankungen der weiblichen Geschlechtsorgane untersucht und behandelt
häm/o, hämat/o	Blut	Hämatozyt: Blutzelle
hepat/o, hepatic/o	Leber	Hepatitis: Entzündung der Leber
heter/o	Anderer, anders	heterosexuell: sexuell zum anderen Geschlecht hingezogen
hist/o, histi/o	Gewebe	Histologie: Lehre des Gewebes
hom/o, home/o	gleich, ähnlich	homosexuell: sexuell zum eigenen Geschlecht hingezogen
hydr/o	Wasser, nass	Hydromassage: Massage durch bewegtes Wasser
hyster/o	Gebärmutter	Hysterektomie: chirurgische Entfernung der Gebärmutter
ile/o	Ileum (Darm)	Ileostomie: künstliche Öffnung aus dem Ileum zur Bauchdecke Ileitis: Entzündung des Ileums
ili/o	Ilium (Beckenknochen)	ilioinguinal: die Ilium- und Leistenregion betreffend
jejun/o	Jejunum	Jejunitis: Entzündung des Jejunums Jejunostomie: künstliche Öffnung in das Jejunum für eine Ernährungssonde
lacrim/o	Tränen	Tränendrüse (Glandula lacrimalis)
laryng/o	Kehlkopf	Laryngitis: Entzündung des Kehlkopfes Laryngektomie: chirurgische Entfernung des Kehlkopfes
leuc/o, leuk/o	weiß	Leukozyt: weiße Blutzelle
lith/o	Stein oder Kalk	Lithotripsie: Zerkleinern eines Steins oder Konkrements

Wortstamm	Bedeutung	Beispiel(e)
men/o	Menstruation	Menorrhagie: übermäßige oder starke Menstruationsblutung
myel/o	Knochenmark/ Rückenmark	Myelografie: radiologisches Verfahren zur Darstellung des Rückenmarks
my/o	Muskel	Myositis: Entzündung eines Muskels Myalgie: Muskelschmerzen oder schmerzhafte Muskeln
nat/o	Geburt	pränatal: vor der Geburt postnatal: nach der Geburt
necr/o, nekr/o	Tod	Nekrose: Absterben einer Zelle Nekrophobie: pathologische Angst vor Toten oder toten Dingen wie etwa Leichen
nephr/o	Niere	Nephrektomie: chirurgische Entfernung einer Niere
neur/o, neur/i	Nerv	Neurologe: Arzt, der Erkrankungen des Nervensystems untersucht und behandelt
oophor/o	Ovar	Oophorektomie: Chirurgische Entfernung eines Eierstocks Oophoritis: Entzündung eines Eierstocks
orchid/o, orchi/o	Hoden	Orchialgie: Schmerzen im Hoden Orchidektomie: chirurgische Entfernung eines Hoden
ösophag/o	Speiseröhre	Ösophagitis: Entzündung der Speiseröhre Ösophagogastroduodenoskopie (EGD): visuelle Untersuchung der Speiseröhre, des Magens und des Zwölffingerdarms mittels Endoskop
peritone/o	Peritoneum	peritoneal: das Bauchfell betreffend Peritonitis: Entzündung des Peritoneums
pharyng/o	Pharynx	Pharyngitis: Entzündung des Rachens (Halsschmerzen)
pleur/o, pleur/a	Pleura, Rippe (Seite)	Pleuritis: Entzündung der Auskleidung der Brusthöhle Pleurolyse: chirurgische Trennung von Pleura-Verwachsungen
pneum/o, pneumon/o	Lunge	Pneumonitis: Entzündung der Lunge
proct/o	Rektum, Anus	Proktologe: Arzt, der Erkrankungen des Rektums und Anus untersucht und behandelt
pulmon/o	Lunge	Pulmonal: die Lunge betreffend
pyel/o	Nierenbecken	Pyelografie: Röntgenaufnahme des Nierenbeckens Pyelolithotomie: Entfernung eines Steins aus dem Nierenbecken

Wortstamm	Bedeutung	Beispiel(e)
rect/o, rekt/o	Rektum	Rektosigmoid: Übergangsbereich zwischen Colon sigmoideum und Rektums
salping/o	Eileiter	Salpingektomie: chirurgische Entfernung eines Eileiters
sarc/o, sark/o	Fleisch	Sarkom: bösartiger Tumor des mesenchymalen Gewebes
splen/o	Milz	Splenomegalie: Vergrößerung der Milz Splenektomie: chirurgische Entfernung der Milz
tend/o, ten/o, tendin/o	Sehne	Tendinitis: Entzündung einer Sehne
testicul/o	Hoden	testikulär: die Hoden betreffend
thorac/o, thorak/o	Brust	Thorakotomie: Schnitt in die Brusthöhle Thorakozentese: chirurgische Punktion der Pleura zwischen Lungen und Brustwand, um Flüssigkeit oder Luft zu entfernen Thorakotomie: chirurgische Öffnung des Brustkorbs
tonsill/o	Tonsillen	Tonsillektomie: chirurgische Entfernung der Mandeln Tonsillitis: Entzündung der Mandeln
ureter/o	Harnleiter	Ureterolithotomie: Entfernung eines Konkrements (Steins) aus einem Harnleiter mittels eines Schnittes Ureteropelvis: den Harnleiter und das Nierenbecken betreffend
urethr/o	Harnröhre	Urethritis: Entzündung der Harnröhre Urethropexie: chirurgische Fixierung der Harnröhre
vas/o	Samenleiter	Vasektomie: chirurgische Entfernung eines Teils des Samenleiters zur Sterilisation des Mannes
viscer/o, viszer/o	Viscera (Organe)	Viszerografie: Röntgenaufnahme der Eingeweide

Tabelle 8.1: Begriffe für innere Strukturen

Die Terminologie für äußere Strukturen

Sehen Sie sich nun einige Begriffe an, die Sie für Strukturen auf der Außenseite Ihres Körpers finden können. Tabelle 8.2 hilft Ihnen dabei.

Wortstamm	Bedeutung	Beispiel(e)
blephar/o	Augenlid oder Wimper	Blepharoplastik: chirurgische Korrektur der Augenlider
cephal/o	Kopf	Cephalomegalie: Vergrößerung des Kopfes (Schädel)
cervic/o, zervic/o	Hals oder Gebärmutterhals	Cervicodynie: Schmerzen im Hals Zervizitis: Entzündung des Gebärmutterhalses
cheil/o	Lippe	Cheilophagie: Angewohnheit, sich auf die Lippen zu beißen
derm/a/o, dermat/o	Haut	Dermatitis: Entzündung der Haut Dermatologe: Facharzt für Hautkrankheiten
dors/i, dors/o	Rückseite oder posterior	Dorsalgie: Schmerzen im Rücken
gingiv/o	Zahnfleisch im Mund	Gingivitis: Entzündung des Zahnfleisches
inguin/o	Leistengegend	Inguinodynie: Schmerzen in der Leistengegend
irid/o	Iris des Auges	Iridektomie: chirurgische Entfernung der Iris
lapar/o	Bauch, Lende, Flanke	Laparotomie: Schnitt in den Bauchraum Laparoskopie: visuelle Untersuchung des Bauchraums
lingu/o	Zunge	sublingual: unter der Zunge
mamm/a, mamm/o	Brust	Mammoplastik: chirurgische Korrektur oder Rekonstruktion der Brust
mast/o	Brust	Mastektomie: chirurgische Entfernung der Brust
odont/o	Zähne	Odontalgie: Zahnschmerzen
onych/o	Nägel	Onychophagia: Gewohnheit, an den Nägeln zu kauen Onychomalazie: Erweichung der Nägel
ophthalm/o, ocul/o	Augen	Ophthalmologe: Arzt, der sich mit den Augen und der Behandlung von Augenkrankheiten befasst
opt/o	Sehen, Sehvermögen	Optiker: Person, die die Verschreibung des Augenarztes für Korrektionsbrillen ausführt
or/o	Mund	orolingual: den Mund und die Zunge betreffend
ot/o	Ohr	Otitis media: Entzündung des Mittelohrs Otodynie: Ohrenschmerzen
pelv/o	Becken	Pelvimetrie: Messung der Abmessungen und des Fassungsvermögens des Beckens
pod/o	Fuß	Podarthritis: Entzündung der Fußgelenke
rhin/o	Nase	Rhinoplastik: Nasenkorrektur Rhinorrhö: Ausfluss von Schleim aus der Nase (laufende Nase)
stomat/o	Mund	Stomatitis: Entzündung der Mundschleimhaut oder der Mundhöhle

Tabelle 8.2: Begriffe für die Außenseite Ihres Körpers

Bezeichnungen für pathologische Zustände

Die Pathologie ist die Lehre von den Erkrankungen des Menschen, und auch dieser Bereich hat (Überraschung!) seine eigenen medizinischen Fachbegriffe, die Sie unter anderem in der Arztpraxis oder im Krankenhaus mitunter hören. In Tabelle 8.3 ist eine kleine Auswahl an Begriffen aufgeführt, die verschiedene Arten von pathologischen Zuständen beschreiben.

Es gibt weit über 100 Arten von Krebs und über 100 Ursachen für eine simple Erkältung. Verwirrende Vielfalt! Die Kenntnis der richtigen Fachbegriffe ist für das Verständnis und die Behandlungsform (sowie die Kommunikation verschiedener Ärzte miteinander) von entscheidender Bedeutung.

Wortstamm	Bedeutung	Beispiel(e)
aden/o	Drüse	Adenomegalie: Vergrößerung einer Drüse Adenitis: Entzündung einer Drüse
atri/o	Atrium	Atriomegalie: abnormale Vergrößerung eines Vorhofs des Herzens
carcin/o, karzin/o	Krebs	karzinogen: krebserregende Substanz
cholecyst/o	Gallenblase	Cholelithiasis: Steine in der Gallenblase
choledoch/o	gemeinsamer Gallengang	Choledocholithiasis: Steine im gemeinsamen Gallengang der Gallenblase
cyan/o, zyan/o	Blau	Zyanose: bläuliche Verfärbung von Haut und Schleimhäuten durch Sauerstoffmangel zyanotisch: die Zyanose betreffend oder dadurch gekennzeichnet
cyst/o, zyst/o	Blase oder Zyste	Zystozele: herniale Vorwölbung der Harnblase durch die Scheidenwand
dipl/o	Doppelt, zweimal	Diplopie: das Sehen von Doppelbildern
encephal/o, enzephal/o	Gehirn	Enzephalopathie: Störung oder Erkrankung des Gehirns
hämat/o	Blut	Hämatemesis: Erbrechen von Blut
hepat/o	Leber	Hepatomegalie: Vergrößerung der Leber
hydr/o	Wasser, nass	Hydropenie: Wassermangel (Dehydratation)
melan/o	Schwarz	Melanom: schwarz gefärbter Tumor oder Geschwulst
necr/o, nekr/o	Tod	Nekrose: Absterben bestimmter Zellen in einem lebenden Organismus
nephr/o	Niere	Nephrolithiasis: Nierensteine

Wortstamm	Bedeutung	Beispiel(e)
path/o	Krankheit	Pathologie: Teilgebiet der Medizin, das sich mit der Erforschung von Krankheiten und deren Auswirkungen befasst Pathologe: Arzt, der Krankheiten durch die Untersuchung von Geweben und Zellen unter dem Mikroskop diagnostiziert. Führt auch Obduktionen durch.
pneum/o/, pneumon/o	Lunge	Pneumokoniose: Erkrankung, bei der sich Staub oder andere Stoffe in der Lunge ablagern
pneumat/o	Luft	Pneumatozele: luftgefüllte Zyste im Gewebe
salping/o	Eileiter	Hydrosalpinx: Ansammlung von Flüssigkeit in einem Eileiter
sept/o	Fäulnis	Sepsis: Toxine oder krankheitserregende Organismen im Blut (Blutvergiftung) (Achtung: kann auch »Trennwand« bedeuten, etwa bei Septum)
ureter/o	Harnleiter	Ureterolithiasis: Kalkablagerung oder Stein im Harnleiter
urethr/o	Harnröhre	Urethrorrhö: abnormale Absonderung aus der Harnröhre, Harnröhrenausfluss
viscer/o, viszer/o	Viscera (Organe)	Viszeromegalie: Vergrößerung innerer Organe (Organomegalie)

Tabelle 8.3: Pathologie auf einen Blick

IN DIESEM KAPITEL

Wortteile identifizieren

Bedeutungen von Präfix, Suffix und Wortstamm definieren

Analyse durch Zerlegung

Kapitel 9
Demontage ist gefragt: Wörter zerlegen

Ein notwendiger und wichtiger Bestandteil des Lernens medizinischer Fachbegriffe ist die Fähigkeit, ein Wort zu zerlegen oder zu analysieren, um seine Bedeutung zu verstehen. Das bedeutet, dass schwer auszusprechende oder lange medizinische Begriffe, die von Ärzten und medizinischem Fachpersonal verwendet werden, nicht so schwierig sind, wie sie scheinen – sofern Sie nur den Trick kennen, wie Sie diese langen Wörter in verständliche »Häppchen« zerteilen können.

Dabei müssen Sie aber aufpassen, denn viele medizinische Begriffe sind sich in der Schreibweise sehr ähnlich, haben aber unterschiedliche Bedeutungen. Wenn Sie die richtige Bedeutung eines Wortes kennen, ist die Wahrscheinlichkeit geringer, dass Sie ein ähnlich klingendes Wort falsch verwenden. Und das wollen wir in diesem Kapitel üben!

Wenn Sie sich nicht sicher sind, schlagen Sie das Wort in einem medizinischen Wörterbuch nach.

Wortelemente zuordnen können

Keine Sorge – wir fangen hier nicht immer wieder von vorn an, aber an dieser Stelle müssen wir Sie noch einmal an die drei Hauptteile aller medizinischen Begriffe erinnern, damit Sie diese leichter zerlegen können.

Am Anfang eines medizinischen Begriffs finden Sie oft (aber nicht immer) eine Vorsilbe (**Präfix**), die die Richtung, den Ort, den Zeitpunkt und die Menge angeben kann.

Als Nächstes kommt der **Wortstamm**, der den betreffenden Körperteil angibt. Einige Wortstämme sind offensichtlich und leicht zu verstehen, wie *arteri/o* für Arterie, *abdomin/o* für Bauch, *testicul/o* für Hoden und *tonsill/o* für Mandel. Viele sind jedoch nicht so einfach: Was ist mit *blephar/o* für Augenlid, *aden/o* für Drüse, *nephr/o* für Niere, *hepat/o* für Leber oder *oophor/o* für Eierstock? Für Wörter wie diese müssen Sie Ihr Gedächtnis deutlich mehr anstrengen.

Am Ende eines medizinischen Begriffs steht fast immer eine Nachsilbe, das **Suffix**. Die Endung eines Begriffs ist oft der erste Hinweis auf seine Bedeutung. Sie kann auf einen Vorgang, einen Zustand, eine Krankheit oder eine Behandlung hinweisen.

Die Bedeutung eines Suffixes ist, genau wie bei einigen Wortstämmen, möglicherweise nicht offensichtlich. Es ist wichtig, sich zu merken, dass das Suffix immer dieselbe Bedeutung hat, unabhängig davon, an welchen Wortstamm es angehängt ist.

Das Suffix ist der erste Ort, an dem Sie suchen sollten, wenn Sie einen medizinischen Begriff analysieren oder zerlegen möchten. Überprüfen Sie vom Suffix aus das Präfix (falls vorhanden) und schauen Sie schließlich auf das Stammwort.

Definition des Präfixes

Das Präfix und das Suffix sind in gewisser Weise »Adjektive«, die etwas über das Stammwort in der Mitte aussagen. Durch Ändern des Präfixes oder Suffixes ändert sich die Bedeutung des Begriffs.

Hier sind einige häufig verwendete Präfixe: *prä-* (vor), *peri-* (während) und *post-* (nach oder im Anschluss an), die alle mit demselben Begriff kombiniert werden können. Nehmen wir als Beispiel das Wort »operativ«:

- ✔ *Präoperativ* bezieht sich auf den Zeitraum oder die Ereignisse vor einem operativen Eingriff.
- ✔ *Perioperativ* bezieht sich auf den Zeitpunkt oder die Ereignisse während einer Operation.
- ✔ *Postoperativ* bezieht sich auf alles, was nach Abschluss der Operation geschieht.

Durch die Verwendung der drei verschiedenen Vorsilben klingen diese Wörter zwar ähnlich, haben aber ganz unterschiedliche Bedeutungen.

Einige Präfixe, die oft verwechselt werden, sind *ab-* (weg von) und *ad-* (zu oder in Richtung). Kleine Merkhilfe: Denken Sie an einen *Ab*transport = Wegbringen im Gegensatz zur *Ad*dition (Hinzufügen) als Gedächtnisstütze, um die beiden voneinander zu unterscheiden.

Das Präfix *inter-* (zwischen) wird oft mit *intra-* (innerhalb) verwechselt. Denken Sie an *inter*national (zwischen Nationen) oder den *Inter*city-Express (zwischen Städten verkehrend) im Gegensatz zu *intra*venös (innerhalb der Vene) oder *intra*zellulär (innerhalb der Zelle), dann haben Sie kein Problem mit diesen beiden Begriffen.

Ein weiteres verwirrendes Beispiel sind die Präfixe *dis-* und *dys-*, die Ihnen häufig in medizinischen Begriffen begegnen werden. Während *dis-* eine Trennung oder Auflösung bedeutet (denken Sie an die *Dis*qualifikation, also den Ausschluss von einem Wettbewerb, oder *Dis*tanz (räumliche Trennung), bezeichnet das Präfix *dys-* eine Funktionsstörung oder Krankheit wie in *Dys*funktion (gestörte Funktion) oder *Dys*pepsie (Verdauungsstörung).

Die Definition eines Präfixes ist immer dieselbe, unabhängig davon, mit welchem Wort es kombiniert wird.

Präfixe werden ohne Bindestrich an ein Stammwort angehängt, auch wenn dadurch ein Doppelvokal entsteht, wie in *perioperativ* oder *intrauterin*. Die einzige Ausnahme von dieser Regel ist, dass ein Bindestrich verwendet wird, wenn das Präfix an einen Eigennamen angehängt wird: *Non*-Hodgkin-Lymphom.

Definition des Wortstamms

Der *Wortstamm* beschreibt die Körperteile, die in dem medizinischen Begriff vorkommen. Wenn Sie sich also die Bedeutung eines Wortes nur schwer merken können, können Sie es zerlegen, indem Sie den Wortstamm identifizieren. So wissen Sie zumindest, auf welchen Körperteil sich das Wort bezieht, was Ihnen dabei helfen kann, die möglichen Präfixe und Suffixe einzugrenzen. Sehen Sie sich einige gängige Beispiele an:

- ✔ Arthro: Gelenk
- ✔ Colo/Kolo: Dickdarm
- ✔ Laryngo: Kehlkopf
- ✔ Myelo: Knochenmark
- ✔ Myo: Muskel
- ✔ Neuro: Nerv
- ✔ Osteo: Knochen

Medizinische Begriffe haben immer eine Endung, aber nicht immer eine Vorsilbe. Einige medizinische Begriffe bestehen aus einer Kombination von zwei oder mehr Wortstämmen, die mehrere Körperteile miteinander verbinden: Beispielsweise setzt sich »hepatospleno« aus »hepato« (Leber) und »spleno« (Milz) zusammen.

Identifizieren des Verbindungsvokals

Der Verbindungsvokal, in der Regel ein »o«, verbindet den Wortstamm mit einem Suffix. Beginnt ein Suffix mit einem Vokal, wird der *Verbindungsvokal* »o« nicht verwendet, da dies zu einem Doppelvokal führen würde.

Nehmen wir als Beispiel den Wortstamm neur/o (für »Nerv«, richtig?). Verbinden wir ihn mit dem Suffix *-itis*, das »Entzündung« bedeutet. Mit dem Verbindungsvokal »o« würde man Neur-o-itis erhalten, was nicht nur schwer auszusprechen ist, sondern auch einen Doppelvokal enthält. Daher wird das »Verbindungs-o« weggelassen, und die Entzündung eines Nervs wird zu *Neuritis*.

Das »o« ist der am häufigsten verwendete Verbindungsvokal. Ob Sie ihn nun verwenden, um Wortteile zu einem medizinischen Begriff für eine Krankheit wie Osteoporose (Knochenkrankheit, die häufig bei Frauen auftritt) oder eine Phobie wie Parthenophobie (Angst vor Jungfrauen) zu verbinden, »o« ist Ihre erste Wahl.

Definition des Suffixes

Wie Sie wissen, bezeichnet die Nachsilbe (*Suffix*) einen Vorgang, eine Krankheit, eine Störung, einen Zustand oder eine Behandlungsmethode, und darauf sollten Sie zuerst blicken. Das sehr häufig verwendete Suffix *-itis* bedeutet zum Beispiel »Entzündung«.

Nehmen Sie zum Beispiel die Mandeln (Tonsillen), dann erkennen Sie sofort, dass *Tonsillitis* eine Entzündung der Mandeln bedeutet. Gastr/o ist der Wortstamm für »Magen«, und entsprechend ist eine *Gastritis* eine Entzündung des Magens.

Die in der Medizin häufig verwendete Nachsilbe *-ektomie* bedeutet »chirurgische Entfernung oder Ausschneidung«. Wenn Sie *-ektomie* mit Tonsillen kombinieren, erhalten Sie *Tonsillektomie,* also die Entfernung der Mandeln. Was wäre dann *Gastrektomie*? Richtig: die chirurgische Entfernung des Magens (aber nicht Gastr-**o**-ektomie, denken Sie an die weiter vorn erwähnte Regel, dass hier das Bindungs-o wegfällt!).

Suffixe als »Adjektive« helfen dabei, das Stammwort zu beschreiben. Das Suffix *-loge* bezieht sich auf jemanden, der ein spezielles medizinisches Fachgebiet studiert oder praktiziert (Psycho*loge*, Radio*loge*). Das Suffix *-logie* bedeutet «das Studium von« (Psycho*logie*, Radio*logie*). Das gebräuchliche Suffix *-pathie* bedeutet «Krankheit« (etwa in Psycho*pathie*).

Nehmen Sie ein einfaches Stammwort wie *kardi/o,* das »Herz« bedeutet, und fügen Sie verschiedene Suffixe hinzu. Kardio*logie* ist die Lehre von den Herzkrankheiten. Der Kardio*loge* ist der Arzt, der die Kardiologie praktiziert, und Kardio*pathie* bedeutet eine Form von Herzkrankheit.

Noch ein Beispiel: das Stammwort *neur/o* (Nerv). Neuro*logie* ist die Lehre von den Nerven oder dem Nervensystem, und der Neuro*loge* ist der Arzt, der sich auf Neuro*logie* spezialisiert hat. Jede Erkrankung des Nervensystems oder der Nerven ist eine Neuro*pathie.*

Noch tiefer in die Suffixe eintauchen

Und noch mehr Nachsilben!

Zu den Suffixen, die sich auf Verfahren beziehen, gehört auch *-zentese,* was sich auf eine chirurgische Punktion bezieht, um Flüssigkeit zu diagnostischen Zwecken oder zur Entfernung von überschüssiger Flüssigkeit zu entnehmen. Eine Abdomino*zentese* ist eine chirurgische Punktion der Bauchhöhle.

Möchten Sie über die chirurgische Entfernung von etwas sprechen? Dann liegen Sie mit dem Suffix *-ektomie* (chirurgische Entfernung von) genau richtig. Ein weiterer Begriff, den jeder kennt und der auf *-ektomie* endet, ist die Append*ektomie,* die chirurgische Entfernung des Wurmfortsatzes (Appendix vermiformis).

Leider ist es aber nicht immer so einfach. Schauen Sie sich ein komplizierteres Wort an und zerlegen Sie es in seine Bestandteile. Wie wäre es mit dem Wort Salpingo-Oophorektomie? Das Suffix *-ektomie* weist auf die chirurgische Entfernung von etwas hin. Aber von was? »Salpingo« ist der Wortstamm, der sich auf den Eileiter bezieht, »oophoro« ist der Wortstamm für Eierstock. Salpingo-Oophor*ektomie* ist also die operative Entfernung eines Eileiters und eines Eierstocks. Die operative Entfernung nur eines Eierstocks wäre eine Oophor*ektomie,* die operative Entfernung nur eines Eileiters wäre eine Salping*ektomie.*

Denjenigen unter Ihnen, die ein scharfes Auge haben, ist vielleicht Folgendes aufgefallen: In »Salpingo-Oophorektomie« gibt es einen Bindestrich. Dieser dient in erster Linie der besseren Aussprache und vermeidet ein dreifaches »o« durch die Kombination der beiden Wortstämme. Das Wort kann auch als »Oophorosalpingektomie« geschrieben werden, was dasselbe bedeutet.

Ein weiteres Suffix im Zusammenhang mit Verfahren ist *-grafie,* was den Vorgang der Aufzeichnung eines Bildes oder einer Aufzeichnung bezeichnet. Radiografie ist der Vorgang der Aufzeichnung eines Bildes mittels Röntgenstrahlen oder einer Röntgenaufnahme. Die Suffixe *-gramm* und *-graf* werden verwendet, um das Endprodukt, die Aufzeichnung oder das Bild zu beschreiben. Eine *Arteriografie* ist der Vorgang der Aufzeichnung eines Bildes von Arterien. Ein Arterio*gramm* ist das Bild, das durch die Arteriografie entsteht.

Die Endung *-stomie* bedeutet die chirurgische Erzeugung einer künstlichen Öffnung oder eines Stomas. Eine Kolo*stomie* ist die chirurgische Schaffung einer Öffnung zwischen dem Dickdarm und der Körperoberfläche. Der Wortstamm »kolo« (lateinisch »colo-«) bedeutet Dickdarm. Die Endung »-tomie« bedeutet »chirurgisches Einschneiden« oder »chirurgischer Schnitt«. Um also eine Tracheo*stomie* (die chirurgische Schaffung einer Öffnung in der Luftröhre) durchzuführen, muss zuerst eine Tracheo*tomie* (der chirurgische Schnitt in die Luftröhre) durchgeführt werden.

Achten Sie auf den Unterschied zwischen »stomie« und »tomie« – es gibt nur einen Buchstaben Unterschied, aber die Bedeutung ist eine ganz andere.

Ein Suffix mit ähnlicher Bedeutung ist *-plastik*. Dieses Suffix bedeutet »chirurgische Reparatur«. Als allgemeine Regel gilt: Wenn Sie »plastik« hören oder sehen, denken Sie an einen plastischen Chirurgen, da chirurgische Eingriffe mit der Endung *-plastik* in den meisten Fällen von plastischen Chirurgen durchgeführt werden. Ein Begriff, der mit dieser Endung in Verbindung steht, ist *Mammaplastik*. Der Wortstamm *mamm/o, mamm/*a bezieht sich auf die Brust. Eine *Reduktionsmammaplastik* ist eine chirurgische Verkleinerung der Brust.

Ein weiteres häufig verwendetes Suffix in Bezug auf Eingriffe ist *-skopie*. Dabei handelt es sich um die visuelle Untersuchung des Inneren einer Körperhöhle oder eines Organs mithilfe eines Endoskops. Das Endoskop ist das Instrument, und *Endoskopie* ist die eigentliche visuelle Untersuchung, die mit dem Endoskop durchgeführt wird.

In der heutigen Medizin werden immer mehr diagnostische Verfahren mit endoskopischen Methoden durchgeführt. Endoskopische Operationen sind weniger invasiv. Es werden kleine Schnitte (auch Portale genannt) in die Haut gemacht, und das Laparoskop wird durch die Portale eingeführt. Dies ermöglicht die Visualisierung der zu entfernenden Gewebe durch diese sehr kleinen Schnitte – im Gegensatz zu einem vollständigen, muskelspaltenden Schnitt, um (in den meisten Fällen) die Bauchdecke vollständig zu öffnen.

Die Sterilisation von Frauen, Hysterektomien, Gallenblasenentfernungen und Blinddarmoperationen, um nur einige zu nennen, werden heute *laparoskopisch* durchgeführt. Der Krankenhausaufenthalt ist kürzer und die Genesungszeit verkürzt sich um bis zu einem Monat. Beispielsweise erfordert eine Gallenblasenentfernung durch einen routinemäßigen Schnitt im Oberbauch eine Genesungszeit von vier bis sechs Wochen; bei einer laparoskopischen Durchführung, bei der nur die Portale verheilen müssen, verkürzt sich die Zeit auf zwei Wochen.

Suffixe, die sich auf Zustände beziehen, werden immer wieder verwendet. Einige davon haben wir bereits behandelt, hier sind noch einige weitere: *-algie* bedeutet »Schmerz, Leiden«. Arthr*algie* bezeichnet Schmerzen in den Gelenken und My*algie* entsprechend Schmerzen in den Muskeln. Die Endung *-dynie* bedeutet ebenfalls »Schmerz«, wird aber eher bei lokalen Schmerzen verwendet. Eine Gastro*dynie* (*gastro* ist der Wortstamm für »Magen«) verursacht Schmerzen im Magen.

Sie wissen bereits, dass *-itis* »Entzündung« bedeutet. Sie können Gastr*itis*, *Tonsillitis* (Mandelentzündung), *Laryngitis* (Kehlkopfentzündung), Thyreoid*itis* (Schilddrüsenentzündung), Neur*itis* (Nervenentzündung), Zellul*itis* (eine Entzündung des Unterhautgewebes) oder Gastroenter*itis* (Darmentzündung) haben, also praktisch Entzündungen an jeder Stelle des Körpers, und eines haben sie gemein: Sie tun alle weh. (Das gilt übrigens auch für die »Shopping-itis«, obwohl die nicht zu den anerkannten Krankheiten zählt und zumindest körperlich nicht so schmerzt.)

Die Endung *-malazie* bedeutet »abnormale Erweichung« und wird meist im Zusammenhang mit Knochenerkrankungen (Osteo*malazie*) verwendet, aber nicht ausschließlich. Die Broncho*malazie* ist eine Erweichung oder Schwäche der Bronchialwand, die zu einem Kollaps der Atemwege und entsprechenden Atemproblemen führt.

Die Endung *-megalie* bedeutet »groß, vergrößert«. Es kann mit vielen Körperteilen oder Organen kombiniert werden. Kardio*megalie* bedeutet eine Vergrößerung des Herzens, Spleno*megalie* die Vergrößerung der Milz. Eine Hepato*megalie* ist eine Vergrößerung der Leber, und eine Thyro*megalie* ist eine Vergrößerung der Schilddrüse (auch »Kropf« genannt).

Die Endung *-ose* bedeutet »eine Krankheit oder ein abnormaler Zustand« und ist eine allgemeine Endung, die mit vielen Wortstämmen verbunden ist. Skoli*ose* ist eine Verkrümmung der Wirbelsäule. Divertikul*ose* bedeutet Ausstülpungen der Darmwand. Psych*ose* (Psyche ist der Wortstamm für »Geist«) umfasst viele Arten von psychischen Störungen.

Die Endung *-ose* bezeichnet nicht immer eine Krankheit – es kann sich hierbei auch um einen Zucker handeln! Denken Sie nur an Glukose, Fruktose oder andere Kohlenhydratverbindungen.

Addition einzelner Wortbedeutungen

Genau wie in einer Mathematikaufgabe können Sie die Teile eines Wortes addieren und erhalten eine zusammenhängende Antwort, eine vollständige Bedeutung. Hier ist ein Beispiel für den Anfang: Zerlegen Sie das Wort »Gastroenterologe« in Wortstämme und Suffixe:

Gastroenterologe = Gastro + entero + loge

Schauen Sie sich zuerst das Suffix an: *-logist* sagt, dass es sich um eine Person handelt, einen Arzt. Gehen Sie nun zurück zum Anfang. *gastro* ist der Wortstamm für Magen« und entero ist der Wortstamm für Darm. Zusammengesetzt ist ein *Gastroenterologe* also ein Arzt, der Erkrankungen des Magens und des Darms untersucht und behandelt und eine medizinische Dienstleistung erbringt, die als *Gastroenterologie* bezeichnet wird.

Bei Wörtern, die aus zwei Wortstämmen zusammengesetzt sind, müssen beide Wortstämme recherchiert werden, um die wahre Bedeutung des Begriffs zu erfahren.

Begeben wir uns auf eine Reise durch den Körper, um einige nicht ganz so einfache Begriffe zu finden. Mithilfe der Regeln der Zerlegung sollten Sie einige Denksportaufgaben lösen können – versuchen Sie es erst einmal allein, bevor Sie die Erklärung dazu lesen!

- **Ana-tomie:** -tomie (»Vorgang des Schneidens«) + ana (»auseinander«) = Lehre von der Körperstruktur (um zu studieren, muss man etwas zerschneiden oder sezieren)
- **Arthro-ophtalmo-pathie:** -pathie (»Zustand oder Krankheit, Leiden«) + arthro (»Gelenk«) + ophthalmo (»Auge«) = Krankheit, die Gelenke und Augen betrifft
- **Auto-psie:** -opsie (»betrachten«) + auto (»selbst«) = Untersuchung des Körpers nach dem Tod
- **Bio-logie:** -logie (»die Lehre von«) + bio (»Leben«) = Lehre von den Lebewesen
- **Cerebro-malazie:** -malazie (»Erweichung«) + cerebro (»Gehirn«) = Erweichung des Gehirns

- ✔ **Cerebro-vascul-ar:** -ar (»zugehörig zu«) + cerebro (»Gehirn«) + vasculo (»Gefäß) = zum Gehirn und zu den Blutgefäßen gehörig
- ✔ **Choledocho-litho-tripsie:** -tripsie (»zertrümmern«) + choledocho (»Hauptgallengang«) + litho (»Stein«) = Zertrümmerung von Steinen im Ductus choledochus (Hauptgallengang)
- ✔ **Chondro-malazie:** -malazie (»Erweichung«) + chondro (»Knorpel«) = Erweichung des Knorpels
- ✔ **Chondr-om:** -om (»Geschwulst oder Tumor«) + chondro (»Knorpel«) = Knorpelgeschwulst
- ✔ **Costo-chondr-al:** -al (»zugehörig zu«) + costo (»Rippe«) + chondro (»Knorpel«) = zu den Rippen und dem Knorpel gehörig
- ✔ **Krani-otomie:** -otomie (»Einschneiden«) + kranio (»Schädel«) = chirurgische Öffnung des Schädels
- ✔ **Dermat-itis:** -itis (»Entzündung«) + dermato (»Haut«) = Entzündung der Haut
- ✔ **Dermato-plastik:** -plastik (»chirurgische Rekonstruktion«) + dermato (»Haut«) = chirurgische Rekonstruktion der Haut
- ✔ **Enzephalo-megalie:** -megalie (»Vergrößerung«) + encephalo (»Gehirn«) = Vergrößerung des Gehirns
- ✔ **Enzephalo-pathie:** -pathie (»Krankheit«) + encephalo (»Gehirn«) = Gehirnerkrankung
- ✔ **Glyk-ämie:** -ämie (»im Blut befindlich«) + glyko (»Zucker«) = Zuckergehalt des Blutes

  Durch Hinzufügen von Präfixen zu Glykämie erhält man:

  - Hyper-glyk-ämie: hyper- (»übermäßig«) = übermäßiger hoher Blutzucker
  - Hypo-glyk-ämie: hypo- (»unzureichend«) = zu niedrige Zuckermenge im Blut
- ✔ **Gynäko-mastie:** -mastie (»Brust«) + gynäko (»Frau/weiblich«) = übermäßige Entwicklung von männlichem Brustgewebe
- ✔ **Hämat-emesis:** -emesis (»Erbrechen«) + hämat/o (»Blut«) = Erbrechen von Blut
- ✔ **Hemi-gastr-ektomie:** -ektomie (»chirurgische Entfernung von«) + hemi (»halb«) + gastro (»Magen«) = chirurgische Entfernung der Hälfte des Magens
- ✔ **Hämo-lyse:** -lyse (»Zersetzung oder Zerstörung«) + hämo (»Blut«) = Zersetzung von Blut

- **Hyper-cholesterin-ämie:** -ämie (»im Blut befindlich«) + hyper (»übermäßig«) + cholesterin = übermäßige Menge an Cholesterin im Blut
- **Hyper-emesis:** -emesis (»Erbrechen«) + hyper (»übermäßig«) = übermäßiges Erbrechen
- **Hyper-hidr-ose:** -ose (»abnormaler Zustand«) + hyper (»übermäßig«) + hidro (»Schweiß«) = übermäßige Schweißabsonderung oder übermäßiges Schwitzen
- **Hystero-salpingo-gramm:** -gramm (»Aufzeichnung«) + hystero (»Gebärmutter«) + salpingo (»Eileiter«) = Röntgenaufnahme der Gebärmutter und der Eileiter
- **Inter-vertebral:** -vertebral (»die Wirbel oder einen Wirbel betreffend«) + inter (»zwischen«) = zwischen den Wirbeln oder einem Wirbel
- **Intra-kraniell:** -kraniell (»zum Schädel gehörend«) + intra (»innerhalb«) = zum Inneren des Schädels gehörend
- **Jejuno-ile-ostomie:** -ostomie (»künstliche chirurgische Öffnung«) + jejuno (»Jejunum«) + ileo (»Ileum«) = chirurgische Öffnung oder neue Verbindung zwischen Jejunum und Ileum
- **Labio-gloss-pharyng-eal:** - eal (»zugehörig zu«) + labio (»Lippen«) + glosso (»Zunge«) + pharyngo (»Rachen«) = zu den Lippen, der Zunge und dem Rachen gehörend
- **Laryngo-tracheo-bronch-itis:** -itis (»Entzündung«) + laryngo (»Kehlkopf«) + trachea (»Trachea«) + broncho (»Bronchus«) = Entzündung des Kehlkopfes, der Luftröhre und der Bronchien (Krupp-Erkrankung)
- **Leio-myo-sarkom:** -sarkom (»bösartiger Tumor«) + leio (»glatt«) + myo (»Muskel«) = Tumor der glatten Muskulatur
- **Leuko-penie:** -penie (»Mangel oder Defizit«) + leuko (»weiß/weiße Blutzellen«) = Mangel an weißen Blutzellen
- **Mikro-daktylie:** mikro (»klein«) + -daktylie (»Finger oder Zehen«) = kleine Finger und/oder Zehen
- **Nephro-pexie:** -pexie (»chirurgische Fixierung«) + nephro (»Niere«) = chirurgische Fixierung einer Niere
- **Neur-itis:** -itis (»Entzündung«) + neuro (»Nerv«) = Entzündung eines Nervs
- **Oligo-sperm-ie:** -ie (»Zustand«) + sperm (»Spermien«) + oligo (»zu wenig(e)«) = eine unterdurchschnittliche Konzentration oder Anzahl von Spermien in der Samenflüssigkeit
- **Ösophago-gastro-duodeno-skopie:** -skopie (»visuelle Untersuchung«) + ösophago (»Speiseröhre«) + gastro (»Magen«) + duodeno (»Duodenum«) = visuelle Untersuchung der Speiseröhre, des Magens und des Zwölffingerdarms

- **Osteo-arthro-pathie:** -pathie (Zustand oder Krankheit) + osteo (»Knochen«) + arthro (»Gelenk«) = Zustand oder Krankheit, die Knochen und Gelenke betrifft
- **Oto-rhino-laryngo-loge:** -loge (»Person, die studiert«) + oto (»Ohr«) + rhino (»Nase«) + laryngo (»Kehlkopf/Hals«) = Facharzt für Hals-Nasen-Ohren-Heilkunde
- **Para-nasal:** -nasal (»die Nase betreffend«) + para (»neben oder in der Nähe«) = neben oder in der Nähe der Nase
- **Peri-neur-itis:** -itis (»Entzündung«) + peri (»um«) + neuro (»Nerv«) = Entzündung um einen Nerv herum
- **Pneumo-koni-ose:** -ose (»Zustand«) + konio (»Staub«) + pneumo (»Lunge«) = durch Einatmen von Staubpartikeln verursachte Lungenerkrankung
- **Post-mortem:** -mortem (»Tod«) + post (»nach«) = nach dem Tod
- **Presby-akusis:** -akusis (»hören«) + presby (»Alter«) = altersbedingte Schwerhörigkeit
- **Presby-opie:** -opie (»sehen«) + presby («Alter«) = altersbedingte Sehschwäche
- **Respiro-meter:** -meter (»messen«) + respiro (»atmen«) = Instrument zur Messung des Ausmaßes von Atembewegungen
- **Rhabdo-myo-sarkom:** -om (»Tumor«) + rhabdo (»stabförmig«) + myo (»Muskel«) + sark (»Fleisch/Gewebe«) = bösartiger Weichteiltumor der quergestreiften Muskulatur (*RMS*)
- **Rhino-kyphose:** -kyphose (»buckliger Zustand«) + rhino (»Nase«) = buckliger Zustand der Nase
- **Sialo-litho-tomie:** -tomie (»chirurgischer Schnitt in«) + sialo (»Speicheldrüse«) + lith/o (»Stein oder Kalk«) = Schnitt in eine Speicheldrüse oder einen Speichelgang, um einen Stein zu entfernen
- **Somn-ambul-ismus:** -ismus (»Zustand«) + somn (»Schlaf«) + ambulo (»gehen«) = Zustand des Schlafwandelns
- **Thorako-myo-dynie:** -dynie (»Schmerz«) + thorako (»Brustkorb/Thorax«) + myo (»Muskel«) = Schmerzen in den Muskeln der Brustwand
- **Thrombo-phleb-itis:** -itis (»Entzündung«) + thrombo (»Gerinnsel«) + phlebo (»Vene«) = Entzündung einer Vene mit Gerinnselbildung
- **Torti-collis:** -is (»Zustand«) + torti (»verdreht«) + collum (»Hals«) = Zustand, bei dem der Hals zu einer Seite verdreht ist (Schiefhals)

IN DIESEM KAPITEL

Wissenschaftszweige, die Ihnen beim Studium des Körpers helfen

Bausteine des Körpers

Anatomische Regionen, Ebenen und Hohlräume

Kapitel 10
Ein Organigramm zum Leben: Der Aufbau des Körpers

Bevor wir uns mit den Details der Quelle all dieser großartigen medizinischen Begriffe – also Ihrem Körper – befassen, sollten Sie sich zunächst einen Überblick über Ihren Körper verschaffen. In diesem Kapitel wiederholen wir die Struktur und Organisation des Körpers. Von außen betrachtet scheint der Körper eine feste Einheit zu sein. Im Inneren fügen sich Körperregionen, Organe und Hohlräume nahtlos zusammen und bilden diese feste Struktur. Ihr Körper ist wirklich ein Wunderwerk – bestehend aus sich ergänzenden Systemen und Teilen. Na, dann gehen wir nun mal auf die Entdeckungsreise!

Das große Ganze im Blick

Sie können den menschlichen Körper aus verschiedenen Blickwinkeln betrachten, sowohl im wörtlichen als auch im übertragenen Sinne. Wir beginnen mit Letzterem: den verschiedenen Wissenschaften, die sich mit dem Körper befassen. Danach wenden wir uns den konkreten Methoden zu, mit denen man den Körper untersuchen kann.

Die Wissenschaftsbereiche, die sich mit der Erforschung des Körpers befassen, sind:

- ✔ **Anatomie** bedeutet »zerteilen« oder »auseinanderschneiden«. Diese Wissenschaft untersucht die Struktur des Körpers und die Beziehungen seiner Teile zueinander. Das »Zerschneiden« (*Dissektion*) ist die klassische Methode zur Erforschung des menschlichen Körpers.
- ✔ **Die Biologie** ist die Wissenschaft vom Leben in all seinen Formen, also aller Lebewesen.

- **Die Embryologie** befasst sich mit dem Ursprung und der Entwicklung eines Organismus. Sie umfasst den Zeitraum von der dritten bis zur achten Schwangerschaftswoche, dem *Embryonalstadium*. Nach acht Wochen wird der sich entwickelnde Organismus als *Fetus* bezeichnet.
- **Die Histologie** untersucht Gewebe, auch auf mikroskopischer Ebene – also die Zusammensetzung des Gewebes sowie die Funktionen von Zellen, Geweben und Organen.
- **Die Pathologie** untersucht die Ursachen, Entstehung und die Auswirkungen von Krankheiten.
- **Die Physiologie** untersucht die Stoffwechselaktivitäten mit all ihren Funktionen im Körper.

Alles beginnt mit einer Zelle

Die *Zelle* ist die kleinste Einheit des Lebens. Zellen, die ähnliche Funktionen erfüllen, verbinden sich zu *Geweben*. Gruppen verschiedener Gewebe bilden *Organe*. Gruppen von Organen, die zusammenarbeiten, um eine komplexe Funktion zu erfüllen, bilden ein *Organsystem*.

Der Körper wird durch den Stoffwechsel (*Metabolismus*) aufrechterhalten (*meta* bedeutet »Veränderung«, *ballein* heißt »werfen« und *ismus* bezeichnet einen Zustand). Der Stoffwechsel besteht aus den gesamten Prozessen des *Anabolismus* (*ana* bedeutet »aufbauen«) und Katabolismus (*kata* bedeutet »abbauen«). Wenn der Stoffwechsel zum Erliegen kommt, stirbt ein Organismus.

Jeder von uns besitzt Billionen von Zellen, die je nach Zweck oder Funktion in Größe und Form variieren. Spezialisierte Zellen sind für die Funktionen Wachstum, Sekretion, Ausscheidung, Ernährung und Fortpflanzung verantwortlich. Mechanische, chemische und neuronale Reize regulieren die Aktivität der Zellen.

Schätzungen zufolge bestehen Erwachsene aus 30 bis 40 Billionen Zellen, je nach Gewicht und Geschlecht. Das sind schon gewaltige Zahlen!

Einige typische Körperzellen sind:

- **Epithel- oder Hautzellen:** können quadratisch und flach sein
- **Adipozyten oder Fettzellen:** enthalten große Hohlräume zur Speicherung von Fett
- **Muskelzellen:** lang und schlank, die Zellen können kontrahieren
- **Nervenzellen:** können sehr lang sein und fingerartige Fortsätze haben, die Impulse weiterleiten
- **Gameten (Geschlechtszellen):** Spermien und Eizellen

Jede *Zelle* besitzt eine Membran als Zellbegrenzung, das Zytoplasma oder Zellinnere, und einen Zellkern, der das Kontrollzentrum der Zelle mit den Chromosomen umschließt. Eine Körperzelle enthält 46 *Chromosomen* (23 Paare, genauer gesagt 22 Paare der *Autosomen* und ein *Geschlechtschromosomenpaar*, XX bei Frauen, XY bei Männern).

Jedes Chromosom umfasst Tausende von *Genen*, und jedes Gen besteht aus kleinen Abschnitten der *DNA* (Desoxyribonukleinsäure), dem Molekül, das unser Erbgut ausmacht. Reife Keimzellen enthalten nur 23 Chromosomen; bei der Befruchtung verbinden sich Ei- und Samenzelle, wodurch unzählige Kombinationen entstehen. Deshalb gleicht kein Mensch dem anderen – außer eineiige Zwillinge.

Die größte einzelne Zelle des Körpers ist die weibliche Geschlechtszelle (Eizelle), die mit 0,1 Millimeter Größe sogar ohne Mikroskop erkennbar ist. Die kleinste einzelne Zelle ist die männliche Geschlechtszelle, ein Spermium. Zu den längsten Zellen zählen bestimmte Nervenzellen, deren Fortsätze bis zu einen Meter Länge erreichen können. Auch Muskelzellen können eine Länge von bis zu 30 Zentimeter haben.

Von der Zelle zu Geweben

In den Bausteinen der Körperstrukturen verbinden sich Zellen mit ähnlichen Eigenschaften und spezifischen Aufgaben zu Geweben. Der Körper besteht aus vier verschiedenen *Gewebearten*:

- ✔ **Bindegewebe** stützt und umhüllt Körperstrukturen. Es ist die am weitesten verbreitete Gewebeart im Körper; es hält Organe an ihrem Platz und verbindet Körperteile miteinander. Zu den wichtigsten Arten von Bindegewebe gehören *Knochen*, die den Körper stützen, *Knorpel*, der fest, aber auch elastisch sein kann, straffes kollagenes Bindegewebe, aus dem Sehnen und Bänder bestehen, lockeres Bindegewebe, das benachbarte Strukturen verbindet, und Fettgewebe, das Organe polstert und vor Verletzungen schützt, Fett speichert und den Körper vor Wärmeverlusten bewahrt.
- ✔ **Epithelgewebe** kommt in der Haut und in der Auskleidung von Blutgefäßen vor; es bildet die äußere Hülle der äußeren und inneren Körperoberflächen (Haut und Schleimhäute) sowie die Auskleidung des Verdauungs-, Atmungs- und Harnsystems.
- ✔ **Muskelgewebe** sorgt für Bewegung. Die Hauptfunktion des Muskelgewebes ist die Kontraktion.
- ✔ **Nervengewebe** leitet Impulse zum und vom Gehirn weiter und besteht aus Nervenzellen, den *Neuronen*. Nervengewebe benötigt mehr Sauerstoff und Nährstoffe als jedes andere Körpergewebe.

Organe und Organsysteme

Wenn zwei oder mehr Gewebearten zusammenarbeiten, um eine bestimmte Funktion zu erfüllen, spricht man von einem *Organ*. Die Haut beispielsweise ist ein Organ, das aus Binde-, Nerven- und Epithelgewebe besteht. Obwohl Organe als Einheiten fungieren, arbeiten sie nicht allein. Mehrere Organe bilden zusammen ein *Organsystem* und erfüllen eine bestimmte Körperfunktion.

Zu den wichtigsten *Körpersystemen* gehören:

- ✔ **Das Herz-Kreislauf-System** umfasst das Herz und die Blutgefäße und transportiert das Blut durch den Körper.
- ✔ **Das Verdauungs- oder Magen-Darm-System** umfasst den Mund, die Speiseröhre, den Magen sowie den Dünn- und Dickdarm. Dieses System verdaut und absorbiert Nahrung und scheidet Abfallstoffe aus.
- ✔ **Das endokrine System** besteht aus einer Vielzahl von Drüsen, die Hormone produzieren und sezernieren, um die Körperfunktionen zu regulieren.
- ✔ **Das Integumentsystem** umfasst Haare, Haut, Nägel sowie Schweiß- und Talgdrüsen und bildet eine äußere Schutzhülle.
- ✔ **Das Lymphsystem** arbeitet eng mit dem Herz-Kreislauf-System zusammen, um den Körper vor krankheitserregenden Organismen zu schützen.
- ✔ **Das Immunsystem** ist das Abwehrsystem des Körpers. Es besteht nicht aus einem einzelnen Organ, sondern aus einem Netzwerk von Zellen, Geweben und Organen, die im Zusammenspiel gegen Krankheitserreger und beschädigte/entartete Körperzellen vorgehen. Dazu gehören die Lymphknoten, Milz, Thymus, Knochenmark und Immunzellen im Blut und in den Schleimhäuten.
- ✔ **Das Muskel-Skelett-System**, bestehend aus Knochen, Muskeln, Sehnen und Bändern, bildet das Gerüst des Körpers, stützt die Organe und ermöglicht die Bewegung.
- ✔ **Das Fortpflanzungssystem**, also Gebärmutter, Eierstöcke, Hoden und Prostata, sorgt für die Fortpflanzung.
- ✔ **Das Atmungssystem** umfasst die Luftröhre, die Lunge und die Bronchien und sorgt für den Gasaustausch, nimmt Sauerstoff auf und stößt Kohlenstoffdioxid aus.
- ✔ **Das Sinnessystem**, bestehend aus Augen, Ohren, Nase und Mund, verarbeitet zusammen mit dem Nervensystem, das aus Gehirn und Rückenmark besteht, Reize und ermöglicht es dem Körper, zu handeln und zu reagieren.
- ✔ **Das Harnsystem** produziert und scheidet Urin aus.

Manche Organe sind doppelt vorhanden (denken Sie nur an die beiden Lungenflügel oder die beiden Nieren), aber oft reicht eines der beiden Organ zum Überleben aus. Das ist wie eine eingebaute Versicherung!

Die Körperhöhlen

Der Körper ist nicht so kompakt aufgebaut, wie er von außen erscheinen mag, denn im Inneren liegen fünf *Körperhöhlen.* Jede Höhle enthält Organe, die voneinander getrennt angeordnet sind.

Zu den fünf Körperhöhlen gehören:

- ✔ **Bauchhöhle:** enthält den Magen, den Darm, die Leber, die Milz, die Gallenblase, die Bauchspeicheldrüse, die Harnleiter und die Nieren
- ✔ **Schädelhöhle:** die Höhle im Inneren des Schädels oder des Schädelbeins, enthält das Gehirn
- ✔ **Beckenhöhle:** enthält die Harnblase, die Harnröhre, einen Teil des Dickdarms sowie bei Frauen die Gebärmutter und die Scheide und bei Männern die Prostata
- ✔ **Spinalkanal:** enthält das Rückenmark und wird von den Wirbeln gebildet
- ✔ **Brusthöhle:** wird vom Thorax (Brustkorb) umschlossen und enthält die Speiseröhre, die Luftröhre, die Lunge, das Herz und die Aorta. Die Brusthöhle kann in zwei kleinere Bereiche unterteilt werden: Die *Pleurahöhlen* umgeben die Lungen. Jede Pleurahöhle ist mit einer Membran ausgekleidet, die *Pleura* genannt wird. Die *viszerale* Pleura liegt am nächsten an der Lunge, die *parietale* Pleura nahe der Außenwand der Höhle. Das *Mediastinum* ist der Bereich zwischen den Lungen. Es enthält das Herz, die Aorta, die Luftröhre, die Speiseröhre und die Thymusdrüse.

Die Schädel- und die Wirbelsäulenhöhle sind *dorsale* Körperhöhlen, da sie sich auf der Rückseite des Körpers befinden. Brusthöhle, Bauchhöhle und Beckenhöhle sind *ventrale* Körperhöhlen, da sie sich auf der Vorderseite oder Bauchseite des Körpers befinden.

Brust- und Bauchhöhle sind durch eine muskuläre Trennwand, das *Zwerchfell,* voneinander getrennt. Bauch- und Beckenhöhle sind nicht getrennt und werden häufig zusammen als *abdominopelvine Höhle* bezeichnet.

Tabelle 10.1 listet einige Wortstämme auf, die sich auf die Struktur und Organisation des Körpers beziehen.

Tabelle 10.2 listet einige Suffixe auf, die sich auf die Struktur und Organisation des Körpers beziehen.

Stamm	Bedeutung	Beispiel	Bedeutung
cyt/o, zyt/o	Zelle	Zytologie	Untersuchung von Zellen
epitheli/o	oberste Zellschicht	Epitheliom	Tumor der Haut
fibr/o	faserreich	Fibrose	krankhafte Vermehrung von Bindegewebsfasern
hist/o	Gewebe	Histologe	Arzt, der Gewebe untersucht
lip/o	Fett	Liposuktion	Entfernung von Fettzellen durch Absaugen
myo	Muskel	Myositis	Entzündung eines Muskels
neur/o	Nerv	Neuropathie	Erkrankung der Nerven
organ/o	Organ	Organomegalie	Vergrößerung eines Organs
viscer/o, viszer/o	innere Organe	Viszeralfett	Fett, das die inneren Organe umkleidet

Tabelle 10.1: Wortstämme von Strukturen im Körper

Suffix	Bedeutung	Beispiel	Bedeutung
-cyt, -zyt	Zelle	Erythrozyt	rote Blutzelle
-gen	erzeugend	karzinogen	besitzt krebserregende Eigenschaften
-ologe	jemand, der sich mit etwas befasst/ etwas praktiziert	Zytologe	Arzt, der Zellen erforscht
-om	Tumor oder Schwellung	Myom	Tumor im Muskelgewebe
-ose	anormale Beschaffenheit	Zytose	Zellveränderung
-pathie	Krankheit	Neuropathie	Erkrankung der Nerven
-plasma	Wachstum oder Bildung	Neoplasma	neue Wucherung
-sarcom, -sarkom	bösartiger Tumor	Myosarkom	bösartiger Muskeltumor

Tabelle 10.2: Suffixe für Strukturen im Körper

Anatomische Ebenen und Richtungsbezeichnungen

Eine *anatomische Ebene* ist eine imaginäre Fläche, die eine Unterteilung des Körpers in Bereiche ermöglicht, um eine bestimmte Stelle zu lokalisieren. Stellen Sie sich vor, Sie zerschneiden den Körper in der Mitte von oben nach unten, von rechts nach links und schließlich von vorne nach hinten, dann liegen Sie genau richtig. Die anatomischen Ebenen des Körpers werden unter anderem in der Radiologie verwendet, wenn eine bestimmte Körperposition oder -richtung erforderlich ist.

- ✔ **Die Frontalebene** oder *koronale* Ebene ist eine vertikale Ebene, die den Körper in einen vorderen (frontalen) und einen hinteren (posterioren) Teil unterteilt.
- ✔ **Die Mittelsagittalebene** (auch als *Medianebene* bezeichnet) ist eine vertikale Ebene, die den Körper gleichmäßig in eine rechte und eine linke Seite teilt. Sie verläuft durch die Mittellinie des Körpers, die etwa auf der Höhe des Bauchnabels verläuft.
- ✔ **Die Sagittalebene** (*Längsebene*) ist eine vertikale Ebene, die den Körper in eine rechte und eine linke Seite teilt, die jedoch nicht unbedingt gleich groß sein müssen. Sie verläuft parallel zur Mittelsagittalebene.
- ✔ **Die Transversalebene** (*Querschnittsebene*) verläuft horizontal, also parallel zum Boden, durch die Taille und teilt den Körper in eine obere und eine untere Hälfte.

Wenn Sie über all diese Begriffe, Ebenen und Regionen nachdenken, stellen Sie sich den Körper so vor, als stünde er mit den Armen an den Seiten, den Handflächen nach vorne und den Füßen nebeneinander (*anatomische Grundposition*). Unabhängig davon, ob ein Patient steht oder auf dem Rücken liegt, werden die Richtungsbegriffe immer auf die gleiche Weise angewendet.

Kommen wir zu den *Richtungsbezeichnungen*! Wenn man sich auf die Vorderseite des Körpers bezieht, werden die Begriffe *anterior* (vorne, nach vorne) und *ventral* (zum Bauch hin) verwendet. Wenn man sich auf die Rückseite des Körpers bezieht, heißt es *posterior* (hinten, nach hinten) und *dorsal* (zum Rücken hin).

Ausgehend von der Taille in anatomischer Position wird der Bereich oberhalb der Taille als *kranial* (kopfseitig oder »nach oben«) oder *superior* (oberhalb) bezeichnet. Der Bereich unterhalb der Taille wird als kaudal (schwanzseitig oder »nach unten«) oder *inferior* (unterhalb) bezeichnet. Superior und inferior werden auch verwendet, um Körperteile im Verhältnis zueinander allgemein zu beschreiben.

Die Seiten des Körpers werden als *lateral* bezeichnet, die Mitte als *medial*. Der Begriff *distal* bezieht sich auf »vom Ursprungspunkt entfernt« (denken Sie an Distanz). *Proximal* bezieht sich auf »dem Ursprungspunkt am nächsten« (unmittelbare Nähe).

Distal und proximal sind zwei Richtungsbegriffe, die mitunter Probleme bereiten können, weil sich immer auf bestimmten Ausgangspunkt beziehen. Gehen Sie gedanklich einmal vom Rumpf des Körpers als Bezugspunkt aus. Am Beispiel des Arms ist der *proximale* (am nächsten gelegenen) Teil des Arms der Punkt, an dem der Arm mit der Schulter verbunden ist. Der *distale* oder vom Ursprungspunkt entfernte Teil des Arms wäre die Hand. Am Bein wäre der Oberschenkel der *proximale* Teil des Beins und der Fuß der *distale* Teil des Beins.

Richtungsbezeichnungen können auch kombiniert werden. *Ipsilateral* (von lateinisch »ipse« = selbst, derselbe und »latus« = die Seite) bezieht sich auf eine Seite, während sich *mediolateral* auf die Mitte und eine Seite bezieht (zum Beispiel *rechts-mediolateraler* Schmerz). Dieser Begriff wird häufig in medizinischen Untersuchungen und bei chirurgischen Eingriffen verwendet. Dazu ein Beispiel: Ein rechts-mediolateraler Bauchschnitt wäre ein Schnitt, der in der Mitte des Bauches beginnt und zur rechten Seite verläuft. Ein ähnlicher Begriff ist *lateromedial.* Ein lateromedialer Schnitt ist prinzipiell das Gleiche wie ein mediolateraler Schnitt mit einer anderen Schnittführung: Dieser Schnitt beginnt an der Seite und verläuft zur Mitte.

Tabelle 10.3 zeigt Ihnen einige Wortstämme, die sich auf Richtungsangaben beziehen.

Wortstamm	Bedeutung
anter/o	vorderseitig, nach vorn
caud/o, kaud/o	zum Schwanz hin, nach unten
cephal/o, kephal/o	zum Kopf hin, nach oben
dist/o	entfernt von dem Ausgangspunkt
dors/o	zum Rücken hin, rückenseitig
infer/o	unten gelegen, unterhalb
later/o	zur Seite hin, seitlich
medi/o	mittig, zur Mitte hin
poster/o	rückseitig, hinten gelegen
proxim/o	in der Nähe des Ausgangspunkts
super/o	oben gelegen, oberhalb
ventr/o	zum Bauch hin, bauchwärts

Tabelle 10.3: Richtungsbezeichnungen und ihre Wortstämme

Position einnehmen!

Einige häufig verwendete anatomische Positionen zur Beschreibung von Körperhaltungen sind wie folgt:

Die *anatomische Grundposition* ist eine Position, in der der Körper aufrecht steht, die Arme entspannt seitlich am Körper herabhängen, die Handflächen nach vorne zeigen und die Füße nebeneinander stehen.

- ✔ **Erekt oder orthostatisch** ist eine stehende Position.
- ✔ **Knie-Brust-Lage** heißt, der Patient kniet und liegt mit der Brust auf dem Untersuchungstisch.
- ✔ **Stabile Seitenlage** bedeutet, dass der Patient auf der linken Seite liegt und den rechten Oberschenkel und das Knie zur Brust angezogen hat.
- ✔ **Bauchlage** bedeutet, dass der Patient auf dem Bauch liegt (was auch sonst?) (hier wird auch häufig der englische Begriff »prone « verwendet).
- ✔ **Rückenlage** bedeutet flach auf dem Rücken liegend.

Die Körperregionen

Alle einzelnen Körperteile ergeben erst dann einen Sinn, wenn Sie diese in den Kontext ihrer allgemeinen Lage innerhalb des Körpers einordnen können. Diese Einordnung kann allerdings auf verschiedene Weise geschehen, von Gruppen und Regionen bis hin zu Hohlräumen und Ebenen.

Wie die Richtungsbegriffe und anatomischen Ebenen, die wir zuvor in diesem Kapitel behandelt haben, werden *Körperregionen* verwendet, um einen bestimmten Bereich eindeutig zu lokalisieren. Um zu veranschaulichen, was alles zu einer Körperregion gehört, sehen wir uns zwei wichtige Regionen genauer an: den Bauchraum und die Wirbelsäule.

Die Abdominalregion

Das *Abdomen* (Bauchraum) wird zur genaueren Lokalisation von Organen oder medizinischen Problemen in weitere Regionen unterteilt:

Ausgehend vom *Diaphragma* (Zwerchfell), dem Muskel, der die Brusthöhle von der Bauchhöhle trennt, bis hinunter zur Höhe des Beckens oder der Leistengegend ist der Bauchraum in neun gleiche Regionen unterteilt.

Stellen Sie sich den Bauch als neun Quadrate vor: drei oben, drei in der Mitte und drei unten (so ähnlich wie ein Tic-Tac-Toe-Spielfeld). Der mittlere Teil ist die *Umbilikalregion*, die Region des Nabels oder Umbilikus. Direkt darüber befindet sich die *epigastrische Region*, also die Region oberhalb des Magens. Direkt unterhalb der Nabelregion befindet sich die *hypogastrische Region.*

Zu beiden Seiten der epigastrischen Region befindet sich die rechte und linke *hypochondrische* Region. Rechts und links von der Nabelregion liegen die rechte und linke *Lumbalregion.* Rechts und links von der hypogastrischen Region befindet sich die rechte und linke *Iliakalregion.* Diese anatomischen Unterteilungen des Abdomens werden Sie in Anatomielehrbüchern finden, wenn es um die Lage bestimmter Organe geht.

Die klinischen Regionen des Abdomens werden verwendet, um den Bauchraum bei der Untersuchung eines Patienten zu beschreiben. Die klinischen Regionen des Abdomens unterteilen den Bauchraum wie oben beschrieben in vier gleiche *Quadranten*:

- ✔ **Der rechte obere Quadrant** (**RUQ** für Englisch: *Right Upper Quadrant*) enthält den rechten Leberlappen, die Gallenblase und Teile des Dünn- und Dickdarms.
- ✔ **Der linke obere Quadrant** (**LUQ** für Englisch: *Left Upper Quadrant*) enthält den linken Leberlappen, den Magen, die Bauchspeicheldrüse, die Milz sowie Teile des Dünn- und Dickdarms.

- **Der rechte untere Quadrant** (**RLQ** für Englisch: *Right Lower Quadrant*) enthält Teile des Dünn- und Dickdarms, den Blinddarm, den rechten Harnleiter, den rechten Eierstock und den Eileiter.
- **Der linke untere Quadrant** (**LLQ** für Englisch: *Left Lower Quadrant*) enthält Teile des Dünn- und Dickdarms, den linken Harnleiter, den linken Eierstock und den Eileiter.

Die Wirbelsäule

Weitere Körperabschnitte sind die Regionen der *Wirbelsäule*. Beachten Sie den Unterschied zwischen der Wirbelsäule (den Wirbeln) und dem *Rückenmark* (den durch die Wirbelsäule verlaufenden Nerven). Die Wirbelsäule besteht aus Knochengewebe, das Rückenmark aus Nervengewebe.

Die Wirbelsäule ist in fünf Bereiche unterteilt. Wir beginnen oben und arbeiten uns dann nach unten vor:

- **Die Halswirbelsäule** (**HWS**, Abkürzung »C« für *cervikal*) befindet sich im Nackenbereich. Es gibt sieben *Halswirbel*, C1 bis C7.
- **Die Brustwirbelsäule** (**BWS,** Abkürzung »Th« für *thorakal*) befindet sich im Brustbereich. Es gibt zwölf Brustwirbel, Th1 bis Th12. Jeder Knochen in diesem Abschnitt ist mit einer Rippe verbunden. (Achtung: Die Brustwirbel können auch einfach mit »T« oder mit »D« (für dorsal) abgekürzt sein.)
- **Die Lendenwirbelsäule** (**LWS**, Abkürzung »L« für *lumbal*) befindet sich im Lendenbereich zwischen den Rippen und dem Hüftknochen. Es gibt fünf Lendenwirbel, L1 bis L5.
- **Die Sakralwirbel** im Kreuzbeinbereich (Abkürzung »S 1« bis »S 5« für *sakral*) sind fünf Wirbelknochen, die zu dem *Kreuzbein* verwachsen sind.
- **Das Steißbein (Coccyx oder Os coccygis)** als unterster Abschnitt der Wirbelsäule besteht aus drei bis fünf (meistens vier) miteinander verwachsenen kleinen Knochen.

Wir haben nun die großen Körperregionen vorgestellt, aber es gibt ja auch noch zahlreiche andere, die nicht so unmittelbar ins Auge fallen. In Tabelle 10.4 finden Sie eine kleine Auswahl.

Region	Wo sie sich befindet
aurikulär	um die Ohren herum
axillär	Achselhöhlen (Armbeugen)
bukkal	Wangen des Gesichts
karpal	Handgelenk
zervikal	Hals
klavikulär	Bereich entlang des Schlüsselbeins (Clavicula), zwischen Hals und Schulter
infraorbital	unterhalb der Augenhöhle
infraskapulär	auf jeder Seite der Brust, bis zur letzten Rippe, unterhalb der Schulterblätter (Scapulae)
interskapulär	auf dem Rücken, zwischen der Wirbelsäule und den Schulterblättern
lumbal	unterhalb des infraskapulären Bereichs
mammär	Bereich rund um die Brustdrüsen
mental	Bereich, in dem das Kinn liegt
nasal	Bereich, in dem die Nase liegt
okzipital	unterer hinterer Kopf
orbital	um die Augen herum
pektoral	Bereich des vorderen Rumpfes
popliteal	Kniekehle, also die Rückseite des Knies
pubisch	unterhalb des Bauchnabels, oberhalb der Genitalregion, meist behaart
sakral	Bereich über dem Kreuzbein
sternal	Bereich vor dem Brustbein (Sternum)
submental	Bereich unterhalb des Kinns
supraklavikulär	Grube oberhalb der Schlüsselbeine

Tabelle 10.4: Kleine, aber wichtige Körperregionen

Die Abbildungen 10.1 bis 10.3 veranschaulichen die anatomischen Positionen und Regionen, Ebenen und Hohlräume des Körpers noch einmal etwas genauer.

Vergessen Sie nicht, dass alle diese Begriffe nur der Orientierung dienen und Ihnen eine Art Wegweiser durch den Körper bieten. Bei einer medizinischen Untersuchung werden Sie häufig Begriffe zu Richtungsangaben oder Körperregionen hören – daher lohnt es sich, die Begriffe zu lernen!

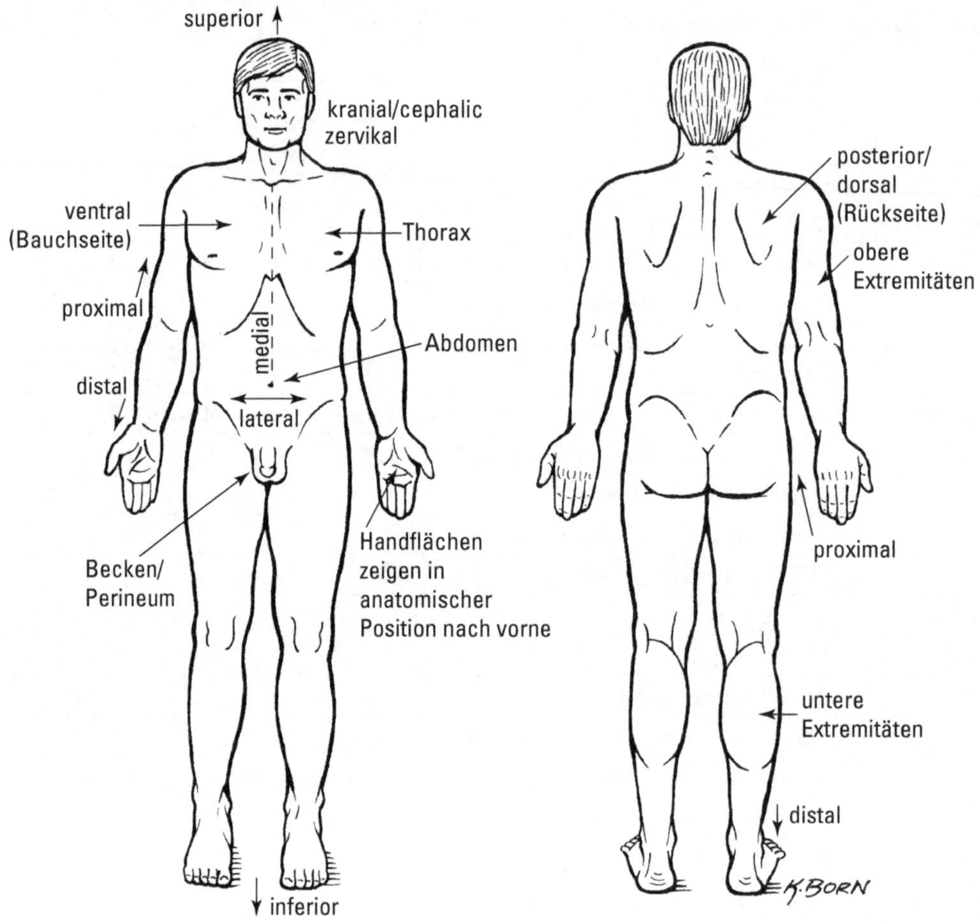

Abbildung 10.1: Anatomische Grundpositionen und Regionen des Körpers (Illustration von Kathryn Born)

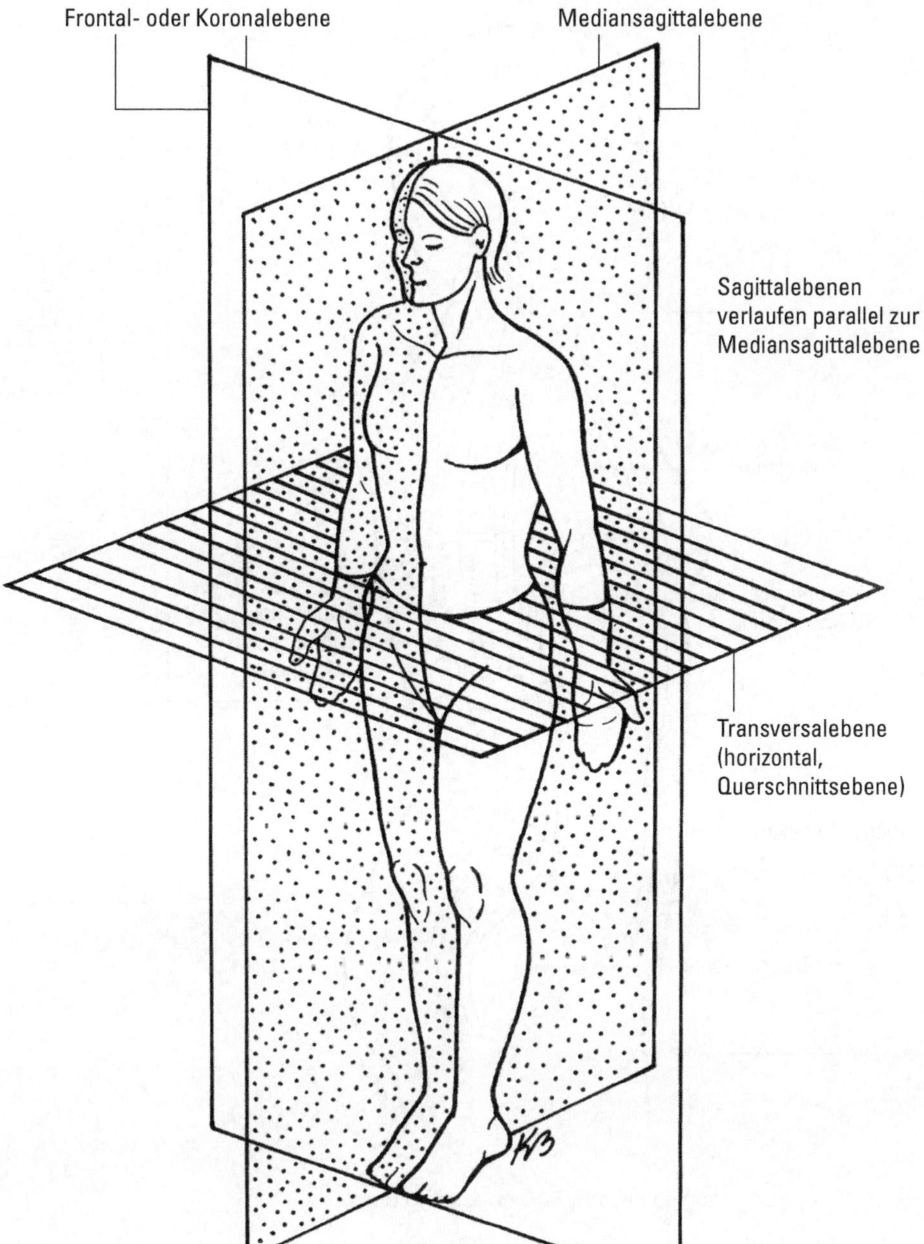

Abbildung 10.2: Ebenen des Körpers (Illustration von Kathryn Born)

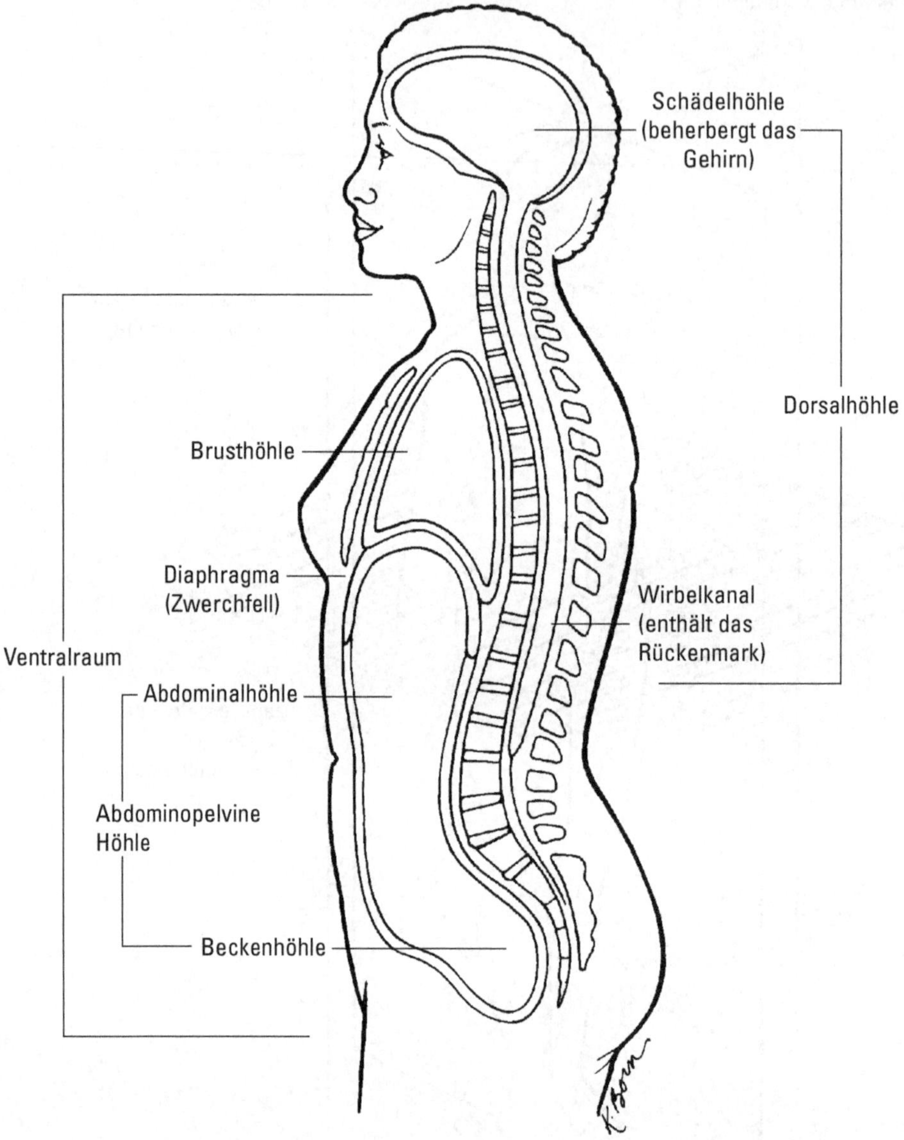

Abbildung 10.3: Die Körperhöhlen (Illustration von Kathryn Born)

IN DIESEM KAPITEL

Wie Anatomie und Physiologie kooperieren

Eine Tour durch die physiologischen Systeme

Kapitel 11

Startklar? Wenn alle Systeme zusammenwirken

Teamwork ist ja der Schlüssel für viele erfolgreiche Kooperationen, und nicht anders halten es die Systeme Ihres Körpers. Jedes Körpersystem erfüllt seine ganz besonderen Aufgaben! Nicht jedes System arbeitet mit allen anderen zusammen, aber unter dem Strich läuft es auf eine überaus harmonische Kooperation hinaus, sodass unser Körper erstaunliche Höchstleistungen vollbringt, wie Sie in diesem Kapitel lesen können.

Das Zusammenspiel anatomischer Strukturen

Wie so oft beginnt auch hier alles mit der Anatomie. Die *Anatomie* ist die Lehre von den Teilen des Körpers, von dem, was man von außen sehen kann, wie die Haut, die Muskeln und Knochen bedeckt, bis hin zum Gehirn im Schädel oder den verschiedenen Organen, die wie in einem gut gepackten Koffer ordentlich im Rumpf oder Torso des Körpers angeordnet sind. In Verbindung mit der *Physiologie* (die wir später in diesem Kapitel behandeln) hilft Ihnen das Studium der grundlegenden anatomischen Bausteine, unzählige medizinische Begriffe zu identifizieren und zu bilden.

Ein guter Einstieg in das Studium der Anatomie und Physiologie ist die Betrachtung des Körpers als Ganzes. Die Teile III und IV dieses Buches behandeln diese Systeme im Detail, aber um Ihnen einen ersten Eindruck zu vermitteln, können Sie sich hier einen kurzen Überblick über die Systeme des Körpers verschaffen.

Das Muskel-Skelett-System: Unterstützung und Bewegung

Der *Bewegungsapparat* besteht aus 206 Knochen und mehr als 600 Muskeln. Die Knochen des Skeletts erfüllen zahlreiche Aufgaben: Sie stützen das Gerüst des Körpers und schützen lebenswichtige innere Organe wie das Herz, die Lunge, das Gehirn und das Rückenmark. Knochen speichern Mineralien, die für das Wachstum notwendig sind, und das rote Knochenmark bildet Blutzellen. Am wichtigsten ist jedoch, dass uns die Knochen erst Bewegungen ermöglichen, indem sie den Muskeln Halt geben.

Knochen sind durch *Bänder* mit anderen Knochen verbunden, während *Sehnen* die Knochen mit den Muskeln verbinden. An den Stellen, an denen zwei Knochen aufeinandertreffen, befinden sich *Gelenke.*

Muskeln sind über Sehnen an den Knochen befestigt und ermöglichen nicht nur Bewegungen, sondern halten auch die Knochen des Skeletts zusammen. Muskeln sorgen für die Flexibilität des Körpers; Muskelkontraktion (Zittern) erzeugt Wärme und hilft dabei, die Körpertemperatur aufrechtzuerhalten. Viele Muskeln können Sie direkt ansteuern, etwa wenn Sie einen Ball aufheben oder eine Treppe hinauflaufen, aber es gibt auch viele Muskeln, über deren Aktivität Sie wahrscheinlich kaum jemals nachdenken. Der Herzmuskel kontrahiert unwillkürlich und hält Ihr Herz am Schlagen, und Muskelkontraktionen im gesamten Körper sorgen für den Blutfluss. Das Verdauungssystem ist mit glatten Muskeln ausgekleidet, die die Nahrung transportieren. Und vergessen Sie nicht die Muskeln, die die Blase und den Dickdarm geschlossen halten – bis Sie diese Muskeln willentlich entspannen, wenn Sie es möchten.

Das Integumentsystem: Hülle, Schutz und noch viel mehr

Das *Integumentsystem* (von lateinisch »integumentum« = Hülle oder Decke) umfasst unsere Haut, Haare, Nägel und Drüsen. Die *Haut* ist mit anderthalb bis zwei Quadratmetern tatsächlich das größte Organ des Körpers und macht fast 15 Prozent Ihres Körpergewichts aus. Hier allein von einer Hülle zu sprechen, wird der Haut aber ganz und gar nicht gerecht, denn sie hat noch so viele weitere Aufgaben: Sie verhindert den Verlust von Wasser, Salz und Wärme und bildet eine Schutzbarriere gegen Krankheitserreger und Giftstoffe, die in Ihren Körper eindringen wollen.

Außerdem steckt die Haut voller weiterer Extras, zum Beispiel die Drüsen. *Talgdrüsen* scheiden eine fettige Substanz aus, um die Haut geschmeidig zu halten, während *Schweißdrüsen* Schweiß absondern, um den Körper zu kühlen. Und, was vielen Menschen gar nicht so bewusst ist – die Haut ist auch unser größtes *Sinnesorgan.* Hier liegen zahlreiche *Hautrezeptoren* für Schmerz, Temperatur, Berührung und Druck, die über mit diesen Rezeptoren verbundene Nerven Impulse an das Gehirn schicken.

Abgestorbene Zellen der äußersten Hautschicht (Epidermis) werden ständig abgeschuppt – Sie werden das kennen, wenn Sie baden und danach einen braunen Rand in der Wanne finden … etwa alle 28 Tage hat sich unsere äußere Hautschicht einmal erneuert.

Sensorisches System: In Kontakt mit der Umwelt

Die Augen und Ohren sind wie die Haut Sinnesorgane. Sie fungieren als externes Wahrnehmungs-/Alarmsystem des Körpers, indem sie Licht und Schall aufnehmen. Impulse aus den Augen werden zur Verarbeitung an den Hinterhauptlappen im Gehirn weitergeleitet, Impulse aus den Ohren an den Schläfenlappen. In diesen Hirnlappen werden Nervenimpulse in Geräusche und visuelle Bilder umgewandelt, die wir als Sehen und Hören wahrnehmen.

Das Alter hinterlässt deutliche Spuren, und das auch an Augen und Ohren. *Presbyopie* ist eine altersbedingte Sehschwäche. *Presbyakusis* ist ein altersbedingter Hörverlust.

Einer der schnellsten Muskeln unseres Körpers ist der Ringmuskel des Auges (*M. orbicularis oculi*), der den Lidschlussreflex auslöst. Unsere Augenlieder schließen sich etwa 12.000 bis 20.000 Mal am Tag – meist unbewusst.

Physiologische Systeme: Geht nur mit Kooperation!

Die *Physiologie* ist die Lehre von den Funktionen oder dem täglichen Ablauf der Körperfunktionen. Dazu gehören die Funktionen aller Organe, von der kleinsten Zelle, die nur unter dem Mikroskop sichtbar ist, bis hin zu großen Organen wie dem Herzen. Man könnte meinen, dass jeder Körperteil eine bestimmte Funktion hat und diese unabhängig von den anderen erfüllt, aber tatsächlich arbeiten die meisten Körperteile als Team zusammen, um eine Aufgabe zu erfüllen. Schnelles Gehen erfordert beispielsweise nicht nur den Einsatz der Beinmuskulatur, sondern auch eine gute Lungenkapazität, um das Tempo zu halten. Sie wissen, dass das Herz Blut über Arterien und Venen, die Teil des Herz-Kreislauf-Systems sind, durch den Körper pumpt. Ohne die Lunge, die das Blut beim Durchströmen mit Sauerstoff anreichert, würde der Gasaustausch (die Funktion des Atmungssystems) nicht stattfinden und die Körperzellen und Organe würden absterben.

Die *Pathophysiologie* (pathologische Physiologie) ist die Lehre von den Auswirkungen von Krankheiten auf Körperteile und den Möglichkeiten, wie Krankheiten die Funktionsfähigkeit eines Organs oder Systems beeinträchtigen können.

Das kardiovaskuläre System und das Lymphsystem

Das *kardiovaskuläre System* (*Herz-Kreislauf-System*) hat zahlreiche Funktionen, wie eigentlich so ziemlich jedes komplexe Körpersystem. Das Blut transportiert Sauerstoff, Nährstoffe, Hormone und mehr zu den Zellen und transportiert Abfallprodukte, Kohlenstoffdioxid und Harnstoff zur Ausscheidung zurück.

Das *Herz* (Kardia) pumpt als muskuläres Hohlorgan das in den Lungen frisch mit Sauerstoff angereicherte Blut durch ein ausgedehntes Gefäßnetz – es ist die Pumpe, die diesen

Kreislauf erhält. Das Herz ist in vier Herzhöhlen unterteilt: zwei obere *Vorhöfe* (rechter und linker Vorhof) und zwei untere Kammern, rechter und linker *Ventrikel*:

- ✔ **Rechter Vorhof** (Atrium cordis dextrum)
- ✔ **Linker Vorhof** (Atrium cordis sinistrum)
- ✔ **Rechte Kammer** (rechter Ventrikel, Ventriculus cordis dexter)
- ✔ **Linke Kammer** (linker Ventrikel, Ventriculus cordis sinister)

Das Herz-Kreislauf-System kann nur mit der Unterstützung des Muskelsystems, vor allem der Unterstützung des Herzmuskels oder Myokards, funktionieren. Der Herzmuskel wird wiederum durch den autonomen Teil des Nervensystems kontrolliert, und so greifen verschiedene Körpersysteme ineinander.

Lymphatische Organe und Gefäße

Das lymphatische System oder *Lymphsystem* arbeitet eng mit dem Herz-Kreislauf-System zusammen und spielt, ebenso wie das Blut, eine wichtige Rolle für die Immunabwehr Ihres Körpers. Hier wird die *Lymphe* produziert, eine helle Flüssigkeit, die über mit den Blutgefäßen verbundene Lymphgefäße durch den ganzen Körper transportiert wird. Die *Lymphknoten*, die sich im gesamten Körper befinden, fungieren als zentrale Filterstellen. Dieses System produziert *Lymphozyten* (weiße Blutzellen) im Thymus, im Knochenmark (beide sind primär lymphatische Organe) und noch in einigen anderen (sekundär lymphatischen) Organen krankheitsbekämpfenden Zellen, die über das Blut im Körper zirkulieren. Lymphknoten können potenziell Substanzen auffangen und filtern. Spezielle Zellen können Fremdstoffe verdauen und Antikörper zur Abwehr von Infektionen bilden.

Die Gewebsflüssigkeit wird zwar auch über die Venen, teilweise aber als Lymphe über die Lymphgefäße abgeleitet, die schließlich in die obere *Hohlvene* (Vena cava superior) abgegeben wird, womit beide Körperflüssigkeiten (Lymphe und Blut) wieder vereint sind. Über das Lymphgefäßsystem werden auch im Darm resorbierte Fette in den Blutkreislauf transportiert.

Die Milz, die Mandeln und die Thymusdrüse sind Nebenorgane dieses Systems, die alle eine besondere Rolle spielen. Die *Milz* baut alte Erythrozyten ab und speichert vor allem Blutplättchen, die bei Bedarf an den Körper abgegeben werden können. Die *Thymusdrüse* produziert Lymphozyten (Abwehrzellen). Die *Mandeln* (Tonsillen) bestehen aus Lymphgewebe und dienen als immunologische Barriere gegen das Eindringen von Keimen.

Eine fantastische Reise im Blutkreislauf

Von großen Gefäßen (Arterien) über die kleinsten Kapillaren im Körper verläuft der Blutkreislauf zurück zu großen Gefäßen (Venen) – und insofern ähnelt dieser Kreislauf dem Straßenverkehrssystem von Neben- über Hauptstraßen bis hin zur Autobahn und zurück.

Frisch mit Sauerstoff angereichertes Blut wird aus der linken Herzkammer durch die *Aorta* (die größte Arterie) in kleinere Arterien gepumpt, die sich zu *Arteriolen* und weiter zu den *Kapillaren*, den kleinsten Gefäßen zwischen Arterien und Venen, verjüngen. In den Kapillaren findet der *Gasaustausch* statt: Sauerstoff wird von den Gewebezellen aufgenommen und Kohlenstoffdioxid von den Zellen abgegeben. Das sauerstoffarme Blut wird über *Venolen* (kleine Venen) durch Venen zu den oberen und unteren *Hohlvenen* (*Vena cava superior* und *inferior*), den größten Venen des Körpers, zurück zum Herzen transportiert, wo es im rechten Vorhof aufgenommen wird.

Dieses Blut muss jedoch wieder mit Sauerstoff angereichert werden, bevor es seine Reise fortsetzen kann. Der rechte Vorhof leitet das sauerstoffarme Blut in die rechte Herzkammer, von wo aus es in die *Lunge* geleitet wird, um dort Kohlenstoffdioxid abzugeben und erneut mit Sauerstoff angereichert zu werden. Das Blut durchläuft erneut ein riesiges Gefäßnetz, diesmal durch Kapillaren, die sich um die *Alveolen* (Lungenbläschen) winden, wo die Lunge die Aufgabe hat, das Blut wieder mit Sauerstoff anzureichern und es für seine nächste Reise durch den Körper vorzubereiten.

Durch die Ein- und Ausatmung in der Lunge gelangt Sauerstoff in den Blutkreislauf, und das nicht benötigte Kohlenstoffdioxid wird über die Lunge ausgeschieden. Dieses frisch mit Sauerstoff angereicherte Blut fließt dann zurück zum Herzen und gelangt in den linken Vorhof, dann in die linke Herzkammer, wo es durch die Aorta gepumpt wird, um den Kreislauf von vorne zu beginnen. Stellen Sie sich vor, dies geschieht mit jedem Herzschlag 100.000 Mal am Tag, sodass bis zu 8000 Liter Blut zirkulieren!

Das respiratorische System

Das *respiratorische* oder *Atmungssystem* sorgt dafür, dass Sie Sauerstoff (O_2) aufnehmen und Kohlenstoffdioxid (CO_2) abgeben können. Ohne dieses System wäre für uns kein Leben möglich, und das würde Ihnen wirklich den Tag ruinieren!

Die Oberfläche einer Lunge entspricht der Größe eines Tennisplatzes, und die Lunge enthält ungefähr 500 Millionen Alveolen.

Das Atmungssystem arbeitet mit dem Herz-Kreislauf-System zusammen, um den Austausch von Sauerstoff und Kohlenstoffdioxid zwischen der Luft in den Lungen und dem Blut zu gewährleisten. Durch das Ein- und Ausatmen, also die Bewegung der Luft in die Lungen und aus den Lungen (*Ventilation*), kann der Körper seinen Sauerstoffbedarf für die Körperzellen und das Gewebe decken. Die Lungen ermöglichen den Austausch von Sauerstoff (O_2) und Kohlenstoffdioxid zwischen dem Blut und den Körperzellen, denn Kohlenstoffdioxid (CO_2) entsteht als Abfallprodukt der Atmung. Die Luft, die zu etwa 21 Prozent aus Sauerstoff besteht, gelangt über die Nase (manchmal auch über den Mund, wie bei chronischen »Mundatmern« im Schlaf) in den Rachenraum (Pharynx), der aus dem Nasenrachenraum, dem Mundrachenraum und dem Kehlrachenraum besteht, wo die Luft befeuchtet und erwärmt wird.

Die Ventilation wird ebenfalls automatisch vom Nervensystem gesteuert – Sie müssen nicht bewusst daran denken, zu atmen. Wenn Sie einatmen (*Inspiration*), öffnen sich alle Atemwege, damit Luft eindringen kann. Das *Zwerchfell*, ein großer Muskel, der die Brusthöhle von der Bauchhöhle trennt, drückt nach unten und die Rippen bewegen sich nach oben, um den Lungen viel Platz zum Ausdehnen zu geben. Der Luftdruck in den Lungen sinkt und Luft strömt ein. Wenn Sie ausatmen (*Exspiration*), bewegt sich das Zwerchfell nach oben, der Brustkorb senkt sich, der Druck in den Lungen steigt und die Luft wird ausgestoßen.

Die Lungen befinden sich in der Brusthöhle (Cavitas thoracis), die sich in die *Pleurahöhle* (Cavitas pleuralis) und die *Mediastinalhöhle* (das *Mediastinum*) unterteilt. Die Pleurahöhle umgibt die Lunge, und die Mediastinalhöhle zwischen den Lungen enthält das Herz, die Luftröhre und die Speiseröhre. Die rechte Lunge besteht aus drei Lappen, die linke Lunge aus zwei Lappen.

Wir haben ja zum Glück Verbindungen!

Der *Hypopharynx* (unterer Rachenraum) ist ein gemeinsamer Durchgang für Nahrung und Luft auf ihrem Weg zu ihrem endgültigen Ziel. Die durch die Nase zum Kehlkopf geleitete Luft erzeugt die Stimme.

Die *Luftröhre* (Trachea) verbindet den Kehlkopf mit dem rechten und linken Bronchus, direkt über den Lungen.

Die Bronchien verzweigen sich in kleinere Äste, die *Bronchiolen*, die zu kleinen, traubenartigen Ansammlungen führen.

Diese traubenartigen Säckchen werden *Alveolen* genannt, von denen es in einer gesunden Lunge etwa 500 Millionen gibt, die von unzähligen Kapillaren umgeben sind. Hier geschieht der Gasaustausch: Sauerstoff gelangt aus den Alveolen in die sie umgebenden Lungenkapillaren, um über den Blutkreislauf im gesamten Körper ausgetauscht zu werden, und Kohlenstoffdioxid gelangt aus den Kapillaren in die Alveolen, um als Abfallprodukt von der Lunge ausgeatmet zu werden.

Das Magen-Darm-System

Das *Magen-Darm-System* (auch *Gastrointestinalsystem* genannt) erfüllt drei wichtige Aufgaben: Es verdaut Nahrung, nimmt Nährstoffe auf und transportiert Abfallstoffe zur Ausscheidung. Mit Ausnahme des Schluckens der Nahrung und des Stuhlgangs kümmert sich dieses System um all das, was dazwischen geschieht.

Die Leber produziert zahlreiche Enzyme und Proteine, um die chemischen Umwandlungen im Körper zu bewältigen, die für unser tägliches Leben notwendig sind.

Wir kauen die Nahrung, schlucken sie und sie gelangt über die Speiseröhre in den Magen. Der Magen verdaut die Nahrung teilweise, bevor sie zur weiteren Verdauung und

Aufnahme in den *Dünndarm* (Intestinum tenue) gelangt. Die Nahrungsreste gelangen in den *Dickdarm* (Intestinum crassum), von wo aus sie als feste Bestandteile ausgeschieden werden. Mit Ausnahme des Rachens (Pharynx) und der Speiseröhre (Ösophagus) befinden sich alle Organe des Magen-Darm-Traktes in der Bauchhöhle, die oft als Darm oder Bauch bezeichnet wird.

Die Nebenorgane dieses Systems – Zähne, Speicheldrüsen, Leber, Gallenblase und Bauchspeicheldrüse – erfüllen alle ihre spezielle Aufgabe, um den Prozess der Verdauung, Absorption und Ausscheidung zu unterstützen. Die *Bauchspeicheldrüse* (ebenfalls Teil des endokrinen Systems) scheidet Enzyme aus, die für die Verdauung notwendig sind. Die Leber (die größte Drüse des Körpers) scheidet die für die Verdauung benötigte Galle aus. Sie verstoffwechselt Proteine, Fette und Kohlenhydrate. Die *Leber* fungiert auch als Filtersystem, das Giftstoffe neutralisiert. Die *Gallenblase* speichert die Galle, die ebenfalls den Verdauungsprozess unterstützt.

Die *Leber* zählt ebenso wie der Magen, die Bauchspeicheldrüse, der Darm, die Nieren, die Eierstöcke und die Hoden zu den Organen mit doppelter Funktion. Das bedeutet, dass diese Organe zusätzlich zu ihren regulären Systemfunktionen auch als Drüse arbeiten und Hormone produzieren.

Die Nährstoffe aus Ihrem verdauten Essen werden über die Wände des *Dünndarms* in den Blutkreislauf aufgenommen und an alle Zellen im Körper weitergegeben – so gesehen spielt auch das *Herz-Kreislauf-System* eine wichtige Rolle für unsere Verdauung. Aber auch das *Muskelsystem* sollten Sie hier nicht vergessen: Ohne die Peristaltik, also die wellenförmigen Kontraktionen der Muskeln entlang des Weges von der Nahrungsaufnahme im Mund bis hin zur Ausscheidung, würde es keinen Transport geben.

Das Magen-Darm-System ist aufgrund des Eindringens von Fremdstoffen oder Giften (aus der Nahrung) sehr anfällig für Entzündungen. Ein perfektes Beispiel dafür ist die *Gastroenteritis* (Entzündung von Magen und Darm), aber auch eine akute Lebensmittelvergiftung. Die Reaktion darauf kennen Sie bestimmt bestens aus eigener Erfahrung: Erbrechen und Durchfall sind garantiert, denn nur so kann Ihr Magen-Darm-System Gifte schnell und effektiv loswerden.

Das endokrine System

Das *endokrine System* hält das chemische Gleichgewicht im Körper aufrecht und arbeitet eng mit dem Nervensystem zusammen, um die Körpersysteme zu regulieren. Dies geschieht durch die Ausschüttung von Botenstoffen, den *Hormonen*, die über den Blutkreislauf durch den ganzen Körper transportiert werden. Das Nervensystem steuert die Ausschüttung von Hormonen durch das endokrine System, und Hormone steuern die Stoffwechselfunktionen im Körper. Die *Hypophyse*, auch »Meisterdrüse« genannt, befindet sich im Gehirn. Sie arbeitet mit dem *Hypothalamus* zusammen, um die Homöostase und Körperfunktionen wie Wachstum, Salz- und Wasserhaushalt, Fortpflanzung und Stoffwechsel zu unterstützen.

Homöostase ist ein Prozess, der die Stabilität und das Gleichgewicht des inneren Milieus des Körpers aufrechterhält, um die Gesundheit zu erhalten.

Zu den *Drüsen*, die dieses System bilden, gehören die Schilddrüse, die Nebenschilddrüsen, die Nebennieren und die Zirbeldrüse. Alle diese Drüsen produzieren Hormone. Auch die Bauchspeicheldrüse (ebenfalls Teil des Verdauungssystems) produziert Hormone. Die Bauchspeicheldrüse gehört zu einer Gruppe von Organen mit gemischten Funktionen, zu denen auch der Magen, der Darm, die Nieren, die Eierstöcke und die Hoden gehören. Zusätzlich zu ihren regulären Systemfunktionen produzieren sie auch Hormone.

Die *Schilddrüse* schüttet zwei Hormone aus, die der Körper benötigt, um einen normalen Stoffwechsel aufrechtzuerhalten. Die *Nebenschilddrüsen* schütten ein Hormon aus, das Kalzium aus den Knochen ins Blut transportiert (um einen ausreichenden Kalziumspiegel im Blutkreislauf aufrechtzuerhalten).

Die Nebennieren bestehen aus der Rinde und dem Mark. Die *Nebennierenrinde* schüttet Steroide und Mineralkortikoide aus, die lebenswichtig sind, da sie den Gehalt an Mineralsalzen oder Elektrolyten regulieren. Tatsächlich sind alle von der Nebennierenrinde ausgeschütteten Hormone Steroide. Dazu gehören Mineralkortikoide, die Kalium, Natrium und Chlorid (Elektrolyte) regulieren, sowie Glukokortikoide (zu denen auch Cortisol gehört), die den Stoffwechsel von Kohlenhydraten, Fett und Proteinen unterstützen.

Das *Nebennierenmark* schüttet Katecholamine wie *Adrenalin* (Epinephrin), *Noradrenalin* (Norepinephrin) und *Dopamin* aus, die den Körper in Stresssituationen unterstützen.

Die *Bauchspeicheldrüse* verfügt über spezialisierte Zellen, die Langerhans-Inseln genannt werden. Sie produzieren Insulin und das Glukagon, das die Glukoneogenese (Zuckerproduktion) in der Leber anregt. Insulin im Blut sorgt dafür, dass Zucker aus dem Blut in die Zellen aufgenommen wird. Die *Zirbeldrüse* schüttet Melatonin aus, das auf das Gehirn wirkt und den Schlafzyklus reguliert.

Alle endokrinen Drüsen spielen in diesem großen Orchester eine Rolle, um die harmonische Musik des Körpers aufrechtzuerhalten. Der *Hypothalamus* und die *Hypophyse* sind die Dirigenten dieses komplexen Systems, das richtig funktionieren muss, um die Gesundheit zu erhalten.

Das Nervensystem und seine Unterteilungen

Das *zentrale Nervensystem* umfasst das Gehirn und das Rückenmark. Das *periphere Nervensystem* besteht aus den Hirnnerven und den Spinalnerven, also allen Nerven, die vom Gehirn und Rückenmark ausgehen. Impulse werden über ein ausgedehntes Nervennetz zum Gehirn und vom Gehirn weitergeleitet. Das periphere System besteht aus Nerven, die automatisch arbeiten und Impulse vom zentralen Nervensystem an Drüsen, das Herz und die Blutgefäße sowie an die unwillkürlichen Muskeln im Verdauungs- und Harnsystem senden. Dieses autonome System enthält auch sympathische Nerven, die den Körper bei Stress oder in Krisensituationen stimulieren, um den Blutdruck und die Herzfrequenz zu erhöhen.

Das Nervensystem

Das Nervensystem ist eines der komplexesten Systeme des Körpers. Circa 86 Milliarden Nervenzellen arbeiten ununterbrochen daran, die Aktivitäten des Körpers zu organisieren und zu koordinieren. Dieses System steuert sowohl willkürliche als auch unwillkürliche Funktionen. Wir sprechen, bewegen unsere Muskeln, hören, schmecken, sehen und denken. Wir haben ein Gedächtnis, einen Wortschatz, Assoziationsvermögen und Unterscheidungsvermögen. Diese enormen Aufgaben sind nur ein kleiner Teil der Funktionen, die vom Nervensystem gesteuert werden.

Das Gehirn ist ein etwa 1,4 Kilogramm schweres Organ, das 17 Prozent des Herzzeitvolumens und 20 Prozent des gesamten verfügbaren Sauerstoffs verbraucht.

Das *Gehirn* steuert die *Homöostase* im Körper, also eine Art »automatische Checkliste«, die Ihr Körper permanent durchläuft, um alle Systeme im Gleichgewicht zu halten. Wenn der Körper durch Infektionen, Schmerzen oder Sauerstoffmangel gestresst ist, sind die Körperzellen nicht in Bestform und funktionieren nicht so gut, wie sie sollten. Daher überwacht das Gehirn den Blutdruck, die Körpertemperatur und den Blutzucker. Der Hypothalamus, der sich im Gehirn befindet, hält die Homöostase aufrecht, indem er bei Bedarf die Ausschüttung von Hormonen initiiert.

Aber das Gehirn hat ja auch noch eine ganze Reihe anderer Aufgaben …:

- ✔ Den größten Teil des Gehirns nimmt das *Großhirn* (*Cerebrum*) ein. Die beiden Hirnhälften (*Hemisphären*) sind durch den Balken (*Corpus callosum*) verbunden und jeweils in vier *Hirnlappen* gegliedert: den Frontal-, den Parietal-, den Temporal- und den Okzipitallappen. Die Hirnlappen steuern Funktionen wie Sprache, Objekterkennung, Konzentration, Sehen, Problemlösung, Hören, Lernen und fast alle Funktionen des Bewusstseins.
- ✔ Das *Kleinhirn* (*Cerebellum*) unterstützt die Koordination willkürlicher Körperbewegungen und hilft, das Gleichgewicht des Körpers aufrechtzuerhalten. Der *Hypothalamus* steuert die Körpertemperatur, den Schlaf und den Appetit.
- ✔ Die *Medulla oblongata* reguliert die Zentren, die die Herzfrequenz und das Atmungssystem steuern.
- ✔ Das *Rückenmark* verläuft vom Medulla oblongata durch den Wirbelkanal bis zu den Lendenwirbeln. Das Rückenmark leitet Nervenimpulse zum und vom Gehirn weiter.

Sie sehen also, warum das Nervensystem so komplex ist: Es ist das Kontrollzentrum des Körpers, und das Rückenmark mit seinem Nervennetzwerk ist das Kommunikationssystem des Körpers.

Das Urogenitalsystem

Sie glauben, Sie hätten jetzt alle wichtigen Systeme des Körpers erledigt? Von wegen! Erstmal muss der »Müll« noch raus, und ein bisschen Fortpflanzung ist ja auch ganz nützlich.

Unter dem Begriff *Urogenitalsystem* werden das Harn- und das Fortpflanzungssystem zusammengefasst, was bei Männern zumindest sehr naheliegend ist.

Die Aufgabe des *Harnsystems* besteht darin, flüssige Abfall- und Giftstoffe aus dem Körper zu entfernen. *Urin* (*Harn*) ist ein stickstoffhaltiger, flüssiger Abfallstoff, der aus dem Blut gefiltert, in den *Nierentubuli* gesammelt und über die Nierenbecken, den zentralen Sammelbereich jeder der beiden Nieren, über die paarig angelegten *Harnleiter* zur Harnblase geleitet wird, die als Sammelbehälter dient. Beim Wasserlassen wird der Urin aus der Blase über die Harnröhre aus dem Körper ausgeschieden.

Ein Großteil dieses Systems funktioniert automatisch. Es arbeitet mit dem Blutkreislauf zusammen, um den Filterprozess über das autonome Nervensystem zu starten, sodass wir nicht daran denken müssen, Urin zu produzieren, sondern ihn nur ausscheiden müssen, wenn die Blase voll ist. Das Muskelsystem umfasst den Schließmuskel, den wir kontrollieren, um den Urin aus dem Körper auszuscheiden.

Die *Nieren* spielen eine wichtige Rolle im Prozess der *Homöostase* – sie sorgen dafür, dass alles synchron und in Ordnung bleibt. Die Nieren helfen dabei, den richtigen Salz- und Wasserhaushalt im Blut sowie das richtige Säure-Basen-Gleichgewicht im Blut aufrechtzuerhalten. Die Nieren arbeiten mit der *Leber* und den *Nebennieren* zusammen, um das Gleichgewicht von Natrium und Kalium im Blut aufrechtzuerhalten, was sich auf das Blutvolumen und damit auf den Blutdruck auswirkt. Dies ist erneut ein Beispiel dafür, wie mehrere Systeme zusammenarbeiten, um eine wichtige Aufgabe zu erfüllen.

Bei Männern umgibt die *Prostata* die Harnröhre. Die Harnröhre verläuft durch die Prostata und verbindet diese mit dem männlichen Fortpflanzungssystem. Beim Wasserlassen fließt der Urin durch die männliche Harnröhre.

Das *Fortpflanzungssystem* hat einen einzigen Zweck: die Ausschüttung von Hormonen (über das endokrine System), um die Fortpflanzung zu ermöglichen. Dazu muss ein Mann eine Frau befruchten, entweder auf natürliche Weise oder mithilfe einer der vielen modernen Methoden der Fertilitätsmedizin.

Während der Ejakulation fließt die Samenflüssigkeit durch die Harnröhre, sodass die Harnröhre beim Mann zwei Funktionen erfüllt. Die Prostata scheidet Flüssigkeit aus, die zur Bildung der Samenflüssigkeit beiträgt.

Das weibliche System besteht aus den *Eierstöcken*, die die Hormone *Östrogen* und *Progesteron* produzieren. Der *Eileiter* ist der paarig angelegte Gang, durch den eine reife Eizelle (*Oozyte*) vom Eierstock zur Gebärmutter gelangt. Die *Gebärmutter* ist ein muskulöses, sehr dehnbares Organ, das einen sicheren Ort für das Wachstum einer Schwangerschaft bis zur Reife (40 Wochen) bietet. Die Vagina ist der Geburtskanal, durch den das Kind bei der Geburt kommt und durch den auch die Spermien gelangen, um zum Ort der Befruchtung zu gelangen. Die Befruchtung einer Eizelle durch ein Spermium findet in den Eileitern statt, von wo aus sie sich zur Einnistung in die Gebärmutter weiterbewegt. Jeden Monat bereitet sich die Gebärmutter auf eine mögliche Schwangerschaft vor. Wenn es nicht zu einer Empfängnis kommt, wird die Gebärmutterschleimhaut in Form der *Menstruation* abgestoßen. Dann beginnt der gesamte monatliche Zyklus von vorne.

Die Brüste gelten als Teil des Fortpflanzungssystems (sekundäre Geschlechtsmerkmale), da sie nach der Geburt eines Kindes mit der Laktation beginnen.

Die männlichen Keimdrüsen sind die *Hoden* (Singular: *Testis*), die im *Hodensack* (*Skrotum*) liegen. In den Hoden wird das Hormon *Testosteron* produziert und es werden die Spermien gebildet, die im Nebenhoden gespeichert werden. Zum Zeitpunkt der Ejakulation wandern die Spermien zusammen mit der Samenflüssigkeit durch Samenleiter, Samenbläschen, Prostata und Harnröhre und werden über den Penis ausgeschieden. Während des Geschlechtsverkehrs wird das Ejakulat in die Vagina abgegeben.

In den nur 46 Chromosomen verbergen sich etwa 20.000 bis 22.000 Gene, die uns ausmachen. All diese genetischen Informationen werden von den Eltern an die Kinder weitergegeben.

Sie werden uns sicherlich zustimmen, dass der menschliche Körper letztendlich eine ziemlich erstaunliche Konstruktion ist!

IN DIESEM KAPITEL

Die COVID-19-Pandemie

Wie sich Viren ausbreiten und zu einer globalen Pandemie werden

Begriffe im Zusammenhang mit Pandemien

Kapitel 12

Das Leben im Corona-Lockdown: Die Terminologie globaler Gesundheitskrisen

Wir haben ja bereits am Anfang dieses Buches darauf hingewiesen, dass sich die medizinische Terminologie verändert und immer wieder neue Begriffe hinzukommen, die es (ebenso wenig wie die dazugehörigen Erreger) vorher nicht gab. Die alte medizinische Terminologie reicht bis in die Zeit des antiken Griechenlands und Roms zurück (siehe Kapitel 3), aber seit dieser Zeit wurden zahlreiche neue Krankheiten und Krankheitserreger entdeckt – denken Sie nur einmal an die Bakterien und Viren, von denen damals noch niemand etwas wusste.

Der Tuchhändler *Antonie van Leeuwenhoek* entdeckte und beschrieb 1683 erstmals Bakterien und Protozoen mithilfe eines erstaunlich präzisen, selbstgebauten Mikroskops, aber Viren konnte er mit dem Mikroskop nicht detektieren, denn die sind einfach noch sehr viel kleiner. Den ersten indirekten Nachweis von Viren erbrachte vermutlich *Dmitrij Iwanowski*, der 1892 eine Substanz filterte, die das Tabak-Mosaik-Virus enthielt. Als Begründer der Virologie gilt *Martinus Beijerinck* (1898).

Mittlerweile kennen wir so viele Bakterien und Viren, aber die Natur überrascht uns doch immer wieder mit neuen Kreationen, und das gerade im Bereich der Viren, die sich ständig und sehr schnell verändern, auf einmal neue Wirte besiedeln können und ganz neue Krankheitsbilder erzeugen. Genau das ist bei der *COVID-19-Pandemie* von 2020 bis 2023 passiert, einer globalen Gesundheitskrise, die bis heute in Form des *Long-COVID-Syndroms* weitreichende Auswirkungen auf viele damals Betroffene hat. In der langen Geschichte der Pandemien ist COVID-19 die bedeutsamste dokumentierte *Pandemie* seit der tödlichen Grippepandemie von 1918, der etwa 50 Millionen Menschen zum Opfer fielen.

Der Begriff *COVID-19* ist zwar in die populärwissenschaftliche Sprache eingegangen, aber eigentlich heißt dieses Virus *SARS-CoV-2.*

Abbildung 12.1 zeigt den Aufbau eines SARS-CoV-2-Virus.

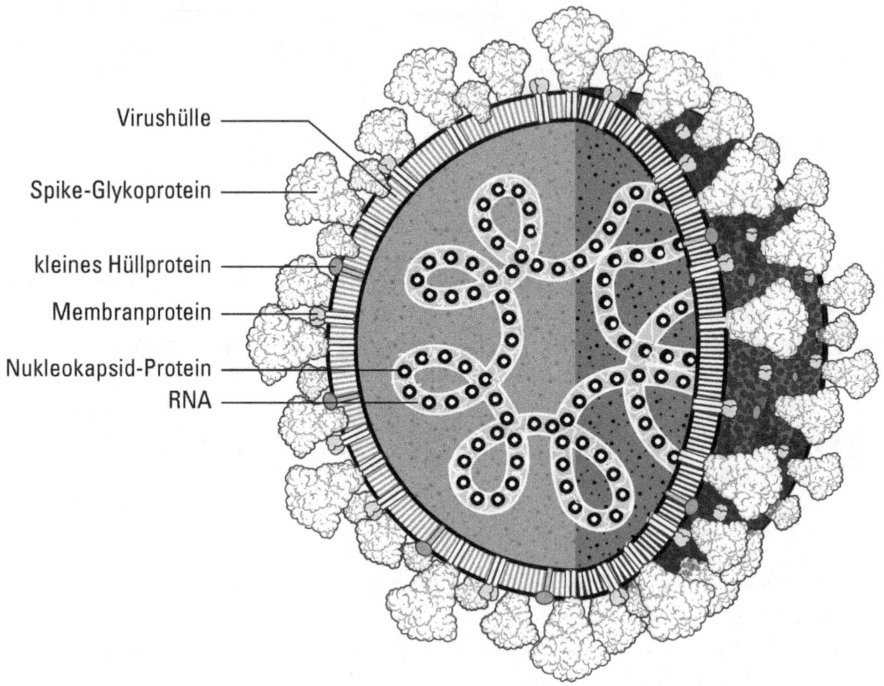

Abbildung 12.1: Aufbau eines SARS-CoV-2-Virus (Illustration von Jane Whitney)

COVID-19 ist ja eine merkwürdige Bezeichnung, und die setzt sich wie folgt zusammen:

- CO: für Coronavirus
- VI: für Virus
- D: für Disease (Krankheit)
- 19: für das Jahr, in dem der Ausbruch erstmals gemeldet wurde, in diesem Fall war es das Jahr 2019

Diese Pandemie durch das Coronavirus 2 (SARS-CoV-2) begann mit einem Ausbruch in *Wuhan*, China, im Dezember 2019, wobei der Ursprung nach wie vor nicht geklärt ist. Diskutiert wird die Übertragung von Fledermäusen auf Gürteltiere und dann den Menschen, aber es gibt auch Theorien, dass ein mutiertes Virus aus einem Labor stammen könnte. Anfang 2020 breitete sich das schwere akute Atemwegssyndrom zunächst auf andere Regionen Asiens und danach weltweit aus. Die Weltgesundheitsorganisation (WHO) erklärte die

Pandemie am 30. Januar 2020 zu einer gesundheitlichen Notlage von internationaler Tragweite (*PHEIC*). Am 5. Mai 2023 wurde der globale Notstand von der WHO offiziell für beendet erklärt; er dauerte drei Jahre, drei Monate und fünf Tage.

Als die WHO COVID-19 zur Pandemie erklärte, begann das Leben im *Lockdown*. Reisebeschränkungen wurden eingeführt, in vielen Gebieten wurden Schulen und Geschäfte geschlossen, und die Menschen sollten ihre Wohnungen nicht verlassen. Da wir damals noch nicht genau wussten, wie sich das Virus verbreitete, sollten wir Abstand voneinander halten (in der Regel mindestens 1,5 Meter), trugen Masken und desinfizierten Hände und alle Oberflächen regelmäßig. Erinnern Sie sich noch an den Desinfektionswahn und die Zugangsbeschränkungen in den Supermärkten Anfang 2020? (Reden wir hier nicht einmal über Toilettenpapier, das es aus unerfindlichen Gründen nirgends mehr zu kaufen gab!)

Sobald die Übertragungsmethode identifiziert war (Aerosole oder Tröpfchen, die man entweder einatmet oder mit schmutzigen Händen in den Körper bringt), hörten die Menschen auf, Chipstüten zu desinfizieren und konzentrierten sich stattdessen auf das Tragen von FFP2-Masken und die Desinfektion von häufig berührten Oberflächen wie Türgriffen, Schreibtischen, Lichtschaltern und Ähnlichem. Abbildung 12.2 zeigt, wie COVID übertragen wird.

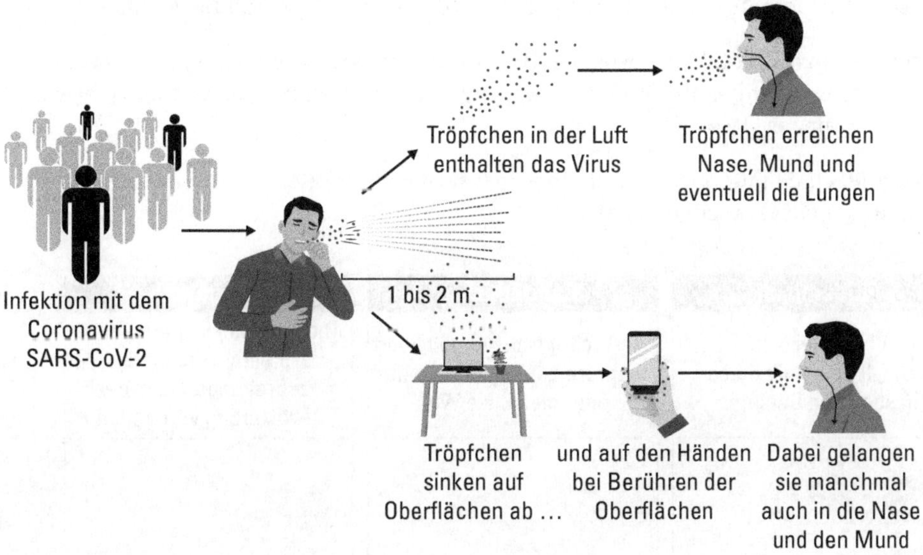

Abbildung 12.2: Die Übertragung von SARS-CoV-2 (© John Wiley & Sons, Inc.)

Während der Pandemie tauchten mehrere Varianten von SARS-CoV-2 auf, darunter die Delta-Variante Mitte 2021 und die Omicron-Variante Ende 2021, die fast alle früheren Varianten verdrängte. Dieses sich ständig anpassende Virus stellte die Impfstoffforscher vor Herausforderungen, und die Wissenschaftler gaben ihr Bestes, um mit jeder neuen Variante Schritt zu halten. Impfstoffe gegen SARS-CoV-2 wurden Ende 2020 verfügbar und werden – ähnlich wie die Grippeimpfung – kontinuierlich verbessert und an die neuen Varianten angepasst.

COVID-19 gilt als eine der bedeutendsten Pandemien seit der Spanischen Grippe 1918. Weltweit wurden über mehrere hundert Millionen Infektionen bestätigt – das sind allerdings nur die offiziell bestätigten Fälle, es dürfte also weitaus mehr Infektionen gegeben haben. Die Zahl bestätigter COVID-19-Todesfälle liegen im Millionenbereich, könnte jedoch ebenfalls weitaus höher sein. Geschätzt sind 18 bis 33 Millionen Menschen an COVID-19 gestorben, was diese Pandemie zur fünfttödlichsten Pandemie der Geschichte macht.

Was die Endung »-emie« bedeutet

In den Nachrichten über COVID-19 ist Ihnen vielleicht die häufige Verwendung der Endung *-emie* oder *-emisch* aufgefallen. Das liegt daran, dass jede der beiden Endungen sich auf eine andere Ebene der Ausbreitung einer Krankheit bezieht. Hier sind die drei wichtigsten Endungen, die Sie kennen sollten (siehe auch Abbildung 12.3), laut des Centers for Disease Control and Prevention (CDC):

- **Endemie:** das Ausmaß einer bestimmten Krankheit, das normalerweise in einer Gemeinschaft dauerhaft (endemisch) auftritt, wird auch als Basiswert bezeichnet
- **Epidemie:** ein oft plötzlicher Anstieg der Anzahl von Krankheitsfällen über das normalerweise in einer bestimmten Bevölkerung in einem bestimmten Gebiet zu erwartende Maß hinaus
- **Pandemie:** eine Epidemie, die sich über mehrere Länder oder Kontinente ausgebreitet hat und viele Menschen betrifft

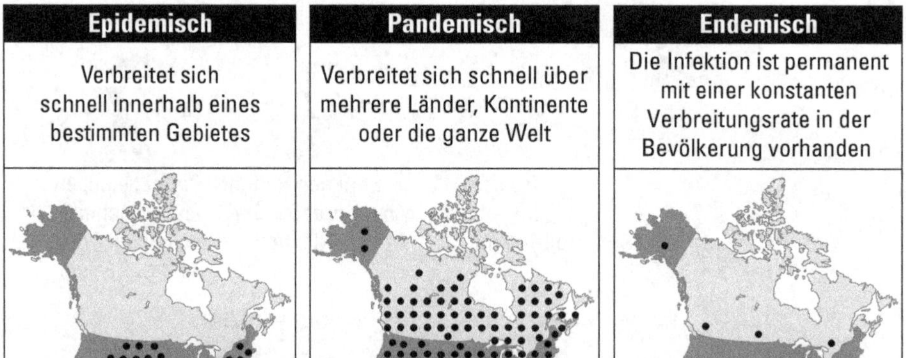

Abbildung 12.3: Die Unterschiede zwischen einer Epidemie, einer Pandemie und einer Endemie (© John Wiley & Sons, Inc.)

Zum Zeitpunkt der Erstellung dieses Textes befindet sich COVID-19 in einer postpandemischen Phase, was bedeutet, dass es weiterhin aktiv ist, jedoch nur noch eine relativ konstante und insgesamt niedrige Ausbreitungsrate aufweist.

Gängige Begriffe zur COVID-19-Pandemie

Hier finden Sie einige medizinische Begriffe, die sich auf COVID-19, andere Viruserkrankungen oder Infekte insgesamt beziehen:

- **Antigentest:** Selbst- oder Schnelltest, der anhand von Speichel- und Nasenabstrichen Virusproteine im Körper nachweist. Die Ergebnisse liegen in der Regel nach 15 bis 30 Minuten vor.
- **Antikörper:** spezifische Proteine im Blut, die vom Immunsystem zur Bekämpfung von Viren und Krankheiten und zur Heilung des Körpers eingesetzt werden
- **Asymptomatisch:** symptomfrei. Es ist möglich, sich mit dem Coronavirus zu infizieren und Antikörper dagegen zu bilden. Der Wirt entwickelt keine Symptome, kann das Virus aber dennoch auf andere übertragen.
- **Beatmungsgerät:** Gerät, mit dem Luft in die Lunge gepumpt wird, wenn die eigene Lungenfunktion beeinträchtigt ist. Dazu wird ein Schlauch in die Luftröhre eingeführt (Intubation), an den das Beatmungsgerät angeschlossen wird.
- **Bivalenter Impfstoff:** Impfstoff, der sowohl gegen das ursprüngliche Virus als auch gegen eine andere Variante schützt
- **Booster:** Impfung, die nach der ursprünglichen Impfung verabreicht wird, um den Schutz der vorherigen Impfung zu verstärken
- **Cluster:** Gruppe von Krankheitsfällen in einem geografischen Gebiet innerhalb eines bestimmten Zeitraums
- **Coronavirus:** Virusart, die wie eine Krone aussieht. Die meisten Coronaviren verursachen leichtere Infektionen wie eine Erkältung, andere können jedoch schwere Erkrankungen hervorrufen.
- **Diagnostischer Test:** Ein Test, der in der Regel mittels eines Abstrichs aus dem hinteren Bereich der Nasenhöhle durchgeführt und anschließend in einem Labor analysiert wird
- **Endemisch:** örtlich begrenztes Ausmaß einer Krankheit in einer bestimmten Gemeinschaft
- **Epidemie:** plötzlicher, signifikanter Anstieg der Anzahl von Krankheitsfällen in der Bevölkerung

- **FFP2-Atemschutzmaske:** Diese Masken verhindern, dass der Träger winzige Partikel einatmet. Bei korrekter Passform filtern sie 94 Prozent der großen und kleinen Partikel heraus (EU-Norm)
- **Handhygiene:** Waschen der Hände mit Wasser und Seife für mindestens 20 Sekunden, um die Ausbreitung von Krankheiten zu verhindern
- **Impfstoff:** beugt Krankheiten vor, indem er das Immunsystem des Körpers darauf trainiert, einen Keim zu bekämpfen, mit dem es zuvor noch nie in Kontakt gekommen ist
- **Immunsystem:** Abwehrsystem des Körpers gegen Eindringlinge aller Art. Das Immunsystem besteht aus einem Netzwerk von Zellen im gesamten Körper, das Infektionen verhindert und das Risiko langfristiger Gesundheitsrisiken im Falle einer Infektion verringert.
- **Inkubationszeit**: Zeit zwischen der Ansteckung mit einer Infektionskrankheit und dem Auftreten der ersten Symptome. Bei COVID-19 beträgt die Inkubationszeit zwei bis 14 Tage.
- **Krankheitserreger:** jeder Mikroorganismus (einschließlich Bakterien und Viren), der eine Infektion verursacht
- **Monovalenter Impfstoff:** Impfstoff, der gegen einen einzigen Virusstamm wirkt
- **mRNA-Impfstoff:** Impfstoff, der dem Körper hilft, eine Immunität gegen das Virus zu entwickeln, anstatt die Krankheit durchzumachen. Er bietet Schutz, indem er die Zellen anweist, ein Protein zu produzieren, das dem Immunsystem beibringt, COVID-19 zu verhindern, ohne dass der Impfstoff infektiöse Virusbestandteile enthält.
- **Pandemie:** Epidemie, die sich auf mehrere Länder und Kontinente ausgebreitet hat
- **Persönliche Schutzausrüstung (PSA):** tragbare Schutzausrüstung zum Schutz von Mitarbeitern im Gesundheitswesen bei engem Kontakt mit Patienten. Dazu gehören Atemschutzmasken, Schutzkittel, Handschuhe, Gesichtsschutzschilde und Schutzbrillen.
- **Quarantäne:** mindestens fünftägiger Aufenthalt ohne Kontakt zu anderen Personen, um die Ausbreitung einer Krankheit zu verhindern
- **SARS-CoV-2:** schweres akutes respiratorisches Syndrom Coronavirus 2, der spezifische Stamm des Coronavirus, der die COVID-19-Erkrankung verursacht hat
- **Selbstisolierung:** in einem begrenzten Bereich – beispielsweise einem Einzelzimmer – zu bleiben, um die Übertragung des Virus auf andere Personen im Haushalt zu vermeiden
- **Soziale Distanzierung:** zusätzlicher Abstand zwischen Personen, um die Übertragung des Virus zu verhindern. Der empfohlene Abstand beträgt zwei Meter. Dazu können auch Maßnahmen wie die Vermeidung großer Menschenansammlungen oder die Arbeit von zu Hause aus gehören.

- ✔ **Tröpfchen:** winzige feuchte Partikel, die beim Husten oder Niesen freigesetzt werden und Viren übertragen können
- ✔ **Variante:** Veränderung oder Abwandlung des ursprünglichen Virusstamms; eine Mutation, bei der das ursprüngliche Virus neue Eigenschaften annimmt
- ✔ **Virus:** winziges infektiöses Partikel, das aus genetischem Material (DNA und RNA) und Proteinen besteht. Viren sind keine Zellen; sie können sich nicht selbst vermehren, sondern reproduzieren sich, indem sie in lebende Zellen eindringen und diese für ihre Vermehrung nutzen.
- ✔ **Zoonose:** Krankheit, die ursprünglich bei Tieren festgestellt wurde, nun aber auch Menschen infiziert

Teil III
Die Anatomie im Fokus

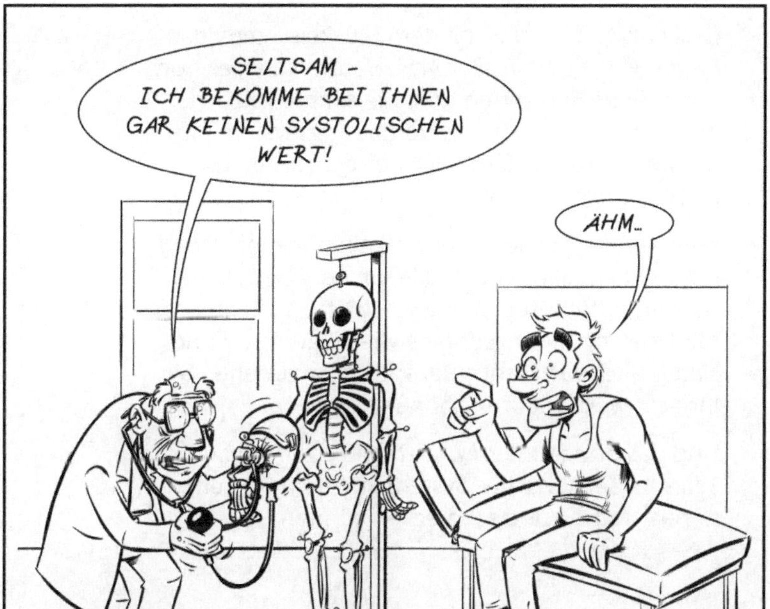

IN DIESEM TEIL ...

- Lernen Sie alles, was es über Ihr Skelettsystem in Kürze zu wissen gibt. Was können Knochen, und wie sind sie aufgebaut?
- Beschäftigen wir uns mit dem Muskelsystem, das Sie zu Bewegungen aller Art befähigt, seien es nun aufregende Sportarten oder die simple Tatsache, dass Ihr Herz pumpt, das Verdauungssystem arbeitet und Sie bei all dem noch aufrecht sitzen und lesen können
- Was wären Knochen und Muskeln ohne Ihr Integumentsystem, die Schutzhülle um den ganzen Körper? Aber das Integumentsystem hat noch mehr parat: Drüsen, Anhangsorgane wie Fingernägel und Haare und jede Menge Rezeptoren, mit denen Sie Ihre Umwelt erspüren können
- Und das bringt uns zum letzten Punkt in diesem Teil – Ihr sensorisches System, mit dem Sie sehen, hören, riechen und schmecken können

IN DIESEM KAPITEL

Aufbau und Funktion des Skelettsystems

Wortstämme, Präfixe und Suffixe

Häufige Beschwerden, Erkrankungen und Diagnosen verstehen

Kapitel 13
Das Skelettsystem

Das *Skelettsystem* zählt definitiv zur »Infrastruktur« Ihres Körpers, denn es arbeitet zusammen mit den Gelenken und Muskeln, um Ihrem Körper die Unterstützung zu geben, die er für seine Funktion benötigt. Das knöcherne Skelett, das aus 206 (oder mehr, das wird weiter hinten erklärt) Knochen besteht, bildet das Gelenkgerüst des Körpers und gibt ihm seine Form. Dieses Gerüst schützt lebenswichtige Organe vor äußeren Verletzungen und bietet Ansatzpunkte für Muskeln, Bänder und Sehnen, um Körperbewegungen zu ermöglichen. Aber das ist noch längst nicht alles, wie Sie in diesem Kapitel lesen können!

Knochen (lateinisch *os*, Plural *ossa*) sind durch Bänder miteinander verbunden. Muskeln sind wiederum über Sehnen mit den Knochen verbunden, die sich an jedem Ende eines Muskels befinden, da ein Muskel an zwei Knochen befestigt sein muss, um eine Bewegung ausführen zu können. Ein Gelenk ist jede Stelle im Körper, an der zwei oder mehr Knochen aufeinandertreffen.

Wie das Skelettsystem funktioniert

Obwohl Knochen, Muskeln, Gelenke, Bänder und Sehnen zusammenarbeiten, haben alle eine spezielle Aufgabe. Knochen bilden das Gerüst für Ihren Körper, aber Bänder und Sehnen dienen als Befestigungspunkte für Muskeln, damit diese sich zusammenziehen und entspannen können.

Knochen speichern Mineralsalze, und der innere Kern eines Knochens besteht aus *hämatopoetischem* (blutbildendem) roten Knochenmark. Andere Bereiche des Knochens dienen als Speicher für Mineralien, die für das Wachstum notwendig sind, wie Kalzium und Phosphor. Und Sie dachten, Knochen würden Ihrem Körper nur seine Form geben und hätten sonst nichts zu tun? Mitnichten …

Der grobe Aufbau des menschlichen Skeletts ist in Abbildung 13.1 gezeigt.

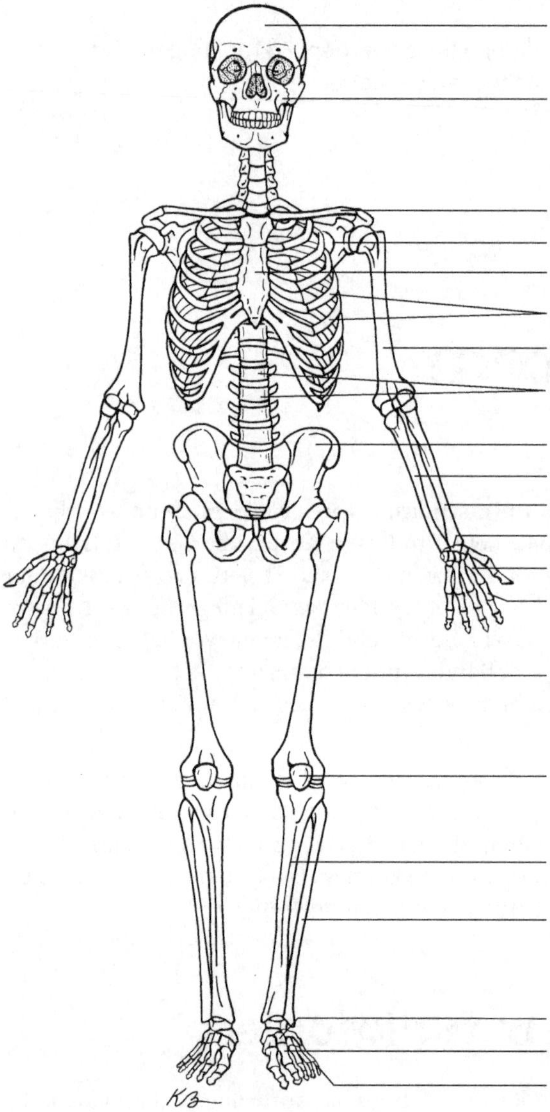

Abbildung 13.1: Vorderansicht des Skeletts mit Brustkorb, Schlüsselbeinen, oberen und unteren Gliedmaßen und Becken (Illustration von Kathryn Born)

Das rote *Knochenmark* ist rot, weil hier rote Blutzellen(Erythrozyten) gebildet werden. Bei Erwachsenen wird das rote Knochenmark sukzessive durch gelbes Knochenmark ersetzt, das Fett speichert. Knochen sind Organe, die hauptsächlich aus Bindegewebe (genauer gesagt, dem *Knochengewebe*) sowie einer reichhaltigen Versorgung mit Blutgefäßen und Nerven bestehen.

Die *Colles-Fraktur* wurde erstmals 1814 von dem irischen Chirurgen *Dr. Andrew Colles* beschrieben. Es handelt sich um eine Fraktur des distalen Endes des Radius (*distal* bedeutet der Teil eines Körperteils, der am weitesten vom Ursprungspunkt entfernt ist). In diesem Fall ist der Ursprungspunkt die Schulter, wenn man die Extremität separat betrachtet und nicht den gesamten Körper.

Osteologie: Ein Knochenjob ...

Nun wird es langsam Zeit, dass Sie sich mit der Osteologie beschäftigen. Nein, das hat nichts mit Astrologie zu tun; *Osteologie* ist die Lehre vom Aufbau und den Erkrankungen der Knochen. Den Wortstamm *osteo* kennen Sie vielleicht aus dem Alltagswort *Osteoporose* – einer häufigen Erkrankung, die typischerweise bei Frauen auftritt und mit einem Verlust der Knochendichte einhergeht (tatsächlich sind in der EU etwa drei Viertel der Betroffenen Frauen).

Die Knochen der Hände und Füße machen (je nach Quelle und Zählweise) mehr als die Hälfte Ihrer insgesamt 206 bis 212 Knochen aus; allein der Schädel besteht aus 22 Knochen. Säuglinge bringen es übrigens auf etwa 300 Knochen, die im Laufe des Lebens teilweise verwachsen.

Knochen werden nach ihrer Form *klassifiziert* – lang, kurz, flach, unregelmäßig oder ganz anders:

- ✔ **Lange Knochen** wie die in den Armen (Humerus oder Oberarm) und Beinen (Femur, der Oberschenkelknochen) sind stark belastbar. An den Enden, an denen sie mit anderen Knochen verbunden sind, werden sie breiter und haben eine große Oberfläche für die Muskelansätze.
- ✔ **Kurze Knochen** befinden sich in den Handgelenken und Knöcheln und besitzen kleine, unregelmäßige Formen.
- ✔ **Flache Knochen** bedecken weiche Körperteile. Beispiele für flache Knochen sind die Schulterblätter, die Rippen und die Beckenknochen.
- ✔ **Wirbel** sind Beispiele für unregelmäßige Knochen.
- ✔ **Sesambeine** sind kleine, runde Knochen, die in der Nähe von Gelenken zu finden sind. Die Kniescheibe ist ein Beispiel für ein Sesambein.

Wenn Sie im Alltag an *Knochen* denken, kommen Ihnen bestimmt einfach nur knochenharte, graue Strukturen in den Sinn. In der Anatomie ist das ein bisschen anders, da wird jede Struktur in Einzelteile zerlegt und separat beschrieben. So also auch hier! Zunächst einmal wird der Schaft oder Mittelteil eines langen Knochens als *Diaphyse* bezeichnet, die beiden Enden eines langen Knochens sind die *Epiphysen*. Die Diaphyse ist mit den beiden Epiphysen über die in jungen Jahren noch knorpeligen *Epiphysenfugen* miteinander verbunden, in denen das Knochenwachstum stattfindet. Die *Knochenhaut* (das *Periost*) besteht aus einer faserigen Bindegewebsschicht, die die Oberfläche des Knochens bis auf die Enden bedeckt. Andere Knochen sind vollständig vom Periost bedeckt.

Frakturen werden häufig nach der *Salter-Harris-Klassifikation* eingestuft (nach den kanadischen Orthopäden *R. B. Salter* und *W. R. Harris*). Hier wird neben dem Schweregrad des Bruches beurteilt, ob eine Fraktur nur die Epiphysenfuge betrifft oder auch die Epiphyse und/oder die Diaphyse in Mitleidenschaft gezogen wurde.

Unter dem Periost befindet sich eine Schicht aus den knochenbildenden *Osteoblasten*, die Kalzium- und Phosphorverbindungen im Knochengewebe ablagern. Die Enden der langen Knochen sind mit *Gelenkknorpel* überzogen. Diese Knorpelschicht polstert die Knochen an den Stellen, an denen sie auf andere Knochen treffen.

Knochen bestehen zu 31 Prozent aus Wasser und sind bei gleichem Gewicht viermal so fest wie Beton. Der härteste Knochen ist der Kieferknochen.

Die Knochenstruktur kann auch anhand makroskopischer Kriterien unterteilt werden in:

- **Der Schwammknochen** (die *Spongiosa* oder *Substantia spongosa*) im Inneren des Knochens ist aus kleinen Knochenbälkchen aufgebaut und weniger dicht als die Substantia compacta. Die Hohlräume im Schwammknochen enthalten bei Kindern und Jugendlichen noch viel rotes Knochenmark, das reichlich mit Blut versorgt ist und aus unreifen und reifen Blutzellen in verschiedenen Entwicklungsstadien besteht. Besonders die Rippen, die Beckenknochen, das Brustbein und die Wirbel sowie die Epiphysen der langen Knochen enthalten bei Kindern und Jugendlichen noch viel rotes Knochenmark, das später im Leben durch das gelbe Knochenmark ersetzt wird.
- **Substantia compacta** (*Kompakta* ist der harte Teil des Knochens, der die Spongiosa umgibt. Der kompakte Knochen besteht aus dichtem Gewebe, das in allen Knochen unter dem Periost liegt. Im Inneren des kompakten Knochens befindet sich ein System kleiner Kanäle, die Blutgefäße enthalten, die den Knochen mit Sauerstoff und Nährstoffen versorgen und Abfallprodukte wie Kohlenstoffdioxid abtransportieren.

Der Oberschenkelknochen ist der längste Knochen im Körper und macht ein Viertel Ihrer gesamten Körpergröße aus.

Immer schön in der Mitte bleiben: Das Achsenskelett

Nomen est omen, und bei dem *Achsenskelett* wissen Sie vermutlich sofort, worum es sich hier handelt – die Knochen des Schädels und des Rumpfes, die wichtige Organe umgeben und in einer Längsachse angeordnet sind. Über alles das, was dazugehört, erfahren Sie nun mehr!

Die Schädelknochen (Kranium)

Der menschliche *Schädel* besteht aus 22 flachen oder unregelmäßig geformten Schädelknochen, die bis auf den Unterkiefer (die Mandibula) unbeweglich miteinander verbunden sind.

Bei dem Begriff »Schädelknochen« müssen Sie aufpassen, was genau damit gemeint ist! Die Schädelknochen können weiter unterteilt sein in:

- ✔ **Gehirnschädel**, der eine stabile Hülle um das Gehirn bildet (*Neurocranium*)
- ✔ **Gesichtsschädel**, der die Basis für das Gesicht bildet (*Viszerocranium*)

Die Knochen des *Gehirnschädels* (*Neurocranium* oder *Cranium cerebrale*) schützen das Gehirn. Zu den Schädelknochen gehören die Stirnknochen (das paarige *Stirnbein*, das Os frontale), das die Stirn bildet, und die Augenhöhlen. Die paarig angelegten *Scheitelbeine* (Singular: Os parietale) bilden das Dach und die Oberseiten des Schädels. Zwei *Schläfenbeine* (Singular: Os temporale) bilden die Unterseiten und die Basis. Der *Warzenfortsatz* (Processus mastoideus) ist ein kleiner runder Teil des Schläfenbeins hinter dem Ohr.

Das *Hinterhauptbein* (Os occipitale) bildet den hinteren Teil und die Basis des Schädels und verbindet die Scheitel- und Schläfenbeine zu einer Naht (einer Verbindungslinie) der Schädelknochen. Das Hinterhauptbein hat eine Öffnung, das *Foramen magnum*, durch das das Rückenmark verläuft. Das *Keilbein* (Os sphenoidale) erstreckt sich hinter den Augen und bildet einen Teil der Schädelbasis. Es verbindet die Stirn-, Hinterhaupt- und Siebbeine und dient als Verankerung, um diese Knochen zusammenzuhalten. Das *Siebbein* (Os ethmoidale) ist ein dünner, empfindlicher Knochen, der die Nasenhöhle stützt und einen Teil der Augenhöhlen bildet.

Vorsicht ist mit Schädeln von Neugeborenen geboten, da die kindlichen Schädelknochen noch nicht vollständig miteinander verwachsen, sondern hier die Spalten noch mit Bindegewebe überbrückt sind (*Fontanellen*). Warum sind diese Knochen noch nicht verwachsen? – Ganz einfach, der Geburtskanal des Menschen ist eng, und bei der Passage des Babys müssen sich die Schädelknochen noch gegeneinander verschieben können.

Die Linien, an denen die Schädelknochen miteinander verbunden sind, werden als *Schädelnähte* oder *Suturen* (Singular: Sutur) bezeichnet. In diesen Bereichen kann man den Puls der Blutgefäße unter der Haut fühlen.

Alle Knochen des *Gesichtsschädels* (*Viscerocranium* oder *Cranium viscerale*) sind (bis auf einen) miteinander verbunden. Nur der *Unterkieferknochen* (*Mandibula*) ist beweglich, was für das Kauen und Sprechen notwendig ist. Zu den weiteren Gesichtsknochen gehören die Nasenknochen und die beiden *Oberkieferknochen* (*Maxilla*, Plural: Maxillae).

Sowohl der Unterkiefer als auch der Oberkiefer enthalten Fächer, in denen die Zähne eingebettet sind (*Zahnfächer* oder *Alveolen*). Der Unterkiefer ist am *Schläfenbein* (Os temporale) mit dem Schädel verbunden und bildet das Kiefergelenk. Die *Jochbeine* (Os zygomaticum) bilden die Wange.

Immer mit tragender Rolle: Die Wirbelsäule

Die *Wirbelsäule* besteht aus 26 Wirbeln (Singular: Vertebra), die in fünf Abschnitte unterteilt sind: Halswirbelsäule, Brustwirbelsäule, Lendenwirbelsäule, Kreuzbein und Steißbein.

Die oberen sieben Wirbel sind die *Halswirbel* (C1 bis C7). Diese Wirbel sind nicht mit den Rippen verbunden. Der erste Halswirbel, C1 (auch *Atlas* genannt), ist mit dem Hinterhauptbein des Schädels im Nacken verbunden. Er stützt den Kopf und ermöglicht dessen Vor- und Rückwärtsbewegung. Der zweite Halswirbel, C2 (*Axis*), fungiert als Drehpunkt, um den sich der Atlas dreht, sodass der Kopf zur Seite gedreht, gestreckt und gebeugt werden kann.

Der zweite Abschnitt besteht aus zwölf *Brustwirbeln* (T1 bis T12, für *Thorakalwirbel* oder (Singular) Vertebra thoracica)). Diese Wirbel sind mit den zwölf Rippenpaaren verbunden. Der dritte Abschnitt besteht aus fünf *Lendenwirbeln* (L1 bis L5, für *Lumbalwirbel* oder (Singular) Vertebra lumbalis). Sie sind die stärksten und größten Wirbel der Wirbelsäule. Das *Kreuzbein* (Os sacrum) ist ein leicht gekrümmter dreieckiger Knochen, der aus fünf einzelnen Segmenten, den Kreuzbeinwirbeln, besteht, die allmählich miteinander verwachsen sind. Das *Steißbein* (Os coccygis) bildet das Ende der Wirbelsäule. Es ist ebenfalls ein verwachsener Knochen, der aus drei bis fünf (meistens vier kleinen) Steißbeinwirbeln gebildet wird.

Ein *Wirbel* besteht aus einem scheibenförmigen *Wirbelkörper* (Corpus vertebrae), dem *Wirbelbogen* (Arcus vertebrae) und verschiedenen Fortsätzen (Singular: Processus vertebrae) wie Dornfortsätze, Gelenkfortsätze und Querfortsätze als kleine flügelartige Vorsprünge, die aus jedem Wirbel herausragen oder sich von ihm aus erstrecken. Das *Foramen* ist die Öffnung in der Mitte jedes Wirbels, durch die das Rückenmark verläuft.

Zwischen dem Körper eines Wirbels und den Körpern der darunter liegenden Wirbel befinden sich *Bandscheiben* (Singular: *Discus intervertebralis*), die für Flexibilität sorgen und Stöße auf die Wirbelsäule abfedern.

Bug voraus: Der Brustkorb

Der *Brustkorb* (*Thorax*) aus Brustwirbeln, Rippen und Sternum beginnt am S-förmigen *Schlüsselbein* (Klavikula oder lateinisch Clavicula), das das Brustbein mit jedem Schulterblatt verbindet. Die *Schulterblätter* (Scapula) bestehen aus zwei flachen dreieckigen Knochen, einem auf jeder Rückseite des Thorax. Die Stelle, an der sich Schulterblatt und Schlüsselbein verbinden, ist das *Acromion* oder *Schulterdach*, ein Knochenvorsprung am oberen Ende des Schulterblatts.

Das Schulterblatt ist durch 15 verschiedene Muskeln mit dem Körper verbunden, jedoch nicht durch eine einzige Knochenverbindung.

Das *Brustbein* (Sternum) ist ein flacher Knochen, der sich entlang der Mittellinie der Brust nach unten erstreckt. Der oberste Teil des Sternums ist mit den Seiten der Klavikula und den Rippen verbunden, während der untere, schmalere Teil (Schwertfortsatz) am Zwerchfell befestigt ist. Der *Schwertfortsatz* (Processus xiphoideus) ist ein kleiner, beweglicher Knochenfortsatz am äußersten Ende des Brustbeins. Diesen Fortsatz spüren Sie, wenn Sie die Hände auf die Brust legen, um eine Herz-Lungen-Wiederbelebung durchzuführen.

Die zwölf *Rippenpaare* liegen dicht neben dem Brustbein. Die ersten sieben Paare sind vorne (an der Brust) durch *Rippenknorpel* mit dem Brustbein verbunden und werden daher als *echte Rippen* (Costa vera) bezeichnet. Die Rippen acht bis zwölf werden *falsche Rippen*

(Costa spuria) genannt, denn diese Rippen sind nicht direkt mit dem Sternum verbunden wie die wahren Rippen. Die Rippen elf und zwölf werden *freie Rippen* (Costa fluctuantes) genannt, weil sie an ihrem vorderen Ende nirgendwo befestigt sind.

Die Rippen bewegen sich bei jedem Atemzug, und insgesamt macht das fünf Millionen Bewegungen pro Jahr aus!

Der Beckengürtel

Der *Beckengürtel* oder *Hüftknochen* ist ein großer Knochen, der den Rumpf des Körpers stützt und mit dem *Femur* (Oberschenkelknochen) und dem *Kreuzbein* (Os sacrum) verbunden ist. Der Beckenknochen eines Erwachsenen besteht aus drei Paaren miteinander verwachsener Knochen: dem Darmbein, dem Sitzbein und dem Schambein.

Das *Darmbein* (Os ilium oder kurz Ilium) ist der oberste und größte Teil. Die Verbindung zwischen den Beckenknochen und dem Kreuzbein () ist so fest, dass dieses Gelenk oft als ein »Knochen« bezeichnet wird. Die *Beckenkämme* befinden sich sowohl an der Vorder- als auch an der Rückseite des Beckens. Sie sind mit rotem Knochenmark gefüllt und dienen als Ansatzstelle für die Bauchwandmuskulatur.

Das *Sitzbein* (Os ischii) ist der hintere Teil des Beckens – also der Teil, auf dem Sie sitzen.

Das *Schambein* (Os pubis) ist der vordere Teil, der aus zwei durch eine Scheibe miteinander verbundenen Teilen besteht. Dieser Bereich der Verwachsung wird als *Schambeinfuge* (Symphysis pubica) bezeichnet. Der Bereich innerhalb des durch den Beckengürtel gebildeten Knochens wird als *Beckenhöhle* bezeichnet. In der Beckenhöhle befinden sich der Enddarm, das Sigmoid, die Blase und die weiblichen Geschlechtsorgane.

Das appendikuläre Skelett

Falls Sie eine Eselsbrücke brauchen: Denken Sie beim *appendikulären Skelett* an Appendix oder Anhang, denn das trifft es ziemlich gut. Ihre Gliedmaßen werden in diesem Abschnitt behandelt. Anhänge lassen sich in zwei Hauptkategorien von Knochen einteilen, die oberen und die unteren Extremitäten.

Die oberen Extremitäten – Reich mir die Hand!

Arme und Hände fallen in dieser Kategorie. Zu den Knochen des Arms und der Hand gehört der *Humerus*, der Oberarmknochen. Der Humeruskopf artikuliert mit der Glenoidpfanne der Scapula. Die *Elle* (Ulna) und die *Speiche* (Radius) sind die Knochen des Unterarms. Der knöcherne Vorsprung der Elle am Ellenbogen wird als *Olekranon* (Ellenhaken) bezeichnet. Die *Handwurzelknochen* (Ossa carpi) sind die Knochen des Handgelenks; diese sind in zwei Reihen mit jeweils vier Knochen angeordnet. Die *Mittelhandknochen* (Ossa metacarpi) sind die fünf Knochen, die zu den Fingern hin ausstrahlen, gefolgt von den *Fingerknochen*, den Phalangen (Singular: Phalanx).

Jeder Finger hat drei Phalangen: die proximale, die mittlere und die distale. Die proximale Phalanx ist die dem Ursprungspunkt am nächsten liegende, während die distale Phalanx am weitesten vom Ursprungspunkt entfernt ist. Die proximale Phalanx ist also die erste nach dem Fingerknöchel, die mittlere liegt in der Mitte und die distale an der Fingerspitze. Der *Daumen* hat nur zwei Phalangen: proximal und distal, weshalb er anders als die übrigen Finger klassifiziert wird.

Hat Bein und Fuß – Die unteren Extremitäten

Der *Femur* ist der Oberschenkelknochen. An seinem oberen Ende passt sich sein runder Kopf in eine Pfanne im Hüftknochen ein, die als *Acetabulum* oder *Hüftgelenkspfanne* bezeichnet wird. Die *Patella* (Kniescheibe) ist ein kleiner flacher Knochen, der vor dem Gelenk zwischen dem Femur und einem der Unterschenkelknochen, der Tibia, liegt. Die *Tibia* (Schienbein) ist der größere der beiden Unterschenkelknochen, die *Fibula* (Wadenbein) ist der kleinere der beiden.

Die *Fußwurzelknochen* (Ossa tarsalia) sind kurze Knochen, die den Handwurzelknochen des Handgelenks sehr ähnlich sind, jedoch größer ausfallen. Das *Fersenbein* (Calcaneus) ist der größte dieser Knochen. Die *Mittelfußknochen* (Ossa metatarsalia) bilden den Vorfuß, also diejenigen Knochen, die zu den Zehengliedern führen. Wie auch der Daumen besitzt der große Zeh nur zwei *Zehenglieder* (Phalangen), die anderen vier Zehen jeweils drei, und diese sind ebenfalls in Phalanx proximalis, Phalanx media und Phalanx distalis unterteilt. Im großen Zeh werden sie als proximales und distales Zehenglied bezeichnet, was sich leicht vom Daumen unterscheidet.

Halten Sie mobil: Die Gelenke

Kommen wir nun zu dem »Klebstoff«, der all diese Knochen zusammenhält: Ihren Gelenken. Okay, Gelenke bestehen nicht wirklich aus Klebstoff, aber sie leisten gute Arbeit, um alles zusammenzuhalten. *Gelenke*, auch *Artikulationen* genannt, sind die Verbindungen zwischen zwei oder mehr Knochen. Einige Gelenke sind nicht beweglich, wie beispielsweise die Nahtstellen zwischen den Schädelknochen, und andere Gelenke nur teilweise wie beispielsweise die Gelenke zwischen den Wirbeln.

Die meisten Gelenke sind jedoch beweglich. Diese frei beweglichen Gelenke werden *Synovialgelenke* genannt – es sind echte Gelenke bzw. *Diarthrosen*. Ein Beispiel dafür ist das Hüftgelenk, ein *Kugelgelenk*, bei dem der Oberschenkelkopf in die Hüftpfanne passt, oder das *Scharniergelenk*, wie es am Ellenbogen, Knie oder Sprunggelenk zu finden ist.

Die Knochen eines Synovialgelenks sind durch eine *Gelenkkapsel* getrennt, die aus faserigem Knorpel besteht. Bänder aus Bindegewebe halten die Knochen um die Kapsel herum zusammen und verstärken sie. Die Knochenflächen an einem Gelenk sind mit einer glatten Oberfläche bedeckt, die als *Gelenkknorpel* bezeichnet wird. Die *Synovialmembran* ist die innere Schicht der Kapsel, die unter der Kapseloberfläche liegt. Die *Gelenkhöhle* ist mit einer viskosen Flüssigkeit gefüllt, die von der Synovialmembran produziert und entsprechend als *Synovialflüssigkeit* bezeichnet wird. Diese Flüssigkeit enthält Wasser und Nährstoffe, die das Knorpelgewebe versorgen und die Reibung am Gelenkknorpel verringern.

Schleimbeutel (Singular: Bursa) sind Gewebesäcke mit Synovialflüssigkeit, die mit Synovialmembran ausgekleidet sind. Sie liegen in den Zwischenräumen zwischen Sehnen, Bändern und Knochen und reduzieren die Reibung, die in der Nähe der Gelenkkapsel entstehen würde. Beispiele für Schleimbeutel sind die *Bursa olecrani* am Ellenbogengelenk und die *Bursa patellae* am Knie.

Skelettwortstämme und Kombinationsformen

Nachdem Sie nun die einzelnen Teile des Skelettsystems etwas besser kennengelernt haben, ist es an der Zeit, Ihr Wissen in die Praxis umzusetzen, indem Sie die Wortstämme in ihre Bedeutungen und nützlichen Anwendungen zerlegen. Die Wortstämme sind wie immer ein wesentlicher Bestandteil der medizinischen Terminologie, denn sobald Sie diese Wortstämme (also die guten alten griechischen und lateinischen) beherrschen, können Sie für jedes Wort aus dem Bereich des Skelettsystems Stück für Stück die Bedeutung herausfinden.

Wortstamm	Bedeutung
kyph/o	bucklig, gekrümmt (Kyphose ist eine posteriore Krümmung der Brustwirbelsäule)
lamin/o	Lamina (Teil des Wirbelbogens)
lord/o	Krümmung oder Hohlkreuz (Lordose: Vorwölbung der Lendenwirbelsäule)
lumb/o	die Lendenwirbelsäule betreffend (L1 bis L5)
myel/o	das Knochenmark oder das Rückenmark betreffend (Myelitis: Rückenmarksentzündung)
oste/o	den Knochen betreffend
orth/o	gerade, aufrecht
scoli/o	krumm, gebogen (Skoliose: seitliche Verkrümmung der Wirbelsäule)
spondyl/o	Wirbel (bezieht sich auf den Zustand der Struktur) Spondylose ist eine degenerative Veränderung der Wirbelkörper.
vertebr/o	zu einem Wirbel gehörend

Tabelle 13.1: Wichtige Wortstämme des Skelettsystems

Tabelle 13.2 listet die mit Knochen verwendeten Kombinationsformen auf.

Kombinationsbegriff	Beispiel	Bedeutung
acetabul/o	Acetabulum	Hüftgelenkspfanne
brachi/o	Brachialanatomie	die Strukturen im Oberarm betreffend
calcane/o	Calcaneus	Fersenbein
carp/o	Ossa carpi	Handwurzelknochen
clavic/o, clavicul/o	Clavicula (Klavikula)	Schlüsselbein
coccyg/o	Coccygodynie	Schmerzen im und um das Steißbein
cost/o	Costae verae	echte Rippen
crani/o	Cranium (Kranium)	Schädel
femor/o	Os femoris	Oberschenkelknochen
fibul/o	Fibula	Wadenbein
humer/o	Os humeri	Oberarmknochen
ili/o	Os ilium	Darmbein
ischi/o	Ischium	Sitzbein
lumb/o	lumbale Wirbelsäule	Lendenwirbelsäule
malleol/o	Knöchelbeinfortsatz	medial/lateral am Sprunggelenk
mandibul/o	Unterkiefer	Unterkiefer
maxill/o	Oberkiefer	Oberkiefer
metacarp/o	Metacarpalknochen	Mittelhandknochen
metatars/o	Metatarsalknochen	Mittelfußknochen
olecran/o	Olecranon (Olekranon)	Ellbogen
patell/o	Patella	Kniescheibe
phalang/o	Phalanx, Phalangen	Knochen der Finger und Zehen
pub/o	Os pubis	Schambein, Teil des Beckenknochens
radi/o	Radiusfraktur	Bruch des Unterarmknochens (Speiche)
sacr/o, sakr/o	Os sacrum	Sakralbereich der Wirbelsäule
scapul/o, skapul/o	Schulterblatt	Schulterblatt
stern/o	Brustbein	Brustbein
tars/o	Tarsus	Fuß, Fußwurzel
tibi/o	Tibia (Schienbein)	Unterschenkelknochen
uln/o	Ulna (Elle)	Unterarmknochen

Tabelle 13.2: Knochen und Wortkombinationen

Kombinationsbegriff	Bedeutung
arthr/o	Gelenk
articul/o	Gelenk
burs/o	Bursa (Schleimbeutel)
chondr/o	Knorpel
disk/o	Bandscheibe
fibros/o	faserreich, aus Bindegewebe bestehend
menisc/o	Meniskus
synovi/o	Synovialmembran, Gelenkinnenhaut
tend/o	Sehne

Tabelle 13.3: Wortkombinationen in Verbindung mit Gelenken

Noch mehr anatomische Begriffe …

Nein, der Aufbau des Skelettsystems ist nun wirklich nicht einfach, weil es einfach zu viele wichtige Strukturen gibt, die auch noch Beachtung verdienen. Alle können wir an dieser Stelle nicht nennen, sonst würde es den Rahmen dieses Buches sprengen (sonst hätten wir ja gleich ein Wörterbuch geschrieben), aber ein paar Begriffe liegen uns schon noch am Herzen. Eine kleine Auswahl weiterer Begriffe finden Sie in Tabelle 13.4.

Begriff	Bedeutung
Ankylose	Steifheit eines Gelenks
Arthralgie	Schmerzen im Gelenk
Artikulation	Gelenk
Bänder	Bindegewebe, das Knochen miteinander verbindet
Bradykinese	verlangsamte Bewegungen
Bursa	flüssigkeitsgefüllter Sack an oder um ein Gelenk
Chiropraktik	Therapiesystem, das aus der Manipulation der Knochen und Gelenke des gesamten Körpers besteht
Chondromalazie	Erweichung des Knorpels
Diaphyse	Schaft oder mittlerer Teil eines langen Knochens
Dyskinesie	Bewegungsstörung
Dystrophie	anormale Entwicklung
Enthese	Befestigungsstelle, an der eine Sehne, ein Band oder eine Gelenkkapsel am Knochen ansetzt
Epiphyse	die beiden Enden eines langen Knochens
Fissur	schmale, schlitzartige Öffnung zwischen Knochen
Fontanellen	noch unvollständig geschlossene Schädelnähte bei Säuglingen
Fossa	Vertiefung oder Höhle in einem Knochen

Begriff	Bedeutung
gelbes Knochenmark	das Fettgewebe, das in den Diaphysen der langen Knochen zu finden ist
Hämatopoese	Entstehung von Blutzellen im Knochenmark
Hyperkinesie	übermäßige Bewegung oder Überaktivität
interkostal	zwischen den Rippen gelegen
intrakranial	innerhalb des Schädels gelegen
Kompakta	harter, dichter Anteil des Knochengewebes (zum Beispiel im Oberschenkelknochen)
Kondylus	Knöchelförmiger Fortsatz am Ende eines Knochens – in der Nähe eines Gelenks
Kyphose	anormale Wölbung der Brustwirbelsäule, Buckel
Mastoid	runder Vorsprung am Schläfenbein hinter dem Ohr
Orthese	Hilfsmittel zur Stabilisierung wie Einlagen, die zur Stützung, Ausrichtung oder Korrektur von Fehlstellungen dienen; Entlastung oder Korrektur von Gliedmaßen oder der Wirbelsäule wie Schienen, Bandagen oder Einlagen
Orthopäde	Facharzt für Orthopädie
Orthopädie	Teilgebiet der Medizin, das sich mit Erkrankungen und Fehlbildungen des Stütz- und Bewegungsapparates befasst
Ossifikation	Verknöcherung, Bildung von Knochengewebe aus Knorpelgewebe
Osteoblast	Knochen aufbauende Zelle, die zur Bildung von Knochengewebe beiträgt
Osteoklast	Knochen abbauende Zelle, die unerwünschtes Knochengewebe absorbiert und entfernt
Osteopath	Fachperson für manuelle Therapie (Osteopathie)
Osteopathie	manuelle Therapiemethode, die das Zusammenspiel von Bewegungsapparat, Organen und Nervensystem berücksichtigt
Osteosarkom	bösartiger Tumor des Knochens
Prothese	künstlicher Ersatz für ein fehlendes Körperteil, zum Beispiel ein künstliches Bein, Auge, Gelenk oder eine Herzklappe
rotes Knochenmark	befindet sich im spongiösen Knochen, dem Ort der Blutbildung
Sehne	Bindegewebe, das Muskeln mit Knochen verbindet
Skoliose	anormale seitliche Verkrümmung der Wirbelsäule
Spongiosa	schwammiges, poröses Knochengewebe
Subkostal	unterhalb der Rippen gelegen
Tendinitis	Entzündung einer Sehne
Tendinitis	Sehnenentzündung
Tenodynie	Schmerzen in einer Sehne
Trabekel	feine Knochenbälkchen im spongiösen Knochengewebe
Trochanter	großer Fortsatz hinter dem Oberschenkelhals
Tuberkel	abgerundeter kleiner Fortsatz an einem Knochen
Tuberositas	großer, abgerundeter Fortsatz an einem Knochen

Tabelle 13.4: Weitere gebräuchliche Begriffe zum Skelettsystem

Häufige Skeletterkrankungen

Das Skelett ist unsere tragende Säule, kein Wunder also, dass sich jede Art von Unfall schnell auf das gesamte System auswirkt. Und Verletzungsmöglichkeiten gibt es zuhauf, gerade bei körperlich aktiven Menschen. Jedes Jahr verletzen sich etwa 1,25 Millionen Bundesbürger bei Sportunfällen, und sehr viele dieser Unfälle betreffen das Skelettsystem.

Generell gilt Fußball als die Sportart mit dem größten Verletzungsrisiko für das Skelettsystem, gefolgt vom Skilaufen, das mit Knochenbrüchen oder Verstauchungen auch sehr weit oben auf dieser »Hitliste« steht.

Aber es gibt ja noch viele weitere Erkrankungen der Knochen, die gesundheitliche Probleme bereiten können, und viele davon kennen Sie wahrscheinlich aus eigener Erfahrung.

- ✔ Ein **Ballenzeh** (Hallux valgus) ist eine Fehlstellung des Fußes, bei der sich der große Zeh in Richtung der kleinen Zehen neigt und eine knöcherne Vorwölbung am ersten Mittelfußknochen entsteht, die aufgrund von Druckstellen stark schmerzen kann. Besonders Frauen sind von dieser Erkrankung betroffen.

- ✔ Eine **Bursitis** ist eine Entzündung eines Schleimbeutels. Schleimbeutel wirken wie kleine Polster, die Reibung zwischen Knochen, Sehnen und Muskeln reduzieren. Ein typisches Beispiel ist die Bursitis olecrani (»Studentenellenbogen«). Dabei entzündet sich der Schleimbeutel direkt über dem Ellenbogen – häufig durch längeres Abstützen, Stöße oder wiederholte Belastung. Der Ellenbogen ist dann geschwollen, druckempfindlich und manchmal gerötet. Auch Bewegungen können schmerzhaft sein.

- ✔ Eine **Luxation** (Ausrenkung) ist die Verschiebung eines Knochens aus seiner normalen Gelenkverbindung. Luxationen können »reponiert« oder in ihren normalen Zustand zurückversetzt werden, wobei das Gelenk zur Heilung gerissener Bänder und Sehnen in der Regel mit einer Schlinge oder einem Verband ruhiggestellt wird.

- ✔ Eine **Distorsion** oder **Verstauchung**, die vermutlich jeder von Sportverletzungen kennt, beruht auf der Überdehnung von Muskeln und Bändern einer Gelenkkapsel, die mit Schmerzen oder Schwellungen einhergeht und bis zu Bänderrissen reichen kann.

Diese Verletzungen können sehr schmerzhaft sein, aber noch mehr schmerzt die Vorwölbung (*Protrusion*) einer Bandscheibe (*Diskusprotrusion*), bei der der Gallertkern der Bandscheibe über die angrenzenden Wirbelkörper in den Nervenkanal drückt. Dieses äußerst unangenehme Phänomen kennen Sie unter der langläufigen Bezeichnung *Bandscheibenvorfall.* Bei einem echten Bandscheibenvorfall (*Prolaps*) tritt allerdings das Material des Gallertkerns aus, während bei einer Protrusion der Faserring noch intakt bleibt.

Auch die Knochen können aufgrund von Deformitäten und Wucherungen Erkrankungen aufweisen. *Talipes equinovarus,* auch als *Klumpfuß* bekannt, ist eine angeborene Deformität der Fußknochen. Die Knochen sind verdreht oder verschoben. *Exostosen* sind knöcherne Wucherungen (gutartige Tumore) an der Oberfläche eines Knochens.

Und vergessen Sie nicht Ihren alten Freund, die *Arthritis*, eine Entzündung der Gelenke. Apropos alt: Diese Erkrankung ist nicht auf Senioren beschränkt. Arthritis kennt kein Alter und tritt in verschiedenen Formen auf:

- **Spondylitis ankylosans** (*Morbus Bechterew*) ist eine chronische Arthritis mit Versteifung der Gelenke, insbesondere der Wirbelsäule. Diese Erkrankung kann mit Kortikosteroiden und entzündungshemmenden Therapien behandelt werden.
- **Gicht** (*Arthritis urica*) ist eine Entzündung der Gelenke, die durch einen Überschuss an Harnsäure im Körper verursacht wird. Ein erblicher Stoffwechseldefekt führt zu einer übermäßigen Ansammlung von Harnsäure im Blut, in den Gelenken und in den Weichteilen in der Nähe der Gelenke. Gicht tritt häufig in der großen Zehe auf.
- **Arthrose**, auch *Osteoarthritis* genannt, ist eine degenerative Gelenkerkrankung von Veränderungen des Knorpels, die mit einer Überbeanspruchung zusammenhängen. Sie tritt hauptsächlich in den Hüften und Beinen auf. Eine medikamentöse Therapie lindert die Entzündung und die Schmerzen, und Physiotherapie lockert die beeinträchtigten Gelenke.
- **Psoriasis-Arthritis** ist eine chronische Erkrankung, die durch Entzündungen der Haut (*Psoriasis*, die Schuppenflechte) und der Gelenke (Arthritis) gekennzeichnet ist. Fleckige rote und weiße Bereiche betreffen die Ellenbogen, Knie und die Kopfhaut.
- **Rheumatoide Arthritis** ist eine chronische Autoimmunerkrankung, bei der Gelenke entzündet sind und schmerzen. Bei rheumatoider Arthritis sind in der Regel zuerst die kleinen Gelenke der Hände und Füße betroffen, später auch die größeren Gelenke.

Was ist denn nun kaputt, Herr Doktor?

Glauben Sie nicht, dass jeder *Knochenbruch* gleich ist; Sie würden sich wundern, wie kompliziert ein Bruch sein kann! Hier eine Auswahl aus unserem »Bruchmenü«:

- **Geschlossene Fraktur:** Der Knochen ist gebrochen, ohne dass die Haut verletzt ist.
- **Trümmerfraktur:** Der Knochen ist zersplittert, zertrümmert oder vollständig abgetrennt.
- **Kompressionsfraktur:** Der Knochen wird in sich selbst eingedrückt; diese Art der Fraktur tritt häufig an den Wirbeln auf.
- **Grünholzfraktur:** Der Knochen ist teilweise gebogen und teilweise gebrochen (so ähnlich wie ein grüner Ast, der bricht), tritt häufig bei Kindern auf.
- **Impaktionsfraktur:** Der Knochen ist gebrochen, wobei ein Ende in das andere eingeklemmt ist.
- **Offene Fraktur:** gebrochener Knochen mit einer offenen Hautwunde

Die Behandlung von Frakturen umfasst die *Reposition*, also die Wiederherstellung der normalen Position der Fraktur. Es gibt zwei Arten der Reposition:

- ✔ Bei der *geschlossenen Reposition* wird der Bruch ohne Schnitt manipuliert.
- ✔ Bei der *offenen Reposition* wird ein Schnitt in die Haut vorgenommen, um Zugang zur Frakturstelle zu erhalten, und anschließend die normale Position wiederhergestellt.

Sobald der gebrochene Knochen fixiert ist, wird während der Heilung ein Glasfaser- oder Gipsverband, also eine feste Form des Körperteils, an der verletzten Stelle angelegt.

Skeletterkrankungen und Pathologie

Einige Erkrankungen des Skelettsystems sind komplizierter und gelten als pathologisch, das heißt, sie sind die Folge oder ein Anzeichen einer systemweiten Erkrankung. Einige davon sind Ihnen vielleicht bekannt, darunter *Osteoporose*, eine Abnahme der Knochendichte aufgrund von Kalziumverlust, die mit vermehrten Knochenbrüchen bei Betroffenen einhergeht. Osteoporose kann als Teil des Alterungsprozesses oder aufgrund einer Kortikosteroidtherapie auftreten, aber sie kann diagnostiziert und behandelt werden.

Zwei weitere Erkrankungen mit dem Wortstamm »osteo-« sind *Osteomyelitis* und das osteogene Sarkom. Bei ersterer handelt es sich um eine Entzündung des Knochens und des Knochenmarks aufgrund einer Infektion. Bakterien gelangen über eine Wunde in den Körper, breiten sich von einer Infektion in der Nähe des Knochens aus oder entstehen durch eine Haut- oder Halsinfektion. Die Infektion tritt vor allem in den langen Knochen der Arme und Beine auf, was zu einem Abszess führen kann. Wenn der Knochen abstirbt, kann sich ein *Sequester* bilden, ein Bereich, in dem der Knochen abgestorben ist. Das osteogene Sarkom oder *Osteosarkom* ist ein bösartiger Tumor des Knochens. Auch das *Ewing-Sarkom* ist ein zwar seltener, aber hochmaligner, schnell metastasierender Tumor, der den gesamten Schaft eines langen Knochens befällt und vor allem bei Kindern und Jugendlichen auftritt.

Die meisten Läsionen im Zusammenhang mit einem Osteosarkom treten direkt oberhalb oder unterhalb des Knies auf.

Morbus Paget (Osteodystrophia deformans) ist eine oft erblich bedingte Skeletterkrankung bei älteren Menschen. Knochenabbau und Knochenaufbau sind pathologisch erhöht, was zu einer Verdickung und gleichzeitigen Erweichung der Knochen führt und eine Verkrümmung der gewichttragenden Knochen verursacht.

Entzündungen betreffen nicht nur Muskeln und Weichteile, auch Knochen können sich entzünden. *Rachitis* ist eine meist mit Vitamin-D-Mangel verbundene Erkrankung vor allem bei Kindern, die mit rachitischen Knochenfehlbildungen einher geht. Wenn im Säuglings- und Kindesalter die sich bildenden Knochen nicht ausreichend mit Kalzium und Phosphor versorgt sind, werden die Knochen weich und verbiegen sich. *Osteomalazie* (Knochenerweichung) ist das Pendant der Rachitis im Erwachsenenalter, sie wird durch Vitamin-D-Mangel oder Resorptionsstörungen verursacht.

Untersuchungsmethoden: Skelettradiologie und diagnostische Tests

Röntgenaufnahmen von Knochen und Gelenken sind gängige Verfahren, um Frakturen oder Tumore zu erkennen, die Heilung einer Fraktur zu überwachen und abnormale Strukturen zu identifizieren. Die wichtigsten Methoden zur Untersuchung des Skeletts sind folgende:

- ✔ **Arthrografie:** Verfahren zur Röntgenaufnahme eines Gelenks
- ✔ **Arthroskopie:** visuelle Untersuchung des Gelenkinneren mit einem Arthroskop
- ✔ **Arthrozentese:** chirurgische Punktion eines Gelenks zur Entnahme von Flüssigkeit zu diagnostischen Zwecken
- ✔ **Computertomografie** (*CT*): liefert eine genaue Darstellung der Knochenstruktur und kann selbst geringfügige Veränderungen erkennen
- ✔ **Doppelröntgenenergieabsorptiometrie** (Dual Energy X-ray Absorptiometry, kurz DXA): genaueste Methode zur Beurteilung der Knochendichte bei der Untersuchung auf Osteopenie und Osteoporose
- ✔ **Fluoroskopie:** Untersuchung mit einem Fluoroskop, einem Gerät zur Untersuchung tiefer Körperstrukturen mittels Röntgenstrahlen
- ✔ **Knochendichtemessung:** Bestimmung der Knochendichte zur Diagnose von Osteoporose
- ✔ **Knochenszintigrafie** (Sketelettszintigrafie): erkennt das Vorliegen von Knochenmetastasen und überwacht degenerative Knochenerkrankungen
- ✔ **Magnetresonanztomografie (MRT):** bewertet alle Weichteile und ist besonders nützlich für die Beurteilung von Bändern, Sehnen, Muskeln, Spinalkanalstenosen und degenerativen Bandscheibenveränderungen; ideal geeignet für alles, was auf einem Röntgenbild nicht zu sehen ist
- ✔ **Positronen-Emissions-Tomografie (PET):** nuklearmedizinisches Bildgebungsverfahren, das ein 3D-Bild eines Körperprozesses erzeugt
- ✔ **Quantitative Computertomografie (qCT):** wird zur Messung der Knochendichte in Hüfte und Wirbelsäule verwendet.
- ✔ **Single-Photon-Emissions-Computertomografie (SPECT):** sehr empfindliches nuklearmedizinisches Verfahren zur Erkennung von Knochenanomalien

Der Chirurg ist gefragt: Operative Eingriffe am Skelett

Sowohl Knochen als auch Gelenke können operativ repariert werden. Gelenke können durch eine *Arthrodese* (Gelenkversteifung) operativ fixiert oder durch eine *Arthroplastik* repariert werden. *Arthroskopische* und arthroskopisch assistierte Eingriffe können meistens ambulant durchgeführt werden, da es sich hier um minimalinvasive Operationsverfahren handelt. Für Eingriffe an der Wirbelsäule und den Gelenken werden immer häufiger roboterassistierte Verfahren und Knochenersatzmaterialien verwendet, was im Laufe der Zeit zu weniger invasiven chirurgischen Eingriffen führen wird. Zu den typischen Arten der Arthroplastik zählen folgende:

- **Hüft-Totalendoprothese (Hüft-TEP):** wird bei degenerativen Gelenkerkrankungen und fortgeschrittener Arthrose durchgeführt. Bei der Operation wird der Oberschenkelkopf des Hüftgelenks durch einen künstlichen Metallkopf und eine kunststoffbeschichtete Hüftpfanne (eine Schale, in die der Oberschenkelkopf passt) ersetzt.
- **Knieendoprothese (Knie-TEP):** künstliches Kniegelenk, wenn dieses etwa durch Kniearthrose starke Schmerzen verursacht. Die Operation wird heute größtenteils von Robotern durchgeführt, um abgenutzte Oberflächen des Kniegelenks zu ersetzen, und verschiedene Arten von Prothesen (auch verschiedene Materialien) kommen zur Anwendung.
- **Unikompartimentelle Hüft-/Kniegelenkersatzoperation:** Teilprothese, die eingesetzt wird, wenn nur ein Bereich des Knies oder der Hüfte beschädigt ist. Dieser Bereich wird abgeschliffen und umgeformt, aber nicht ersetzt, was sich gerade bei jüngeren Patienten im Alter von 20 bis 50 Jahren als vorteilhaft erwiesen hat.
- **Kerndekompression:** chirurgischer Eingriff, wenn abgestorbenes Knochengewebe entfernt und durch ein Knochentransplantat ersetzt werden muss
- **Mittelfuß-Gelenksersatz:** wird zur Behandlung von Deformitäten im Zusammenhang mit rheumatoider Arthritis oder dem Hallux valgus (einer Deformität der Großzehe) sowie bei schmerzhaften oder instabilen Gelenken durchgeführt.

Denken Sie bei der Diskussion über Gelenke immer an den Wortstamm *arthr/o*! Diesem Wortstamm werden Sie bei den meisten chirurgischen Eingriffe an Gelenken begegnen, aber keine Regel ohne Ausnahme: Ganz ohne den Wortstamm *arthr/o* kommt die *Synovektomie* oder *Synovialektomie* aus, bei der die Synovialmembran eines Gelenks entfernt wird.

Es wird Sie kaum wundern, dass es auch für den Kopf und die Wirbelsäule eine Fülle von chirurgischen Operationsmethoden gibt, von denen hier nur ein paar wenige genannt sind.

- Eine **Kraniotomie** (die neurochirurgische Öffnung des Schädels) ermöglicht den Zugang zum Gehirn, um Blutungen oder Tumore zu behandeln.
- Eine **Diskektomie** ist die Entfernung eines Teils der Bandscheibe, um den Druck auf die Nerven zu reduzieren und die Schmerzen zu senken. Bei der *perkutanen* Diskektomie wird nur ein ganz kleiner Schnitt eingefügt (minimalinvasives Verfahren).
- Eine **Laminektomie** oder *Laminaexzision* ist die Entfernung der Lamina am hinteren (rückseitigen) Teil eines Wirbels, um den Druck auf das Rückenmark oder die Spinalnerven zu verringern, der durch verschiedene Zustände wie Wirbelkanalstenosen, Bandscheibenvorfälle oder Tumore verursacht wird.
- Eine **Spondylodese** ist die operative Versteifung von Wirbeln, bei der einige Wirbel miteinander verbunden werden, wenn es keine andere Behandlung mehr gibt, um die Schmerzen zu reduzieren.

Knochenerkrankungen werden meistens mit *nichtsteroidalen Antirheumatika* (*NSAIDs*) behandelt, die entzündungshemmend, schmerzlindernd und fiebersenkend wirken. Häufig werden auch antiresorptive Medikamente (Arzneimittel, die den Knochenabbau verhindern) und eine anabole Therapie zur Vorbeugung osteoporotischer Frakturen zur Behandlung eingesetzt.

Auch Arm- und Beinverletzungen zählen zu den Klassikern im Skelettbereich, besonders, wenn Sie sportlich unterwegs sind (Sie erinnern sich bestimmt noch an das appendikuläre Skelett, oder?). Gipsverbände sind nicht mehr gefragt, dafür gibt es chirurgische Optionen wie zum Beispiel:

- **Meniskektomie:** Entfernen eines Meniskus bei einem Riss der Knorpelscheibe im Knie
- **Meniskusnaht** (Meniskusrefixation): chirurgische Wiederherstellung eines gerissenen Meniskus
- **Osteoklasie:** chirurgisches Brechen eines Knochens zur Korrektur einer Deformität
- **Osteoplastik:** chirurgische Reparatur eines Knochens
- **Osteotomie:** chirurgische Durchtrennung eines Knochens
- **Patellektomie:** Entfernen der Kniescheibe, wenn andere Behandlungsmöglichkeiten keinen Erfolg hatten
- **Tenorrhaphie:** chirurgische Naht einer gerissenen Sehne
- **Tenotomie:** ganze oder teilweise Durchtrennung einer Sehne

IN DIESEM KAPITEL

Wie Ihr Muskelsystem funktioniert

Wortstämme, Präfixe und Suffixe

Häufige Beschwerden, Erkrankungen und Diagnosen verstehen

Kapitel 14
Und ... action! – Das Muskelsystem

Fühlen Sie sich mit dieser Information jetzt bitte nicht überfordert, wenn Sie das nächste Mal ins Fitnessstudio gehen, aber Ihr Körper besitzt tatsächlich über 650 Muskeln, die regelmäßiges Training benötigen! Das Schöne an der Muskulatur ist allerdings, dass es sich um ein System handelt, in dem verschiedene große Muskelgruppen gleichzeitig zusammenarbeiten, wenn Sie bestimmte Bewegungen ausführen, sei es im Fitnessstudio, beim Sport oder bei Ihren ganz normalen Tagesaktivitäten.

Und für alle professionellen Sofa-Hocker: Auch Sie benutzen gerade ein paar Muskeln, während Sie aufrecht sitzen, atmen, verdauen, Blut durch den Körper pumpen und dieses Buch lesen. Machen Sie sich also nicht zu viel Stress wegen des verstaubenden Rudergeräts (was Ihr Kardiologe aber bestimmt ganz anders sieht).

Muckis und noch ganz andere Muskeln

Der *Bewegungsapparat* besteht aus Muskeln und Gelenken. Die Muskeln – über 650, wie bereits gesagt – sind für die Bewegung verantwortlich. Das Skelett dient zwar als unverzichtbarer Ansatzpunkt für die Muskulatur, aber erst die Fähigkeit des Muskelgewebes, unter Verbrauch von Stoffwechselenergie zu kontrahieren und dabei Arbeit zu verrichten, ermöglicht alle Bewegungen unseres Lebens.

Je nach Gewicht, Trainingszustand und Fettgewebsanteil haben Männer meistens mit 40 bis 60 Prozent des Körpergewichts einen höheren *Muskelanteil* als Frauen, bei denen der Muskelanteil etwa 30 bis 40 Prozent beträgt.

Muskeln machen etwa 40 Prozent unseres gesamten Körpergewichts aus, das Skelett nur etwa zwölf bis 15 Prozent.

Muskeln kontrahieren und entspannen sich wieder, und das nicht nur in Ihrem Bizeps beim Training, sondern permanent im ganzen Körper. Muskeln stützen das Skelett, halten Sie aufrecht, produzieren Wärme, sorgen für die Atmung, den Blutkreislauf und die Verdauung – und noch so vieles mehr, selbst wenn Sie sich darüber keine Gedanken machen. Eine unterschätzte Arbeit, ganz bestimmt – das, was Ihre Muskeln tagtäglich leisten, ist mehr als das, was Sie in einer Stunde im Fitnessstudio abarbeiten …

Herzschlag, Atmung und Verdauung werden durch Muskeln ermöglicht, die als viszerale (*unwillkürliche*) Muskeln bezeichnet werden, da Sie auf deren Aktivität keinen Einfluss haben. Anders sieht es aus mit der *willkürlichen* Muskulatur, die Sie bewusst ansteuern können, wenn Sie eine bestimmte Bewegung ausführen wollen.

Muskelklassen und Muskelarten in unserem Körper

Die Muskelklassen sind schnell aufgezählt! Drei grundverschiedene Arten der Muskulatur erfüllen jeweils besondere Aufgaben und unterscheiden sich in anatomischen und physiologischen Aspekten:

- **Herzmuskulatur:** unwillkürliche, quergestreifte Muskeln. Die Muskelzellen haben verzweigte Fasern und bilden den größten Teil der Herzwand. Ihre Kontraktion ist autonom und erzeugt den Herzschlag.
- **Skelettmuskulatur:** willkürliche, quergestreifte Muskeln. Sie sind am Skelett befestigt und können willentlich angesteuert werden (denken Sie nur an den Bizepsmuskel).
- **Glatte Muskulatur:** Viszeralmuskeln (unwillkürliche, glatte Muskeln) befinden sich im Magen, im Darm und in den Blutgefäßen und können nicht bewusst gesteuert werden. Sie arbeiten meist *tonisch* (Daueranspannung).

Im Gegensatz zu anderen Muskeln schlägt der Herzmuskel auch dann weiter, wenn er aus dem Körper entfernt wird, zum Beispiel bei einer Herztransplantation. Der Herzmuskel besitzt Schrittmacherzellen (Sinusknoten), die den Rhythmus vorgeben. Und selbst wenn der Herzmuskel einmal aufhört zu schlagen, kann er durch einen externen elektrischen Impuls wieder in Gang gesetzt werden. Bei anderen Muskeln ist dies nicht der Fall.

Auf den ersten Blick scheinen die Muskelarten mit den Muskulaturklassen identisch zu sein, aber Sie werden sehen, dass es da tatsächlich eine andere Einteilung gibt. Bei den Muskelarten liegt das Augenmerk stärker auf den anatomischen Unterschieden.

Quergestreifte Muskeln: Skelettmuskeln (willkürlich) und Herzmuskeln (autonom)

- **Die Skelettmuskeln** sind quergestreift, und diese Muskeln bewegen alle Knochen sowie das Gesicht und die Augen. Der Körper kann die Aktivität dieser Muskeln bewusst steuern.

- **Die Herzmuskulatur** ist ebenfalls quergestreift, arbeitet jedoch autonom, da spezialisierte Schrittmacherzellen den Rhythmus vorgeben. Sie kann daher nicht willentlich gesteuert werden.

Glatte Muskeln: Autonom, langsam, aber sehr verlässlich

Glatte Muskeln (auch *viszerale* Muskeln genannt) kontrahieren unwillkürlich; der Körper hat keine bewusste Kontrolle über glatte Muskeln, die die inneren Organe wie den Verdauungstrakt bewegen. Glatte Muskeln finden sich auch in Blutgefäßen und Ausführungsgängen von Drüsen.

Skelettmuskelfasern sind in Bündeln angeordnet, glatte Muskeln hingegen bilden Faserschichten, die sich um Röhren und Gefäße legen.

Der Aufbau einer Skelettmuskelfaser

Muskelfasern (Skelettmuskelzellen) sind in Schichten aufgebaut, ähnlich wie auch Bäume verschiedene Schichten besitzen, die jeweils unterschiedliche Aufgaben übernehmen (keine Sorge, das war es auch schon mit dem Exkurs in die Botanik ...). Beginnen wir also innen, mit den Myofibrillen.

Die *Myofibrillen* sind die eigentlichen Akteure in diesem Geschehen, denn hier gleiten Aktin- und Myosinmoleküle ineinander und erzeugen damit die Kontraktionsbewegung. Jede der mehreren Hundert Myofibrillen bestehen aus aufeinanderfolgenden *Sarkomeren*, und jedes Sarkomer umfasst wiederum etwa 2000 (dünnere) *Aktin-* und 1000 (dickere) *Myosinfilamente.* Die Myofibrillen sind parallel ausgerichtet und durchziehen die Muskelzelle in ihrer ganzen Länge.

- Jede Muskelfaser ist von einer Zellmembran, dem *Sarkolemm*, umgeben.

- Das *Endomysium* ist die innere lockere Bindegewebsschicht, die die einzelnen Muskelfasern umgibt.

- *Faszikel* sind Bündel von Muskelfasern, die von einer kollagenen Bindegewebsschicht (dem *Perimysium*) umgeben sind (siehe Abbildung 14.1).

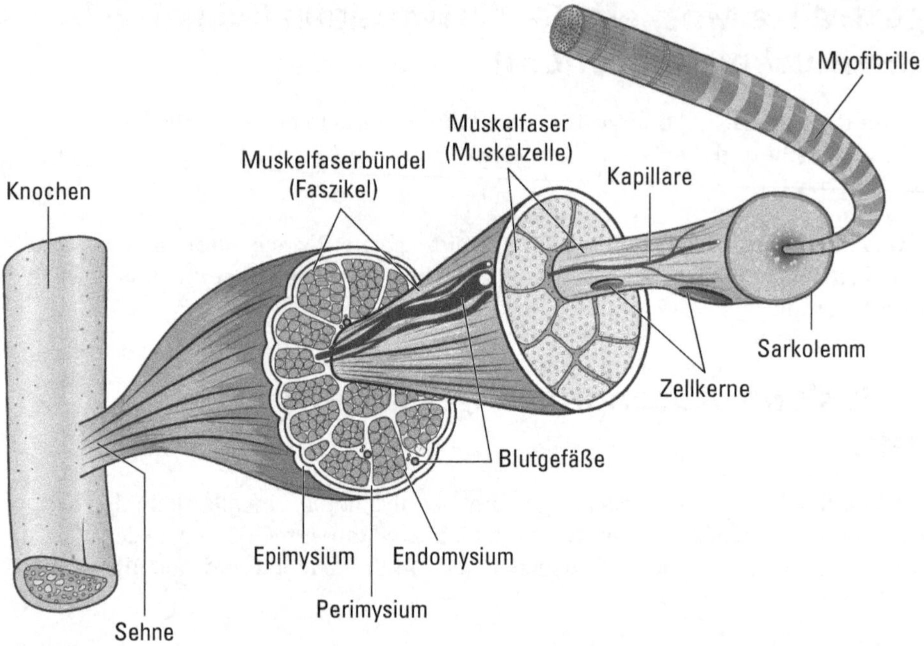

Abbildung 14.1: Aufbau eines Skelettmuskels (Illustration von Jane Whitney)

- Die mittlere Bindegewebsscheide, das *Perimysium*, umgibt das Bündel der Muskelfasern. Darin verlaufen Blutgefäße und Nerven, die die Zellen mit Nährstoffen und Sauerstoff versorgen.
- Das *Epimysium* ist die äußere Bindegewebsschicht, die den gesamten Muskel umgibt.

Enge und effektive Kooperation: Muskeln und Sehnen

Wir haben nun die Knochen und die Muskeln vorgestellt, aber wie kommen die beiden denn nun zusammen? Tja, das geht nicht ohne die *Sehnen* (Tendines, Singular *Tendo*) die quasi die Verbindungsstellen zwischen beiden Strukturen schaffen und dafür sorgen, dass ein Skelettmuskel überhaupt einen Knochen bewegen kann (vergessen Sie nicht, der Herzmuskel kontrahiert auch so, ohne dass er einen Knochen bewegt – da gibt es also durchaus Unterschiede!)

Also, kommen wir zurück zum Thema: Wie können Muskeln eigentlich Knochen bewegen? Wenn sich ein Muskel zusammenzieht, bleibt einer der daran befestigten Knochen unbeweglich, da andere Muskeln ihn in Position halten. Der Punkt, an dem der Muskel am unbeweglichen Knochen ansetzt, wird als *Ursprung* oder Anfang des Muskels bezeichnet. Wenn sich der Muskel zusammenzieht, bewegt sich ein anderer Knochen, an dem er befestigt ist. Die Verbindung des Muskels mit dem sich bewegenden Knochen wird als *Ansatz* des Muskels bezeichnet. In der Nähe des Ansatzpunktes verjüngt sich der Muskel und ist durch eine Sehne mit dem Knochen verbunden. Eine Art von Sehne, die dabei hilft, Knochen an Muskeln zu befestigen, wird als *Aponeurose* (flächige Sehnenplatten) bezeichnet.

Sie werden überrascht sein, aber wenn Sie auch nur einen Schritt machen wollen, müssen 200 Muskeln zusammenarbeiten!

Zusammenfassung der superfiziellen Muskulatur

Manchmal ist es nicht schlecht, oberflächlich zu sein. Nehmen Sie zum Beispiel Ihre oberflächlichen (superfiziellen) Muskeln, die so genannt werden, weil sie mit bloßem Auge am besten zu sehen sind – die Gesichtsmuskulatur zum Beispiel, die Sie zu einer einzigartigen Mimik befähigt, oder Teile der Handmuskulatur, die Ihnen komplizierte Bewegungen ermöglicht.

Die Abbildungen 14.2 bis 14.5 zeigen vier wichtige Muskelgruppen.

- Die **Armmuskeln** bestehen aus den Oberarmmuskeln, dem *Bizeps brachii* und dem *Trizeps brachii*. Im Unterarm befinden sich die Beuge- und Streckmuskeln der Hände und Finger.

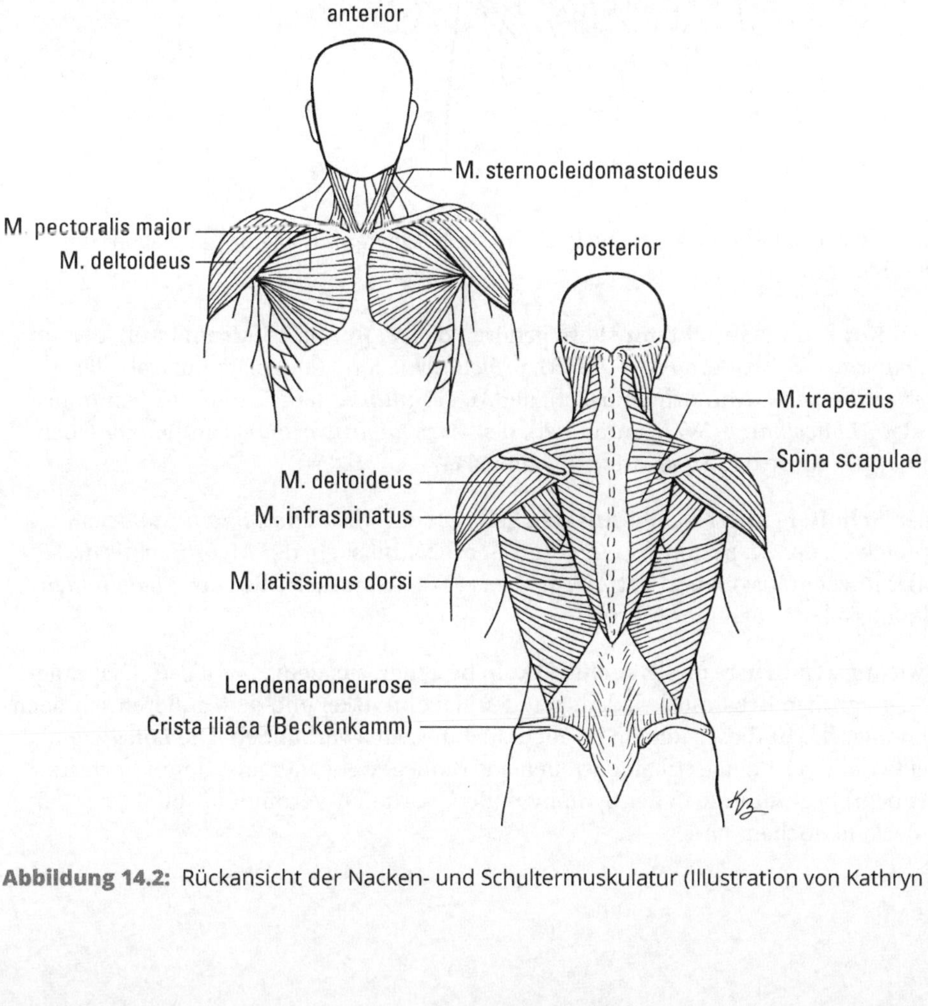

Abbildung 14.2: Rückansicht der Nacken- und Schultermuskulatur (Illustration von Kathryn Born)

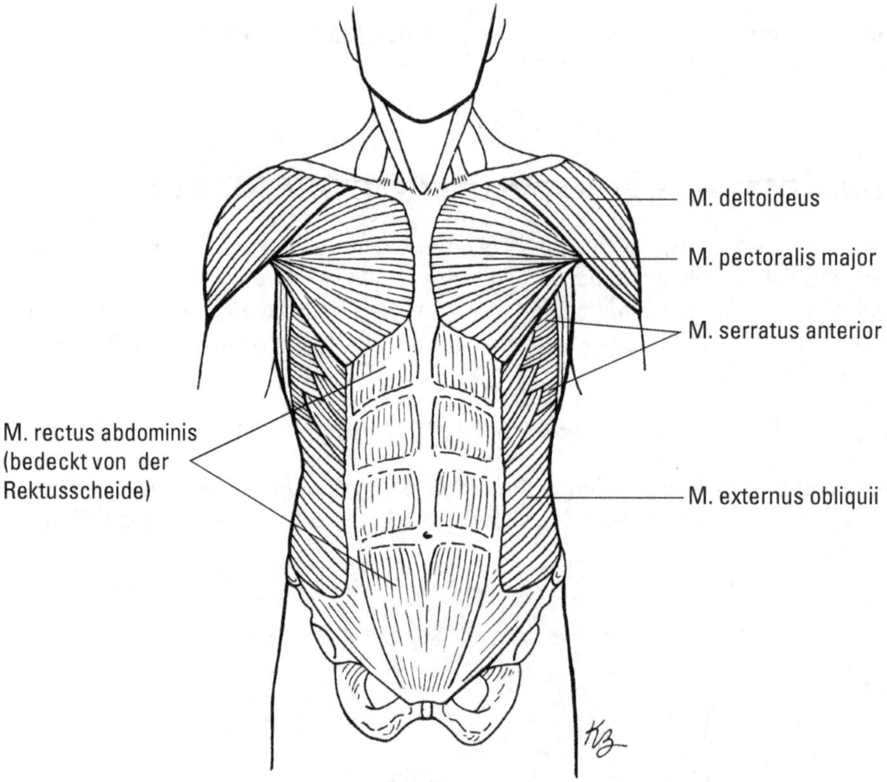

Abbildung 14.3: Die anterioren Brust- und Bauchmuskeln Schultermuskulatur (Illustration von Kathryn Born)

- Zu den **Kopf- und Gesichtsmuskeln** gehören der *M. frontalis* (Stirnmuskel), der *M. temporalis* (Schläfenmuskel), der *M. orbicularis oculi* (Augenringmuskel), der *M. orbicularis oris* (Mundringmuskel), der *M. occipitalis*, der *M. mentalis* (Kinnmuskel), der *M.buccinator* (Wangenmuskel), der *M. zygomaticus major* und *minor* (Jochbeinmuskel) sowie der *M. masseter* (Kaumuskel).

- Zu den **Schulter- und Nackenmuskeln** gehören der *M. sternocleidomastoideus* (Kopfnicker), der *M. pectoralis major* (großer Brustmuskel), der *M. latissimus dorsi* (großer Rückenmuskel) und der *M. trapezius* (Trapezmuskel), die zum *M. deltoideus* (Deltamuskel) der Schulter führen.

- Die wichtigsten **Brust- und Bauchmuskeln** bestehen aus dem *Zwerchfell* (Diaphragma), dem großen Brustmuskel, dem geraden Bauchmuskel und dem äußeren schrägen Bauchmuskel. Mit dieser Region ist auch die Linea alba verbunden. Die *Linea alba* (»weiße Linie«) ist ein vertikaler Streifen aus Bindegewebe, der am Xiphoidfortsatz (Brustbein) beginnt und an der Symphyse (dem vorderen Verbindungspunkt der beiden Beckenknochen) endet.

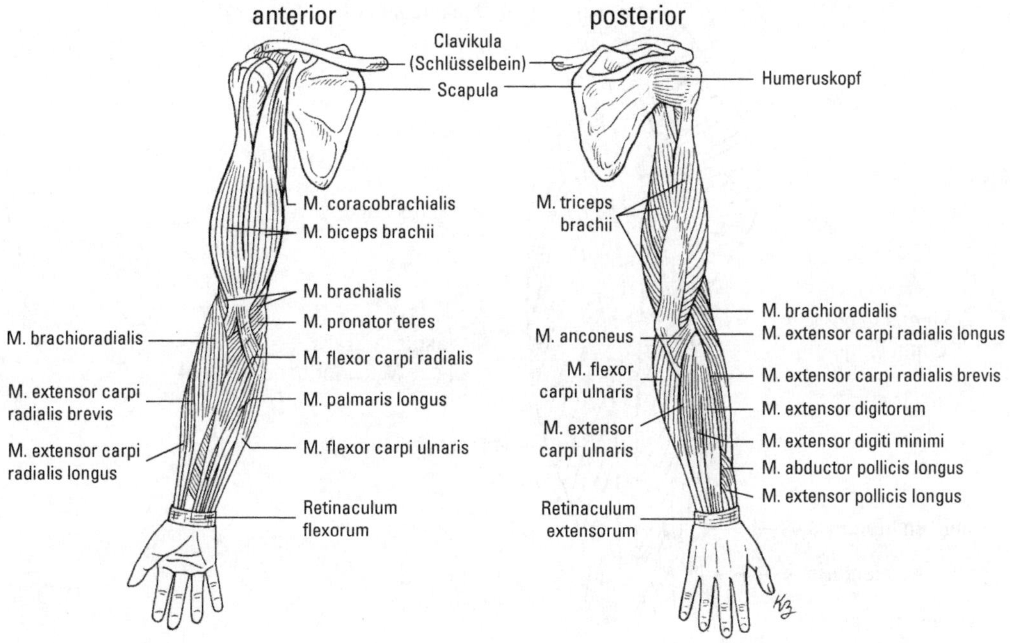

Abbildung 14.4: Die Muskeln der oberen Extremität, vorne (A) und hinten (B) (Illustration von Kathryn Born)

- Zu den wichtigsten Muskeln des **Rückens** gehören der *M. infraspinatus*, der *M. supraspinatus*, der *M. latissimus dorsi* (großer Rückenmuskel) und der *M. rhomboideus major* (großer Rautenmuskel).
- Zu den **Beckenmuskeln und den vorderen Oberschenkelmuskeln** gehören der *M. tensor fascia lata* (Oberschenkelbindenspanner), die *Adduktoren* des Oberschenkels, der *M. vastus lateralis* und *medialis*, der *M. rectus femoris* und der *Quadrizeps* (Unterschenkelstrecker).
- Zu den wichtigsten Muskeln des Unterschenkels zwischen Knie und Knöchel gehören der *M. gastrocnemius*, der einen großen Teil der Wadenmuskulatur bildet, der *M. soleus*, der *M. tibialis* anterior (vorderer Schienbeinmuskel) sowie der *M. peroneus longus* und *brevis* (Wadenbeinmuskel).
- Von hinten betrachtet besteht das Gesäß aus dem großen Gesäßmuskel (*M. gluteus maximus*) und dem mittleren Gesäßmuskel (*M. gluteus medius*). Im Oberschenkel befinden sich der große Adduktorenmuskel (*M. adductor magnus*), der *M. vastus lateralis* und der *M. gracilis* (Schlankmuskel), während *der M. biceps femoris*, der *M. semitendinosus* und der *M. semimembranosus* zusammen die hintere Oberschenkelmuskulatur
bilden.

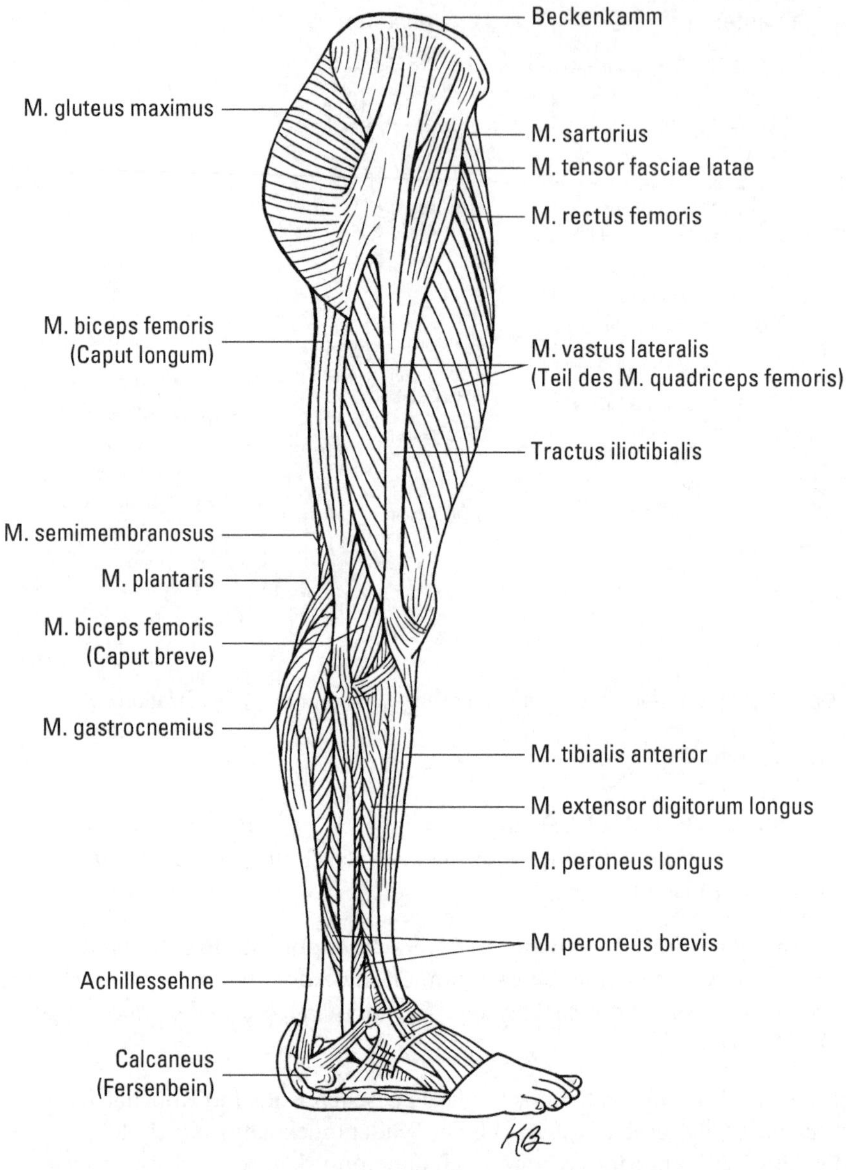

Abbildung 14.5: Die Muskeln der unteren Extremität (Illustration von Kathryn Born)

Die Moral unserer Muskelgeschichte lautet also: Teamwork ist alles! Knochen können sich nicht von allein bewegen, ohne mit Muskeln verbunden zu sein. Muskeln können sich nicht von allein bewegen, ohne mit feststehenden Knochen verbunden zu sein, die diese Bewegung unterstützen. Weder Knochen noch Muskeln können ohne die Verbindungen durch Sehnen und Bänder funktionieren. Die Bewegung des Körpers wird also durch das Zusammenspiel der Knochen und Skelettmuskeln ermöglicht, zusätzlich zu den viszeralen und Herzmuskeln, die den Muskelrhythmus unserer lebenswichtigen Organe aufrechterhalten. Es ist alles eine große, glückliche Familie von Muskeln.

Wortstämme und Suffixe der Muskeln

Jetzt können Sie Ihr neu erworbenes Wissen in die Praxis umsetzen, indem Sie die Wortstämme in ihre Bedeutungen und nützlichen Anwendungen zerlegen! Nur so können Sie die Terminologie irgendwann beherrschen, denn wenn Sie verstehen, wie Begriffe zusammengesetzt sind, können Sie sich das mühsame Auswendiglernen ersparen.

Verwechseln Sie nicht »myo« (den Muskel betreffend) mit »myelo« (das Knochenmark betreffend)!

Zu den Wortstämmen, Zusammensetzungen und Suffixen, die mit dem Muskelsystem in Verbindung stehen, gehören die in den Tabellen 14.1 und 14.2 aufgeführten Wortstämme und Suffixe.

Wortstamm	Bedeutung
duct/o	führen, leiten (Ductus = Gang)
fasci/o	Faszie (Gewebeband, das Muskeln umgibt)
fibr/o	Faser, faseriges Gewebe
flex/o	Beugung
kinesi/o	Bewegung
leiomy/o	glatter Muskel
my/o	Muskel
myokardi/o	Herzmuskel
pronati/o	Einwärtsdrehung (nach innen/unten)
rhabdomy/o	quergestreifte Skelettmuskulatur
sarc/o, sark/o	Fleisch; Muskel- oder Bindegewebe
supinati/o	Auswärtsdrehung (nach oben/vorne)
tens/o	Dehnung

Tabelle 14.1: Wortstämme, die sich auf das Muskelsystem beziehen

Suffix	Bedeutung
-dynia	Schmerzen
-ektomie	operative Entfernung
-gramm	Aufzeichnung
-graf	Gerät zur Aufzeichnung
-grafie	Verfahren zur Aufzeichnung
-itis	Entzündung
-lyse	Auflösung, Zersetzung
-logie	Lehre, Wissenschaft von

Suffix	Bedeutung
-oma	Tumor, Geschwulst
-pathie	Krankheit
-plastik	chirurgische Formung, Wiederherstellung
-rrhaphie	chirurgische Naht
-tomie	Schnitt, Einschnitt

Tabelle 14.2: Suffixe im Kontext mit der Muskulatur

Falls Sie sich den Unterschied zwischen *-ektomie* (operativer Entfernung) und *-otomie* nicht gut merken können, denken Sie an -ektomie mit **E** für Exit (Ausgang) und -otomie mit **O** für Oeffnung,

Der Zufall macht's

Mediziner sind zwar nicht gerade berühmt für ihre kreative Ausdrucksweise, aber manche Begriffe sind doch interessant! Zu diesen ungewöhnlichen Wortschöpfungen gehört auf jeden Fall das *Inzidentalom* (von englisch »incidental« = zufällig) und bezeichnet einen Tumor, der zufällig bei einer Untersuchung entdeckt wurde.

Was Ihre Muskeln so alles bewegen können

Ihre Muskeln leisten jeden Tag, jede Stunde, eine enorme Arbeit. Auch wenn Sie dieses Buch gerade auf Kissen gestützt lesen und dabei Maischips vertilgen, arbeiten Ihre Muskeln – Ihre Augenmuskeln bewegen Ihre Augen über die Worte, damit Sie lesen und verstehen können, Ihre glatten Muskeln versorgen Ihre Organe und Ihre oberflächlichen Muskeln helfen Ihnen, Ihren Körper aufrecht zu halten. Glücklicherweise gibt es für jede *Bewegungsart* ein Wort, das sie beschreibt. Hier sind nur einige Muskelbewegungen, die Sie sich merken sollten:

- ✔ **Abduktion:** Bewegung von der Körpermitte weg zur Seite (zum Beispiel Finger spreizen, Arm nach außen heben)
- ✔ **Adduktion:** Bewegung von der Seite zur Körpermitte hin (zum Beispiel Arm aus der seitlichen Position an den Körper legen)
- ✔ **Eversion:** wenn sich der Fuß so gedreht wird, dass er nach außen zeigt
- ✔ **Inversion:** wenn der Fuß von außen wieder nach innen gedreht wird

- **Extension:** Bewegung, bei der ein Glied in eine gestreckte Position gebracht wird (was den Winkel vergrößert)
- **Flexion:** Bewegung, bei der ein Glied gebeugt wird (was den Winkel verkleinert), also wenn Sie den Unterarm an den Oberarm ziehen
- **Pronation:** Bewegung, bei der die Handfläche nach unten oder hinten gedreht wird
- **Rotation:** Drehung um die Längsachse (zum Beispiel Kopfschütteln)
- **Supination:** Bewegung, bei der die Handfläche nach oben oder nach vorn gedreht wird (wie beim Wasserschöpfen)

Häufige Muskelerkrankungen

Muskelerkrankungen sind bei Menschen aller Altersgruppen und Lebensumstände recht häufig; vom »Handynacken« über den Tennisarm bis hin zur rätselhaften Fibromyalgie – das Muskelsystem kann ganz schön in Mitleidenschaft gezogen werden, je nachdem, ob Sie ein Fan wilder Sportarten sind oder Ihre Muskeln einfach ein gewisses Alter erreicht haben (und alles dazwischen auch). Hier sind einige der häufigsten Muskelerkrankungen:

- **Bursitis:** Entzündung von Schleimbeuteln in Gelenknähe, die Reibung zwischen Sehnen/Muskeln und Knochen vermindern
- **Fibromyalgie:** Schmerzen im Bindegewebe von Muskeln, Sehnen oder Bändern
- **Handynacken:** Schmerzen im Nackenbereich durch den ständigen Blick auf das Smartphone
- **Myoparalyse:** Lähmung eines Muskels
- **Myotonie:** Die Muskeln reagieren nach einer Kontraktion oder Stimulation nur langsam.
- **Polymyositis:** seltene Autoimmunerkrankung, die eine Entzündung der Skelettmuskulatur hervorruft
- **Tendinitis:** Sehnenentzündung
- **Tendinopathie:** jede Erkrankung, die eine Sehne betrifft
- **Tennisarm:** Die Sehne, die den Armmuskel mit dem Ellenbogen verbindet, entzündet sich durch wiederholte Belastung des Arms. Der medizinische Begriff hierfür lautet laterale *Epicondylitis.*
- **Tenosynovitis** oder Sehnenscheidenentzündung: Entzündung der Sehne und der sie umgebenden Scheide, häufig in einem Finger oder im Handgelenk

Die Ursache finden: Muskelerkrankungen und Pathologie

Einige der unangenehmsten Erkrankungen betreffen das Muskelsystem – kein Wunder, wenn Sie sich überlegen, wie wenig Sie auf dieses System verzichten können. Von Erkrankungen, die die Gesichtsmuskulatur beeinträchtigen, bis hin zur vollständigen Muskelschwäche bei der Lou-Gehrig-Krankheit – diese Erkrankungen sind allesamt eine Herausforderung:

- **Amyotrophe Lateralsklerose (ALS):** auch bekannt als *Lou-Gehrig-Syndrom*; chronisch-degenerative Erkrankung des zentralen Nervensystems mit Degeneration der Motoneuronen im Rückenmark und motorischen Cortex, die mit Bewegungsstörung einhergeht
- **Dermatomyositis:** Polymyositis mit entzündlichen Hautveränderungen im Gesicht, am Hals, am Rumpf und an den Armen
- **Dupuytren-Kontraktur:** auch Morbus Dupuytren genannt; Erkrankung der Handflächenfaszie, bei der sich Ringfinger und kleiner Finger zur Handfläche hin zusammenziehen
- **Isaacs-Syndrom:** seltene, autoimmune neurologische Erkrankung. Betroffene leiden unter anhaltenden fortschreitenden Muskelkrämpfen, Muskelsteifheit und Muskelzuckungen.
- **Leiomyom:** gutartiger Tumor der glatten Muskulatur
- **Leiomyosarkom:** bösartiger Tumor der glatten Muskulatur
- **Mitochondriale Myopathie:** Schädigung der Mitochondrien (der Energiezentren der Zellen), was zu schneller Ermüdbarkeit, Muskelschwäche und Schmerzen führt
- **Myasthenia gravis:** Muskelschwäche mit Lähmungen, gekennzeichnet durch Schwäche der Gesichts- und Kiefermuskulatur und Schluckbeschwerden
- **Myofasziales Schmerzsyndrom:** chronische Erkrankung, die eine oder mehrere Muskelgruppen betrifft
- **Myosarkom:** bösartiger Tumor des Muskelgewebes
- **Myositis ossificans progressiva (MOP):** fortschreitende Erkrankung, die in jungen Jahren beginnt und bei der sich Muskeln allmählich in Knochengewebe umwandeln
- **Muskeldystrophie:** Erbkrankheit, die durch fortschreitende Schwäche und Degeneration der Muskelfasern ohne Beteiligung des Nervensystems gekennzeichnet ist
- **Polymyalgia rheumatica (PMR):** Muskelschmerzen, häufig in Schultern oder Becken, ohne Arthritis oder Anzeichen einer Muskelerkrankung
- **Rhabdomyosarkom:** bösartiger Tumor der quergestreiften Muskulatur

- **Rotatorenmanschettenentzündung:** Entzündung der Sehnen und Muskeln in der Schulter; wenn diese verkleben, entsteht ein größeres Problem, eine Erkrankung, die als Schultersteife oder adhäsive Kapselentzündung bezeichnet wird.
- **Torticollis muscularis:** Schiefhals durch muskulären Spasmus beziehungsweise kongenitale Verkürzung der Halsmuskulatur (Schiefhals)

Tests, Tests, noch mehr Tests: Muskelradiologie und diagnostische Verfahren

Obwohl die Liste der Muskelerkrankungen und -beschwerden recht lang ist, gibt es einige einfache diagnostische Tests, mit denen Ärzte die meisten Muskelbeschwerden diagnostizieren können.

- **Elektromyogramm (EMG):** Aufzeichnung der elektrischen Aktivität in einem Muskel
- **Isokinetische Dynamometrie:** Test zur Messung der Muskelkraft mit einem Gerät, das als *Dynamometer* bezeichnet wird
- **Magnetresonanztomografie (MRT):** ist und bleibt der Goldstandard für die Darstellung von Weichteilgewebe wie Faszien, Sehnen, Bändern und Muskeln
- **Ultraschall:** sicheres und schmerzfreies Diagnoseverfahren, bei dem mithilfe von Schallwellen Bilder aus dem Körperinneren erstellt werden; kann zur Diagnose von rheumatoider Arthritis im Frühstadium, Entzündungen, Verstauchungen und Rissen verwendet werden

Der Arzt ist gefragt: Muskeloperationen und -eingriffe

Nachdem Ihre Muskeln nun untersucht, getestet und diagnostiziert wurden, ist es an der Zeit, die Schäden zu beheben. Die meisten dieser Verfahren sind chirurgischer Natur; eine kleine Liste dazu finden Sie hier:

- **Faszienektomie:** Entfernung der Faszie (faseriges Band oder Membran, die den Muskel umgibt)
- **Fasziodese:** chirurgische Fusion oder Verknüpfung der Muskelfaszie
- **Fasziotomie:** chirurgischer Schnitt in die Muskelfaszie
- **Myotomie:** chirurgisches Aufbrechen oder Trennen eines Muskels
- **Myoplastik:** chirurgische Wiederherstellung eines Muskels

- **Myorrhaphie:** Nähen eines Muskels
- **Tenodese:** chirurgische Fixierung einer Sehne
- **Tenomyoplastik:** chirurgische Reparatur einer Sehne und eines Muskels
- **Tenorrhaphie:** Nähen einer Sehne
- **Tenotomie:** Durchtrennung einer Sehne

Weitere Begriffe aus der Welt der Muskeln

Obwohl der Aufbau des Muskelsystems recht einfach ist, gibt es dennoch eine Vielzahl nützlicher Begriffe, die Sie kennen sollten, um über Ihre Muskeln sprechen zu können. Probieren Sie einige der Begriffe aus Tabelle 14.3 aus.

Wort	Bedeutung
Artikulation	bewegliches Gelenk, Verbindung von Knochen
Atrophie	Rückbildung, Gewebeschwund durch Zellabbau
Bradykinesie	verlangsamte Körperbewegungen (zum Beispiel bei Parkinson)
Diathermie	Wärmeeinwirkung auf tiefes Gewebe
Dyskinesie	Schwierigkeiten bei der Körperbewegung
Dystrophie	degenerative Erkrankung durch eine Stoffwechselstörung des Gewebes
Faszien	Bindegewebshüllen um Muskeln, Muskelgruppen und Organe
Fasziitis	Entzündung der Faszien
Hyperkinesie	übermäßige Körperbewegung oder Überaktivität
Kinesiologie	Lehre von der Bewegung
Ligament	Band aus Bindegewebe, verbindet Knochen mit Knochen
Myalgie	Muskelschmerzen
Myasthenie	Muskelschwäche
Myoklonie	Muskelzucken, schnell aufeinanderfolgende Muskelentspannung und -kontraktion
Myologie	Lehre von den Muskeln und ihrer Funktion
Myopathie	jede Muskelerkrankung
Myorrhexis	Riss oder Abriss von Muskelgewebe
Sehne	Bindegewebe, das Muskeln mit Knochen verbindet
Tenodynie, Tendodynie	Schmerzen in einer Sehne
Tenosynovitis	Entzündung der Sehne und der Sehnenscheide

Tabelle 14.3: Häufige Begriffe im Kontext mit Muskeln

IN DIESEM KAPITEL

Funktionsweise des Integumentsystems

Wortstämme, Präfixe und Suffixe

Häufige Beschwerden, Erkrankungen und Diagnosen verstehen

Kapitel 15
Haut, Drüsen, Nägel und Haare

Ihre Haut – das größte Organ des Körpers, zusammen mit Drüsen, Nägeln und Haaren – wird als Integumentsystem (von lateinisch integere = bedecken, umhüllen) bezeichnet. Es ist das, was Sie der Welt zeigen. Man könnte es als »Marketingteam« des Körpers sehen: Der Zustand der Haut spiegelt in vieler Hinsicht die innere Gesundheit wider. Gesunde Haut sowie gesunde Nebenorgane sind Zeichen eines gesunden Inneren – auch wenn das nicht immer so einfach ist, wie Sie in diesem Kapitel sehen werden.

Die Schichten der Haut

Wie eine Zwiebel besteht Ihre *Haut* aus mehreren Schichten und enthält viel mehr Strukturen, als mit bloßem Auge sichtbar sind. Die Haut ist ein System aus verschiedenen spezialisierten Geweben, die Drüsen enthalten und Flüssigkeiten absondern, Nerven, die Impulse weiterleiten, und Blutgefäßen, die unter anderem die Körpertemperatur regulieren.

Die *Haut* erfüllt zahlreiche Aufgaben, zum Beispiel als Barriere gegen das Eindringen von Mikroorganismen und als Schutz der Organe vor Verletzungen. Sie trägt zur Aufrechterhaltung und Regulierung der Körpertemperatur bei und fungiert als Rezeptor für Sinnesempfindungen (Wärme, Kälte, Berührung und Schmerz). Sie hilft dem Körper, Abfallstoffe auszuscheiden und verhindert auch bei tiefer gelegenen Körpergeweben einen übermäßigen Wasser-, Salz- und Wärmeverlust. Die Hautsekrete sind von Natur aus leicht sauer, was Sie vor bakteriellen Eindringlingen schützt.

Die Haut trägt maßgeblich dazu bei, den Körper kühl zu halten. Die vielen verschiedenen Gewebe in der Haut tragen zur Aufrechterhaltung der *Körpertemperatur* bei. Nervenfasern koordinieren die Temperaturregulierung, indem sie Signale von Wärmezentren im Gehirn, die auf Veränderungen der Körpertemperatur reagieren, an die Haut übermitteln. Nervenimpulse bewirken eine Erweiterung der Blutgefäße, um das Blut an die Oberfläche zu leiten, wo die Wärme abgegeben werden kann. *Schweißdrüsen* produzieren ein wässriges Sekret, das auf der Haut verdunstet und so kühlt.

Die Haut besteht aus drei Schichten. Die äußere Schicht ist die *Epidermis*, eine dünne Epithelschicht. Die zweite Schicht ist die *Dermis*, ein dichtes, faseriges Bindegewebe. Die dritte Schicht ist die *Subkutis*, ein lockeres Bindegewebe mit eingelagerten Fettzellen, das die Haut mit der darunter liegenden Muskulatur verbindet.

Die Hautstruktur unterscheidet sich in verschiedenen Bereichen des Körpers in Bezug auf ihre Dicke, ihre Dehnbarkeit und den Gehalt an Drüsen. An Handflächen und Fußsohlen ist die Haut dick, an den Augenlidern sehr dünn. Die noch sehr elastische Haut eines Babys wird mit zunehmendem Alter insbesondere um die Augen, den Mund und den Hals trockener und faltiger.

Die Haut an Handflächen und Fußsohlen weist ein einzigartiges und unveränderliches Muster aus Rillen (*Papillarleisten*) auf. Fingerabdrücke ermöglichen eine eindeutige Identifizierung jedes Menschen. Darüber hinaus weist die Haut verschiedene Farbtöne auf, für die es – Überraschung! – auch medizinische Bezeichnungen gibt (Tabelle 15.1).

Wortstamm	Bedeutung
cyan/o	blau
erythr/o	rot
leuk/o	weiß
melan/o	schwarz
xanth/o	gelb

Tabelle 15.1: Wortstämme für die Farbtöne der Haut

Die Epidermis: Ständige Erneuerung

Die *Epidermis* (*Oberhaut*) ist die oberste epitheliale Schicht der Haut. Sie besitzt keine Blut- oder Lymphgefäße, sondern ist für ihre Sauerstoff- und Nährstoffversorgung auf die tiefer liegende Dermis und deren Kapillarnetz angewiesen.

Die tiefste Schicht der Epidermis wird als *Basalschicht* bezeichnet. Die Zellen in der Basalschicht teilen sich kontinuierlich und werden durch die von unten nachkommenden Zellen immer weiter nach oben (und damit weg von der Blutversorgung der Dermis) gedrückt. In diesem Prozess schrumpfen die *Keratozyten*, verlieren ihre Zellkerne und füllen sich mit dem Protein *Keratin*. Ab diesem Stadium werden sie *Hornzellen* genannt. Innerhalb von drei bis vier Wochen, nachdem sie als Basalzelle im tiefsten Teil der Epidermis entstanden sind, werden die verhornten Zellen von der Hautoberfläche abgestoßen. Die Epidermis erneuert sich somit ständig.

In der Basalschicht der Epidermis liegen *Melanozyten*, die ein schwarzes Pigment (*Melanin*) produzieren und an die benachbarten Keratozyten abgeben, Melanin in der Epidermis schützt vor schädlicher ultravioletter Strahlung, die Hautkrebs verursachen kann. Die

Farbunterschiede der Haut werden maßgeblich von der Aktivität der Melanozyten bestimmt. Menschen, deren Melanozyten aufgrund eines genetischen Defekts kein Melanin bilden können, werden als *Albinos* bezeichnet; ihre Haut und Haare sind weiß und ihre Augen rot, weil aufgrund des fehlenden Pigments die feinen Blutgefäße in der Iris durchschimmern.

Epidermis und Dermis werden zusammen als *Cutis* bezeichnet.

Die Dermis: Bringt Farbe (und mehr) in die Haut

Unter der Epidermis liegt die *Dermis*, auch *Corium* oder *Lederhaut* genannt. Anders als die Epidermis ist die Dermis ein lebendes Gewebe, das aus Blut, Lymphgefäßen und Nervenfasern sowie den Nebenorganen der Haut besteht. Zu diesen Nebenorganen gehören Haarfollikel, Schweißdrüsen und Talgdrüsen. In dieser Schicht liegen auch die *Meissner-Körperchen*, die leichte Berührungen und Sinneseindrücke wahrnehmen.

Zur Unterstützung dieses Systems aus Nerven, Gefäßen und Drüsen enthält die Dermis verschiedene Arten von Fasern und *Bindegewebszellen*: Fibroblasten, Histiozyten und Mastzellen. *Fibroblasten* reparieren Hautverletzungen. *Histiozyten* sind Makrophagen; sie schützen den Körper, indem sie Fremdkörper umschließen. Mastzellen enthalten *Histamin*, eine Substanz, die bei Allergien freigesetzt wird und Juckreiz verursacht.

Die *Fasern* in der Dermis bestehen aus *Kollagen*, einem Faserprotein, das in Knochen, Knorpel, Sehnen und Bändern sowie in der Haut vorkommt. Es kann elastisch und flexibel, aber auch hart und fest sein – im Alter nimmt die Elastizität immer stärker ab. Kollagenfasern stützen und schützen die Blut- und Nervennetze, die durch die Dermis verlaufen.

Die Haarschäfte in der Dermis haben Bündel unwillkürlicher *Haarbalgmuskeln* (Singular: *M. arrector pili*), die mit den Haarfollikeln verbunden sind. Bei Angst oder Kälte ziehen sich diese Muskeln zusammen, die Haare stellen sich auf und Sie bekommen eine *Gänsehaut*.

Die Subkutis: Polstert und wärmt

Die subkutane Schicht der Haut (*Unterhaut*) besteht aus Bindegewebe, das auf die Fettbildung spezialisiert ist. Hier liegen viele *Lipozyten*, die Fett produzieren und speichern. Diese Hautschicht ist wichtig für den Schutz tieferer Körpergewebe und dient zudem als Wärmeisolator. Die Unterhaut verbindet die Dermis mit den darunter liegenden Muskeln und Organen; ihr Fettgewebe isoliert innere Strukturen vor extremen Temperaturen. Auch die *Pacini-Körperchen* befinden sich in der Unterhaut. Dabei handelt es sich um sensorische Nervenenden, die Druck und Vibrationen wahrnehmen.

Talg- und Schweißdrüsen

Die Haut verfügt über zwei Arten von Drüsen, die als akzessorische Organe wichtige Sekrete produzieren: Talgdrüsen und Schweißdrüsen.

Die *Talgdrüsen* (Glandula sebacea) produzieren *Talg* als öliges Sekret, während die *Schweißdrüsen* (Glandula sudoriferae merocrinae) das wässrige Sekret Schweiß produzieren. Talg und Schweiß werden über Kanäle zu den äußeren Hauträndern transportiert und durch Hautöffnungen (Poren) ausgeschieden. Talgdrüsen sind eng mit den Haarfollikeln verbunden, und ihre Kanäle münden in die Haarfollikel, durch die der Talg freigesetzt wird. Da die Talgdrüsen von Sexualhormonen beeinflusst werden, sind diese in der Pubertät überaktiv, was sich mit dem Alter verliert. Dies erklärt die übermäßige Talgproduktion der Haut in der Pubertät und die allmähliche Austrocknung der Haut mit zunehmendem Alter.

Die *Schweißdrüsen* sind winzige, gewundene Drüsen, die sich auf fast allen Körperoberflächen befinden. Sie haben etwa zwei Millionen davon im Körper, allerdings mit ganz unterschiedlicher Verteilung – sehr viele zum Beispiel an den Handflächen, und die meisten befinden sich an der Fußsohle mit etwa 370 Schweißdrüsen pro Quadratzentimeter. Die einzigen Stellen des Körpers ohne Schweißdrüsen sind die Lippen und die Eichel des Mannes. Schweiß hilft, den Körper zu kühlen, indem er von der Hautoberfläche verdunstet.

Es gibt *ekkrine* Schweißdrüsen (thermoregulatorisch, überall) und *apokrine* Schweißdrüsen (Achseln, Genitalregion).

Abbildung 15.1 zeigt die Hautschichten und einige ihrer Strukturen.

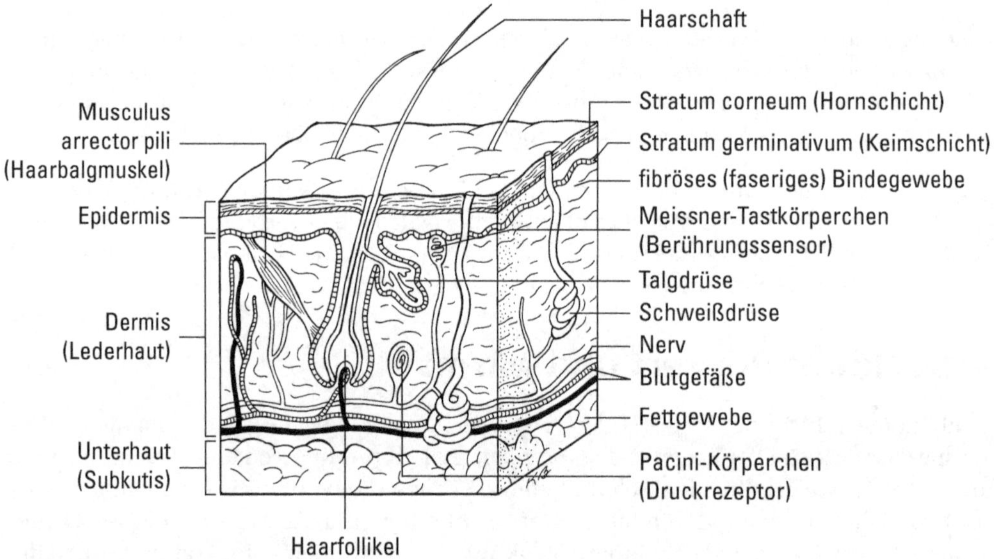

Abbildung 15.1: Querschnitt der Haut mit Schichten und einigen besonderen Strukturen (Illustration von Kathryn Born)

Der medizinische Begriff für *Schwitzen* oder Transpiration ist *Diaphorese*. Dieser Begriff stammt vom griechischen Wort *dia* = durch und *phoreo* = ich trage ab, was übersetzt also »das Durchleiten (von Schweiß)« bedeutet.

Können ganz schön stinkig sein: Ihre Schweißdrüsen

Schweiß hat ja den Ruf, ziemlich übel riechen zu können, obwohl Sie gar nichts dafür können, denn der Körpergeruch wird tatsächlich durch Bakterien verursacht. Schweiß besteht fast ausschließlich aus Wasser, wobei gelöste Stoffe wie Salz weniger als ein Prozent seiner Gesamtzusammensetzung ausmachen, und Schweiß selbst ist farb- und geruchlos. Der Geruch nach Schweiß entsteht durch die Einwirkung von Bakterien, die im Schweiß enthaltene Fettsäuren zu Buttersäure oder Ameisensäure abbauen – und die stinken leider.

Bestimmte Schweißdrüsen, die erst ab der Pubertät aktiv und größer als gewöhnliche Schweißdrüsen sind, befinden sich in der Nähe der Geschlechtsorgane und in den Achselhöhlen. Diese Drüsen sondern ebenfalls geruchlosen Schweiß ab, der allerdings (hormonbedingt) stärker ausfällt und noch mehr Substanzen enthält, die Hautbakterien gern abbauen – und das riecht halt mitunter unangenehm. Wenn Ihnen also das nächste Mal jemand sagt, Sie sollten sich mal duschen, weil Sie schlecht riechen, können Sie sagen: »Meine Schuld ist das nicht – das waren meine Bakterien!«

Die *Ohrenschmalzdrüsen* gehören zu den modifizierten Schweißdrüsen und befinden sich im Gehörgang. Diese Drüsen produzieren eine gelbe, wachsartige Substanz namens *Cerumen* (Ohrenschmalz).

Haare und Nägel

Ein *Haar* (*Pilus*) kann in drei Abschnitte unterteilt werden: den Haarschaft, die Haarwurzel und den Haarfollikel. Der *Haarschaft* besteht aus abgestorbenen Hornzellen, die mit dem Protein *Keratin* gefüllt sind. Die *Haarwurzel* liegt unter der Haut, und zwischen Haarwurzel und Haarschaft mündet der Ausführungsgang der Talgdrüsen. Der *Haarfollikel* umschließt die Haarwurzel von außen; er ist von Nervenenden umgeben, die jede Bewegung des Haares (zum Beispiel Wind) wahrnehmen. Entlang des Haarfollikels liegt ein Bündel glatter Muskelzellen (*M. arrector pili*), die ein Haar (zum Beispiel bei Kälte oder Angst) aufrichten können.

Das *Haarwachstum* ähnelt dem Wachstum der Epidermis, der äußeren Hautschicht. Tief liegende Zellen in den Haarwurzeln wandern durch die Haarfollikel oder Haarschäfte, die die Haarfaser halten, nach vorne. *Melanozyten*, die sich an der Wurzel der Haarfollikel befinden, versorgen die Haarfaser mit dem Pigment *Melanin*. Die Haarfarbe hängt (wie auch die Hautfarbe) von der Menge des vorhandenen Melanins ab. Da die Hormonproduktion mit zunehmendem Alter abnimmt, verliert das Haar seine Farbe und wird transparent und sieht dann grau aus.

Ein *Nagel* (*Unguis*) besteht aus einer harten *Keratinschicht*, die die dorsale Oberfläche des letzten Knochens jedes Zehs und Fingers bedeckt. Die Hornzellen der Nägel sind miteinander verbunden und können sich unbegrenzt verlängern, bis sie geschnitten oder abgebrochen werden. Der Nagel wächst in Dicke und Länge durch Teilung der Zellen der *Nagelwurzel* an der Basis der *Nagelplatte* etwa einen Millimeter pro Woche, was bedeutet, dass

Fingernägel in drei bis fünf Monaten vollständig nachwachsen können. Zehennägel wachsen übrigens etwas langsamer als Fingernägel.

Wortstämme, Präfixe und Suffixe des Integumentsystems

Nachdem Sie nun die einzelnen Teile des Integumentsystems besser kennengelernt haben, ist es an der Zeit, Ihr Wissen in die Praxis umzusetzen, indem Sie die Bedeutung der Wortstämme herausfinden und ihre nützlichen Anwendungen erkunden. Sobald Sie diese Wortstämme beherrschen, können Sie jedes Wort im Zusammenhang mit Haaren, Haut, Nägeln und Drüsen analysieren und seine Bedeutung entschlüsseln. Tabelle 15.2 listet die wichtigsten Wortstämme des Integumentsystems auf.

Wortstamm	Bedeutung
aden/o	Drüse
adip/o	Fett
albin/o	weiß
aut/o	selbst
bi/o	Leben
blephar/o	Augenlid
carcin/o, karzin/o	Karzinom (Krebs)
cutane/o, kutane/o	Haut
cyan/o	blau
derm/o, derm/a, dermat/o	Haut
diaphor/o	Transpiration, schwitzen
erythem/o	rot
hidr/o	Schweiß
histi/o	Gewebe
ichthy/o	trocken, schuppig
kerat/o	hart, hornartig
kryo	Kälte
leuk/o	weiß
lip/o, lipid/o	Fett
melan/o	schwarz
myc/o	Pilz
necr/o	Tod (Zelle oder Körper)
onych/o	Nagel
papill/o	warzenförmig, nippelartig
papul/o	Papel

Wortstamm	Bedeutung
pil/o	Haar
py/o	Eiter
rhytid/o	Falten
skler/o	Verhärtung
seb/o	Sebum (Fett)
squam/o	Schuppen
steat/o	Fett, Talg
sud/o, sudor/o	Schweiß
trich/o	Haar
ungu/o	Nagel
xer/o	trocken
xanth/o	gelb

Tabelle 15.2: Wortstämme aus dem Bereich des Integumentsystems

Herpes kommt vom griechischen Wort *herpo* und bedeutet »herumkriechen«. Es beschreibt den Verlauf und die Art der Hautläsion, wie sie bei Herpes zoster (Gürtelrose) typisch sind.

Und weiter zu Teil 2 der Wortzerlegung! Kümmern wir uns nun um Präfixe und Suffixe, die Ihnen im Zusammenhang mit Haaren, Nägeln, Haut und Drüsen häufig begegnen werden.

Präfix	Bedeutung
Epi-	auf, über, an
Para-	neben, jenseits, um
Per-	durch
Sub-	unter, unterhalb
Suffix	**Bedeutung**
-itis	Entzündung
-malazie	Erweichung
-opsie	Ansicht, Betrachtung
-rrhö	Fluss, übermäßiger Ausfluss
-phagie	Essen, Schlucken
-plastik	chirurgische Wiederherstellung

Tabelle 15.3: Häufig verwendete Präfixe und Suffixe bei Haut, Haaren, Nägeln und Drüsen

Häufige Erkrankungen des Integumentsystems

Von allen Erkrankungen des Integumentsystems bereiten Hauterkrankungen meistens die größten Probleme – einfach weil sie so offensichtlich sind. Angefangen von kleineren oder größeren verfärbten Bereichen auf Armen und Beinen bis hin zur Akne ist die Liste unangenehmer Hautläsionen lang. Hier finden Sie:

- ✔ **Akne:** entzündlicher, pustulöser Hautausschlag (*Acne vulgaris* ist die häufigste Form)
- ✔ **Blase:** Ansammlung klarer Flüssigkeit
- ✔ **Bulla** (Plural: Bullae): große, mit Flüssigkeit gefüllte Blase; häufig nach Verbrennungen
- ✔ **Dekubitus:** Druckgeschwür durch Wundliegen
- ✔ **Fissur:** rissartige Wunde in der trockenen Haut
- ✔ **Furunkel** (Blutgeschwür): ähnlich wie Karbunkel, Hautabszess durch bakterielle Infektion
- ✔ **Karbunkel:** pyogene (Eiter-)Infektion der Haut, die meist von einem Haarfollikel ausgeht und einen empfindlichen, eitrigen Knoten verursacht
- ✔ **Komedo** (Plural: Komedonen): häufiger Mitesser, verursacht durch Talg- und Keratinansammlungen in einer verstopften Hautpore
- ✔ **Lichen ruber planus** (*Knötchenflechte*): häufige Hauterkrankung mit Ausschlägen auf der Haut und im Mund, beeinträchtigt auch das Aussehen von Finger- und Fußnägeln
- ✔ **Papel:** runde oder ovale feste Hauterhebung
- ✔ **Polyp:** Wucherung des Gewebes, die von einer Schleimhautoberfläche (zum Beispiel Darm oder Nase) absteht.
- ✔ **Pustel:** erhabener eitergefüllter Bereich auf der Haut
- ✔ **Quaddel:** glatte, erhabene Stelle, die rot ist und juckt (zum Beispiel Nesselsucht)
- ✔ **Ulkus:** Geschwür, offene Wunde der Haut
- ✔ **Zyste:** Hohlraum im Gewebe, der mit Flüssigkeit, Blut, Eiter oder Talg gefüllt ist

Läsionen der Haut sind jedoch nicht die einzigen unangenehmen Kandidaten; eine Vielzahl von Erkrankungen betrifft das gesamte Integumentsystem:

- ✔ **Alopezie:** Haarausfall, kann altersbedingt, durch Medikamente oder durch Krankheiten verursacht werden

- **Ekchymose:** Form der Purpura, Verletzung kleiner Gefäße und Hautkapillaren
- **Keloid:** abnorm erhabene, verdickte Narbe
- **Narbe:** Ersatzgewebe einer verheilten Wunde
- **Petechie:** kleine, punktförmige Blutungen der Kapillaren in Haut oder Schleimhaut
- **Pruritus:** Juckreiz, verbunden mit Dermatitis
- **Purpura simplex:** vermehrte Blutergüsse aufgrund brüchiger Blutgefäße
- **Urtikaria:** Nesselsucht mit lokaler Schwellung und Juckreiz
- **Vitiligo** (Weißfleckenkrankheit): Pigmentverlust in einem Hautbereich, der sich als milchig-weißer Fleck zeigt

Eine weitere wichtige Ursache für Hautschäden sind *Verbrennungen*: Gewebeschädigung durch Hitze, Flammen, Elektrizität, Chemikalien oder Strahlung. Eine Verbrennung *ersten Grades* betrifft nur die Epidermis. Eine Verbrennung *zweiten Grades* bildet Blasen und schädigt Epidermis und Dermis. Bei einer Verbrennung *dritten Grades* handelt es sich um eine Schädigung aller Hautschichten.

Die Ursache finden: Hauterkrankungen und Pathologie

Wieder einmal ist die Haut einer der Hauptakteure, wenn es um Beschwerden geht. Haare, Nägel und Drüsen werden sich bei dieser bunten Gruppe pathologischer Zustände und Krankheiten sicherlich nicht allzu ausgeschlossen fühlen. Zu diesen Erkrankungen gehören:

- **Cutis laxa:** seltene Bindegewebserkrankung; die Haut wird schlaff und hängt in Falten
- **Ekthyma:** ulzerierende Hauterkrankung, die durch Bakterien, oft nach Insektenstichen, verursacht wird
- **Ekzem:** entzündliche Hauterkrankung mit geröteten, papulösen Läsionen; eine häufige allergische Reaktion bei Kindern
- **Erysipel:** akute Infektion der oberen Dermis, meist verursacht durch Streptokokken (griechisch: erysipelas = rote Haut)
- **Fußpilz:** *Tinea pedis* (eine Pilzinfektion mit Schuppenbildung und Juckreiz der Fußhaut)
- **Gangrän:** Absterben von Gewebe in Verbindung mit mangelnder Blutversorgung
- **Ichthyosis vulgaris:** Hauterkrankung mit trockener, schuppiger Haut, meist erblich

- **Impetigo:** bakterielle entzündliche Hauterkrankung mit Bläschen, Pusteln und verkrusteten Läsionen. Bakterielle Ursache
- **Krätze** (Scabies): ansteckende Hautinfektion, verursacht durch die Milbe *Sarcoptes scabiei*, die sich unter der Haut eingräbt
- **Melasma:** »Schwangerschaftsmaske« – bräunliche oder dunkle Hautverfärbung, hormonbedingte Erkrankung, die zur Stimulation der Melanozyten führt
- **Nekrotisierende Fasziitis:** seltene Infektion der tiefen Hautschichten (auch als »fleischfressende Krankheit« bekannt)
- **(Bullöses) Pemphigoid:** seltene autoimmune blasenbildende Hauterkrankung, am häufigsten bei Frauen über 60
- **Pityriasis rosea:** häufiger, gutartiger Hautausschlag, der unangenehm ist und sechs bis acht Wochen anhält; weder pilz- noch allergiebedingt
- **Psoriasis:** chronische (andauernde) Hauterkrankung mit silbergrauen Schuppen, die rote Flecken bedecken
- **Rosazea:** chronische Gefäßerweiterung der Haut an Nase und Wangen mit Papeln und Pusteln
- **Roseola infantum** (Exanthema subitum): plötzlich auftretender Hautausschlag bei Säuglingen, auch als Drei-Tage-Fieber oder Sechste Krankheit bezeichnet); bekannt, da sie die sechste Hautausschlag verursachende Kinderkrankheit ist
- **Sklerodermie:** Erkrankung des gesamten Bindegewebes, die zu einer abnormalen Gewebeverdickung führt, meist an Fingern, Händen oder im Gesicht
- **Teleangiektasie:** Erweiterung kleiner Kapillaren in der Haut
- **Tinea** (Ringelflechte): Hautinfektion durch einen Pilz
- **Windelausschlag:** *Windeldermatitis* – roter, glänzender Ausschlag, der nicht durch die Windel, sondern durch den darin angesammelten Kot verursacht wird

Krätze ist eine sehr häufige Hauterkrankung, insbesondere bei Kindern. Schätzungsweise 1,5 Prozent der Weltbevölkerung sind davon betroffen.

Es gibt auch etliche Viruserkrankungen, die *Hautausschläge* verursachen. Dazu zählen Infektionen mit:

- **Masernvirus:** *Masern*
- **Molluscum contagiosum:** *Dellwarze* (Epithelioma molluscum, Molluske)
- **Rubella-Virus:** *Röteln*
- **Varizellen:** *Windpocken*

Manchmal treten auf der Haut Neubildungen oder *Wucherungen* auf. Diese sind oft gutartig und können Folgendes umfassen:

- **Hämangiom:** Ansammlung von Blutgefäßen, die eine abnormale, aber gutartige Wucherung bilden und oft aus der Haut hervortreten; einige Muttermale sind Hämangiome.
- **Keratose:** verdickter Bereich der Epidermis (Warze, Hornhaut)
- **Nävus:** Muttermal, Leberfleck (Plural: Nävi)
- **Seborrhoische Keratose:** dicke, abgeflachte, beige-braune Plaques, die mit zunehmendem Alter häufig an Händen und Gesicht auftreten, manchmal auch *Alterswarzen* genannt
- **Verruca:** Warzen

Leider können die Befunde vom Dermatologen oft so schwerwiegend sein, dass weitere Untersuchungen erforderlich sind und möglicherweise *Tumorerkrankungen* bestehen. Das *Basalzellkarzinom* beispielsweise ist ein bösartiger Tumor der Basalzellschicht der Epidermis. Es ist die häufigste Art von Hautkrebs, wächst langsam und tritt meist in der oberen Gesichtshälfte in der Nähe der Nase auf, breitet sich aber nicht aus. Das *Plattenepithelkarzinom* ist ein bösartiger Tumor der Plattenepithelzellen der Epidermis. Dieser Tumor kann aus aktinischen oder sonnenbedingten Keratosen entstehen und in die Lymphknoten metastasieren. Das *Merkelzellkarzinom* (auch trabekuläres oder neuroendokrines Karzinom genannt) ist ein seltener Hautkrebs auf oder direkt unter der Haut. Es ist fleischfarben oder bläulich-rot und tritt am häufigsten bei Kaukasiern im Alter zwischen 40 und 60 Jahren auf.

Das *maligne Melanom* ist ein bösartiger, frühzeitig metastasierender Tumor, der von den Melanozyten ausgeht und sich häufig in Leber, Lunge und Gehirn ausbreitet. Bei einer *Mycosis fungoides* handelt es sich um eine seltene chronische Hauterkrankung, die durch die Infiltration maligner Lymphozyten verursacht wird (kutanes T-Zell-Lymphom). Diese Er krankung ist durch große, rote, erhabene Bereiche gekennzeichnet, die sich ausbreiten und ulzerieren; maligne Zellen können auch Lymphknoten befallen.

Maligne Melanome werden nach dem *Breslow-Level* eingeteilt – benannt nach dem amerikanischen Pathologen Dr. Alexander Breslow. Bei dieser Klassifikation (einer Einteilung in Stadien) wird die Invasionstiefe des malignen Melanoms gemessen, um daraus Prognosefaktoren und die weitere Behandlung abzuleiten,

Diagnostische Testverfahren für Infektionen des Integumentsystems

Es gibt zwei bewährte Methoden, mit denen Dermatologen und ihre Kollegen Probleme mit Bakterien und Pilzen des Integumentsystem diagnostizieren und bei denen sie eine Gewebeprobe aus dem Körper entnehmen und diese anschließend im Labor untersuchen.

- **Die bakterielle Analyse** wird durchgeführt, indem eine Probe von eitrigem oder mit Eiter gefülltem Material oder Exsudaten (Flüssigkeit, die sich im Raum ansammelt oder aus dem Gewebe austritt) entnommen wird. Die Probe wird dann zur Untersuchung eingeschickt, um festzustellen, um welche Art von Bakterien es sich handelt.
- **Pilztests** werden durchgeführt, indem Hautabschürfungen von Hautläsionen mehrere Wochen lang auf ein Nährmedium gelegt und anschließend auf Anzeichen von Pilzwachstum untersucht werden.

Wieder mal der Arzt gefragt: Operationen und andere Eingriffe am Integumentsystem

Viele der häufigeren, alltäglichen Erkrankungen des Integuments können durch ambulante Eingriffe in der Praxis behoben oder verbessert werden. Diese Eingriffe sind nicht unbedingt schön, aber sie erfüllen ihren Zweck. Es handelt sich dabei um folgende Eingriffe:

- **Debridement** (Wundtoilette – was für ein wunderbarer Begriff!) ist die Entfernung von Schmutz, Fremdkörpern oder beschädigtem Gewebe aus einer Wunde, um Infektionen zu verhindern und die Heilung zu fördern.
- **Inzision** und **Drainage** umfassen das Aufschneiden einer Läsion, beispielsweise eines Abszesses, um den Inhalt zu entfernen oder abzuleiten.
- Der **Intrakutantest** wird durchgeführt, indem eine Substanz zwischen die Hautschichten injiziert wird, um eine Reaktion zu beobachten. Dieser Test wird verwendet, um die Empfindlichkeit gegenüber Infektionserregern wie Tuberkulose (*Mantoux-Test*) oder Diphtherie (*Schick-Test*) festzustellen. Starke Reaktionen deuten auf eine bestehende Infektion oder eine frühere Exposition hin.
- Der **Hautpflastertest** (Epikutantest) wird durchgeführt, indem ein Stück Gaze oder Papier auf die Haut aufgelegt wird, auf das eine allergieauslösende Substanz aufgetragen wurde. Wenn sich die Stelle rötet und anschwillt, ist das Ergebnis positiv.
- Die **Stanzbiopsie** wird verwendet, um eine Gewebeprobe zu entnehmen, wenn eine vollständige Entfernung nicht notwendig oder möglich ist. Dabei wird mit einem chirurgischen Instrument ein Gewebestück durch Drehen seiner scharfen Kante entnommen.
- Die **Sklerotherapie** wird zur Behandlung von Krampfadern eingesetzt. Dabei wird eine sklerosierende Lösung in die Vene injiziert, die das Gewebe reizt, eine Schwellung verursacht und die Vene verschließt.
- Bei einer **Hautbiopsie** wird lebendes Gewebe zur mikroskopischen Untersuchung entnommen. Hautläsionen, die eine bösartige Veränderung hervorrufen können, werden entfernt und zur pathologischen Untersuchung eingeschickt.
- Beim **Scratch-Test (Hautkratztest)** wird die Hautoberfläche leicht angeritzt und eine geringe Menge eines Testmaterials in die Kratzer injiziert; ein Test gilt als negativ, wenn keine Reaktion auftritt.

Vermutlich liegt eine gewisse Eitelkeit im Naturell des Menschen, und die bezieht sich – mal mehr, mal weniger – auch auf das Äußere. *Schönheitsoperationen* sind längst keine Seltenheit mehr; mal ist es der Wunsch, schöner und jünger auszusehen, aber manchmal stecken auch echte Beschwerden dahinter, zum Beispiel nach schweren Verletzungen oder gesundheitlichen Problemen. So hilft die Schönheitschirurgie beispielsweise Menschen mit Narben im Gesicht, die durch einen Autounfall entstanden sind, Frauen, die ihre Brust durch Krebs verloren haben, oder Kindern, die mit einer Gesichtsfehlbildung geboren wurden. Im Folgenden werden sowohl chirurgische als auch nicht-invasive Verfahren aufgeführt, die das Angebot der plastischen/kosmetischen Chirurgie vervollständigen:

- ✔ **Bauchdeckenstraffung (Abdominoplastik):** chirurgische Entfernung von erschlafften Hautpartien oder überschüssigem Gewebe nach einer Diät
- ✔ **Blepharoplastik:** chirurgische Straffung der oberen und unteren Augenlider
- ✔ **Brachioplastik:** Verfahren, bei dem überschüssige Haut und subkutanes Fett auf dem oberen Arm entfernt wird (auch als »Winkearme« bekannt)
- ✔ **Brauenlifting:** kosmetische Operation, bei der die Augenbrauen angehoben werden, um das Aussehen der Stirn und der Augen zu verbessern (wird oft zusammen mit einer Blepharoplastik durchgeführt)
- ✔ **Coolsculpting:** nicht-invasives Verfahren, das der Fettabsaugung ähnelt. Hier wird Fettgewebe durch Vereisen mit flüssigem Stickstoff zerstört, dann verflüssigt, vom Stoffwechselsystem aufgenommen und letztendlich ausgeschieden.
- ✔ **Dermabrasion**: Abschleifen der obersten Hautschicht mit Sandpapier oder speziellen Bürsten, um Tätowierungen oder entstellte Haut zu entfernen
- ✔ **Dermatoplastik:** chirurgische Rekonstruktion der Haut; in der Regel handelt es sich dabei um den chirurgischen Ersatz von verletzter oder erkrankter Haut.
- ✔ **Elektroepilation:** Zerstörung von Haarfollikeln durch elektrische Energie und wird zur Entfernung unerwünschter Körperbehaarung eingesetzt
- ✔ **Facelifting**, nicht-chirurgisches, nicht-invasives Verfahren, bei dem eine oder mehrere Hautfüller, Botox und chemische Peelings verwendet werden, um das Erscheinungsbild der Gesichtshaut zu verbessern
- ✔ **Fettabsaugung (Liposuktion):** chirurgische Entfernung von Fett aus dem Unterhautgewebe mittels Absaugen
- ✔ **Lasertherapie:** Hier werden Hautveränderungen wie Papillome und Hämangiome mit einem intensiven Lichtstrahl entfernt. Dieses Verfahren kann auch zur Entfernung von Tätowierungen oder Warzen im Bereich der Nägel oder an den Fußsohlen eingesetzt werden
- ✔ **Laser-Haarentfernung:** zerstört die Basis des Haarfollikels und verhindert so neues Haarwachstum
- ✔ **Rhytidektomie (Facelifting):** Entfernung von Falten durch Entfernen überschüssiger Gesichtshaut

Und noch mehr Begriffe zum Integumentsystem

Das Integumentsystem umfasst so viele verschiedene Komponenten, die äußerlich nicht unbedingt ähnlich sind, von Haut und Haaren bis hin zu Nägeln und Drüsen. Daher gibt es unzählige Vokabeln für dieses System (kein Wunder …). Tabelle 15.4 zeigt eine Auswahl.

Begriff	Bedeutung
Abrasion	Abschürfung der oberflächlichen Hautschicht bei einer Verletzung
Adenom	Drüsentumor
adipös	das Fett betreffend
Albinismus	Fehlen von Pigmenten in Haut, Haaren und Augen
Albino	Person ohne funktionelle Melanozyten
Anhidrose	fehlende Schweißproduktion
Cuticula	Nagelhaut, die sich von der Nagelwand bis zur Nageloberfläche erstreckt
Dermatitis	Entzündung der Haut
Dermatologe	Hautarzt
Dermatologie	Lehre von der Haut und ihren Erkrankungen
Diaphorese	Transpiration, Schwitzen
Epithel	Hautschicht, die die äußere und innere Oberfläche des Körpers bildet
Erythem	rote Verfärbung der Haut
Histiozytom	gutartiger Hauttumor
Hyperhidrose	übermäßige Schweißabsonderung
Hyperkeratose	Verdickung der Hornschicht
hypodermisch	unter der Haut
Keratin	Hautprotein in der Epidermis, den Haaren und den Nägeln
Kollagen	Strukturprotein des Bindegewebes
Lipozyt	Fettzelle
Lipom	gutartige Vermehrung von Fettzellen im Unterhautfettgewebe
Lunula	der halbmondförmige weiße Bereich an der Nagelbasis
Melanin	schwarzes Pigment der Melanozyten
Onychomykose	Pilzinfektion des Nagels
Pyogen	eiterbildend
Seborrhoe	erhöhte Talgproduktion der Drüsen

Tabelle 15.4: Gängige Begriffe zum Integumentsystem

IN DIESEM KAPITEL

Wie Ihr sensorisches System funktioniert

Wortstämme, Präfixe und Suffixe

Beschwerden, Krankheiten und Diagnosen verstehen

Kapitel 16
Sehen, hören, fühlen und mehr: Die Sinnesorgane

Sie können Ihren *Sinnesorganen* für all die schönen Erlebnisse in Ihrem Leben danken! Während andere, ebenfalls sehr wichtige Systeme im Hintergrund dafür sorgen, dass Ihr Körper funktioniert, ermöglichen die Sinne Freude und Genuss. Wenn Sie also das nächste Mal den Duft einer fantastischen Pizza riechen, ein beeindruckendes Feuerwerk sehen oder eine Massage genießen, seien Sie dankbar für Ihre Sinne.

Das Auge

Das *Auge* (*Oculus*) ist vermutlich unser wichtigstes Sinnesorgan, da wir einen großen Teil der Informationen über unsere Umwelt über visuelle Reize beziehen. Wir lesen, sehen Filme, orientieren uns mit den Augen in unserer Umwelt und kommunizieren über die Augen auch mit anderen Menschen (denken Sie nur an das Flirten!). Die Augen liegen in einer knöchernen Schutzhöhle des Schädels, der Augenhöhle oder *Orbita*. Was macht dieses Sinnesorgan so besonders?

Sehr knapp gesagt arbeitet das Auge wie eine Kamera. Lichtstrahlen treten durch eine verstellbare Öffnung, die dunkle Mitte des Auges (*Pupille*) in das Auge ein. Die Größe der Pupille reguliert die einfallende Lichtmenge – je heller das Licht ist, desto kleiner wird das Loch. Hinter der Pupille befindet sich die *Linse*, die das Licht fokussiert. Die Linse ist nicht starr und kann ihre Form anpassen, um sich auf nahe und entfernte Objekte einzustellen. Das Licht wird von der Linse auf den hinteren Teil des Auges fokussiert, wo es auf die *Netzhaut* trifft. Die Netzhaut wandelt das fokussierte Bild in Nervenimpulse um, die über den *Sehnerv* zum Hinterhauptlappen des Gehirns weitergeleitet und dort verarbeitet werden. Abbildung 16.1 verschafft Ihnen einen Einblick in das Innere des Auges.

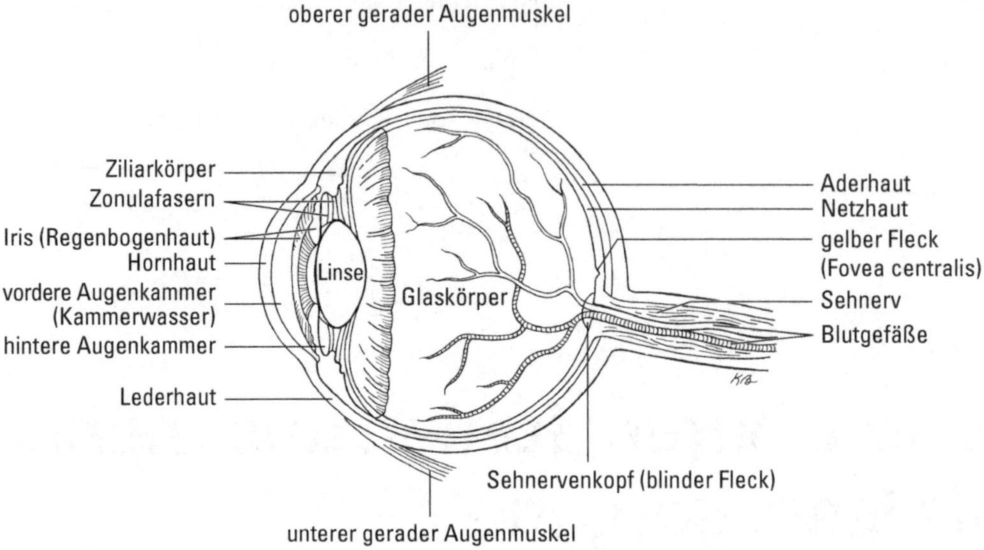

Abbildung 16.1: Innere Strukturen des Auges (Illustration von Kathryn Born)

Das Auge lässt sich grob in den *Augapfel* und die *Anhangsorgane* (den Gesichtsstrukturen wie die Augenlider und die Augenmuskeln) unterteilen.

Der Augapfel

Der *Augapfel* (*Bulbus oculi*) besteht aus drei Schichten: Die äußere *Augenhaut* enthält die Hornhaut und die Lederhaut. Die *Hornhaut* (*Kornea*) ist der transparente vordere Teil des Auges. Sie lässt Licht herein und hilft dabei, das Licht auf die Netzhaut im hinteren Teil des Auges zu fokussieren. Die *Lederhaut* (*Sklera*) ist das Weiße des Auges und bildet eine schützende Hülle für den Augapfel.

Die *mittlere Augenhaut* oder *Uvea* besteht aus der Aderhaut, dem Ziliarkörper und der Iris. Die Aderhaut, die innere Auskleidung der Sklera, enthält Blutgefäße, die das Auge versorgen. Der *Ziliarkörper* (Corpus ciliare) besteht aus den Ziliarmuskeln und dem Ziliarkörperchen. Die Muskeln passen die Form der Linse zum Fokussieren an, und das Ziliarkörperchen produziert eine wässrige Substanz, das *Kammerwasser,* das den vorderen Bereich des Auges umspült. Die *Iris* ist der kreisförmige, farbige Teil des Auges. Die Öffnung in der Iris, die *Pupille,* reguliert die Lichtmenge, die in das Auge eintritt. Bei hellem Licht ziehen sich die Muskelfasern in der Iris zusammen und verengen die Pupille. Bei schwächerem Licht entspannen sich diese Muskeln und die Pupille nimmt wieder ihre normale Größe an. Radiale Muskeln in der Iris vergrößern die Pupille über ihre normale Größe hinaus, wenn eine Person gestresst oder aufgeregt ist, oder durch bestimmte Medikamente (*Pupillenerweiterung*).

Die *innere Augenhaut* oder *Retina* (Netzhaut), die aus Schichten von Nervengewebe besteht, die Zapfen und Stäbchen genannt werden. Jedes Ihrer Augen hat etwa sechs Millionen Zapfen und 120 Millionen Stäbchen in der Netzhaut, wobei die Stäbchen lichtempfindlicher als die Zapfen sind. Zapfenzellen registrieren Farben, Stäbchen funktionieren besser bei schwachem Licht und sind hilfreich für das Sehen bei Nacht. Ein kleiner Bereich der Netzhaut hat weder Zapfen noch Stäbchen und erzeugt kein visuelles Bild; dieser Bereich wird als *Sehnervenkopf* oder *blinder Fleck* bezeichnet und ist der Eintrittspunkt der wichtigsten Blutgefäße des Auges und die Stelle, an der der Sehnerv vom Gehirn ins Auge verläuft.

Vor und hinter der Linse befinden sich zwei Hohlräume. Der vordere Hohlraum enthält die von den Ziliarfortsätzen produzierte *Kammerwasserflüssigkeit.* Diese wässrige Flüssigkeit fließt ungehindert aus der hinteren Augenkammer durch die Pupille in die vordere Augenkammer. Eine Störung des Kammerwasserabflusses führt zu einem erhöhten Augeninnendruck. Dieser als *Glaukom* bezeichnete Zustand kann aufgrund der durch den erhöhten Druck verursachten Schädigung der Netzhaut und des Sehnervs zur Erblindung führen. (Normalerweise reguliert ein Gleichgewicht zwischen Produktion und Abfluss den Augeninnendruck.) Die hintere Höhle des Auges ist mit einer klaren, galertartigen Substanz gefüllt, die als *Glaskörperflüssigkeit* bezeichnet wird. Diese erhält die Kugelform des Augapfels und hält die Netzhaut fest an der Aderhaut. Sowohl die Kammerwasserflüssigkeit als auch die Glaskörperflüssigkeit dienen dazu, Lichtstrahlen weiter zu brechen.

Augenwissen, kurz gefasst

Hier finden Sie einige gängige Abkürzungen zum Thema Auge. Diese können in Gesprächen vorkommen oder in medizinischen Unterlagen zu finden sein.

OD: rechtes Auge (Oculus dexter)

OS: linkes Auge (Oculus sinister)

OU: beide Augen (Oculus uterque)

PERRLA: Pupillen gleich groß, rund und reagieren auf Licht und Akkommodation

VA: Sehschärfe

VF: Gesichtsfeld

Der äußere Teil des Auges

Das äußere Auge besteht aus der Augenhöhle, den Augenmuskeln, den Augenlidern, der Bindehaut und dem Tränenapparat. Die *Augenhöhle* ist die knöcherne Vertiefung, in die der Augapfel passt. Die *Augenmuskeln* sind an der Sklera befestigt und bewegen das Auge. Die *Augenlider* schützen das Auge vor Licht, Staub und Verletzungen. Dic *Bindehaut*, die die Augenlider und den vorderen Teil des Auges, der der Luft ausgesetzt ist, auskleidet, dient dem Schutz und der Befeuchtung.

Der *Tränenapparat* produziert Tränen, leitet sie zum Auge weiter und führt sie wieder ab, wodurch er eine reinigende und befeuchtende Funktion hat. Die *Tränendrüsen* (Singular: Glandula lacrimalis) produzieren die Tränen, die über die Tränenkanäle kontinuierlich zum Auge transportiert werden. Kleine Öffnungen, die *Tränenpunkte* genannt werden, leiten die

Tränen aus den Augen in Kanäle in der Nase ab. Das ist auch der Grund, warum beim Weinen Ihre Nase läuft! Tränen reinigen und befeuchten das Auge und bekämpfen infektiöse Mikroorganismen.

Der *Graue Star* (*Katarakt*) ist eine Augenerkrankung, bei der eine oder beide Augenlinsen eintrüben. Der Begriff »Katarakt« stammt aus dem Griechischen und lässt sich als »Wasserfall» übersetzen, was ziemlich gut zu den Symptomen dieser Erkrankung passt. Betroffene sehen zunehmend unscharf, wie durch einen Wasserfall oder Nebel. Bei einem *Grünen Star* (Glaukom) steigt der Augeninnendruck, was den Sehnerv schädigt. Das Gesichtsfeld schränkt sich zunehmend ein. Der Begriff »Glaukom« stammt aus dem Griechischen von *glaukos* = blaugrau und *-om* = Zustand. Bei einem Glaukom sieht die schwarze Pupille zunehmend grau aus.

Linsencheck! Wenn die Sehfähigkeit irgendwann abnimmt

Wenn Licht durch die Linse des Auges fällt, wird es in einem Prozess namens Refraktion gebrochen. Das gebrochene Licht muss auf die Netzhaut fokussiert werden, um ein klares Bild zu erzeugen. Um das Licht zu fokussieren, verändert die Linse ihre Form. Der Ziliarmuskel verändert seine Form, um eine klare Sicht auf entfernte und nahe Objekte zu ermöglichen. Diese Anpassung der Linse wird als *Akkommodation* bezeichnet. Wenn eine Person das 40. Lebensjahr erreicht, verliert die Linse einen Teil ihrer Elastizität, was zu Schwierigkeiten bei der Fokussierung von Licht aus der Nähe führt. Eine Lesebrille sorgt für die erforderliche Brechung, die die Linse nicht mehr leisten kann. Mit zunehmendem Alter verliert die Linse ihre Transparenz, wird dick und dicht und manchmal undurchsichtig und trüb, wodurch die Brechung der Lichtstrahlen immer stärker beeinträchtigt wird. Dies führt zu einer häufigen Erkrankung, dem *Grauen Star*. Der Graue Star, einst eine der Hauptursachen für schweren Sehverlust, wird heute routinemäßig operativ entfernt.

Das Ohr

Das *Ohr* (*Auris*) hat zwei Funktionen: Es dient nicht nur dem Hören, sondern es hilft dem Körper auch, das Gleichgewicht zu halten. Sie können hören, weil Schallwellen durch das Ohr schwingen, wo sie in Nervenimpulse umgewandelt und dann an das Gehirn weitergeleitet werden. Die Geräusche werden in den Nervenfasern der Großhirnrinde verarbeitet. Abbildung 16.2 zeigt die verschiedenen Teile des Ohrs.

Das Ohr ist in drei separate Bereiche unterteilt: das Außen-, Mittel- und Innenohr. Außen- und Mittelohr sind für die Weiterleitung der Schallwellen durch das Ohr zuständig; das Innenohr enthält die Strukturen, die die Wellen zum Gehirn transportieren.

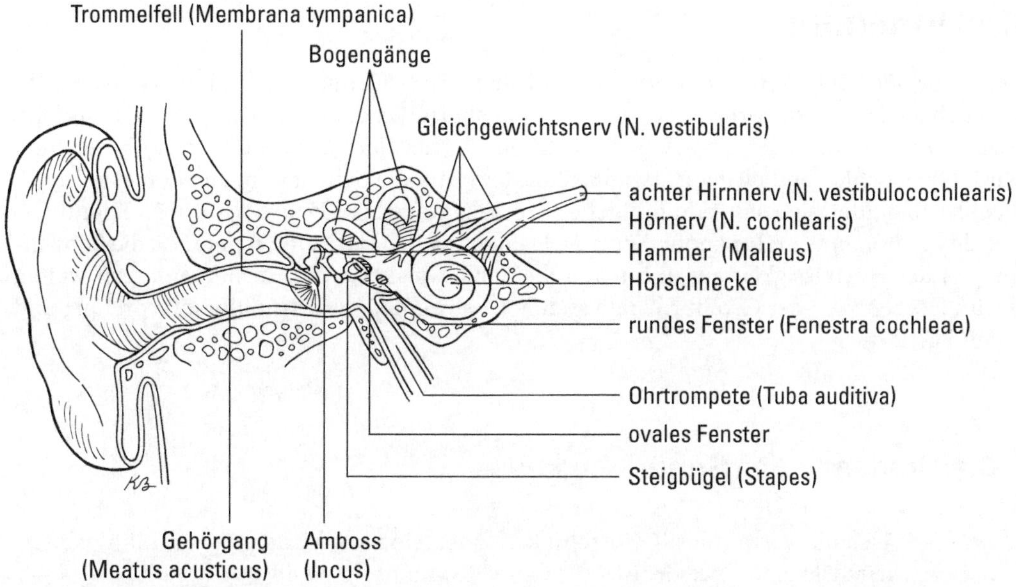

Abbildung 16.2: Aufbau des Ohrs (Illustration von Kathryn Born)

Das Außenohr

Im *Außenohr* (*Auris externa*) werden Schallwellen durch die sichtbare äußere *Ohrmuschel* (*Auricula auris*) vorbei am *Tragus* (Ohrdeckel), der kleinen harten Knorpelvorwölbung, weiter zum *Gehörgang* (*Meatus acusticus*) geleitet.

Von der Ohrmuschel aus ist der *äußere Gehörgang* mit zahlreichen Drüsen ausgekleidet, die den *Ohrenschmalz* absondern, eine gelbliche, wachsartige Substanz. Der Ohrenschmalz (*Cerumen*) schmiert und schützt das Ohr. Schallwellen wandern durch den Gehörgang und treffen auf das *Trommelfell* (*Membrana tympanica*), das sich zwischen dem Außen- und dem Mittelohr befindet.

Das Mittelohr

Vibrationen des Trommelfells bewegen drei kleine Knochen, die das *Mittelohr* (*Auris media*) bilden. Die *Gehörknöchelchen* leiten die Schallwellen durch das Mittelohr weiter. Diese Knochen sind in der Reihenfolge ihrer Schwingung der *Hammer* (Malleus), der *Amboss* (Incus) und die *Steigbügel* (Stapes).

Wenn sich die Steigbügel bewegen, berühren sie eine Membran, die als *ovales Fenster* (Fenestra ovalis) bezeichnet wird und das Mittelohr vom Innenohr trennt. Ein weiterer Teil des Mittelohrs ist die *Ohrtrompete* (*Eustachische Röhre* oder Tuba auditiva), ein Kanal, der vom Mittelohr zum Rachen führt. Die Ohrtrompete gleicht den Luftdruck auf beiden Seiten des Trommelfells aus.

Das Innenohr

Das *Innenohr* (*Auris interna*) wird aufgrund seiner kreisförmigen, labyrinthartigen Struktur auch als *Labyrinth* bezeichnet. Der Teil des Labyrinths, der vom ovalen Fenster ausgeht, ist eine knöcherne, schneckenförmige Struktur, die als *Hörschnecke* (Cochlea) bezeichnet wird. Die Cochlea enthält Hörflüssigkeiten, durch die die Schwingungen wandern. In der Cochlea befindet sich ein empfindlicher Hörrezeptor, das *Corti-Organ*, der eigentliche Sitz des Gehörsinns im Innenohr. Winzige Haarzellen im Corti-Organ nehmen die Schwingungen der Hörflüssigkeit auf und leiten die Schallwellen an die Hörnervenfasern weiter, die im Hörzentrum der Großhirnrinde enden. Dort werden diese Impulse interpretiert und somit »gehört«.

Die Ursachen der Gehörlosigkeit

Taubheit ist eine verminderte Hörfähigkeit oder eine vollständige Hörunfähigkeit, wobei es grundsätzlich zwei Gründe für diese Hörminderung gibt.

Eine *Schallleitungsstörung* wird durch eine Behinderung des Weges verursacht, den die Schallwellen vom Außenohr zum Innenohr zurücklegen. Beispiele hierfür sind übermäßiger Ohrenschmalz (Cerumen), ein Fremdkörper im äußeren Gehörgang oder eine Beschädigung des Trommelfells; die Betroffenen hören alles nur noch »wie durch Watte«. Wenn die Behinderung der Schallleitung beseitigt wird, verbessert sich auch das Hörvermögen.

Eine *sensorineurale Taubheit* entsteht durch eine Schädigung des Hörnervs oder der Cochlea, wodurch Nervenimpulse aus dem Innenohr nicht mehr zum Gehirn gelangen können. Dies kann altersbedingt sein, aber auch durch laute Geräusche von Maschinen, Musik, Erschütterungen, Infektionen oder Verletzungen verursacht werden. Hörgeräte können bei der Behandlung von sensorineuraler Taubheit helfen. Wenn ein Hörgerät nicht erfolgreich ist, können *Cochlea-Implantate* erforderlich sein, um das Hörvermögen wiederherzustellen.

Das Wort »Trommelfell« stammt vom griechischen Wort *tympanon* ab, was – ziemlich passend – »Trommel« bedeutet. Der »Steigbügel« stammt vom lateinischen Begriff *stapes* (stapia = stehend) ab. Sehen Sie sich den Knochen an, und Sie wissen sofort, warum!

Das Ohr ist nicht nur für unser Hörvermögen wichtig, sondern sorgt auch für unser *Gleichgewicht*, also unsere Orientierung im Raum. Dafür verantwortlich ist der *Vestibularapparat* im Innenohr, der aus drei Bogengängen (Singular: Ductus semicircularis), dem kleinen Vorhofsäckchen (*Sacculus*) und dem großen Vorhofsäckchen (*Utriculus*) besteht. Jede dieser Strukturen enthält empfindliche Sinneszellen mit feinen Härchen, die in eine Flüssigkeit (*Endolymphe*) eingebettet sind. Bei jeder Kopfbewegung schwingen die Haarzellen in der Endolymphe, und diese Impulse werden von den Sinneszellen über Nervenfasern an das Gehirn weitergeleitet. Das Gehirn reagiert entsprechend auf Lageveränderungen und sendet Signale an Muskeln im gesamten Körper, um die Gleichgewichtslage wieder herzustellen.

Die Nase

Der *Geruchssinn* ist für Menschen zwar nicht so wichtig wie für Tiere, erfüllt aber im Grunde denselben Zweck. Der Geruchssinn von Tieren ist sehr ausgeprägt, da er sie vor Gefahren warnt und ihnen bei der Nahrungssuche hilft. Wir unterscheiden uns davon nicht so sehr, eher im Ausmaß als in der Art – wir können Rauch riechen, bevor wir Feuer sehen, und wir alle wissen, wie gutes oder verdorbenes Essen riecht.

Das Gewebe, das Gerüche wahrnehmen kann, ist das *Riechepithel* der *Nase* (*Nasus*). Olfaktorische Rezeptoren (*olfaktorisch* bezieht sich auf den Geruch) in der Nasenwurzel zwischen den Augen werden durch Gerüche stimuliert und leiten die Signale zunächst an die beiden *Riechkolben* (*Bulbus olfactorius*) im vorderen Teil des Gehirns weiter. Von dort aus gehen die Signale an andere Gehirnregionen, die diese Signale dann verarbeiten.

Sie können sechs Kategorien von *Grundgerüchen* erkennen: fruchtig, blumig, würzig, verbrannt, faulig und harzig. Der Geruchssinn ergänzt den Geschmackssinn, weshalb eine verstopfte Nase bei einer Erkältung das Riechen beeinträchtigt und Speisen ihren Geschmack verlieren.

Da es in diesem Kapitel um die Sinnesorgane geht, befassen wir uns hier ausschließlich mit dem Geruchssinn der Nase. Der Schleim, die Haare und die Nasenscheidewand (die Trennwand zwischen den Nasenlöchern) haben nichts mit dem Riechen zu tun. Wenn Sie jedoch mehr darüber erfahren möchten, lesen Sie Kapitel 18.

Die Anzahl der Riechzellen in Ihrer Nase liegt im zweistelligen Millionenbereich. Klingt zwar nicht übel, aber Hunde sollen es angeblich auf 220 Millionen und (rassenabhängig) sogar bis zu 300 Millionen Riechzellen bringen!

Der Mund als sensorisches Organ

Die Geschmacksorgane sind die Geschmacksknospen, die sich auf der Zunge und in den Schleimhäuten des weichen Gaumens befinden.

Sie können nur fünf Grundgeschmacksrichtungen unterscheiden: süß, sauer, salzig, umami und bitter. Die Vielfalt der Geschmacksrichtungen, die Sie erleben, sind Mischungen aus diesen fünf, ähnlich wie die Farben, die Sie sehen, Mischungen aus den drei Grundfarben sind. Damit Lebensmittel einen Geschmack entfalten können, müssen sie durch Speichel aufgelöst werden – deshalb befinden sich die Geschmacksknospen in einem feuchten Milieu. Vieles, was Sie zu schmecken glauben, ist allerdings in Wirklichkeit etwas, das Sie riechen, denn Ihr Geschmackssinn und Ihr Geruchssinn arbeiten hier zusammen.

Auf der Oberfläche Ihrer Zunge befinden sich etwa 6000 bis 10.000 Geschmacksknospen.

Tastrezeptoren

Die Haut (das größte Organ des Körpers) ist Ihr einziger *Tast-* oder Berührungsrezeptor für *taktile* (Berührungen) und *haptische* (Ertasten von Objekten) Reize. Die Berührungsempfindung, oft als leichter Druck bezeichnet, variiert an verschiedenen Stellen des Körpers. Die empfindlichen Bereiche sind diejenigen, die die meisten Informationen über Sie und die äußere Umgebung liefern. In den Lippen und den Fingern liegen die meisten Rezeptoren in einem konzentrierten Bereich, weshalb Sie feine Strukturen eher mit den Fingern als zum Beispiel mit dem Ellenbogen spüren und identifizieren können.

Die Dermis der Haut verfügt über Nervenenden, die als Rezeptoren fungieren. Sie nehmen Temperatur, Schmerz, Vibrationen, Druck und Berührungen wahr. Das Nervensystem leitet diese Informationen an das Gehirn weiter. Weitere Informationen zu Ihrer Haut finden Sie in Kapitel 15.

Wortstämme, Präfixe und Suffixe für Grundbegriffe der Sinneswahrnehmungen

Seien Sie vorgewarnt: Für die *Sinnesorgane* lassen sich so viele Wortstämme, Präfixe und Suffixe kombinieren, und das aus gutem Grund. Bedenken Sie, dass diese Organe einige empfindliche und hochentwickelte Körperteile umfassen: Augen, Ohren, Nase, Mund und Haut. Es ist daher nicht verwunderlich, dass Sie hier mit einer langen Liste an Vokabeln konfrontiert werden! Sie können mit Geschmacks-, Geruchs- und Tastsinn in Tabelle 16.1 beginnen und anschließend zu den etwas komplexeren Sinnen der Augen und Ohren übergehen.

Präfix oder Suffix	Bedeutung
a- oder an-	ohne oder Mangel an
dys-	abweichend von der Norm, gestört, krankhaft, schlecht
-geusia	sich auf den Geschmackssinn beziehend
hyper-	überschüssig, mehr als normal
hypo-	weniger als normal
-itis	Entzündung
-osmie	bezieht sich auf Störungen des Geruchssinns

Tabelle 16.1: Geschmack-, Geruchs- und Tastsinn

Sehen Sie, das war doch ganz überschaubar, und einige der Begriffe sind Ihnen vermutlich aus einem anderen Kontext bereits bekannt. Jetzt, wo Sie erste Erfahrungen gesammelt haben, können Sie sich dem Auge zuwenden, das eine enorme Vielfalt Wortstämme und Zusammensetzungen kennt. Sehen Sie sich dazu Tabelle 16.2 an.

Wortstamm	Bedeutung
aqu/a, aque/o	Wasser
blephar/o	Augenlid
conjunctiv/o	Bindehaut (Membran, die die Augenlider auskleidet)
core/o	Pupille
dacry/o	Träne, Tränenapparat
dipl/o	doppelt
glauc/o	grau, opak
ir/o, irid/o	Iris (farbiger Teil des Auges)
is/o	gleich
kerat/o	Hornhaut
korne/o	Hornhaut
lacrim/o	Träne, Tränenkanal
mi/o	kleiner, weniger
mydri/o	weit, erweitert
ocul/o	Auge
ophry/o	Augenbraue
ophthalm/o	Auge, sehen (Ophtalmologe = Augenarzt, Facharzt für Augenerkrankungen)
opt/o	Auge, Sehvermögen
phac/o, phak/o	Linse, linsenartig
phot/o	Licht
presby/o	Alter
pupill/o	Pupille
retin/o	Netzhaut
skler/o	Sklera (weißer Teil des Auges)
uve/o	Iris, Ziliarkörper, Aderhaut
vitre/o	Glas, glasartig
xer/o	trocken

Tabelle 16.2: Wortstämme für visuelle Wahrnehmungen

Einige Präfixe und einige Suffixe, die mit dem Sehvorgang in Verbindung stehen, sind in Tabelle 16.3 aufgeführt.

Präfix oder Suffix	Bedeutung
bi- oder bin-	zwei
-chalasis	nachlassen, erschlaffen
-iker	Person mit einem bestimmten Beruf oder einer Spezialisierung
-metrist	Spezialist für die Messung von
-opie oder -opsie	Sehstörungen, Zustand des Sehens
-oskopie	visuelle Untersuchung einer inneren Körperhöhle mit einem Endoskop
-plastik	Operation zur Wiederherstellung von Gewebe oder Organen
-tropie	Drehbewegung oder Abweichung, oft bei Augenbewegungen

Tabelle 16.3: Präfixe und Suffixe für den Sehvorgang

Das Labyrinth Ihres Ohrs ist ein komplizierter Ort mit vielen Windungen, Kurven und vielen funktionierenden Teilen. Daher verwenden Mediziner viele Fachbegriffe, um zu beschreiben, was dort vor sich geht. Glücklicherweise ist die Liste der Grundwörter und Suffixe (hier gibt es keine Präfixe) recht überschaubar. Sehen Sie sich dazu die Tabellen 16.4 und 16.5 an!

Wortstamm	Bedeutung
akust/o	sich auf den Hörvorgang beziehend
audi/o, audit/o	sich auf den Hörvorgang beziehend
aur/o, aur/i	sich auf das Ohr beziehend
bar/o	Druck, Gewicht
cerumin/o	Cerumen (Ohrenschmalz)
cochle/o	Cochlea (Hörschnecke)
mastoid/o	Knochenbereich hinter dem Ohr, relevant bei Infektionen (Mastoiditis)
myring/o	Trommelfell, Paukenhaut
ot/o	Ohr
son/o	sich auf Klang oder Schall beziehend
tympan/o	Trommelfell, Mittelohr

Tabelle 16.4: Wortstämme für das akustische System

Suffix	Bedeutung
-cusis	bezieht sich auf das Hörvermögen
-gramm	Aufzeichnung
-itis	Entzündung
-metrie	Verfahren zur Messung
-otomie	operative Eröffnung, Einschnitt
-phonia	Stimme, Sprachlaut
-rrhö	Ausfluss oder Fluss
-skop	Instrument zur visuellen Untersuchung

Tabelle 16.5: Suffixe für den Hörvorgang

Alles hängt zusammen: Weitere anatomische Begriffe

Tabellen, Tabellen und noch mehr Tabellen – wie Sie sehen, ist dieses Kapitel randvoll mit wichtigen Begriffen, die Sie bezüglich der Sinne kennen sollten oder könnten, und es hört leider an dieser Stelle noch nicht auf. Allein das Auge hat hier eine eigene Liste mit zusätzlichen Vokabeln (siehe Tabelle 16.6). Gut durchatmen, und ... weiter geht es!

Wort	Bedeutung
Akkommodation	Anpassung der Linse, um auf die Netzhaut zu fokussieren
Astigmatismus	Stabsichtigkeit, unregelmäßige Brechung der Lichtstrahlen
binokular	sich auf beide Augen beziehend
Blepharitis	Entzündung der Augenlider
corneal, korneal	die Hornhaut (Cornea) betreffend
Diplopie	Doppeltsehen
Hyperopie	Weitsichtigkeit
Keratitis	Entzündung der Hornhaut
Keratokonus	nichtentzündliche Ausdünnung und kegelförmige Verformung der Hornhaut
Keratometer	Instrument zur Messung der Hornhautkrümmung, das bei der Anpassung von Kontaktlinsen verwendet wird
Konjunktivitis	Entzündung der Bindehaut
Myopie	Kurzsichtigkeit
Nyktalopie	schlechte Sicht bei Nacht oder bei schwachem Licht (Nachtblindheit)
Ophthalmalgie	Schmerzen im Auge
ophtalmisch	zum Auge gehörend
Ophthalmologe	Facharzt für Augenheilkunde
Ophthalmologie	Lehre von den Erkrankungen und der Behandlung des Auges

Wort	Bedeutung
Ophthalmoskop	Instrument zur visuellen Untersuchung des Augeninneren
Optiker	fertigt und passt Sehhilfen an
Optometer	Instrument zur Messung der Sehkraft und des Sehvermögens
Optometrist	untersucht Sehschärfe und korrigiert (kein Arzt)
Optometrie	Messung der Sehschärfe und Verschreibung von Sehhilfen
Presbyopie	Sehschwäche als Folge des Alterungsprozesses

Tabelle 16.6: Begriffe für den Sehvorgang

Hoffentlich schwirrt Ihnen jetzt noch nicht der Kopf von den vielen neuen Begriffen. Wenn doch, machen Sie eine noch eine kurze Pause, bevor Sie mit der nächsten großen Wortliste fortfahren, die eine ganze Reihe von Begriffen aus dem Bereich der Audiologie enthält (siehe Tabelle 16.7).

Wort	Bedeutung
Akumeter	Instrument zur Messung des Hörvermögens (heute meist durch Audiometer ersetzt)
Audiologe	Spezialist für Hörstörungen, Hörtests und Rehabilitation
Audiologie	die Lehre vom Hören
aural	das Ohr betreffend
Otis media purulente	eitrige Entzündung des Mittelohrs
Otologe	Arzt für Erkrankungen des Ohrs
Otologie	die Lehre vom Ohr
Otorhinolaryngologie	Lehre und Behandlung von Erkrankungen und Störungen des Ohrs, der Nase und des Rachens (HNO-Heilkunde)
Otorhinolaryngologe	Facharzt für Hals-Nasen-Ohren-Heilkunde
Otorrhoe	pathologischer Ausfluss aus dem Ohr
Otoskop	Instrument zur visuellen Untersuchung des Ohrs
seröse Otitis media	Ansammlung von wässriger Flüssigkeit im Mittelohr (Paukenerguss)
Tympanometer	Instrument zur Messung der Trommelfellbeweglichkeit
Tympanometrie	Messung der Bewegung des Trommelfells

Tabelle 16.7: Begriffe für den Hörvorgang

Häufige Erkrankungen des sensorischen Systems

Auch wenn es offensichtlich erscheint, sollte es dennoch hier erwähnt werden: Die meisten Erkrankungen, die mit Geruch und Geschmack in Verbindung stehen, sind auf die Unfähigkeit des Körpers zurückzuführen, diese Sinnesaufgaben zu erfüllen. Haben Sie Probleme, den Duft Ihrer Frühlingsblumen zu riechen? Schmeckt Ihnen Ihr berühmtes scharfes Chili nicht mehr? Dann liegt die Ursache wahrscheinlich in einer der folgenden Erkrankungen:

- ✔ **Ageusie:** Verlust des Geschmackssinns
- ✔ **Anosmie:** Verlust des Geruchssinns
- ✔ **Dysgeusie:** gestörter Geschmackssinn
- ✔ **Dysosmie:** Beeinträchtigung des Geruchssinns
- ✔ **Hypergeusie:** übermäßig empfindlicher Geschmackssinn

Das Auge ist unendlich viel komplexer als beispielsweise die Zunge. Daher ist es nur logisch, dass es viel mehr mögliche Erkrankungen gibt, die mit dem Sehsinn in Verbindung stehen. Obwohl sie häufig auftreten, sind alle diese Erkrankungen schwerwiegend und sollten nicht auf die leichte Schulter genommen werden. Dazu gehören:

- ✔ **Esotropie:** eine Form des *Strabismus* (ein oder beide Augen drehen sich nach innen, Schielen)
- ✔ **Exotropie:** eine Form des Strabismus (ein oder beide Augen drehen sich nach außen)
- ✔ **Gerstenkorn** (*Hordeolum*): eine Infektion der Talgdrüse des Augenlids**Gerstenkorn** (*Hordeolum*): eine Infektion der Talgdrüse des Augenlids
- ✔ **Glaukom (Grüner Star):** Augenerkrankung mit erhöhtem Augeninnendruck, der den Sehnerv schädigt und unbehandelt zur Erblindung führen kann
- ✔ **Hagelkorn** (*Chalazion*): kleine, harte Schwellung am Augenlid aufgrund einer Vergrößerung der Talgdrüsen
- ✔ **Hemianopsie** (Hemianopsie): *Halbseitenblindheit,* Verlust der Hälfte des Sichtbereichs des Auges
- ✔ **Nystagmus:** Augenzittern, unwillkürliche, schnelle Bewegungen des Augapfels
- ✔ **Netzhautablösung** (*Ablatio retinae*): Die Netzhaut oder ein Teil davon löst sich von der Aderhaut.
- ✔ **Strabismus:** Fehlstellung eines oder beider Augen; Schielen

Wenden wir uns nun dem nächsten komplexen Sinnesorgan, dem Ohr, zu. Etliche Hörerkrankungen lassen sich vermeiden, wenn Sie bei einem sehr hohen Geräuschpegel

Kopfhörer oder wenigstens Ohrstöpsel tragen (das gilt übrigens ganz besonders für Kleinkinder auf Musikfestivals!)

- **Labyrinthitis:** Entzündung des Innenohrs (oft viral oder bakteriell)
- **Makrotie:** übermäßig große Ohrmuschel
- **Mikrotie:** übermäßig kleine Ohrmuschel
- **Myringitis:** Entzündung des Trommelfells
- **Otalgie:** Ohrenschmerzen
- **Otitis externa:** meist bakterielle Entzündung der Haut des äußeren Gehörgangs; tritt häufig bei Schwimmern auf
- **Otitis media:** nicht-eitrige Mittelohrentzündung mit Erguss
- **Seröse Otitis media:** Entzündung des Innenohrs ohne Infektion (*Tubenmittelohrkatarrh*)
- **Suppurative Otitis media:** bakterielle Infektion mit anhaltender Mittelohrentzündung (mehr als sechs Wochen)
- **Tinnitus:** Klingelgeräusch in den Ohren; Ursache unbekannt, kann mit chronischer Otitis, Myringitis oder Labyrinthitis in Verbindung stehen
- **Tympanitis:** Entzündung des Trommelfells
- **Vertigo (Schwindel):** Gefühl einer sich drehenden oder schwankenden Umgebung aufgrund einer schweren Störung der Gleichgewichtsorgane im Labyrinth

Die Suche nach dem Übeltäter: Sinnesorganerkrankungen und Pathologie

Auch hier spielen Augen und Ohren wieder eine wichtige Rolle. Diese beiden Bereiche sind genauso anfällig für pathologische Erkrankungen wie alle anderen Bereiche des Körpers. Zu den häufigsten Erkrankungen zählen:

- **Akustikusneurinom:** auch Vestibularisschwannom genannt; gutartiger Tumor des Hörnerv im Gehirn, der Tinnitus, Schwindel und Hörverlust verursacht
- **Cholesteatom:** gutartige Knochenwucherung im Mittelohr durch Einwachsen von Hautzellen in den Raum hinter dem Trommelfell; chronisch-eitrige Mittelohrentzündung mit Knochenabbau
- **Diabetische Retinopathie:** Gefäßveränderungen und Durchblutungsstörungen der Netzhaut durch Diabetes mellitus

- **Katarakt:** Trübung der Augenlinse, die zu Sehstörungen führt
- **Makuladegeneration:** Erkrankungen der Makula lutea der Netzhaut mit allmählichem Sehverlust
- **Morbus Menière** oder Menière-Syndrom: Erkrankung des Innenohrs mit Schwindel, Hörverlust, Übelkeit und Tinnitus, die zu fortschreitender Schwerhörigkeit führen; verursacht durch eine Fehlregulation der Endolymphe im Innenohr
- **Otosklerose:** Verhärtung des knöchernen Gewebes des Labyrinths, was zu Hörverlust und fortschreitender Taubheit führt
- **Presbyakusis:** altersbedingter Hörverlust
- **Retinitis pigmentosa:** fortschreitende Degeneration der Netzhaut; eine Erbkrankheit, die mit Sehschwäche und Nachtblindheit (Nyktalopie) einhergeht

Testen, testen: Sensorische Radiologie und diagnostische Tests

Wenn Sie jemals Probleme mit einem Ihrer Sinne haben, insbesondere mit den Augen und Ohren, wird Ihr Arzt eine Reihe von Tests durchführen wollen. Es steht außer Frage, dass Ihr Körper und Ihr Gehirn einen Großteil der eingehenden Informationen über diese beiden Sinnesorgane aufnehmen, und wenn Sie die Fähigkeit eines dieser Sinne verlieren, verändert sich Ihre gesamte Welt. Diese Tests sollten Sie sehr ernst nehmen:

- **Audiogramm:** grafisch dargestellte Ergebnisse der Audiometrie
- **Audiometrie:** Ein Audiometer sendet akustische Reize mit bestimmten Frequenzen aus, um das Hörvermögen anhand der Messung der Hörschärfe für jede Frequenz zu bestimmen.
- **Diathermie:** die Verwendung von hochfrequentem elektrischem Strom; unter anderem zur Koagulation von Blutgefäßen im Auge
- **Gesichtsfeldtest:** Test zur Messung des Bereichs, in dem Objekte gesehen werden können, wenn das Auge fixiert ist und geradeaus schaut
- **Gonioskopie:** Untersuchung des Winkels der vorderen Augenkammer zur Diagnose eines Glaukoms
- **Laser-Photokoagulation:** zur Behandlung von diabetischer Retinopathie und altersbedingter Makuladegeneration
- **Olfaktometrie:** Riechtest
- **Ophthalmoskopie:** visuelle Untersuchung des Augeninneren (Augenspiegelung)

- **Otoskopie:** visuelle Untersuchung des Ohrs mit einem Otoskop
- **Spaltlampenmikroskopie:** mikroskopische Untersuchung der Hornhaut, Bindehaut, Iris, Linse und des Glaskörpers mit einem spaltförmigen Lichtstrahl
- **Test der Sehschärfe:** Test der Klarheit oder Schärfe des Sehens; Lesen der Snellen-Sehtafel mit schwarzen Buchstaben in abnehmender Größe aus einer Entfernung von sechs Metern. Eine Sehschärfe von 20/20 bedeutet, dass die Buchstaben aus dieser Entfernung klar zu erkennen sind (Normwert). Eine Sehschärfe von 20/50 bedeutet, dass das Auge aus einer Entfernung von sechs Metern das erkennen kann, was es aus einer Entfernung von 15 Metern erkennen sollte (*Snellen-Index*). Ab einer Sehschärfe von 20/400 gilt eine Person laut Weltgesundheitsorganisation als blind.
- **Tonometrie:** Methode zur Messung des Augeninnendrucks
- **Weber-Test:** Eine Schwingungsquelle (Stimmgabel) wird auf die Mitte des Kopfes gesetzt, um die Geräuschempfindung rechts, links oder in der Mittellinie festzustellen

Wenn der Arzt gefragt ist: Operationen und Eingriffe

Glücklicherweise kann bei vielen dieser häufigen Augenerkrankungen und -beschwerden etwas unternommen werden. Die chirurgischen Eingriffe am Auge haben sich im Laufe der Zeit erheblich verbessert und sind oft weniger invasiv. Dennoch sollten Sie nach dem Eingriff nicht mit auch nur vorübergehend eingeschränkter Sehkraft Auto fahren!

- **Blepharoplastik:** chirurgische Korrektur der Augenlider
- **Corneales Crosslinking (CCL):** zur Behandlung von Keratokonus – nicht zur Korrektur der Sehkraft, sondern um das Fortschreiten der Erkrankung zu verlangsamen oder zu stoppen
- **Enukleation:** chirurgische Entfernung des Augapfels
- **Katarakt-Kryoextraktion:** Bei dieser Methode wird eine kalte Sonde an die vordere Oberfläche der Linse angelegt, um die Linse, die an der Sonde haftet, herauszuheben.
- **Kataraktoperation:** Entfernung der Linse bei Grauem Star
- **Keratoplastik (Hornhauttransplantation):** Bei diesem Verfahren wird ein Teil der geschädigten Hornhaut durch eine normale, transparente Hornhaut ersetzt.
- **LASIK** (Laser-in-situ-Keratomileusis): allgemein als Laser-Augenoperation oder Laserkorrektur bezeichnet; zur Korrektur von Kurzsichtigkeit, Weitsichtigkeit und Hornhautverkrümmung
- **Phakoemulsifikation:** Entfernung des Grauen Stars durch Zertrümmern der Augenlinse, bevor eine künstliche Linse eingesetzt wird

- **Photorefraktive Keratektomie (PRK):** laserchirurgisches Verfahren zur Korrektur der Hornhaut, um die Notwendigkeit einer Brille oder Kontaktlinsen zu verringern
- **SILK (Smooth Incision Lenticule Keratomileusis):** weiterentwickelte Form der LASIK zur Korrektur von Kurzsichtigkeit und Astigmatismus
- **Skleroplastik:** plastische Chirurgie der Sklera
- **SMILE (Small Incision Lenticule Extraction):** LASIK-ähnliches Laserverfahren, bei dem ein kleiner Teil des Hornhautgewebes entfernt wird. Durch dieses Verfahren wird die Hornhaut neu geformt und die Sehkraft korrigiert
- **Vitrektomie:** Der erkrankte Glaskörper wird entfernt und durch eine klare Lösung ersetzt

Eingriffe am Ohr sind naturgemäß etwas invasiver, da sich so viele Strukturen im Labyrinth der Kanäle im Kopf befinden. Zu den häufigsten klinischen und chirurgischen Eingriffen am Ohr gehören:

- **Fenestration:** Bildung einer Öffnung im Labyrinth zur Wiederherstellung des Hörvermögens
- **Labyrinthektomie:** Entfernung des Labyrinths
- **Mastoidektomie:** Entfernung des Mastoidknochens
- **Mastoidotomie:** Einschnitt in den Mastoidknochen
- **Myringoplastik:** chirurgische Wiederherstellung des Trommelfells
- **Myringotomie:** Schnitt in das Trommelfell und Einsetzen eines Paukenröhrchens, um Eiter abfließen zu lassen und den Druck im Mittelohr zu verringern
- **Otoplastik:** kosmetische Operation zur Veränderung der Form, Größe oder Position des Ohrs; wird durchgeführt, um Geburtsfehler oder Verletzungen zu korrigieren oder das Aussehen der Ohren zu verbessern
- **Stapedektomie:** Entfernung des Steigbügels
- **Tympanektomie:** chirurgische Entfernung des Trommelfells
- **Tympanoplastik:** chirurgische Reparatur des Trommelfells

Terminologie RX: Pharmakologie

Antibiotika, Kortikosteroide und antivirale Medikamente werden häufig zur Behandlung von Ohr- und Augeninfektionen eingesetzt. Die meisten Augeninfektionen werden mit *topischen* Medikamenten (Salben, Flüssigkeiten oder Cremes; topisch bedeutet, dass sie direkt auf die betroffene Stelle aufgetragen werden, wie zum Beispiel Augentropfen, Ohrentropfen und Antibiotika) behandelt. Die meisten Augenantibiotika werden als topische Anwendungen klassifiziert, ebenso wie Kortikosteroide, die häufig nach Operationen, Traumata oder chemischen Kontakten zur Behandlung von Entzündungen eingesetzt werden. Hier sind einige weitere wichtige Medikamente für die Sinnesorgane:

- **Betablocker:** werden zur Behandlung von Glaukomen eingesetzt
- **Isotonische Kochsalzlösung:** sterile Kochsalzlösung mit 0,9 Prozent Natriumchlorid; wird bei Augenoperationen zur Spülung und Reinigung des Auges verwendet. Diese Lösung ist isotonisch, das heißt, sie hat den gleichen Salzgehalt wie die Tränenflüssigkeit des Auges und ist daher gut verträglich.
- **Mydriatika:** Arzneimittel, die die Pupille erweitern; werden häufig bei Augenuntersuchungen verwendet
- **Prostaglandin-Analoga:** werden zur Behandlung von Glaukomen eingesetzt, weil sie den Augendruck senken können
- **Silbernitrat:** häufig verwendet als topisches Antiinfektivum und grundsätzlich Neugeborenen in die Augen verabreicht, um Infektionen zu verhindern

Haben Sie sich vielleicht über die Überschrift gewundert? Verschreibungspflichtige Arzneimittel werden in der Medizin und der Pharmakologie mit *Rx* gekennzeichnet.

Teil IV
Die Terminologie zentraler physiologischer Systeme

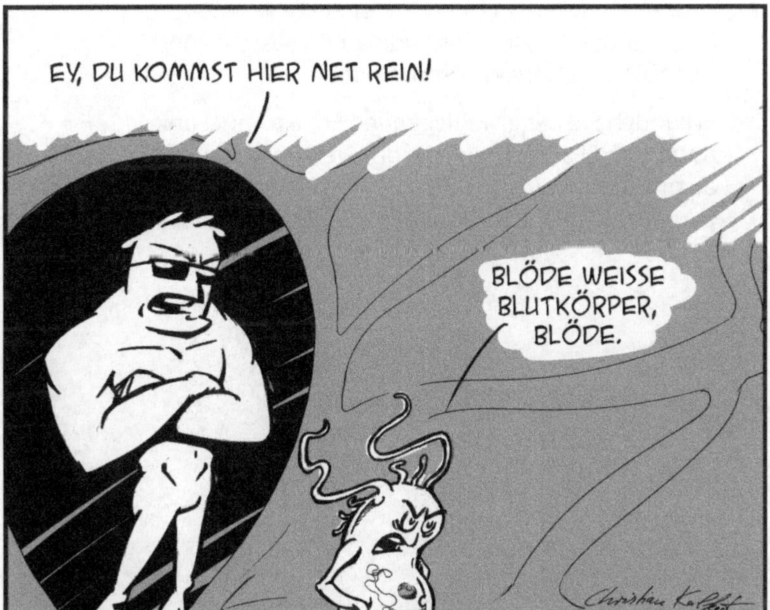

IN DIESEM TEIL ...

- ✔ Lernen Sie die wichtigsten Strukturen des Herz-Kreislauf-Systems und des Lymphsystems kennen
- ✔ Erklären wir die Begriffe, die Sie für die Funktionsweise der Atmungsorgane kennen sollten
- ✔ Bewegen wir uns weiter »kaudal«: Auch Organe, Prozesse und Erkrankungen des Verdauungssystems sind immer gut für viele neue Vokabeln.
- ✔ Gewinnen Sie einen Überblick über die hormonproduzierenden Drüsen des endokrinen Systems und über die zugehörigen Fachbegriffe
- ✔ Erkunden Sie die grundlegenden Strukturen, Funktionen und Fachtermini, die das Nervensystem ausmachen

IN DIESEM KAPITEL

Wie Herz, Blutgefäße und Lymphknoten zusammenarbeiten

Wortstämme, Präfixe und Suffixe für dieses System

Häufige Herz-Kreislauf-Erkrankungen und Lympherkrankungen

Begriffe für die Diagnose von Problemen und Operationen verstehen

Kapitel 17
Ihr Herzstück: Das kardiovaskuläre System und das Lymphsystem

Haben Sie sich schon einmal gefragt, woher wir frisches, sauberes Trinkwasser bekommen? Ein riesiges Netz aus Seen, Stauseen, Pump- und Kläranlagen sowie Rohrleitungen versorgt uns mit dem lebenswichtigen Element Wasser. Wir wiederum nutzen es zum Trinken, Kochen, Reinigen und für eine Vielzahl anderer Aufgaben.

Ihr *kardiovaskuläres System* funktioniert gar nicht so viel anders. Stellen Sie sich Ihr Herz als eine große zentrale Pumpstation vor, die den Rest Ihres Körpers mit wertvoller Flüssigkeit versorgt – hauptsächlich mit Blut. Das Blut transportiert Sauerstoff und Nährstoffe zu den Körpergeweben und sammelt auf dem Rückweg Kohlenstoffdioxid und andere Abfallstoffe, die ausgeschieden werden müssen, wieder ein. Das ergänzende *Lymphsystem* können Sie sich als eine Art Kläranlage vorstellen, die das, was davor nutzlos war, reinigt und zu klarer, sauberer Flüssigkeit aufbereitet.

So funktioniert das kardiovaskuläre System

Obwohl das Herz die Hauptrolle in diesem groß angelegten Drama namens »Ihr Körper« spielt, könnte es seine Arbeit ohne eine starke Besetzung von Nebendarstellern nicht erfüllen: Blut, Blutzellen und Gefäße. Das separate, aber komplementäre *Lymphsystem* funktioniert wie Platzanweiser in einem Theaterstück, die am Ende der Vorstellung nicht mehr benötigte, aber nützliche Personen aus dem Saal führen. Keine dieser Komponenten kann allein funktionieren, denn ohne die »Nebendarsteller« läuft auch auf dieser Bühne gar nichts.

Das wichtigste Organ des *kardiovaskulären Systems* (auch *Herz-Kreislauf-System* genannt) ist natürlich das Herz, dessen Hauptaufgabe darin besteht, das Blut ungehindert durch die Venen fließen zu lassen. Durch seine Pumpbewegung erzeugt das Herz einen Druck, der das Blut über ein System von Arterien und Venen durch den Körper transportiert. Dieses System reicht von der Mitte Ihrer Brust bis in die äußersten Regionen Ihrer Gliedmaßen und wieder zurück und sorgt dafür, dass lebenswichtige Blutzellen durch Ihren gesamten Körper transportiert werden.

Das *Lymphsystem* ergänzt die Funktionen des Herz-Kreislauf-Systems, indem es Lymphflüssigkeit über ein venenähnliches System durch den Körper transportiert. Die Lymphflüssigkeit fließt durch eine Gruppe von Gefäßen, Kanälen und Knoten, die die Flüssigkeit filtern, bevor sie wieder in den Blutkreislauf gelangt. In diesem Kapitel erfahren Sie mehr über die einzelnen Bestandteile dieser beiden leistungsstarken Systeme und lernen die spezifischen Fachbegriffe kennen.

Die normale Herzfrequenz eines erwachsenen Menschen liegt bei 70 bis 80 Schlägen pro Minute. Bei Kindern liegt sie bei 100 bis 200, bei Elefanten bei etwa 25, bei Mäusen bei 700 und bei Kanarienvögeln bei etwa 1.000 Schlägen pro Minute. Ihr Herz schlägt etwa 100.000 Mal pro Tag und pumpt bei jeder Kontraktion 30 bis 90 Milliliter Blut. Das sind etwa fünf bis sechs Liter pro Minute (bei starker Anstrengung auch bis zu 20 Liter!) und damit 7000 bis 10.000 Liter Blut pro Tag!

Das Griechische spielt eine Rolle in der Herkunft des Wortes für Herz, *cardium*. Dieses Wort, das Sie in diesem Kapitel noch gut kennenlernen werden, stammt vom griechischen Wort *kardia*. Cardium hat noch andere Bedeutungen in den allgemein bekannten Formen cardi und cardio. Aber täuschen Sie sich nicht, es handelt sich immer um denselben Wortstamm.

Lernen Sie nun die einzelnen Akteure kennen, die für das Pumpen des roten Lebenssaftes verantwortlich sind, der Sie jeden Tag am Leben hält. Jeder hat seine eigene spezielle Funktion und die dazugehörige Fachterminologie. Wenn Sie sich nur durch Arztserien im Fernsehen mit medizinischer Terminologie auskennen, brauchen Sie keine Angst zu haben. Betrachten Sie diesen Abschnitt einfach als Crashkurs in Sachen Herz-Kreislauf-System.

Das Herz

Um das Herz zu erkunden, betrachten Sie drei Komponenten: Schichten, Kammern und Klappen. Zusammen bilden diese Elemente den stärksten Muskel des Körpers. Dieser Muskel befindet sich links von der Mittellinie Ihrer Brustmitte, ist etwa so groß wie Ihre Faust und pumpt ununterbrochen Blut durch Ihre Blutgefäße. Der grobe Aufbau der Herz-Vorderansicht ist in Abbildung 17.1 gezeigt.

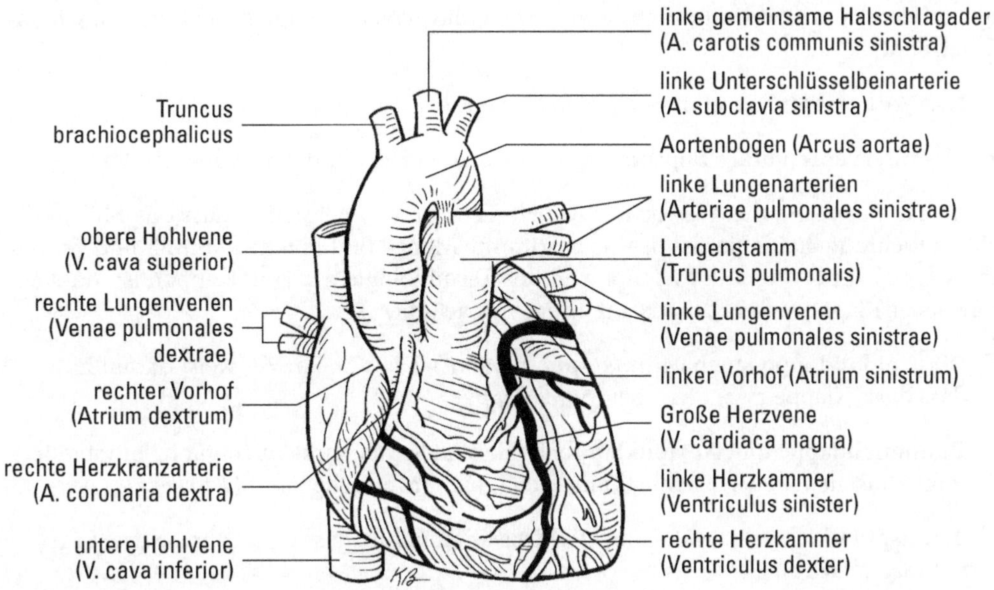

Abbildung 17.1: Vorderansicht des Herzens (Illustration von Kathryn Born)

Das *Herz* (*Kardia*) ist von dem mit Flüssigkeit gefüllten *Herzbeutel* (*Perikard*) umgeben, der sich in der Brusthöhle links von der Medianlinie befindet. Es besteht aus drei wichtigen Gewebeschichten, von denen jede eine einzigartige Aufgabe bei den täglichen Aktivitäten Ihres lebenswichtigsten Organs erfüllt:

- ✔ **Endokard:** Herzinnenhau. *Endo-* ist die griechische Vorsilbe für »innerhalb«. Diese Schicht kleidet die Herzkammern und -vorhöfe aus und überzieht die Herzklappen.
- ✔ **Epikard:** *Epi-* ist die griechische Vorsilbe für »auf«. Dies ist die äußere Schicht des Herzens.
- ✔ **Myokard:** *Myo-* ist die griechische Vorsilbe für »Muskel«. Diese dicke, mittlere Schicht ist der eigentliche Herzmuskel.

Die vier Hohlräume im Herzen werden Kammern genannt. Es gibt zwei Arten von Kammern:

- ✔ **Herzvorhof (Atrium cordis):** Der Begriff »Atrium« stammt vom griechischen Wort »atrion« (Halle). Der rechte und der linke Vorhof sind die beiden oberen Herzkammern, in die das Blut ins Herz eintritt. Herzklappen verbinden jeden Vorhof mit den darunter liegenden Herzkammern.
- ✔ **Ventrikel:** Der Begriff »Ventrikel« stammt vom lateinischen Wort »venter« ab, was »kleiner Bauch« bedeutet. Der rechte und der linke Ventrikel sind dicke Kammern, die für das Pumpen des Blutes zuständig sind. Die Vorhöfe nehmen das Blut aus dem Körper auf, und die Ventrikel pumpen das Blut zurück in den Körper.

Die vier Herzkammern sind durch Membranen, die *Septen* (Singular: Septum), voneinander getrennt.

- ✔ Das **Vorhofseptum** trennt die beiden Vorhöfe.
- ✔ Das **interventrikuläre Septum** trennt die beiden Herzkammern voneinander.

Die *Herzklappen* sind die Torwächter des Herzens und sorgen dafür, dass das Blut in die richtige Richtung fließt. Sie lassen eine bestimmte Menge Blut in jede Kammer und verhindern, dass es zurückfließt. Das Schöne an der Terminologie der Herzklappen ist, dass der Name jeder Klappe einen Hinweis auf ihren Aufbau gibt.

- ✔ **Bikuspidalklappe** (auch *Mitralklappe* genannt): Die Vorsilbe *Bi-* weist darauf hin, dass diese Klappe zwei Segel hat (*Segelklappe*).
- ✔ **Pulmonalklappe** und **Aortenklappe:** Beide sind Semilunarklappen mit halbmondförmigen Taschen – nach »semi« (Teil) und »lunar« (Mond) benannt (*Taschenklappen*).
- ✔ **Trikuspidalklappe:** Die Vorsilbe *Tri-* weist darauf hin, dass diese Klappe drei Segel hat (*Segelklappe*).

Die Blutgefäße

Das aus Arterien und Arteriolen, Venen und Venolen sowie Kapillaren bestehende ausgedehnte Netz von *Blutgefäßen* beginnt am Herzen und erstreckt sich über den gesamten Körper bis in die Fingerspitzen und Zehenspitzen. Zusammen transportieren diese verschiedenen Gefäßtypen das vom Herzen gepumpte Blut durch den Körper.

Arterien transportieren sauerstoffreiches Blut. *Venen* transportieren sauerstoffarmes Blut. Die kleinen *Kapillaren* dienen als Minibrücken zwischen den beiden Gefäßtypen.

Das arterielle System

Das arterielle System besteht aus Arterien und Arteriolen (kleineren Arterien). Das griechische Wort »aer« ist die Grundlage für das Wort »Arterie« und bedeutet »Luft«. In Kombination mit »terein« (bewahren) ergibt sich das Wort »Arterie«. Ausgehend von der größten Arterie, der *Aorta*, transportieren die Arterien sauerstoffreiches Blut vom Herzen zu den Arteriolen und dann weiter zu den Kapillaren, wo der Gasaustausch (Sauerstoff und Kohlenstoffdioxid) stattfindet.

Die *Lungenarterie* mit ihren beiden Ästen bildet eine Ausnahme im arteriellen System. Anstatt sauerstoffreiches Blut zu transportieren, leiten ihre Äste sauerstoffarmes Blut zur rechten und linken Lunge.

Das Venensystem

Das *Venensystem* besteht aus Venen und *Venolen* (kleinen Venen). Die *Venen* sind die Arbeitstiere des Gefäßsystems und transportieren sauerstoffarmes Blut zurück zum Herzen. Die Reise endet damit, dass das Blut aus dem Kopf und dem Oberkörper über die größten Venen des Körpers, die obere *Hohlvene*, und aus dem Unterkörper über die untere Hohlvene zum Herzen zurückgeführt und in den rechten Vorhof aufgenommen wird. Die *Lungenvenen* transportieren sauerstoffreiches Blut aus den Lungen zurück zum Herzen.

Klein, aber wichtig: Die Kapillaren

Wenn Sie sich eine Karte des Blutgefäßsystems ansehen, werden Sie feststellen, dass *Kapillaren* mit einem Durchmesser von 0,005 bis 0,01 Millimeter unglaublich klein sind, sodass rote Blutzellen nur einzeln passieren können. Es ist also kein Zufall, dass das Wort »Kapillare« – es stammt aus dem Lateinischen – »haarähnlich« bedeutet. Diese winzigen Gefäße schließen die Lücke zwischen Arteriolen und Venolen und sorgen so für einen kontinuierlichen Blutaustausch (siehe Abbildung 17.2).

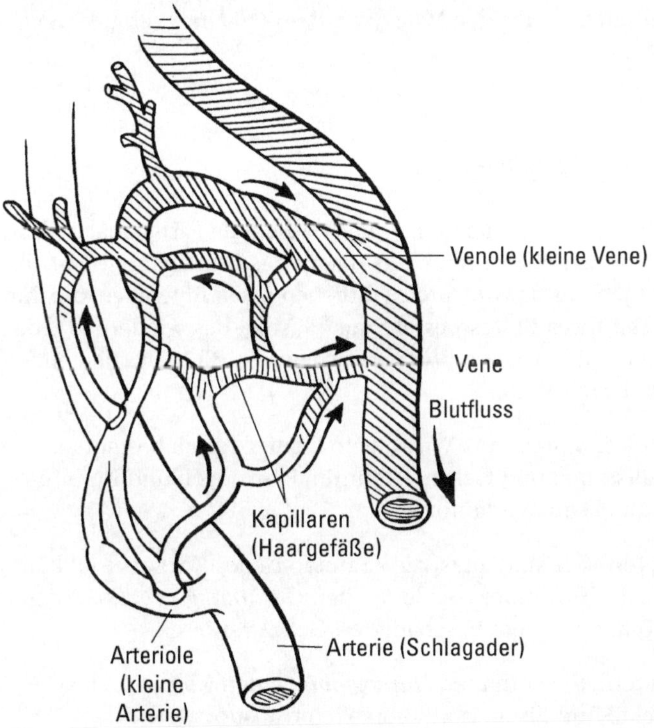

Abbildung 17.2: Austausch zwischen Arterie, Vene und Kapillare (Illustration von Kathryn Born)

Dem Weg des Blutes folgen

Das könnte ja ein guter Titel für einen schlechten Roman sein, aber hier geht es um eine Methode, wie Sie sich viele der mit dem Herzen verbundenen Begriffe besser merken können. Stellen Sie sich dazu den Weg vor, den das Blut bei jeder Reise durch das Herz nimmt!

Denken Sie daran, dass das Herz zwei verschiedene Arten von Kammern hat: Ventrikel und Vorhöfe, die beide gleichzeitig kontrahieren. Ebenso fließt das Blut auf zwei Wegen: durch das arterielle System, das sauerstoffreiches Blut hinausbefördert, und durch das venöse System, das sauerstoffarmes Blut zurückführt.

Überlegen Sie nun, wo das Blut in das Herz eintritt und wo es wieder austritt, und Sie können sich etwa 15 Begriffe aus dem Bereich Herz-Kreislauf gut merken. Folgen wir dem Weg:

Linke Herzkammer > Aorta > Arterien > Arteriolen > Kapillaren des Körpergewebes > zurück durch Venolen > Venen > obere/untere Hohlvene > rechter Vorhof > rechte Herzkammer > Lungenarterie > Lungenbläschen > Lungenkapillaren > Lungenvenen > linker Vorhof > linke Herzkammer … und es beginnt wieder von vorne. Versuchen Sie es mal mit einer Abbildung und zeichnen Sie den Weg nach, damit Sie den Verlauf wirklich verstanden haben!

Die Zusammensetzung des Blutes

Was fällt Ihnen spontan ein, wenn Sie an Blut denken? – Vermutlich die Farbe, mal hellrot, mal dunkelrot, und insgesamt etwas zähflüssig. Aber was macht das Blut aus? Die *Zusammensetzung* Ihres Blutes umfasst mehr als nur die offensichtlichen roten Blutzellen, die ihm die Farbe verleihen. Ein großer Teil Ihres Blutes besteht aus Plasma, das wiederum größtenteils aus Wasser besteht. Die roten und weißen Blutzellen sowie die Blutplättchen bilden den Rest, also die festen Bestandteile des Blutes.

- ✔ **Blutplasma:** Plasma besteht größtenteils aus Wasser, ein kleiner Anteil besteht aus Proteinen, Nährstoffen, Abfallstoffen und Gasen. Albumin, Fibrinogen und Immunglobuline sind Proteine, die im Plasma vorkommen.
- ✔ **Blutplättchen (Thrombozyten):** Sie sind quasi die »Sanitäter« des Körpers und kümmern sich um Schäden aller Art. Thrombozyten leiten den *Gerinnungsprozess* ein und verhindern, dass Sie zu viel Blut aus einem beschädigten Gefäß verlieren.
- ✔ **Rote Blutzellen (Erythrozyten):** Sie enthalten *Hämoglobin*, einen Komplex aus vier Proteinen, einem Häm-Molekül und Eisen. Rote Blutzellen transportieren Sauerstoff durch den Körper und bringen Kohlenstoffdioxid wieder zurück zur Lunge.
- ✔ **Weiße Blutzellen (Leukozyten)** sind so etwas wie die Feuerwehr des Körpers – wenn es irgendwo »brennt«, weil Eindringlinge sich ausbreiten und Entzündungen verursachen, bekämpfen Leukozyten die Invasoren im Blut, in der Gewebeflüssigkeit und in der Lymphflüssigkeit.

Der Blutstrom im Körper

Venen transportieren das Blut über die obere und untere *Hohlvene* zurück zum Herzen. Die obere Hohlvene (*V. cava superior*) leitet das Blut aus dem Oberkörper in den rechten Vorhof, die untere Hohlvene (*V. cava inferior*) transportiert das Blut aus dem Unterkörper in den rechten Vorhof, der es dann in die rechte Herzkammer abgibt. Die Herzkammer kontrahiert und pumpt so das Blut in die Lungenarterie.

Das lateinische Wort für »Lunge« ist »pulmon«. Die *Lungenarterien* (Singular: *Arteria pulmonalis*) transportieren das Blut zu den Lungen, wo es mit Sauerstoff angereichert wird. Von dort bringen die *Lungenvenen* (Singular: V. pulmonalis) das sauerstoffreiche Blut zurück zum linken Vorhof, der es dann in die linke Herzkammer befördert, die das Blut in die Aorta pumpt.

Den Begriff »Aorta« (»die Heberin«) verdanken wir übrigens Aristoteles, der dieses Blutgefäß aufgrund der umgedrehten Krümmung der Arterie so benannte.

Der Herzzyklus

All dieses Pumpen und Bewegen des Blutes erfolgt rhythmisch. Der *Herzzyklus* wird durch den natürlichen Schrittmacher des Herzens, den *Sinusknoten* (SA-Knoten), gesteuert. Die elektrischen Impulse werden über den *Atrioventrikularknoten (AV-Knoten)*, das *His-Bündel* und die *Purkinje-Fasern* weitergeleitet und lösen die rhythmische Kontraktion der Herzkammern aus.

Der Herzzyklus besteht aus zwei Phasen:

- ✔ Die **Diastole** ist die Ruhephase, in der das Herz ruht und sich mit Blut füllt.
- ✔ Die **Systole** ist die Phase, in der sich die Herzkammern zusammenziehen und Blut ausstoßen, wodurch während der Herzkontraktion Druck auf die Arterienwände ausgeübt wird.

Systole und Diastole teilen sich den griechischen Wortstamm *stole*, was so viel wie »senden« bedeutet. Der Unterschied liegt in der Vorsilbe. *Dia-* bedeutet »auseinander», während *Sy-* »zusammen« bedeutet. Wenn Sie das wissen, bereiten Ihnen die Begriffe keine Probleme mehr!

Wie das Lymphsystem funktioniert

Obwohl es am ehesten mit der Immunität in Verbindung gebracht wird, behandeln wir das *Lymphsystem* im selben Kapitel wie das kardiovaskuläre System, und das aus einem guten Grund. Beide Systeme sind ähnlich aufgebaut und eng miteinander verbunden, denn die Lymphflüssigkeit wird nach der Reinigung durch die Lymphknoten wieder direkt in den Blutkreislauf eingespeist. Lymphgefäße sind ähnlich wie Blutgefäße angeordnet, dienen jedoch dazu, den Körper von Verunreinigungen zu befreien.

Die Lymphgefäße

Die *Lymphgefäße* tragen ihren Namen aufgrund der Flüssigkeit in diesen Gefäßen, die – für Sie nicht überraschend! – *Lymphe* heißt. Interessanterweise steckt im Wort »Lymphe« der griechische Begriff »nymphe«, der eine schöne weibliche Wassergottheit beschreibt. Das Wort nahm schließlich lateinische Wurzeln an, als das »n« durch »l« ersetzt wurde. Da die Lymphflüssigkeit eine klare, saubere Flüssigkeit ist und »Lymphe« sich auf »Nymphe« reimt, war der Übergang für lateinische Wortschmiede naheliegend.

Die Lymphgefäße sind eng mit den Blutgefäßen verflochten; sie sammeln Proteine und das Wasser ein, das kontinuierlich aus dem Blut in die Gewebeflüssigkeit gefiltert wird, und führen alle Reste aus dem Gewebe wieder dem Blut zu.

Zwischen Blut- und Lymphgefäßen gibt es einen wichtigen Unterschied: Die Blutgefäße bilden ein Kreislaufsystem, während das Lymphsystem eine Art Einbahnstraße ist. Lymphgefäße beginnen irgendwo blind im Gewebe, verbinden sich zu größeren Lymphgefäßen und enden dann in Blutgefäßen.

Die Lymphknoten

Die *Lymphknoten* (im Singular *Nodus lymphaticus*) ähneln kleinen Bohnen und liegen verstreut überall im gesamten Körper. Wir werden weiter hinten in diesem Kapitel noch näher auf die Funktion der Lymphknoten eingehen, aber hier geht es zunächst einmal nur um die Lage. Je nach ihrer Lage werden Lymphknoten (siehe Abbildung 17.3) unterschiedlich bezeichnet, wie zum Beispiel:

- **Axilläre Lymphknoten:** in der Achselhöhle und im oberen Brustbereich
- **Leistenlymphknoten:** in der Leistengegend (*inguinale* Lymphknoten)
- **Zervikale Lymphknoten:** im Halsbereich

Das Lymphsystem

Das Lymphsystem ist maßgeblich an der Infektabwehr beteiligt. Es transportiert Lymphozyten – eine Untergruppe der weißen Blutzellen (*WBC* für englisch »White Blood-Cells«) – und verteilt sie im gesamten Körper (siehe dazu auch Kapitel 11). In den Lymphknoten werden Lymphozyten bei Kontakt mit Erregern aktiviert und vermehren sich. Die aktivierten Lymphozyten erkennen und bekämpfen Antigene (Fremdstoffe, die eine Immunreaktion auslösen), die über Blut- und Lymphgefäße zirkulieren.

Die Lymphflüssigkeit gelangt auf ihrem Weg durch den Körper in die Lymphknoten, wird dort durch *Sinusräume* gefiltert und nur über ein einziges Gefäß wieder in den Blutstrom abgeleitet. Dieses Filtersystem reinigt die Lymphflüssigkeit von allen unerwünschten Stoffen: Bakterien, Fremdpartikeln und entarteten Körperzellen. Die Lymphknoten zerstören eindringende Zellen und nehmen die Partikel in einem Prozess auf, der als *Phagozytose*

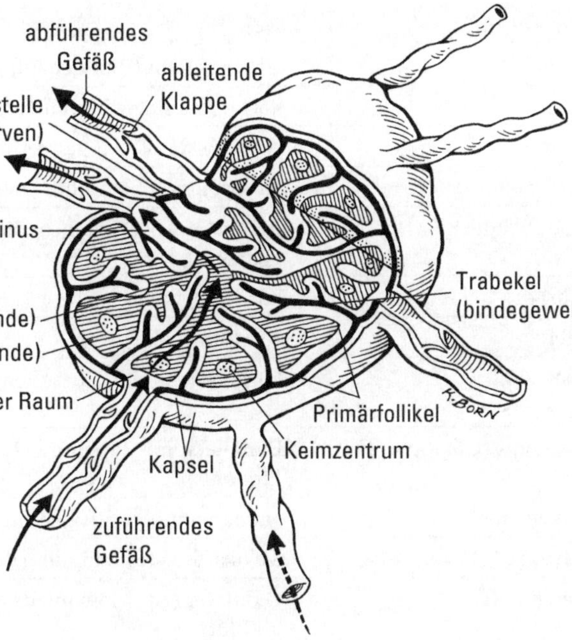

Abbildung 17.3: Anatomie eines Lymphknotens im Querschnitt (Illustration von Kathryn Born)

bezeichnet wird. Der *Ductus thoracicus* (*Milchbrustgang*) ist das größte Gefäß des Lymphsystems. Er sammelt die Lymphe aus dem Körper unterhalb des Zwerchfells und aus der linken Körperhälfte oberhalb des Zwerchfells.

Nebenorgane dieses Systems sind die Milz, die Mandeln und die Thymusdrüse. Die *Milz* vergrößert sich bei Infektionskrankheiten und schrumpft im Alter. Ein Teil der Phagozytose findet in der Milz statt. Die *Mandeln* (Tonsillen) filtern Bakterien und Fremdstoffe heraus. Die Thymusdrüse ist ein zentrales Organ der Immunabwehr: Hier reifen T-Lymphozyten, die später entartete oder infizierte Körperzellen erkennen und zerstören können.

Wortstämme, Präfixe und Suffixe für das kardiovaskuläre System und das Lymphsystem

Nachdem Sie nun die einzelnen Teile des kardiovaskulären Systems und des Lymphsystems etwas besser kennengelernt haben, ist es an der Zeit, Ihr Wissen in die Praxis umzusetzen. In Tabelle 17.1 finden Sie eine ganze Reihe von Wortstämmen, Präfixen und Suffixen für dieses System.

Tabelle 17.2 listet Wortstämme und Suffixe auf, die sich auf das Lymphsystem beziehen.

Wortstamm	Bedeutung	Beispiel
angi/o	Gefäß	Angiogramm (Röntgenaufnahme der Blutgefäße)
aort/o	Aorta	aortal (die Aorta betreffend)
arteri/o	Arterie	Arteriosklerose (Gefäßverhärtung)
arteriol/o	Arteriolen	Arteriolitis (Entzündung der Arteriolen)
ather/o	Fett, Plaque	Atherosklerose, plaquebedingte Ablagerung in Gefäßen
atri/o	Vorhof	atrioventrikulär
cardi/o, kardi/o	Herz	Kardiomegalie
coron/o, koron/o	Herz	koronar (das Herz betreffend)
embol/o	Embolus (Gefäßpropf)	Embolektomie (operative Entfernung eines Embolus)
hämangi/o	Blutgefäß	Hämangiom (gutartiger Gefäßtumor)
myokardi/o	Myokard (Herzmuskel)	Myokarditis (Entzündung des Herzmuskels)
ox/o, ox/i	Sauerstoff	Oximeter (zur Messung des Sauerstoffgehaltes im Blut)
phleb/o	Vene	Phlebitis (Venenentzündung)
pulmon/o	Lunge	pulmonal (die Lunge betreffend)
skler/o	Verhärtung	Sklerotherapie
sphygm/o	Puls	Sphygmomanometer (Blutdruckmessgerät)
thromb/o	Gerinnsel	Thrombus (Blutgerinnsel)
valv/o, valvul/o	Klappe	valvulär (die Herzklappen betreffend)
vas/o	Gefäß	Vasokonstriktion (Gefäßverengung)
ven/o	Vene	Venotomie (operativer Eingriff in eine Vene)
venul/o	Venole	Venulitis (Entzündung der Vernolen)
ventricul/o	Herzkammer	ventrikulär (die Herzkammer betreffend)
Präfix oder Suffix	**Bedeutung**	**Beispiel**
brady-	langsam	Bradykardie (verlangsamter Herzschlag)
tachy-	schnell	Tachykardie
-graf	Gerät zur Aufzeichnung	Elektrokardiobgraf
-grafie	Vorgang der Aufzeichnung	Elektrokardiografie (EKG-Aufzeichnung)
-gramm	Bild oder fertige Aufzeichnung	Elektrokardiogramm (EKG)

Tabelle 17.1: Aufschlüsselung der Begriffe für das kardiovaskuläre System

Wortstamm	Bedeutung
aden/o	Drüse
bas/o	basisch (basophil = basisch anfärbbar)
eosin/o	rötlich, rosig (eosinophil =mit Eosin färbba
erythr/o	rot
granul/o	Körnchen
häm/o, hämat/o	Blut
immun/o	Schutz, Immunität
kary/o	Zellkern
leuk/o	weiß
lymph/o	Lymphe
lymphaden/o	Lymphknoten
lymphangi/o	Lymphgefäße
mon/o	eins, einfach
morph/o	Form, Gestalt
myel/o	Knochenmark
nekr/o	Tod
neutr/o	neutral (neutrophil = neutral anfärbbar)
nukle/o	Zellkern
sider/o	Eisen, eisenhaltig
spher/o	Kugelig, rund
splen/o	Milz
thromb/o	Gerinnsel
thym/o	Thymusdrüse
tonsill/o	Mandeln
Suffix	**Bedeutung**
-ämie	Blutveränderung
-apherese	Entfernung
-blast	unreife Zelle
-globin, -globulin	globuläres Protein
-megalie	Vergrößerung
-phorese	Transport, Übertragung
-poese	Bildung, Blutbildung
-stase	Stillstand, Stauung
-zytose	Zustand der Zellen

Tabelle 17.2: Wortstämme und Suffixe für das lymphatische System

Vermutlich könnte man Hunderte von medizinischen Begriffen unter Verwendung der in den vorherigen Tabellen genannten Wortstämme, Präfixe und Suffixe bilden, aber das wollen wir Ihnen nun wirklich nicht zumuten! Tabelle 17.3 listet zumindest einige der gängigen Begriffe aus dem Bereich des kardiovaskulärem Systems und des Lymphsystems auf.

Wort	Bedeutung
Antikoagulans	Mittel, das die Blutgerinnung hemmt
Aorta	größte Schlagader des Körpers
Atrium	Herzvorhof (rechte und linke Vorkammer)
Auskultation	Abhören von Körpergeräuschen mit einem Stethoskop
Blutdruck	Druck, den das Blut auf die Gefäßwände ausübt
Diastole	Entspannungsphase des Herzschlags
Endokard	innere Auskleidung der Herzkammern und -vorhöfe
Erythrozyt	rote Blutzelle, transportiert Sauerstoff
Hämatologe	Facharzt für Blutkrankheiten
Hämatologie	Lehre vom Blut
Hämolyse	Auflösung/Abbau roter Blutkörperchen
Hämostase	Blutstillung
Immunglobuline	von Plasmazellen gebildete Antikörper
Kapillare	kleinste Blutgefäße
Kardial	das Herz betreffend
Kardiologe	Arzt, der Herzerkrankungen untersucht und behandelt
Kardiologie	Lehre vom Herzen und seinen Erkrankungen
kardiopulmonale Reanimation (CPR)	Notfallmaßnahme bei Herzstillstand
Koronararterien	Herzkranzgefäße, die das Herz mit Sauerstoff versorgen
Leukozyten	weiße Blutzellen
Manometer	Messgerät für den Druck
Mitralklappe	Herzklappe zwischen linkem Vorhof und linker Herzkammer
Myelogen	vom Knochenmark ausgehend (myelogene Leukämie)
Okklusion	Verschluss
Perkussion	mit den Fingern auf die Körperoberfläche klopfen, um die Dichte des darunter liegenden Bereichs zu bestimmen
Peyer-Plaques	lymphatisches Gewebe im Dünndarm, Immunfunktion
Pulmonalarterie	führt sauerstoffarmes Blut vom Herz in die Lunge
Pulmonalkreislauf	Blutfluss Herz–Lunge–Herz
Pulmonalvene	führt sauerstoffreiches Blut von der Lunge ins Herz
Sinusknoten (SA-Knoten)	natürlicher Schrittmacher des Herzens

Wort	Bedeutung
Sphygmomanometer	Blutdruckmessgerät (Manschette + Messskala)
Systemischer Kreislauf	Blutfluss Herz–Körper–Herz
Systole	Kontraktionsphase des Herzschlags
Thrombozyten	Blutplättchen, wichtig für Blutgerinnung
Hohlvene	größte Venen, führen Blut ins rechte Herz

Tabelle 17.3: Vokabeln des kardiovaskulären und des Lymphsystems

Häufige kardiovaskuläre Erkrankungen und Lympherkrankungen

Einige Herz-Kreislauf-Erkrankungen betreffen speziell das Herz und das umgebende System aus Venen und Arterien. Betrachten wir zunächst, was einzelne Teile des Herzens beeinträchtigen kann. Eine *Aortenstenose* ist eine Verengung der Aorta. Eine *Endokarditis* ist eine Entzündung der inneren Herzauskleidung, während eine *Perikarditis* eine Entzündung des Herzbeutels (Perikard) ist.

Dann gibt es Erkrankungen, die den gesamten Herzmuskel betreffen, darunter die *Kardiomegalie*, eine Vergrößerung des Herzens, und die *Kardiomyopathie*, eine Erkrankung des Herzmuskels. *Myokarditis* ist eine Entzündung des Herzmuskels. Die beiden größten Übeltäter sind – wenig überraschend – der *Myokardinfarkt* (Herzinfarkt) und der gute alte *Herzstillstand*, das plötzliche Aussetzen oder Erliegen der Herztätigkeit und der effektiven Durchblutung. Nicht zu vergessen sind auch die *Herzinsuffizienz*, die *Angina pectoris* und das *Vorhofflimmern*.

Ihr Blut fließt durch die Bahnen Ihres Arterien- und Venensystems und transportiert dabei eine Vielzahl von Stoffen, von Sauerstoff oder Kohlenstoffdioxid, Nährstoffen, Zellen aller Art bis hin zur Lymphe. Aufgrund seiner Vielfältigkeit kann das Blut allerdings für eine ganze Reihe von Krankheiten anfällig sein. Hier sind einige Beispiele:

- **Anämie:** Mangel an roten Blutzellen
- **Claudicatio intermittens** (*Schaufensterkrankeit*): *periphere arterielle Verschlusskrankheit* (pAVK) mit Schmerzen in einem Körperteil bei Aktivität; tritt häufig in den Waden beim Gehen auf. Betroffene bleiben daher beim Gehen häufig stehen.
- **Dyskrasie:** abnormale oder pathologische Veränderung des Blutes
- **Embolie:** Verstopfung einer Arterie durch Fremdkörper im Blutkreislauf, meist ein Blutgerinnsel, aber auch Fett, eine Luftblase oder ein Bakterienklumpen. Der Fremdkörper wird als Embolus (Plural: Embolien) bezeichnet.
- **Hämorrhagie:** Austritt von Blut aus den Gefäßen

- **Hyperbilirubinämie:** übermäßige Menge an Bilirubin (ein von der Leber ausgeschiedenes Gallenpigment) im Blut (kann zu Gelbsucht führen)
- **Hypercholesterinämie:** übermäßige Mengen an Cholesterin im Blut
- **Hyperchromie:** übermäßige Anzahl an Hämoglobin in den roten Blutzellen
- **Hyperlipidämie:** übermäßige Mengen an Fett im Blut
- **Hypertonie:** Blutdruck, der über dem Normalwert von 140/90 liegt
- **Hypotonie:** Blutdruck unter dem Normalwert
- **Leukozytose:** deutlicher Anstieg der Anzahl der weißen Blutzellen
- **Thrombolyse:** Auflösung eines Blutgerinnsels, das sich im Blut gebildet hat

Das Lymphsystem kennt seine ganz eigenen Gesundheitsprobleme; zum Beispiel ist die *Lymphadenitis* eine Entzündung der Lymphknoten, die Schmerzen verursacht. Ein *Lymphödem* ist eine Ansammlung von Flüssigkeit aufgrund einer Verstopfung der Lymphbahnen, und eine *Splenomegalie* ist eine Vergrößerung der Milz.

Ursachenforschung: Kardiovaskuläre Krankheiten, Lymphkrankheiten und ihre Pathologie

Pathologie ist ein beängstigendes Wort, und das aus gutem Grund. *Pathologie* ist die Lehre von den Krankheiten, wie sie sich auf das Gewebe und die Funktionen des Körpers auswirken. Erkrankungen des Herzens und des Lymphsystems sind mitunter schwerwiegender und riskanter als Erkrankungen anderer Körpersysteme und daher oft mit komplizierteren Untersuchungen und Behandlungen verbunden.

Beginnen wir also buchstäblich im Herzen der Sache. Zu den pathologischen Veränderungen, die das Herz und die Blutgefäße betreffen, gehören:

- **Aneurysma**: eine lokale Erweiterung einer Arterie, die durch eine Schwäche der Arterienwand oder einen Wandbruch aufgrund von Arteriosklerose verursacht werden kann
- **Angeborene Herzerkrankungen** sind *Herzfehlbildungen*, die bereits bei der Geburt vorliegen und auf eine Fehlentwicklung des Fötus zurückzuführen sind. Eine *Aortenisthmusstenose* (ISTA) ist eine Verengung der Aorta. Die chirurgische Behandlung besteht in der Entfernung des verengten Bereichs mit einer Ende-zu-Ende-Anastomose oder der Verbindung der Aortensegmente.
- **Angina pectoris:** episodisch auftretender Brustschmerz aufgrund eines vorübergehenden Ungleichgewichts zwischen Sauerstoffversorgung und -bedarf des Herzmuskels

- **Arterielle Hypertonie** bedeutet einen erhöhten Blutdruck. Es gibt zwei Arten von Hypertonie: die *primäre* (essenzielle) und die *sekundäre* Hypertonie. Bei der essenziellen Hypertonie ist die Ursache für den erhöhten Blutdruck unbekannt (*idiopathisch*). Bei der sekundären Hypertonie liegt eine Begleiterkrankung vor, so beispielsweise Nephritis (eine entzündliche Erkrankungen der Niere), ein Phäochromozytom (Nebennierenmarkstumore) oder ein Adenom der Nebennierenrinde, das für den erhöhten Blutdruck verantwortlich sein kann.

- **Bakterielle Endokarditis** ist eine durch Bakterien verursachte Entzündung der inneren Herzauskleidung.

- Die **hypertensive Herzerkrankung** ist auf chronischen Bluthochdruck zurückzuführen, der das Herz beeinträchtigt.

- **Herzrhythmusstörungen (Arrhythmien):** Beispiele hierfür sind ein *Herzblock* (AV-Block), Herzrasen und *Vorhofflimmern* mit jeweils anderen Ursachen. Der Herzblock ist eine Störung der ordnungsgemäßen Impulsleitung durch den AV-Knoten und kann durch die Implantation eines elektrischen Schrittmachers (weiter hinten in diesem Kapitel beschrieben) behoben werden. *Herzrasen* (Tachykardie) ist eine schnelle, aber regelmäßige Kontraktion der Vorhöfe oder Herzkammern; ein *Vorhofflimmern* ist eine schnelle, zufällige und unregelmäßige Kontraktion des Herzens mit bis zu 350 oder mehr Schlägen pro Minute. Eine Schädigung der Herzklappen kann zu Läsionen führen, die als *Vegetationen* bezeichnet werden und sich als Embolien oder schwimmende Gerinnsel in den Blutkreislauf lösen können. Vegetationen sind bakterielle Wucherungen, die sich auf einer verletzten Herzklappe festsetzen, sich vermehren und »Früchte tragen«.

- **Herzgeräusche** sind zusätzliche Geräusche, die zwischen den normalen Herzgeräuschen zu hören ist. Herzgeräusche werden mit Hilfe eines Stethoskops erkannt und werden durch einen *Herzklappenfehler* oder eine Herzerkrankung verursacht, die den reibungslosen Blutfluss im Herzen stören.

- **Herzinsuffizienz** ist eine Erkrankung, bei der das Herz nicht in der Lage ist, die erforderliche Menge an Blut zu pumpen. Das Blut sammelt sich in der Lunge und der Leber. In schweren Fällen kann sich Flüssigkeit im Bauchraum und in den Beinen oder in den Lungenbläschen ansammeln (*Lungenödem*). Eine Herzinsuffizienz entwickelt sich oft allmählich über Jahre hinweg und kann mit Medikamenten zur Stärkung des Herzens und Diuretika zur Förderung des Flüssigkeitsverlusts behandelt werden.

- **Krampfadern** sind abnormal geschwollene Venen, die in der Regel an den Beinen auftreten und durch beschädigte Venenklappen verursacht werden, die den Rückfluss des Blutes nicht verhindern können. Das Blut sammelt sich dann in den Venen und verursacht eine Ausdehnung.

- Die **koronare Herzkrankheit** (KHK) ist eine Erkrankung der Arterien, die das Herz mit Blut versorgen. Eine KHK ist in der Regel die Folge einer Arteriosklerose, also der Ablagerung von Fettstoffen an der Innenwand der Herzkranzarterien.

- ✔ **Mitralklappenprolaps** ist ein unvollständiger Verschluss der Mitralklappe beim Pumpen des Herzens, oft auch als *Klick-Syndrom* bezeichnet.
- ✔ Das **Raynaud-Syndrom** ist eine kurzzeitige Verfärbung und Taubheit der Finger und Zehen aufgrund einer vorübergehenden Verengung der Arteriolen. Auslöser können Kälte, Stress oder Rauchen sein.
- ✔ Die **rheumatische Herzerkrankung** ist eine Herzerkrankung, die durch rheumatisches Fieber nach einer bakteriellen Infektion verursacht wird.

Das Blut selbst kann von bestimmten Krankheiten und pathologischen Zuständen betroffen sein. Betrachten wir die Krankheiten, die sowohl die roten als auch die weißen Blutkörperchen betreffen. *Anämie*, ein häufiges Symptom, ist ein Mangel an Erythrozyten oder Hämoglobin, der verschiedene Ursachen haben kann, darunter die folgenden:

- ✔ **Aplastische Anämie:** Ausfall der Erythrozytenproduktion aufgrund fehlender Entwicklung und Bildung von Knochenmarkszellen
- ✔ **Hämolytische Anämie:** Verringerung der Erythrozyten aufgrund eines übermäßigen Abbaus
- ✔ **Perniziöse Anämie:** Mangel an reifen Erythrozyten aufgrund der Unfähigkeit, Vitamin B12 aufzunehmen
- ✔ **Sichelzellenanämie:** Erbkrankheit, bei der deformierte Erythrozyten verklumpen und Blutgefäße verstopfen

Weitere Erkrankungen, die das Blut betreffen, sind *Polycythaemia vera (PV)*, eine bösartige Erkrankung, die mit einer erhöhten Anzahl roter Blutzellen einhergeht, *Hämochromatose*, ist eine übermäßige Ablagerung von Eisen im Körper, und *Thalassämie*, eine erbliche Störung der Hämoglobinbildung. Thalassämie tritt in der Regel bei Patienten mit mediterranem Hintergrund auf.

Die weißen Blutzellen lassen Menschen oft sofort an Krebs denken, und das aus gutem Grund – weiße Blutzellen sind häufig von verschiedenen Formen der *Leukämie* betroffen, einer Krebserkrankung des Knochenmarks, bei der entartete Leukozyten das Knochenmark und die Blutbahn füllen. Die vier Formen der Leukämie sind:

- ✔ **Akute lymphatische Leukämie** (ALL): tritt am häufigsten bei Kindern und Jugendlichen auf
- ✔ **Akute myeloische Leukämie** (AML): entsteht aus dem Knochenmark, wenn sich unreife weiße Blutzellen (*Myeloblasten*) unkontrolliert vermehren; verläuft aggressiv
- ✔ **Chronische lymphatische Leukämie** (CLL): tritt im fortgeschrittenen Alter auf und verläuft langsamer, ist aber unheilbar
- ✔ **Chronische myeloische Leukämie** (CML): langsam fortschreitend, kann gut behandelt werden

Alle Arten von Leukämie werden mit einer *Chemotherapie* behandelt, bei der Medikamente eingesetzt werden, die die Zellteilung verhindern und schnell teilende Zellen selektiv schädigen. Eine wirksame Behandlung kann zu einer *Remission* (dem vorübergehenden oder dauerhaftem Nachlassen der Krankheitssymptome) führen. Bei einem Rückfall tretten Leukämiezellen wieder im Blut und im Knochenmark auf und machen eine weitere Behandlung erforderlich. Achten Sie auch auf die gefährliche Verwandte der Leukämie, das *multiple Myelom (MM)*. Dabei handelt es sich um einen bösartigen Tumor des Knochenmarks, bei dem entartete Zellen das Knochenmark befallen und die Knochenstrukturen zerstören.

Auch die *Blutgerinnung* ist anfällig für etliche Erkrankungen:

- ✔ **Hämophilie** ist eine übermäßige Blutungsneigung, die durch einen angeborenen Mangel eines der für die Blutgerinnung notwendigen Gerinnungsfaktoren verursacht wird (Männer sind davon häufiger betroffen als Frauen).
- ✔ **Purpura** ist ein Symptom, das durch eine niedrige Thrombozytenzahl verursacht wird und zu zahlreichen punktförmigen Blutungen und Ansammlungen von Blut unter der Haut führt.

Auch die *Lymphknoten* sind anfällig für Krebserkrankungen aller Art. Die *Hodgkin-Krankheit* ist ein bösartiger Tumor, der in lymphatischem Gewebe wie Lymphknoten und Milz auftritt. Das *Lymphosarkom* (Lymphom) ist ein bösartiger Tumor der Lymphknoten, der der Hodgkin-Krankheit ähnelt. Oft als *Non-Hodgkin-Lymphom* bezeichnet, befällt es Lymphknoten, Milz, Knochenmark und andere Organe. Das *Burkitt-Lymphom* ist ein bösartiger Tumor der Lymphknoten, der meist Kinder betrifft und am häufigsten in Zentralafrika auftritt.

HIV-Infektionen und Aids

Zu den schwersten Erkrankungen des Lymphsystems zählen zweifellos HIV-Infektionen, die Aids verursachen. Lange Zeit galt diese Erkrankung als tödlich; heute ist sie zwar nicht heilbar, aber zumindest gut behandelbar.

- ✔ **HIV** ist auch als Humanes Immundefizienz-Virus bekannt – der Erreger, der das Immunsystem angreift und AIDS verursacht
- ✔ **Aids** (erworbenes Immunschwächesyndrom) ist eine Krankheit, die durch eine Abnahme der Immunantwort gekennzeichnet ist, bei der der Patient einen schweren Mangel an T-Helferzellen aufweist und als Folge anfällig für sehr viele andere Erkrankungen ist.

Entzündungen sind ein weiteres häufiges Merkmal von Erkrankungen des Lymphsystems. Sie kennen das bestimmt aus eigener Erfahrung, wenn bei einer Erkältung die Lymphknoten anschwellen, was ja ein gutes Zeichen ist – Ihr Immunsystem ist beschäftigt.

Manchmal werden diese bei Krankheiten wie den folgenden allerdings einfach zu groß für ihre Verhältnisse:

- **Lymphadenitis:** Entzündung der Lymphknoten, meist aufgrund einer Infektion
- **Mononukleose:** akute Infektionskrankheit mit vergrößerten Lymphknoten und Milz aufgrund einer erhöhten Anzahl von Lymphozyten und Monozyten
- **Sarkoidose:** entzündliche Erkrankung, bei der sich kleine Knötchen in Lymphknoten und anderen Organen bilden

Testverfahren zuhauf: Kardiovaskuläre und lymphatische Radiologie und diagnostische Tests

Die Bestätigung der Diagnose einer Erkrankung oder Krankheit ist eine Vollzeitaufgabe! Es gibt Labortests, mit denen praktisch jede Erkrankung diagnostiziert werden kann, aber diese sind oft alles andere als billig. Daher gilt es schon im Vorfeld, zu entscheiden, welche Tests überhaupt sinnvoll sind.

Zu den typischen Labortests für kardiovaskuläre Probleme gehören *Serumtests*. Während eines Myokardinfarkts werden Enzyme (zum Beispiel *Kreatinkinase* oder CK, *Glykogenphosphorylase BB* oder GPBB) und Proteine (zum Beispiel Myoglobin, Troponin) aus dem absterbenden Herzmuskel in den Blutkreislauf freigesetzt, die wichtige Hinweise auf einen Infarkt geben können. *Lipidtests* bestimmen die Menge an Cholesterin (HDL und LDL) und Triglyceriden in einer Blutprobe. Hohe Triglycerid- und Cholesterinwerte können mit einem erhöhten Risiko für koronare Arteriosklerose verbunden sein.

Von allen diagnostischen Tests werden am häufigsten *Blutuntersuchungen* durchgeführt, denn diese können eine Vielzahl von Problemen aufdecken, die nicht nur das Blut, sondern auch wichtige Systeme und Organe betreffen. Ein weiterer Goldstandard-Test ist die *Herzkatheteruntersuchung*, bei der ein langer, dünner Schlauch, ein sogenannter Katheter, in ein Blutgefäß im Arm, Hals oder in der Leiste eingeführt und bis zum Herzen vorgeschoben wird, um dort den Druck und die Strömungsmuster zu überwachen, aufzuzeichnen und Blutgerinnsel zu lokalisieren.

Bei der *Lipoproteinelektrophorese* werden Lipoproteine (Proteine, die mit Fettmolekülen verbunden sind) aus einer Blutprobe getrennt. Hohe Werte von Lipoproteinen niedriger Dichte (*LDL*) stehen im Zusammenhang mit Cholesterin- und Triglyceridablagerungen in den Arterien. Ein hoher Gehalt an Lipoproteinen hoher Dichte (*HDL*), die weniger Lipide enthalten, ist ein positiver Faktor für die Gesundheit des Herzens.

Sie können sich den Unterschied zwischen HDL und LDL nicht merken? Denken Sie daran, dass HDL das »gute« Cholesterin im Blut ist, und merken Sie sich »H« für »happy« (glücklich). Bei LDL, dem »schlechten« Cholesterin, merken Sie sich »L« für »lausig«.

Weitere Laboruntersuchungen des Blutes umfassen Folgendes:

- Die **aktive Gerinnungszeit (ACT)** ist die Zeit, die das Blut benötigt, um in einem Reagenzglas zu gerinnen; die normale Zeit beträgt weniger als 15 Minuten.
- Der **Antiglobulintest** (Coombs-Test) bestimmt, ob Erythrozyten auf ihrer Oberfläche bestimmte Antikörper enthalten. Praktisch ist das nützlich, um das Vorhandensein von Antikörpern gegen den *Rhesus-Faktor* bei Rhesus-negativen Müttern mit einem Rhesus-positiven Kind während der Schwangerschaft festzustellen und zu behandeln.
- Die **Blutungszeit** ist die Zeit, die eine kleine Stichwunde benötigt, um zu bluten; die normale Zeit beträgt acht Minuten oder weniger.
- Eine **Differentialzählung** der weißen Blutzellen bestimmt die Anzahl der verschiedenen Arten von reifen und unreifen Leukozyten, die in einer Blutprobe vorhanden sind.
- Die **Erythrozytensedimentationsrate** (ESR) misst die Geschwindigkeit, mit der sich Erythrozyten aus dem Plasma absetzen. Die Rate ist bei Erkrankungen wie Infektionen, Gelenkentzündungen und Tumoren verändert.
- Der **Hämoglobintest** bestimmt die Hämoglobinmenge in einer Blutprobe.
- Die **Prothrombinzeit (PT)** misst die Gerinnungsfähigkeit des Blutes und wird zur Überwachung von Patienten verwendet, die Blutverdünner oder Antikoagulanzien wie Coumadin einnehmen.
- Die **Thrombozytenzahl** ist die Anzahl der Thrombozyten pro Kubikmillimeter Blut. Normalerweise liegen die Thrombozytenwerte zwischen 200.000 und 500.000 pro Kubikmillimeter.

Die Anzahl der roten und weißen Blutzellen wird routinemäßig bei allen Blutabnahmen bestimmt. Um sich den Normalbereich für beide zu merken, merken Sie sich RBC (»really big count«) für RBC (rote Blutzellen). Die normale Anzahl liegt bei etwa 5 Millionen pro Kubikmillimeter. Die WBC (weiße Blutzellen) sind viel kleiner und liegen im Durchschnitt zwischen 5.000 und 10.000 pro Kubikmillimeter.

Kurz runtergebrochen: Abkürzungen

Stellen Sie sich vor, Sie haben noch stundenlange Arbeit in Form von Patientenberichten vor sich und müssen immer wieder die gleichen langen Begriffe schreiben – dann werden Sie nur zu gut verstehen, warum Mediziner große Fans von Abkürzungen sind! Zum Glück gibt es in der Kardiologie einige praktische Abkürzungen:

- ACT: aktive Gerinnungszeit
- CBC: Vollständiges Blutbild (Complete Blood Count)
- CK: Kreatinkinase, auch CPK für Kreatinphosphokinase
- ESR: Erythrozytensedimentationsrate
- GPBB: Glykogenphosphorylase BB
- HKT: Hämatokrit
- Hb: Hämoglobin (seltener: Hgb)
- PT oder PTZ: Prothrombinzeit
- RBC: Anzahl der roten Blutzellen (Erythrozyten, für englisch »Red Blood Cell«)
- RR: Blutdruck, bestimmt nach Riva-Rocci (RR)
- TVT: tiefe Venenthrombose
- WBC: Anzahl der weißen Blutzellen (Leukozyten, für englisch »White Blood Cell«)

Der Arzt ist gefragt: Kardiovaskuläre Operationen, Lymphoperationen und therapeutische Verfahren

Glücklicherweise gibt es fast so viele mögliche Operationen und Behandlungsverfahren wie Beschwerden und Krankheiten. Die klinischen Verfahren für das kardiovaskuläre System sind zahlreich; und dass die meisten davon das Herz betreffen, dürfte Sie kaum wundern.

- Die **Angiokardiografie** ist ein Verfahren, bei dem ein Kontrastmittel in die Blutbahn injiziert und anschließend eine Röntgenaufnahme des Brustkorbs angefertigt wird, um die Größe des Herzens und der großen Gefäße zu bestimmen. Dieses Verfahren wird häufig zur Diagnose einer Herzvergrößerung eingesetzt. In ähnlicher Weise kann die *digitale Subtraktionsangiographie (DSA)* verwendet werden, um die Gefäße genauer zu darzustellen.
- **Cardio-Stresstest:** Dieser beliebte Test ermittelt die Reaktion des Körpers auf körperliche Anstrengung oder Stress und basiert auf der *Herzfrequenzvariabilität* (HFV).

Dabei wird die zeitliche Abfolge der einzelnen Herzschläge analysiert, um mögliche Abweichungen vom normalen Herzrhythmus zu erkennen und Stresssymptome sichtbar zu machen. Der Test wird oft im Rahmen von Gesundheitsveranstaltungen oder zur individuellen Stressbewältigung angeboten. Dabei werden ein Echokardiogramm und andere Messungen des Blutdrucks und der Atemfrequenz durchgeführt, während der Patient auf einem Ergometer trainiert oder auf einem Laufband joggt.

- ✔ Eine **Defibrillation** ist eine Reanimation nach Herzrhythmusstörungen, bei dem kurze Stromstöße über die Brust abgegeben werden, um eine koordinierte Pumpaktion des Herzens wieder herzustellen.
- ✔ Die **Elektrokardiografie** (EKG) ist ein Verfahren, bei dem die durch das Herz fließende Elektrizität in einem *Elektrokardiogramm* aufgezeichnet wird.
- ✔ Andere Verfahren konzentrieren sich darauf, mehr über die Effizienz der Herzfunktion herauszufinden. Bei der **Herzkatheteruntersuchung** wird ein Katheter in eine Vene oder Arterie eingeführt und bis zum Herzen vorgeschoben, um den Druck und die Blutflussmuster zu messen. Bei der **Myokardszintigraphie** wird eine gering radioaktive Substanz intravenös injiziert und ihre Anreicherung im Herzmuskel mit einem Scanner gemessen.
- ✔ Die **Herzablation (Katheterablation)** ist ein Verfahren zur minimalinvasiven Zerstörung von Herzgewebe, das einen abnormalen Herzrhythmus auslöst oder aufrechterhält. Diese Methode wird zur gezielten Korrektur von Herzrhythmusstörungen (Vorhofflimmern) eingesetzt. Bei der Behandlung sind verschiedene Ablationsmethoden möglich: Verödung durch Hitze (*Radiofrequenzablation*), Verödung durch Kälte (*Kryoablation*) oder Verödung durch elektrische Impulse (*Pulsed Field Ablation*).
- ✔ Bei der **Implantation eines Herzschrittmachers (HSM)** werden Drähte in eine Vene eingeführt und mit einem elektronischen Impulsgeber (Herzschrittmacher) verbunden. Der Herzschrittmacher wird direkt unter dem Schlüsselbein unter der Haut implantiert. Er überwacht den Herzrhythmus und gibt elektrische Impulse ab, um Herzrhythmusstörungen zu korrigieren, unabhängig davon, ob der Rhythmus zu schnell (Bradykardie) oder zu langsam (Tachykardie) ist.

Weitere interessante und spannende Verfahren sind unter anderem:

- ✔ **Doppler-Sonografie:** verwendet Ultraschallwellen, um die Geschwindigkeit des Blutflusses in den Gefäßen zu bestimmen
- ✔ **Laserangioplastie:** Hier wird ein Katheter mit einem Laser an der Spitze eingesetzt, um ein verstopftes Gefäß zu weiten oder die Ablagerungen im Gefäß zu entfernen (besonders in den Beinen).
- ✔ **Perkutane transluminale Koronarangioplastie** (PTCA): Ein Ballonkatheter wird durch ein Koronargefäß bis zu der Stelle vorgeschoben, an der sich Plaques gebildet haben. Durch Aufblasen des Ballons werden die Plaques gegen die Gefäßwand gedrückt, sodass das Blut wieder besser fließen kann. Diese Methode wird auch als *Ballonangioplastie* bezeichnet.

✔ **Stentimplantation:** Auf eine PTCA folgt häufig eine perkutane Koronarintervention (PCI). Bei diesem Verfahren wird ein Koronarstent in die verengten oder verschlossenen Arterien eingesetzt. Sie können sich einen Stent wie einen netzartigen Strohhalm vorstellen, der die Arterie offen hält, um einen ausreichenden Blutfluss zu gewährleisten.

✔ **Venogramm:** Röntgenaufnahme der Venen nach Injektion eines Kontrastmittels

Es gibt sicherlich nicht so viele klinische Verfahren für das Lymphsystem, aber sie sind ebenso wichtig und auch gravierend für Patienten. Bei einer *Knochenmarkbiopsie* (Knochenmarkpunktion) wird eine Nadel in die Knochenmarkhöhle eingeführt und eine kleine Menge Knochenmark zu diagnostischen Zwecken entnommen. Dieses Verfahren ist hilfreich zur Erkennung von Blutkrankheiten wie Anämie und Leukämie.

Ebenfalls in die Kategorie »mehr als ernst zu nehmen« fällt die *Knochenmark-* oder *Stammzelltransplantation.* Knochenmarkzellen eines Spenders, dessen Gewebemerkmale und Blutzellen mit denen des Empfängers möglichst gut übereinstimmen, werden einem Patienten mit Leukämie oder aplastischer Anämie infundiert. Der Patient erhält zuvor eine *Chemotherapie,* um alle erkrankten Zellen abzutöten, und erhält anschließend die Knochenmarkspende, um das Knochenmark mit normalen Zellen wieder aufzubauen.

Um die Funktionsweise des Lymphsystems genauer zu untersuchen, wird ein *Lymphangiogramm* angefertigt, bei dem ein Kontrastmittel in die Lymphgefäße im Fuß injiziert und eine Röntgenaufnahme gemacht wird, um den Weg des Lymphflusses bis in den Brustbereich zu zeigen. Die *Lymphadenografie* ist eine Röntgenaufnahme der Lymphknoten und Drüsen nach der Injektion eines Kontrastmittels.

Wenn Zen, Teetrinken oder andere Entspannung keine Besserung bringen

Vieles im kardiovaskulären System lässt sich ja beheben, wenn man seinen Lebensstil ändert und Dinge auf Dauer etwas ruhiger angeht. Vieles, aber nicht alles – manchmal müssen Chirurgen »ran«, um eine Herzerkrankung zu beheben. Dies erfordert in der Regel einen größeren Eingriff, oft genug eine Säge, und definitiv viel Zeit im OP. Auch wenn es schwer zu glauben ist, dass diese Operationen zum Standard gehören, führen sie Herzchirurgen tagtäglich mit großem Erfolg durch.

Angioplastik ist die chirurgische Wiederherstellung eines Gefäßes. Eine *Endarteriektomie* ist ein Eingriff, bei dem Verengungen (Stenosen) an der verdickten Innenwand einer Arterie entfernt werden, die auf der Ablagerung von Plaques beruhen. Weitere häufige Eingriffe an Venen sind die *Phlebotomie* (Venenpunktion), bei der ein Schnitt in eine Vene gemacht wird, um Blut zu entnehmen oder zuzuführen. Diese Eingriffe finden in der Regel in einer ambulanten Praxis statt.

Richtig spannend wird es, wenn Chirurgen sich näher mit dem Herzen beschäftigen. Sie glauben, Umleitungen gibt es nur bei Verkehrsproblemen? Mitnichten! Auch die *koronare Bypass-Operation* ist eine Art Umleitung, bei der die Herzmuskulatur durch ein Umgehungsgefäß um verstopfte Arterien herum wieder durchgängig gemacht wird. Bei einem *femoropoplitealen Bypass* wird eine alternative Route von der Oberschenkelarterie zur Kniekehlenarterie im Bein geschaffen, um die Verstopfung in der Arterie zu umgehen. Bypass-Operationen können heute minimalinvasiv mit verschiedenen Methoden durchgeführt werden, was für Patienten sehr viel schonender ist. Anstatt großer Operationsschnitte kann der Eingriff durch kleine Zugänge durchgeführt werden, was zu weniger Traumata für den Körper, minimalen Narben und einer schnelleren Genesung führt.

Der derzeit modernste Operationsroboter ist das *Da-Vinci-Operationssystem* mit einer hochauflösende 3D-Kamera und drei Armen, an denen miniaturisierte chirurgische Instrumente angebracht sind. Auch bei einer *MIDCAB* (minimalinvasiven direkten Koronararterien-Bypass-Operation) ist nur ein kleinerer Zugang zum Herzen über einen seitlichen Brustkorbschnitt erforderlich, anstatt das Brustbein zu durchtrennen. Ähnliche Vorteile hat die *TECAB* (total endoskopische Koronararterien-Bypass-Operation), eine minimalinvasive Methode zur Behandlung der koronaren Herzkrankheit. Bei diesem Verfahren werden blockierte Koronararterien mithilfe eines Endoskops und spezieller Instrumente durch kleine Schnitte umgangen.

Terminologie RX: Herz-Kreislauf-Pharmakologie und Lymphpharmakologie

Ihr Hausarzt in Ihrer Nähe weiß bestimmt genau, welche (rezeptpflichtigen) Medikamente Sie bei Herz-Kreislauf-Beschwerden und Lymphbeschwerden einnehmen sollten. Dazu zählen:

- ✔ **ACE-Hemmer** (Angiotensin-Converting-Enzym-Hemmer) sind Medikamente, die die Aktivität des Enzyms ACE verlangsamen. Diese Medikamente bewirken eine Erweiterung der Blutgefäße und damit eine Senkung des Blutdrucks.
- ✔ **Aldosteronantagonisten** helfen dem Körper, Salz und Wasser auszuscheiden, ähnlich wie *Diuretika* (auch »Wassertabletten«genannt).
- ✔ **Antiarrhythmika** korrigieren Herzrhythmusstörungen. Beispiele hierfür sind Digoxin (Lanoxin), Captopril (Capten) und Propranololhydrochlorid (Inderal).
- ✔ **Antihypertensiva** verhindern oder kontrollieren Bluthochdruck. Beispiele hierfür sind Nadolol (Corgard), Furosemid (Lasix), Diltiazemhydrochlorid (Cardizem, Cardizem CD), Telmisartan (Micardis) und Aprotin (Tryvio).
- ✔ **Antikoagulanzien**, allgemein bekannt als *Blutverdünner*, verlangsamen die Blutgerinnung. Beispiele hierfür sind Heparin-Calcium (Calcilean), Warfarin-Natrium (Coumadin), Dabigatran (Pradaxa) und Apixaban (Eliquis).

- **Betablocker** behandeln Bluthochdruck, Angina pectoris und andere Herzrhythmusstörungen. Metoprololtartrat (Lopressor) und Carteololhydrochlorid (Ocupress, Cartrol) sind beliebte Beispiele.
- **Kalziumkanalblocker** werden zur Behandlung von Bluthochdruck, Angina pectoris und verschiedenen Herzrhythmusstörungen eingesetzt. Typische Vertreter sind Nicardipinhydrochlorid (Cardene) und Bepridilhydrochlorid (Vascor).
- **Lipidsenker** reduzieren den Blutfettspiegel, beispielsweise Niacin (Nicobid), Lovastatin (Mevacor) und Atorvastatin (Lipitor).

IN DIESEM KAPITEL

Wie Ihr Atmungssystem funktioniert

Wortstämme, Präfixe und Suffixe

Häufige Beschwerden, Erkrankungen und Diagnosen verstehen

Kapitel 18
Einfach mal Luft holen: Das Respirationssystem

Im Laufe des Tages denken Sie wahrscheinlich nie darüber nach, ob Sie jetzt einatmen oder ausatmen müssen – oder höchstens, wenn Sie schnell eine Treppe hinauflaufen oder ein Fan des Apnoe-Tauchens sind.

Da der Atemzyklus kontinuierlich und konstant ist, wird er manchmal leicht als selbstverständlich angesehen. Atmen ist etwas, worüber man nicht viel nachdenkt, weil es automatisch abläuft. Die Billionen von Zellen Ihres Körpers benötigen nun einmal Sauerstoff und müssen Kohlenstoffdioxid abgeben, und dieser Gasaustausch wird durch das Atmungssystem gewährleistet.

So funktioniert das Atmungssystem

Die Luft enthält etwa 21 Prozent Sauerstoff, der durch die Nase eingeatmet wird, in die Lunge gelangt, dort in die Lungenbläschen strömt und in winzige Kapillargefäße übergeht, die die Lungenbläschen umgeben. Gleichzeitig gelangt Kohlenstoffdioxid – das Gas, das entsteht, wenn Nahrung in den Zellen mit Sauerstoff verbrannt wird – aus den Kapillargefäßen in die Lungenbläschen, um ausgeatmet zu werden. Die ausgeatmete Luft enthält noch etwa 16 Prozent Sauerstoff.

Die *äußere Atmung* findet zwischen der Außenumgebung und dem kapillaren Blutkreislauf der Lunge statt, während eine weitere Art der Atmung zwischen den Körperzellen und den sie umgebenden Kapillargefäßen stattfindet. Dieser Vorgang wird als *innere* oder *zelluläre Atmung* bezeichnet. Die innere Atmung ist der Austausch von Gasen nicht in der Lunge, sondern in den Zellen aller Körperorgane. Sauerstoff gelangt aus dem Blutkreislauf in die Gewebezellen. Gleichzeitig gelangt Kohlenstoffdioxid aus den Gewebezellen in den

Blutkreislauf und wird vom Blut zurück zu den Lungen transportiert, um ausgeatmet zu werden. Abbildung 18.1 veranschaulicht das Atmungssystem.

Der normale Atemzyklus eines Erwachsenen, einschließlich einer kurzen Pause zwischen dem Ein- und Ausatmen, findet etwa zwölf bis 20 Mal pro Minute statt. Dies wird als *Atemfrequenz* bezeichnet.

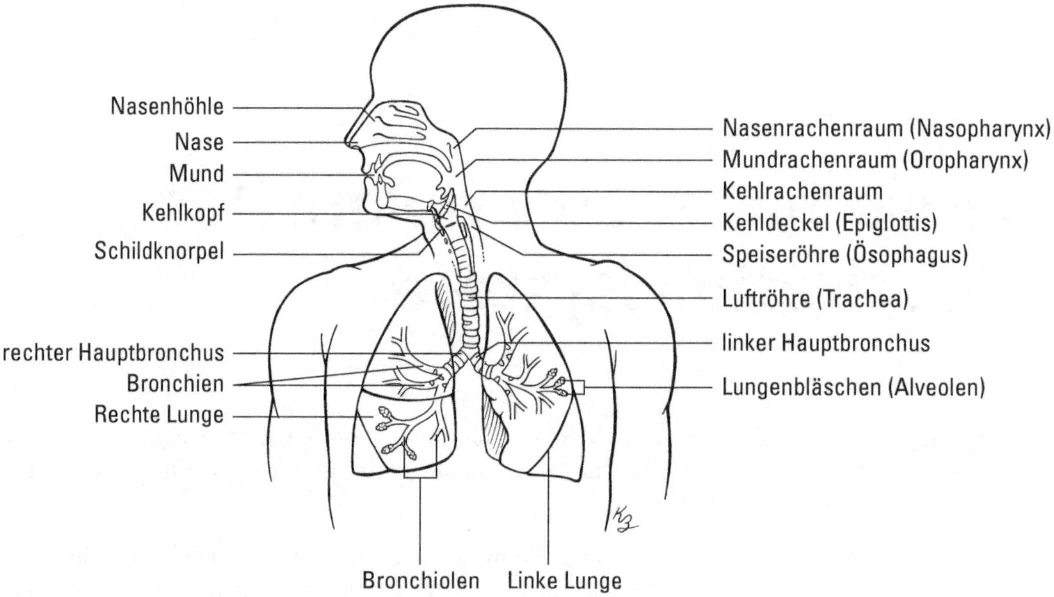

Abbildung 18.1: Anatomische Strukturen des Atmungssystems (Illustration von Kathryn Born)

Wittern Sie Unheil? – Die Nase

Ja, auch die Nase ist immer gut für viele Begriffe, die es zu behalten gibt … Wenn Sie durch die *Nase* (Nasus) einatmen, gelangt Luft über die äußeren *Nasenlöcher* (Plural: Nares) durch die *Nasenhöhle* (Cavum nasi) in den Körper. Diese Höhle ist mit einer Schleimhaut und feinen Härchen, den Zilien, ausgekleidet, die Fremdkörper wie Staub und Pollen herausfiltern, die Luft erwärmen und befeuchten. Die *Nasennebenhöhlen* (Singular: Sinus paranasalis) sind luftgefüllte Schleimhautsäckchen im Schädel, die mit der Nasenhöhle verbunden sind. Sie machen die Schädelknochen leichter und helfen bei der Tonerzeugung (deshalb klingt Ihre Stimme anders, wenn Ihre Nasennebenhöhlen verstopft sind). Die Nasennebenhöhlen sind mit einer Schleimhaut ausgekleidet und mit der Nasenhöhle verbunden. Bezeichnet sind die Nasennebenhöhlen jeweils nach dem Knochen, in denen sie sich befinden: *Stirnhöhle* (Sinus frontalis), *Siebbeinzellen* (Singular: Cellula ethmoidalis), *Keilbeinhöhle* (Sinus sphenoidalis) und *Kieferhöhle* (Sinus maxillaris).

Ein Erwachsener atmet in Ruhe etwa 10.000 bis 12.000 Liter Luft pro Tag durch die Nase ein. Diese Luftmenge verteilt sich auf die einzelnen Atemzüge, wobei bei jedem Atemzug durchschnittlich 500 Milliliter Luft eingeatmet werden.

Rachen und Kehlkopf

Nach dem Passieren der Nasenhöhle gelangt die Luft in den *Rachen* (Pharynx), der aus drei Teilen besteht. Der *Nasenrachenraum* (Nasopharynx) liegt am nächsten zur Nasenhöhle und enthält die *Rachenmandeln* (Singular: Tonsilla pharyngea), Ansammlungen von Lymphgewebe, die bei Kindern, wenn sie vergrößert sind, die Atemwege verschließen können. Unterhalb des Nasenrachenraums, näher am Mund, befindet sich der *Mundrachen* (Oropharynx), in dem sich die Mandeln befinden, zwei runde Lymphgewebemassen. Der dritte Teil des Rachens ist der *Schlund* (Hypopharynx), wo der Rachen als gemeinsamer Durchgang für Nahrung aus dem Mund und Luft aus der Nase dient. Dieser Bereich ist in zwei Teile geteilt, den *Kehlkopf* (Larynx) und die *Speiseröhre* (Ösophagus, der Durchgang zum Magen). Der Kehlkopf führt nach unten zur *Luftröhre* (Trachea), von wo aus die Luft in die Lunge gelangt. Unser stimmbildender Apparat ist die *Glottis,* die aus den beiden *Stimmlippen* gebildet wird, in deren Mitte ein Spalt, die Stimmritze liegt. Töne entstehen, wenn Luft aus den Lungen durch die Glottis strömt und dabei Schwingungen verursacht. Wenn Nahrung aus dem Mund und Luft aus der Nase eintreten, kommen beide im Rachen zusammen.

Adenoide (adenoide Vegetationen) sind Vergrößerungen der Rachenmandel, die manchmal auch als *Polypen* bezeichnet werden. Der Begriff »adenoid« stammt vom Griechischen »aden« (Drüse) und »cidos« (ähnlich) ab. Die erste Adenoidoperation fand 1868 statt.

Wie ist es möglich, dass Nahrung nach dem Schlucken nicht in die Luftröhre und die Atemwege gelangt? Die *Epiglottis* (Kehldeckel) ist eine Knorpelleiste, die am Schildknorpel befestigt ist und wie ein Deckel über dem Kehlkopf liegt. Beim Schlucken verschließt die Epiglottis den Kehlkopf, sodass keine Nahrung eindringen kann es sei denn, Sie verschlucken sich …).

Die Luftröhre

Auf ihrem Weg zu den Lungen gelangt die Luft vom Kehlkopf in die *Luftröhre* (Trachea), einen zehn bis zwölf Zentimeter cm langen, elastischen Schlauch mit einem Durchmesser von etwa 2,5 Zentimetern. Die Luftröhre wird durch 16 bis 20 Knorpelspangen verstärkt, die ihre Vorder- und Seitenwand stabilisieren. Oberhalb der Luftröhre liegt der Kehlkopf mit dem Schildknorpel, dessen Vorwölbung man als Adamsapfel sieht. Männliche Geschlechtshormone sorgen in der Pubertät dafür, dass der Adamsapfel bei Männern größer ausfällt als bei Frauen.

Der *Adamsapfel* ist die sichtbare Vorwölbung des Schildknorpels. Der Name leitet sich vermutlich von der Geschichte ab, dass Adam sündigte, als er von der verbotenen Frucht aß und den Apfel, der ihm im Hals stecken blieb, nicht mehr schlucken konnte.

Die Bronchien

Die Luftröhre teilt sich in zwei Äste, die *Bronchien.* Jeder Bronchus (Singularform von Bronchien) führt zu einem der beiden Lungenflügel und teilt sich dort in kleinere und feinere

Röhren auf, ganz ähnlich wie die Äste eines Baumes. Die kleinsten Bronchialäste werden *Bronchiolen* genannt. Am Ende der Bronchiolen befinden sich traubenartige Gruppen von Luftsäckchen, die *Alveolen* genannt werden. Jede Alveole besteht aus einer Epithelschicht; diese sehr dünne Wand ermöglicht den Gasaustausch zwischen den Alveolen und den sie umgebenden Kapillaren. Das durch die Kapillaren fließende Blut nimmt den Sauerstoff aus den Alveolen auf und gibt im Gegenzug Kohlenstoffdioxid an die Alveolen ab, das nun ausgeatmet wird. Das mit Sauerstoff angereicherte Blut transportiert den Sauerstoff dann zu allen Geweben des Körpers.

Bronchus stammt vom griechischen Wort »brecho« ab, was »gießen« oder »befeuchten« bedeutet. Die alten Griechen glaubten, dass die Speiseröhre feste Nahrung zum Magen bringt und die Bronchien Flüssigkeiten transportieren (was sie allerdings nicht tun, und schon gar nicht zum Magen!).

Die Lunge

Jede der beiden *Lungen* (*Pulmo sinister* und *Pulmo dexter*) ist von einer Membran umgeben, die *Pleura* genannt wird. Die äußere Schicht, die den Rippen am nächsten liegt, ist die *parietale* Pleura. Die innere Schicht, die den Lungen am nächsten liegt, ist die *viszerale* Pleura. Die Pleura ist von einer wässrigen Flüssigkeit bedeckt, die die Bewegung der Lungen in der *Brusthöhle* unterstützt. Die rechte Lunge ist etwas größer als die linke und in drei *Lungenlappen* (Lobi pulmonales) unterteilt: den rechten oberen (Lobus superior), den mittleren (Lobus medius) und den unteren (Lobus inferior) Lappen. Die linke Lunge hat nur zwei Lappen, den linken oberen und unteren Lappen. Um sich zu merken, wie viele Lappen jede Lunge hat, denken Sie daran, dass das Herz auf der linken Seite der Brust liegt und mehr Raum einnimmt, sodass hier nur Platz für zwei Lungenlappen bleibt.

Ein Lungenlappen kann operativ entfernt werden, ohne die Lungenfunktion massiv zu beeinträchtigen.

Die Lunge erstreckt sich vom Schlüsselbein bis zum Zwerchfell in der Brusthöhle. Das *Zwerchfell* (Diaphragma) ist die muskuläre Trennwand, die die Brusthöhle von der Bauchhöhle trennt und den Atemvorgang unterstützt. Bei jedem Einatmen (*Inspiration*) kontrahiert das Zwerchfell und senkt sich. Diese Abwärtsbewegung des Muskels vergrößert den Brustraum, sodass Luft in die Lunge strömen kann, um den Druck auszugleichen. Wenn die Lunge gefüllt ist, entspannt sich das Zwerchfell und hebt sich, wodurch der Brustraum kleiner wird und der Luftdruck im Brustkorb steigt. Die Luft wird dann aus der Lunge ausgestoßen, um den Druck auszugleichen. Dies wird als Ausatmung oder *Exspiration* bezeichnet.

Eine *Atelektase*, vom griechischen »ateles« = nicht vollständig und »ektasis« = Ausdehnung, ist eine unvollständige Entfaltung beziehungsweise ein Kollaps von Lungenabschnitten. Das kann neonatal (zum Beispiel Surfactantmangel) auftreten, aber auch später – zum Beispiel postoperativ, bei Schmerzen, bei Bronchusverschluss durch Sekretpfropf oder Tumor. Dies kann dazu führen, dass die Alveolen kollabieren und die Sauerstoffversorgung des Blutes verringert wird.

Atmung kurz, nicht kurzatmig: Abkürzungen im respiratorischen System

Das Atmungssystem ist bekannt für einige, hm, doch eher langatmige Begriffe. Hier sind einige der gängigsten Abkürzungen, die Sie sich merken können, um die Kommunikation über Nase, Rachen, Kehlkopf, Luftröhre, Bronchien und Lunge ein wenig zu erleichtern.

A & P: Auskultation und Perkussion

ABG: arterielle Blutgasanalyse (Bestimmung des Sauerstoff- und CO_2-Gehaltes)

ARDS: akutes Atemnotsyndrom, verursacht durch Verletzung oder Erkrankung (Acute Respiratory Distress Syndrome)

COPD: chronisch obstruktive Lungenerkrankung (Chronic Obstructive Pulmonary Disease)

CPR: kardiopulmonale Reanimation

CXR: Röntgenaufnahme des Thorax (Chest X-ray)

HNO: Hals-Nasen-Ohren-Heilkunde

PE: Lungenembolie (Pulmonalembolie)

PFT: Lungenfunktionstests zur Bestimmung der Lungenfunktion (Pulmonary Function Test)

SIDS: plötzlicher Kindstod (Sudden Infant Death Syndrome)

SOB: Kurzatmigkeit (Shortness of Breath)

TB: Tuberkulose

URI: Infektion der oberen Atemwege (Upper Respiratory Tract Infection)

Wortstämme, Präfixe und Suffixe für die Atmung

Sie haben gerade alle einzelnen Teile des Atmungssystems kennengelernt, und auf keines dieser Teile könnten Sie verzichten, Die Nase ohne den Rachen oder die Lunge ohne die Bronchien wären nichts weiter als Ersatzteile, die für sich genommen keine Funktion erfüllen. Ebenso müssen die Teile medizinischer Begriffe nebeneinander existieren und zusammenwirken, damit wir ihre Bedeutung verstehen können (das war zwar ein ziemlich weiter gedanklicher Bogen, trifft aber schon den Kern der Sache). Präfixe, Suffixe und Wortstämme bilden auch im Respirationssystem sinnvolle Einheiten, mit deren Hilfe Sie die Bedeutung der Begriffe entschlüsseln können. In Tabelle 18.1. sind zunächst einmal die üblichen Präfixe aufgelistet – so als eleganter Anfang für noch viel mehr Vokabeln.

Präfix	Bedeutung
an-, a-	ohne, fehlend
endo-	innerhalb
inter-	zwischen
intra-	in, innerhalb

Tabelle 18.1: Präfixe im Respirationssystem

Das ist eine kleine Liste und Sie dürften diese Begriffe mittlerweile von anderen Listen kennen. Auch die Liste der Suffixe in Tabelle 18.2 sollte noch überschaubar sein.

Suffix	Bedeutung
-ar, –är	sich beziehend auf
-ektasie	Dehnung oder Erweiterung
-gramm	Aufzeichnung
-grafie	Prozess der Aufzeichnung
-itis	Entzündung
-kapnie	Kohlenstoffdioxidgehalt im Blut
-osmie	Geruch
-stomie	Schaffung einer künstlichen Öffnung
-oxie	Sauerstoffversorgung
-phasie	Sprache
-phonie	Stimme, Ton
-pnoe	Atmung
-skop	Instrument zur visuellen Untersuchung
-skopie	visuelle Untersuchung
-stenose	Verengung oder Einschnürung
-zentese	Punktion zur Entnahme von Flüssigkeit

Tabelle 18.2: Suffixe im Respirationssystem

Zu den häufig verwendeten Wortstämmen, die mit dem Atmungssystem in Verbindung stehen, gehören die in Tabelle 18.3 aufgeführten.

Wortstamm	Bedeutung
adenoid/o	Adenoid
alveol/o	Alveole, Luftsack
bronch/o	Bronchus
bronchi/o	Bronchie
bronchiol/o	Bronchiole
cyan/o, zyan/o	blau
epiglott/o	Kehlkopfdeckel
kapn/o	Kohlenstoffdioxid
koni/o	Staub
laryng/o	Kehlkopf (Larynx)
lob/o	Lappen
mediastin/o	Mediastinum
nas/o	Nase
ox/o, ox/i	Sauerstoff
pector/o	Brust
pharyng/o	Rachen
phas/o	Sprache
phon/o	Stimme, Laut
phren/o	Zwerchfell
pleur/o	Pleura
pneum/o	Lunge, Luft, atmen
pulmon/o	Lunge
py/o	Eiter
respir/o, respirat/o	atmen, Atmung
rhin/o	Nase
sept/o	Trennwand
spir/o	atmen
steth/o	Brust
tonsill/o	Mandeln
trache/o	Trachea (Luftröhre)

Tabelle 18.3: Wortstämme des respiratorischen Systems

Wenn doch irgendwie alles zusammenhängt: Weitere anatomische Begriffe

Leider war das noch nicht alles, was im Bereich der Atmung an Begriffen kennen sollten! Wir haben noch jede Menge mehr in petto ... Beispielsweise bezeichnet *Pneumatologe* einen Arzt, der sich mit der Diagnose und Behandlung von Atemwegserkrankungen befasst. Ein mittlerweile ungebräuchlicher Begriff, heute werden Sie eher auf den *Pneumologen* stoßen, der aber die gleiche Arbeit macht!

Die *Luft*, die Sie atmen, besteht hauptsächlich aus Stickstoff (78,08 Prozent) und Sauerstoff (20,95 Prozent). Mengenmäßig folgen Edelgase wie Argon (0,93 Prozent) und Kohlenstoffdioxid (0,04 Prozent).

Zwei Gase sind für Ihren Stoffwechsel besonders relevant: der Sauerstoff (O_2), den Sie einatmen, und das Kohlenstoffdioxid (CO_2), das Sie beim Ausatmen wieder loswerden. *Sauerstoff* ist das Gas, das in der Lunge in den Blutkreislauf gelangt und zu allen Körperzellen transportiert wird; *Kohlenstoffdioxid* ist das Gas, das von den Zellen als Abfallprodukt des Stoffwechsels produziert und über die Lungen ausgeatmet wird.

Meistens herrscht eine gesunde Balance zwischen diesen beiden Gasen im Körper, aber es gibt auch Erkrankungen, bei denen diese Homöostase aus dem Gleichgewicht geraten ist. *Hyperkapnie* ist ein über dem Normalwert liegender Gehalt an Kohlenstoffdioxid im Blut, während *Anoxie* das vollständige Fehlen von Sauerstoff im Blut ist. Einige andere gesundheitliche Probleme im Zusammenhang mit dem Respirationssystem sind:

- **Aphonie:** Stimmlosigkeit
- **Apnoe:** Aussetzen (Atemstillstand) oder willentliches Anhalten der Atmung (wie beim Apnoe-Tauchen)
- **Bronchospasmus:** Verkrampfung der Bronchialmuskulatur, die aufgrund der Verengung der Atemwege Atemnot verursachen kann
- **Dysphonie:** Stimmstörung im Hinblick auf Qualität, Lautstärke oder Tragfähigkeit der Stimme
- **Dyspnoe:** Atemnot, Kurzatmigkeit
- **Eupnoe:** regelmäßige, ruhige Atmung
- **Hämoptyse:** blutiger Auswurf beim Husten
- **Hyperventilation:** zu schnelle/zu tiefe Atmung mit CO_2-Abfall im Blut

- **Hypoxämie:** mangelnder Sauerstoffgehalt im arteriellen Blut
- **Hypoxie:** Sauerstoffmangel im Körpergewebe
- **Mukös:** schleimig, schleimhaltig
- **Mukus:** Schleim
- **Nasopharyngeal:** Nase und Rachen betreffend
- **Orthopnoe:** Form der Dyspnoe, die nur im Sitzen/Stehen gelindert wird, Atmen im Liegen ist nicht möglich
- **Rhinorrhoe:** Ausfluss aus der Nase, Naselaufen

Als Nächstes folgen einige Begriffe, die sich speziell auf die Beschreibung von Körperteilen und Funktionen des Atmungssystems beziehen. Machen Sie sich mit den folgenden einzelnen Komponenten des Systems etwas besser vertraut:

- **Adenoid:** Ansammlung von Lymphgewebe im Nasenrachenraum
- **Alveole:** Lungenbläschen
- **Apex:** oberer Teil der Lunge
- **Apikal:** den Scheitelpunkt betreffen, an der Spitze liegend
- **Bronchiolen:** kleinste Verzweigungen der Bronchien
- **Bronchodilatator:** bronchienerweiterndes Medikament
- **Bronchus:** Ast der Luftröhre, der als Durchgang zu den Lufträumen der Lunge dient
- **Hilum:** Ein-/Austrittsstelle an der medialen Lungenfläche
- **Lungenlappen** (Singular: Lobus pulmonis): Die rechte Lunge hat drei Lappen, die linke nur zwei, denn die linke Lungenseite schafft Platz für das Herz.
- **Mediastinum:** Raum zwischen den Lungen in der Brusthöhle, der das Herz, die Aorta, die Speiseröhre und die Bronchien enthält
- **Zilien:** feine Härchen in den Schleimhäuten der Atemwege, die Schadstoffe abtransportieren können, indem sie nach kranial schlagen

Nun zum Potpourri, dem Sammelsurium und allem, was sonst noch dazu gehört (und was wir nirgendwo sonst sinnvoll unterbringen konnten). Tabelle 18.4 enthält eine Zusammenstellung zusätzlicher Vokabeln, die Sie im respiratorischen System sonst noch kennen sollten.

Begriff	Bedeutung
Beatmungsgerät	mechanisches Gerät, das die Atmung unterstützt oder ersetzt, wenn der Patient nicht selbstständig atmen kann
Bronchokonstriktor	Stoff oder Substanz, die eine *Bronchokonstriktion* auslöst, also eine Verengung der Bronchien
Bronchodilatator (Broncholytikum)	Medikament, das vor allem bei COPD und Asthma eingesetzt wird, um die Bronchien zu weiten
Hyperventilation	zu schnelle/zu tiefe Atmung mit Abfall des CO_2-Gehalts im Blut
Mukopurulent	sowohl Schleim als auch Eiter enthaltend
Oximeter	Gerät zur Messung des Sauerstoffgehalts im Blut
Paroxysmal	anfallsartig, plötzlich
patent	offen, durchgängig
pulmonal	die Lunge betreffend
Rasselgeräusch (RG)	diskontinuierliche Atemnebengeräusche, die bei der Auskultation zu hören sind
Sputum	Sekret aus Lunge, Bronchien und Luftröhre, das ausgehustet und durch den Mund ausgestoßen wird
Vernebler	Gerät, das einen feinen Sprühnebel zur Behandlung von Atemwegserkrankungen erzeugt

Tabelle 18.4: Der Rest vom Fest: Gemischte Sammlung zum Thema Atmung

Häufige Atemwegserkrankungen

Von allen Atemwegserkrankungen ist *Asthma* die vermutlich häufigste Erkrankung der Bronchien. Asthma ist durch paroxysmale Dyspnoe (plötzlich auftretende Atembeschwerden) mit Entzündung der Atemwege und Keuchen aufgrund einer Verengung der Bronchien gekennzeichnet und kann bei schwerem Verlauf zu einer *Atemwegsobstruktion* führen. Millionen Menschen aller Altersgruppen sind davon betroffen.

Asthma kommt vom griechischen Wort »astma«, was »keuchen« bedeutet und den Kern der Erkrankung ziemlich gut trifft.

Diese Krankheit hat viele Gesichter – und tatsächlich scheint es auch eine gewisse erbliche Komponente zu geben. Bei *Asthma bronchiale* sind die Atemwege kurzzeitig oder dauerhaft so stark verengt, dass Betroffene nur schlecht Luft bekommen und beim Einatmen pfeifende Geräusche verursachen.

Das *allergische Asthma* beruht – auch nicht überraschend! – auf Allergien, zum Beispiel Allergien gegen Pflanzenpollen, Tierhaare, Hausstaubmilbenkot oder Schimmelpilze.

Die Lunge kann aber auch noch verschiedenen anderen wilden und verrückten Erkrankungen befallen werden. *Atelektase* beispielsweise ist ein kollabierter Lungenabschnitt oder -flügel, der nicht mehr mit Luft gefüllt ist. Eine häufige Ursache von Atelektase ist der Verschluss einer großen Bronchie.

Das *Lungenemphysem* ist eine chronische Lungenerkrankung, bei der sich die Lungenbläschen (Alveolen) – die für den Gasaustausch zuständig sind – vergrößern und zerstört werden. Diese Erkrankung tritt häufig bei starken Rauchern auf und ist durch einen Verlust der Elastizität der Lunge gekennzeichnet. Die *Lungenentzündung* (*Pneumonie*) ist eine akute Entzündung und Infektion der Lungenbläschen. Auch da gibt verschiedene Formen: Bei der *Lobärpneumonie* breitet sich die Infektion gänzlich auf einen oder mehrere Lungenlappen aus, während die *Pneumocystis-Pneumonie* (PcP) eine Infektionskrankheit ist, die durch den Schlauchpilz *Pneumocystis jirovecii* verursacht wird und häufig bei Aids-Patienten auftritt.

Vor 1980 war PcP noch selten. 60 bis 80 Prozent der Aids-Patienten entwickeln eine PcP.

Eine Pneumonie kann sich auf unterschiedliche Weise ausbreiten, beispielsweise auf nur einen Lungenlappen beschränken, wie dies häufig bei einer Virusinfektion der Fall ist, oder auf einem Röntgenbild ein »watteartiges« Erscheinungsbild mit verstreuten weißen Flecken in der gesamten Lunge zeigen, wie bei einer PcP. Zu den möglichen Infektionserregern zählen Viren, Bakterien und atypische Erreger wie *Mycoplasmen*, eine häufige Ursache für Lungenentzündung bei Teenagern und jungen Erwachsenen.

Wenn Sie atmen, atmen Sie nicht nur Luft ein. Manchmal schleichen sich *Fremdpartikel* ein, so ähnlich wie ungebetene Gäste auf Ihrer privaten »Atemparty«. Staub ist der häufigste Übeltäter. Eine *Pneumokoniose* ist eine abnormale Staubansammlung in der Lunge, und das aus verschiedenen Gründen. Zu den Arten von Pneumokoniose gehören:

- **Anthrazose:** Kohlenstaub (*Schwarzlungenerkrankung*)
- **Asbestose:** Asbestpartikel in der Lunge
- **Silikose:** Quarzstaub oder Glas (*Quarzstaublunge* oder *Schleifer-Krankheit*)

Apropos Fremdkörper in der Lunge: Auch die Pleura (die Membran, die die Lunge umgibt) kann von »Fremdkörpern«, nämlich Flüssigkeit, befallen werden. Eine *Pleuritis* ist eine Entzündung der Pleura, ein *Pleuraerguss* ist das Austreten von Flüssigkeit in die Pleurahöhle. Beispiele für einen Pleuraerguss sind das *Lungenempyem* (bei dem sich Eiter zwischen Rippenfell (Pleura parietalis) und Lungenfell (Pleura visceralis) in der Pleurahöhle ansammelt) und der *Hämothorax*, der typischerweise durch ein Trauma verursacht wird. Hierbei sammelt sich Blut im Pleuraspalt, also dem Raum zwischen Lunge und Brustwand. Dies ist zwar nicht ganz so häufig, aber natürlich ein ernstes Problem – fragen Sie mal jemanden, der in der Notaufnahme arbeitet. Weitere häufige Ursachen für einen Pleuraerguss sind *Lungenkrebs* und *Herzinsuffizienz* aufgrund des erhöhten Drucks durch das zurückfließende Blut in den Lungengefäßen.

Aber das ist ja längst noch nicht alles, denn es gibt noch mehr Flüssigkeiten – zum Beispiel Eiter. In den Lungen kann es zu einem regelrechten »Eiterausbruch« kommen, die sich zu sehr ernsten Erkrankungen entwickeln kann. Noch vier weitere Beispiele für unerwünschte Flüssigkeiten oder Partikel in den Lungen:

- ✔ **Lungenabszess:** lokalisierte Eiterbildung in der Lunge
- ✔ **Lungenembolie:** verursacht durch frei schwimmende Blutgerinnsel oder anderes Material, das die Blutgefäße der Lunge verstopft
- ✔ **Lungenödem:** Schwellung und Flüssigkeitsansammlung in den Lungenbläschen und Bronchiolen, meist durch Linksherzinsuffizienz und Stauung im Lungenkreislauf verursacht
- ✔ **Respiratorisches Synzytial-Virus (RSV):** Erkrankung, die mit leichten Erkältungssymptomen einhergeht und eine der häufigsten Ursachen für Krankenhausaufenthalte von Säuglingen ist

Wenn Sie dachten, das sei alles, was Ihre Atmung beeinträchtigen kann, liegen Sie leider nicht ganz richtig. Die Wahrscheinlichkeit, dass Fremdpartikel, Staub oder übertragbare Krankheiten (von einer einfachen Erkältung bis hin zu schwereren Erkrankungen) in die Lunge gelangen, ist einfach sehr hoch, denn die Lungen und andere respiratorische Organe sind anfällig für eine Vielzahl von Erkrankungen. Hier sind noch einige weitere Beispiele, wobei Sie einige Beispiele schon kennen oder einordnen können sollten:

- ✔ **Adenoiditis:** Entzündung der Rachenmandeln
- ✔ **Atelektase:** Kollaps von Lungenabschnitten, häufig durch Bronchusverschluss
- ✔ **Bronchiektasie:** Erweiterung der Bronchien
- ✔ **Bronchitis:** Entzündung der Bronchien
- ✔ **Laryngitis:** Entzündung des Kehlkopfes
- ✔ **Laryngotracheobronchitis:** auch *Pseudokrupp* genannt, die häufigste Ursache für Atemnot bei Kindern bis zum sechsten Lebensjahr
- ✔ **Lungenneoplasmen:** darunter fällt eine Vielzahl von Neubildung in der Lunge, die, je nach Zusammensetzung, bösartig oder gutartig sein können
- ✔ **Pneumothorax:** Luftansammlungen zwischen Lunge und Brustwand
- ✔ **Tonsillitis:** Entzündung der Gaumenmandeln
- ✔ **Tracheitis:** Entzündung der Luftröhre durch Infektionen, allergische Reaktionen oder Reizungen durch chemische Stoffe

Die Ursache finden: Atemwegserkrankungen und Pathologie

Nun zu den wirklich ernsten, krankenhausreifen Themen: Krankheiten und pathologische Störungen. Eine der langwierigsten und nur schwer zu behandelnden Atemwegserkrankungen ist zweifellos die *Tuberkulose*, auch TB oder TBC genannt (früher hieß diese Infektion nicht umsonst *Schwindsucht*). Aufgrund ihrer Ansteckungsgefahr sorgt diese Infektionskrankheit, die durch säurefeste Bakterien (Mycobakterien) verursacht wird, immer für Aufregung, wenn sie den Gesundheitsbehörden gemeldet wird. Übertragen wird TBC leicht durch das Einatmen infizierter Tröpfchen, Tatsächlich waren vor der Einführung von Antibiotika Krankenhäuser, die ausschließlich für die Behandlung von TBC gebaut wurden, weit verbreitet. Heute ist TBC etwas besser unter Kontrolle und wird mit einer Kombination mehrerer Antibiotika über einen längeren Zeitraum (typischerweise mindestens sechs Monate) behandelt. Dennoch werden nach wie vor viele Fälle gemeldet, insbesondere in Entwicklungsländern.

Diphtherie ist eine weitere Infektionskrankheit der oberen Atemwege, die den Rachen befällt. *Influenza*, die lästige Grippe, ist eine hoch ansteckende Atemwegserkrankung viralen Ursprungs. Obwohl sie heutzutage für die meisten Menschen nur mit etwas Arbeitsausfall und Hühnersuppen-Therapie verbunden ist, kann die Grippe unbehandelt oder bei Risikogruppen wie Kleinkindern und älteren Menschen tödlich verlaufen. Die *Legionärskrankheit* ist eine Form der Lobärpneumonie, bei der eine oder beide Lungenlappen betroffen sein können. Sie wird durch das Bakterium *Legionella pneumophila* verursacht, das sich besonders gern in wenig benutzten Rohrleitungen versteckt und gerade ältere Menschen gefährdet.

Die *Legionärskrankheit* (Legionellen-Pneumonie) wurde bekannt, nachdem sie 1976 bei einem Kongress der American Legion ausgebrochen war und großes Aufsehen erregte. Damals erkrankten 221 Männer, von denen 34 starben. Später stellte sich heraus, dass Bakterien (*Legionella pneumophila*) in der Klimaanlage eines Hotels diesen Ausbruch verursacht hatten.

Sind Sie schon müde? Halten Sie durch. Es gibt noch ein paar weitere Atemwegserkrankungen, die Sie kennen sollten. Hier sind die wichtigsten Informationen:

- Das **akute Atemnotsyndrom** (**ARDS**) ist eine Ateminsuffizienz infolge einer Erkrankung oder Verletzung.
- Ein **Bronchokarzinom** ist ein bösartiger Tumor, der aus den Bronchien entsteht. Dieser Tumor kann metastasieren und in das Gehirn, die Leber und andere Organe einwandern.
- Die **chronisch obstruktive Lungenerkrankung** (**COPD**) ist eine chronische, nicht reversible obstruktive Lungenerkrankung (Beispiele: chronische Bronchitis, Lungenemphysem).

- ✔ **Cor pulmonale** ist eine Rechtsherzbelastung oder -insuffizienz infolge pulmonaler Hypertonie.
- ✔ Eine **Lungenembolie** ist ein Blutgerinnsel, ein Fettgerinnsel oder Luft, das über den Blutkreislauf in die Lungenarterie gelangt und dort die Arterie verstopft.
- ✔ Ein **Lungenödem** bedeutet Flüssigkeitsansammlung in den Lungenbläschen und Bronchiolen.
- ✔ Eine **obstruktive Schlafapnoe** (**OSA**) tritt auf, wenn der Rachen während des Schlafs kollabiert, was zu Atemstillstand führt.
- ✔ **URI** (für englisch Upper Respiratory Infection) ist eine Infektion der oberen Atemwege, also des Rachens, Kehlkopfes und der Luftröhre. Die **LRI** (für englisch Lower Respiratory Infection, also eine Infektion der unteren Atemwege) bezieht sich in der Regel auf eine Infektion aller übrigen Teile – Bronchien und Lunge. Eine LRI tritt selten ohne URI auf, aber eine URI kann auch alleine auftreten.

Kinder haben es nicht leicht – schon gar nicht, wenn es um Infektionen geht!

Einige Krankheiten treten im Säuglingsalter auf oder entwickeln sich vorwiegend bei Kindern. Eine Krankheit, die häufig bei Kindern auftritt, ist *Keuchhusten*, besser bekannt als *Pertussis*. Dabei handelt es sich um eine ansteckende bakterielle Infektion der oberen Atemwege (Rachen, Kehlkopf und Luftröhre). *Pseudokrupp (Laryngotracheobronchitis)* ist eine weitere Atemwegserkrankung, die Kinder betrifft. Es handelt sich um ein akutes Atemwegssyndrom bei Kindern und Säuglingen, das durch eine Verengung des Kehlkopfes, Heiserkeit und Husten gekennzeichnet ist.

Auf einer ganz anderen Ebene sind respiratorische Krankheiten anzusiedeln, die vererbbar sind. Besonders schwerwiegend ist die *Mukoviszidose* (*zystische Fibrose*). Hierbei handelt es sich um eine Erbkrankheit, bei der es zu einer übermäßigen Schleimproduktion in den Atemwegen kommt. Die Ursache scheint so klein (eine Fehlfunktion von Chloridkanälen bestimmter Körperzellen aufgrund einer Mutation im CFTR-Gen), aber die Auswirkungen für Betroffene sind verheerend. Die Funktionsstörung der exokrinen Drüsen mit chronischer Lungenerkrankung aufgrund übermäßiger Schleimsekretion in den Atemwegen, Pankreasinsuffizienz und manchmal Leberzirrhose ist derzeit noch nicht heilbar.

Wenn Sie schwanger sind, sprechen Sie mit Ihrem Frauenarzt über eine Voruntersuchung auf zystische Fibrose, um festzustellen, ob Sie oder Ihr Partner Träger dieser Krankheit sind.

Tests, Tests: Radiologie der Atemwege und diagnostische Tests

Nachdem Sie nun all diese Begriffe zu Erkrankungen und Beschwerden im Kopf haben, fragen Sie sich wahrscheinlich, was man dagegen tun kann. Dank der modernen Technologie gibt es für Ärzte und andere medizinische Fachkräfte eine Vielzahl von Möglichkeiten, um zu diagnostizieren, was Ihre Atemwege beeinträchtigt.

Zunächst verlassen sich Ärzte auf ihre Sinne, um zu sehen und zu hören, was Ihre Lunge und die damit verbundenen Atemwege tun. Jedes Mal, wenn der Arzt beispielsweise mit einem *Stethoskop* Ihr Herz und Ihre Lunge abhört, führt er eine *Auskultation* durch, was einfach bedeutet, dass er mit Stethoskop Geräusche im Körper abhört. Mit dieser einfachen Methode können Ärzte und Krankenschwestern die Geräusche der Lunge, der Pleura, des Herzens und des Bauches hören. Eine weitere Abhörtechnik ist die *Perkussion*, bei der der Arzt mit einem Finger oder einem Instrument kurze, scharfe Schläge auf die Körperoberfläche ausübt, um anhand der Geräusche des darunterliegenden Gewebes dessen Dichte zu bestimmen.

Bei einer *Laryngoskopie* wird ein Laryngoskop zur Betrachtung des Kehlkopfes verwendet, und zwar vor allem in der Anästhesie, der Intensivmedizin oder in der HNO-Heilkunde. Eine *Bronchoskopie* ist die Untersuchung der Bronchien durch Einführen eines flexiblen Glasfaserschlauchs (*Endoskop*) in die Bronchien. Bei einer *Tracheotomie* wird durch den Hals eine Öffnung in die Luftröhre geschnitten und ein Schlauch eingeführt, um den Luftdurchgang oder die Entfernung von Sekreten zu erleichtern.

IPPA steht für Inspektion, Palpation, Perkussion und Auskultation. All diese Untersuchungen sind Teil einer normalen körperlichen Untersuchung im Krankenhaus oder in einer Arztpraxis.

Diagnostische Tests gehören zum Repertoire eines Lungenfacharztes zur Problemlösung. Einige sind eher invasiver Art, während andere lediglich eine genauere Betrachtung und Abhörung mit Hilfe medizinischer Geräte erfordern. Zu den am häufigsten verwendeten Tests gehören die folgenden:

- **Arterielle Blutgasanalyse:** Bluttest zur Messung des Sauerstoffgehalts im Blut
- **Bodyplethysmografie:** Körper- oder Lungenplethysmografie dieser Test bestimmt, wie viel Luft Sie in Ihrer Lunge halten können (*Lungenkapazität*).
- **Bronchialspülung:** Proben für bakterielle Untersuchungen und zytologische oder zelluläre Untersuchungen können durch Absaugen von Bronchialsekret oder durch Injektion und Entnahme von Flüssigkeit gewonnen werden.
- **Endotracheale Intubation:** Ein Tubus wird durch den Mund oder die Nase in die Luftröhre eingeführt, um eine freie Atmung zu gewährleisten.
- **FENO:** fraktioniertes, exhaliertes Stickstoffmonoxid (NO); eine Lungenfunktionstestung, um den Entzündungsgrad in den Atemwegen zu bestimmen

- **Liquid Biopsy:** Bluttest zum Nachweis von Biomarkern für Lungenkrebs
- **Lungenbiopsie:** Lungengewebe wird mit einer Zange oder einer Bronchialbürstung entnommen; kann auch unter Röntgenkontrolle mit einem Katheter durchgeführt werden.
- **Lungenscan:** Radioaktives Material wird injiziert oder inhaliert und die Verteilung im Lungengewebe wird bildlich aufgezeichnet.
- **Lungenangiografie:** Röntgenaufnahme der Blutgefäße der Lunge nach Injektion eines Kontrastmittels
- **Lungenfunktionstest:** Bewertet die Belüftungskapazität der Lunge. Ein *Spirometer* misst die ein- und ausgeatmete Luft, um Asthma und COPD zu diagnostizieren.
- **Röntgenaufnahme des Brustkorbs** (RTx = Röntgen Thorax): Röntgenaufnahme des Brustkorbs zur Beurteilung von Herz und Lunge
- **Sputumkultur:** Eine Probe des Schleims aus den Atemwegen wird auf das Vorhandensein von Bakterien untersucht.
- **Thorakozentese:** Die Brustwand wird mit einer Nadel punktiert, um Flüssigkeit aus der Pleurahöhle für diagnostische Untersuchungen zu entnehmen oder den Druck in der Lunge zu verringern.
- **Tuberkulintest** (Mantoux-Test): Verfahren zur Diagnose einer Tuberkuloseinfektion Ein Antigen wird auf die Haut aufgetragen oder intradermal injiziert. Wenn innerhalb von 48 bis 96 Stunden eine Verhärtung (Induration) an der Einstichstelle auftritt, zeigt das eine Sensibilisierung gegenüber dem Tuberkuloseerreger an. Das kann an einer früheren Infektion oder eine früheren Impfung liegen.

Eine sehr nützliche Methode, um zu sehen, was im Atmungssystem vor sich geht, ist die Verwendung von Röntgenverfahren und endoskopischen Verfahren, um einen genaueren Blick zu werfen. Für dieses System werden zwei Hauptarten von Röntgenaufnahmen verwendet: Ein *Bronchogramm* ist eine Röntgenaufnahme der Bronchien, und eine Röntgenaufnahme des Brustkorbs wird zur Beurteilung der Lunge und des Herzens verwendet. Eine weitere weit verbreitete Diagnosemethode ist die *Bronchoskopie,* eine visuelle Untersuchung der Bronchien mit einem Bronchoskop. Bei einem *Thorax-CT* (Computertomografie) verwenden Ärzte und Radiologen computergestützte Bilder der Brusthöhle, um Tumore, Abszesse und Pleuraergüsse zu diagnostizieren.

Der Chirurg ist gefragt: Operationen und Eingriffe an den Atemwegen

Jetzt verfügen Sie über die Werkzeuge, um Erkrankungen und Beschwerden der Atemwege zu erkennen und zu diagnostizieren. Holen Sie Ihre Instrumente und legen Sie den OP-Kittel an, denn es ist Zeit für eine Operation.

Die meisten Begriffe im Zusammenhang mit Operationen und Eingriffen beziehen sich auf die tatsächlichen Schnitte, Exzisionen und Reparaturen, die zur Behandlung einer Vielzahl von Erkrankungen und Beschwerden durchgeführt werden. Daher sind diese Begriffe recht einfach zu verstehen. Sie werden hier häufig die Endungen -otomie und -plastik sehen, die die Art des Eingriffs bezeichnen.

Beginnen Sie oben mit Reparaturen an der Nase. Die *Rhinoplastik* (die klassische Nasenkorrektur) ist eine chirurgische Wiederherstellung der Nase; die *Septumplastik* ist die chirurgische Wiederherstellung der Nasenscheidewand.

Weiter unten im Halsbereich finden Sie die *Adenoidektomie*, eine Entfernung der Rachenmandeln. Ähnlich ist die *Tonsillektomie* eine Entfernung der benachbarten Mandeln – und eine sichere Methode, um an Eiscreme zur Kühlung zu kommen.

Zwei Begriffe beziehen sich direkt auf den Kehlkopf. *Laryngektomie* ist die Entfernung des Kehlkopfes, und *Laryngoplastik* ist die chirurgische Wiederherstellung des Kehlkopfes. Weiter geht es mit der Luftröhre mit der *Tracheotomie*. Bei diesem Eingriff wird zur Sauerstoffversorgung ein Schnitt in die Luftröhre vorgenommen, die in Filmen mitunter von einem am Geschehen Beteiligten mit einer Flasche Wodka und einem Schweizer Taschenmesser oder Kugelschreiber durchgeführt wird. Leider geht das oft schief, wenn es von Laien probiert wird (das wird nie gezeigt!) – überlassen wir das also lieber den Profis. Eine *Tracheoplastik* ist eine chirurgische Wiederherstellung der Luftröhre.

Als Nächstes kommen die Lunge und die Brusthöhle. Hier sind einige der häufigsten Operationen und Eingriffe in diesem Bereich des Atmungssystems:

- ✔ **Bronchoskopische Lungenvolumenreduktion (BLVR):** Ein Verfahren zur Behandlung von schwerem Emphysem oder COPD durch Einsetzen von Ventilen in die Atemwege der Lunge
- ✔ **Bullektomie:** Entfernung von Blasen, Vesikeln und Bläschen (Bullae) aus der Lunge bei COPD
- ✔ **Chirurgische Lungenvolumenreduktion (LVRS):** eine invasive Operation am offenen Brustkorb, bei der erkranktes emphysematöses Lungengewebe entfernt wird, um eine Ausdehnung und das Wachstum der verbleibenden, besser funktionierenden Lunge zu ermöglichen
- ✔ **Endobronchiale Ventiltherapie (EBV):** Mittels Bronchoskopie wird ein Einwegventil in die Atemwege eingesetzt, um die Luftzufuhr bei einer überdehnten Lunge zu kontrollieren, wie sie typischerweise bei Patienten mit schwerem Emphysem auftritt.
- ✔ **Lobektomie**: Entfernung eines Lungenlappens
- ✔ **Lungendekortikation:** chirurgische Entfernung der Oberflächenschicht der Lunge, wenn eine verdickte äußere Schicht die Ausdehnung der Lunge einschränkt
- ✔ **Lungentransplantation:** teilweise oder vollständige chirurgische Entfernung der erkrankten Lunge, die durch eine Spenderlunge ersetzt wird

- **Pleurozentese:** chirurgische Punktion zur Entnahme von Flüssigkeit aus dem Pleuraspalt
- **Pneumonektomie:** Entfernung eines Lungenflügels
- **Thorakotomie:** Schnitt in die Brusthöhle
- **Thorakozentese:** chirurgische Punktion zur Entnahme von Flüssigkeit aus der Brusthöhle
- **Videoassistierte thorakoskopische Chirurgie (VATS):** ermöglicht dem Chirurgen einen Blick in die Brusthöhle, ohne den Brustkorb öffnen zu müssen

Terminologie RX: Pharmakologie der Atemwege

Zur *Behandlung* des Atmungssystems werden verschiedene Arten von Medikamenten eingesetzt. Viele davon werden auch für andere Systeme verwendet, aber es lohnt sich, sie noch einmal zu wiederholen, damit Sie wissen, welche Medikamente in direktem Zusammenhang mit der Lunge sicher angewendet werden können. *Bronchodilatatoren* werden zur Behandlung von Asthma, COPD und Belastungsbronchospasmus verwendet. Sie entspannen die Muskeln um die Bronchien und erhöhen so den Luftstrom und werden in der Regel oral, intravenös oder mit einem Vernebler oder einem Inhalator in Form von Sprühstößen verabreicht. *Kortikosteroide* werden zur Kontrolle von Entzündungsreaktionen eingesetzt. *Diuretika* (Entwässerungsmittel) werden zur Behandlung von Lungenödemen eingesetzt. *LABAs* (langwirksame Beta-2-Agonisten) und *LAMAs* (langwirksame Muskarin-Antagonisten) können zusammen verabreicht werden, um COPD-Patienten Linderung ihrer Symptome zu verschaffen. LABAs können als weitere Option zusammen mit einem Kortikosteroid verabreicht werden. *Trelegy Ellipta* ist ein Drei-in-eins-Bronchodilatator-Inhalator, der nur einmal täglich bei COPD angewendet wird.

Wenn Sie die Auswirkungen einer *Erkältung* oder einer *Bronchialinfektion* spüren, nehmen Sie wahrscheinlich eines der folgenden vier Medikamente ein: Abschwellende Mittel helfen, Schwellungen in den Nasenschleimhäuten zu reduzieren, um Verstopfungen zu lindern und Sekrete abfließen zu lassen. *Antihistaminika* helfen, Sekrete auszutrocknen. Sie sind wirksam bei der Behandlung von allergischen Reaktionen, aber nicht bei einer gewöhnlichen Erkältung. *Hustenstiller* (*Antitussiva*) unterdrücken den Hustenreflex, indem sie das Hustenzentrum im Gehirn hemmen. *Hustenlöser* (*Expektorantien*) verflüssigen den Schleim, sodass er leichter abgehustet werden kann. Wenn rezeptfreie Medikamente nicht helfen, kann ein verschreibungspflichtiges Medikament erforderlich sein. *Antibiotika* werden zur Behandlung von Infektionen der Atemwege, Tuberkulose und Lungenentzündungen eingesetzt. *Silbernitrat* kann zur *Kauterisation* (Verätzung) oberflächlicher Blutgefäße verwendet werden, die Nasenbluten verursachen.

IN DIESEM KAPITEL

Wie Ihr Magen-Darm-System funktioniert

Wortstämme, Präfixe und Suffixe

Häufige Beschwerden, Erkrankungen und Diagnosen verstehen

Kapitel 19

Essenszeit! Das gastrointestinale System

Nach einem mehrgängigen Abendessen braucht man ja mitunter einen Gürtel mit vielen Löchern ... Das *gastrointestinale System* (*GI-System*, auch *Magen-Darm-System* genannt) muss hart arbeiten, um all das Fleisch, Die Kartoffeln und Salate in Bruchstücke umzuwandeln, die der Körper als Energiequelle nutzen kann. Gut, dass der Magen eine Art Vorratsbehälter ist – hier passt mehr rein, als der Körper aktuell braucht, und der Rest fällt unter »Ressourcen für schlechte Zeiten«. Die Magenkapazität eines Erwachsenen liegt durchschnittlich bei etwa 1,5 Litern, kann sich aber auf bis zu vier Liter ausdehnen. Damit ist allerdings Völlegefühl garantiert, und weite Gürtel sind definitiv in dieser Situation vorteilhaft.

Das *Verdauungssystem* bildet einen röhrenartigen Durchgang durch ein Labyrinth aus Organen und Körperhöhlen, der am Mund, dem Eingang der Nahrung in den Körper, beginnt und am Anus endet, wo feste Abfallstoffe den Körper verlassen. Das Verdauungssystem erfüllt drei Hauptfunktionen:

- Transport der Nahrung zur Verdauung
- Vorbereitung für die Aufnahme
- Transport von Abfallprodukten zur Ausscheidung

So funktioniert das Magen-Darm-System

Sie riechen und/oder sehen eine leckere Pizza, und schon allein damit beginnt die Verdauung – der Mund produziert Speichel in Erwartung einer leckeren Mahlzeit. Ihnen läuft sprichwörtlich das Wasser im Mund zusammen. Physiologisch betrachtet: Enzyme im Speichel warten nun darauf, dass sie mit der Arbeit beginnen können. Der *Speichel* befeuchtet zudem die Nahrung und hilft dabei, diese zu schlucken. Auf ihrem Weg durch den Magen-Darm-Trakt muss die Nahrung sowohl mechanisch als auch chemisch aufgespalten und verdaut werden. Verdauungsenzyme beschleunigen die chemische Reaktion und unterstützen die Aufspaltung oder *Verdauung* komplexer Nährstoffe aus der Nahrung. Bei diesem Prozess werden Proteine in *Aminosäuren* zerlegt, komplexe Zucker werden zu Einfachzuckern wie *Glukose* reduziert und große Fettmoleküle in *Fettsäuren* gespalten.

Die Absorption findet statt, wenn die verdaute (in kleine Moleküle zerlegte) Nahrung durch die Darmwand des Dünndarms aufgenommen wird. Über die Kapillaren der Dünndarmzotten gelangen wasserlösliche Nährstoffe – etwa Einfachzucker (Glukose) und Aminosäuren – direkt in den Blutkreislauf.

Fettsäuren und Triglyceride hingegen werden nach der Aufnahme in den Dünndarmzellen zu Chylomikronen verpackt und über die Lymphgefäße des Dünndarms abgeleitet. Sie gelangen zunächst in das Lymphsystem und erst später über den Ductus thoracicus in den venösen Blutkreislauf.

Die dritte Phase ist die Ausscheidung fester Abfallstoffe, die nicht in den Blutkreislauf aufgenommen werden können. Diese festen Abfallstoffe, die als *Fäzes* (Stuhl) bezeichnet werden, sammeln sich im Dickdarm und verlassen schließlich den Körper am Anus. Sie können den Weg durch die verschiedenen Kanäle und Organe, aus denen das Verdauungssystem besteht, in Abbildung 19.1 nachvollziehen.

Mund und Rachen

Der Verdauungstrakt beginnt mit dem Mund oder der *Mundhöhle*. Die Lippen bilden die Öffnung und die Wangen die Wände. Der harte Gaumen ist das Dach des Mundes, dahinter liegt der muskuläre weiche Gaumen, der den Mund horizontal vom Nasenrachenraum oder der hinteren Nasenhöhle trennt.

Die *Mundhöhle* (Cavum oris) geht in den *Mundrachen* (Oropharynx) über. Der Mundrachen setzt sich in den *Hypopharynx* (Laryngopharynx), den hinteren Teil des Mundes/oberen Teil des Rachens, fort und mündet dann in die *Speiseröhre* (Ösophagus). Damit ist unsere Entdeckungsreise durch den *Pharynx* abgeschlossen.

Am Gaumensegel hängt ein kleines Stück Weichgewebe, das als *Uvula* (Gaumenzäpfchen) bezeichnet wird. Die Zunge (*Lingua* oder Glossa) ragt aus dem Mundboden heraus und ist über Muskeln mit dem Unterkiefer verbunden. Sie bewegt die Nahrung beim Kauen (*Mastikation*) und Schlucken (*Deglutition*). Die Zunge ist mit winzigen Vorsprüngen bedeckt, den Papillen, die Geschmacksknospen enthalten, die auf die chemische Beschaffenheit von Lebensmitteln reagieren.

Die Zähne sind wichtig, weil sie während des Kauvorgangs die Nahrung in kleinere Stücke zerkleinern, um das Schlucken zu erleichtern. Um die Mundhöhle herum befinden sich drei Paare von *Speicheldrüsen*: die *Ohrspeicheldrüsen* (Singular: Glandula parotis), die *Unterkieferspeicheldrüsen* (Singular: Glandula submandibularis) und die *Unterzungenspeicheldrüsen*

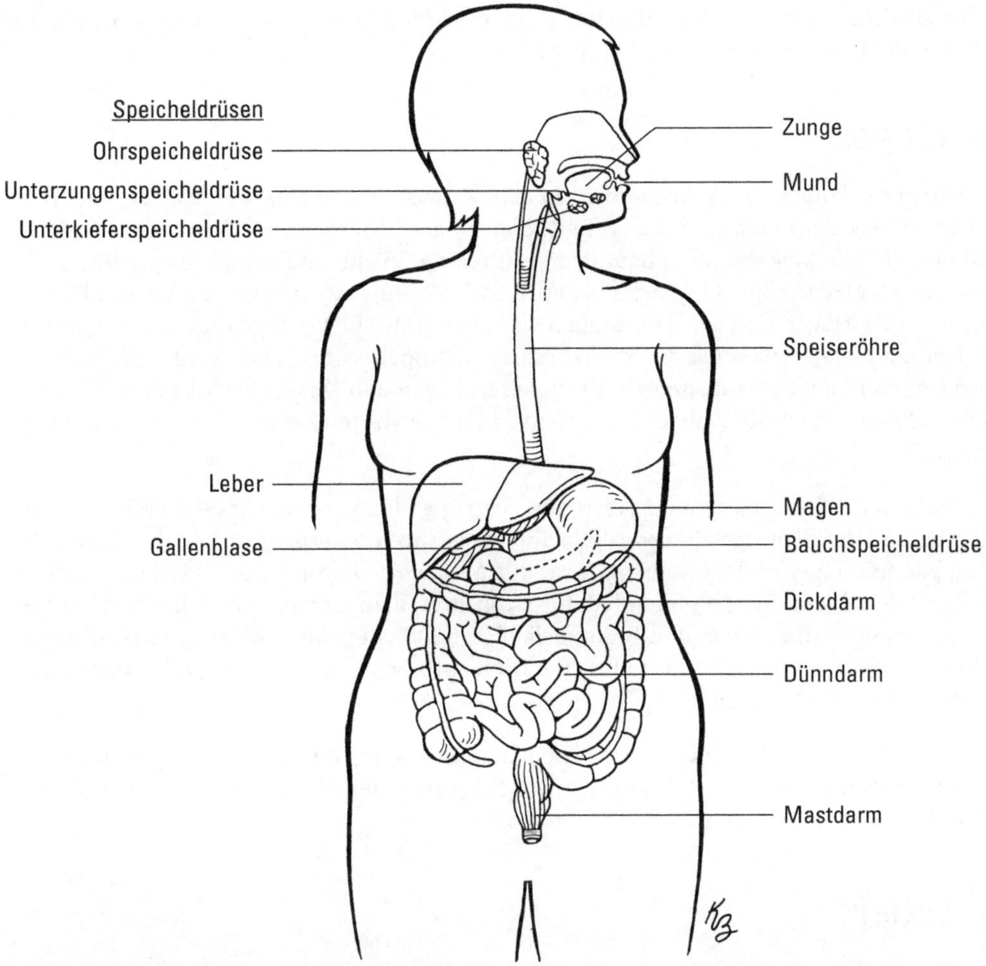

Abbildung 19.1: Die Organe des Verdauungssystems (Illustration von Kathryn Born)

(Singular: Glandula sublingualis). Diese Drüsen produzieren Speichel, der Verdauungsenzyme enthält, und schmale Speichelgänge leiten den Speichel in die Mundhöhle.

Die Nahrung gelangt vom Mund in den *Rachen* (Pharynx), einen mit Schleimhaut ausgekleideten Muskelschlauch. Er dient als Durchgang für die Luft aus der Nasenhöhle zum *Kehlkopf* (Larynx), aber auch als Nahrungsgang vom Mund zur Speiseröhre. Eine Gewebeklappe, die Epiglottis, bedeckt die Öffnung zum Kehlkopf und verhindert, dass beim Schlucken Nahrung in die Luftröhre gelangt.

Die Speiseröhre

Die *Speiseröhre* (Ösophagus) ist ein 23 bis 25 Zentimeter langer muskulöser Schlauch, der vom Rachenraum zum Magen führt. Sie unterstützt das Schlucken und befördert die Nahrung mit wellenförmigen Kontraktionen in den Magen. Diese unwillkürlichen Kontraktionen werden als *Peristaltik* bezeichnet und finden im gesamten Magen-Darm-Trakt statt, um die Nahrung durch das System zu transportieren.

Der Magen

Die Nahrung gelangt aus der Speiseröhre in den *Magen* (Ventriculus oder Gaster). Der Magen besteht aus dem *Fundus* (oberer Teil), dem *Korpus* (mittlerer Teil) und dem *Antrum* (unterer Teil). Die Magenschleimhaut ist in zahlreiche Wülste und Falten gelegt, die *Rugae*, die es dem Magen ermöglichen, sich bei der Aufnahme von Nahrung auszudehnen. Die Öffnungen in den Magen und aus dem Magen werden durch Muskelringe (*Sphinkter*) kontrolliert. Der *Ösophagussphinkter*, der Schließmuskel der Speiseröhre, entspannt sich und zieht sich zusammen, um die Nahrung aus der Speiseröhre in den Magen zu befördern, und der *Pylorussphinkter* lässt die Nahrung aus dem Magen austreten, wenn sie ausreichend zersetzt ist.

Die Funktion des Magens besteht darin, die Nahrung chemisch so aufzubereiten, dass sie in den Dünndarm weitergeleitet werden kann, wo sie weiter verdaut und in den Blutkreislauf aufgenommen wird. Die Nahrung wird mit *Magensäften* (die unter anderem Salzsäure enthalten) vermischt und zu einem halbflüssigen Brei, dem *Chymus*, verarbeitet. Hier findet noch wenig Aufnahme in den Blutkreislauf statt (Wasser, Alkohol, einige Medikamente). Wenn die Nahrung zerkleinert und chemisch aufbereitet ist, wird sie in den ersten Teil des *Dünndarms* weitergeleitet.

Die Leber, die Gallenblase und die Bauchspeicheldrüse sind *Nebenorgane* des Verdauungssystems. Die Nahrung passiert diese Organe nicht, aber jedes von ihnen spielt eine Rolle bei der Verdauung und Aufnahme von Nährstoffen.

Die Leber

Die *Leber* produziert eine grünliche Flüssigkeit (*Galle*), die Cholesterin, Gallensäuren und verschiedene Gallenfarbstoffe enthält. Die Galle wird kontinuierlich aus der Leber ausgeschieden und fließt über den *gemeinsamen Lebergang* (Ductus hepaticus communis) ab. Dieser verbindet sich mit dem *Gallenblasengang* (Ductus cysticus) zum *Hauptgallengang* (Ductus choledochus), der die Galle schließlich in den Zwölffingerdarm leitet. Nach den Mahlzeiten zieht sich die Gallenblase zusammen und drückt die Gallenflüssigkeit in den gemeinsamen Gallengang, der kurz vor dem Eingang in den Zwölffingerdarm in den *Pankreasgang* (Ductus pancreaticus) mündet. Der Zwölffingerdarm nimmt eine Mischung aus Gallenflüssigkeit und Pankreassaft auf.

Die Bauchspeicheldrüse

Die *Bauchspeicheldrüse* (Pankreas) produziert die Pankreassekrete, die zahlreiche Enzyme enthalten. *Trypsin*, *Chymotrypsin* und *Carboxypeptidasen* verdauen Proteine, *Amylasen* sind am Abbau der Kohlenhydrate beteiligt und *Lipasen* spalten Fette. Die Pankreassekrete gelangen über den *Pankreasgang* (Ductus pancreaticus) in den Zwölffingerdarm

(Duodenum). Als endokrine Drüse (siehe Kapitel 20) scheidet die Bauchspeicheldrüse auch *Insulin* aus. Dieses Hormon wird zur Regulierung des Blutzuckerspiegels benötigt.

Die Bauchspeicheldrüse hat ihren Namen aufgrund ihres fleischigen Aussehens, von griechisch »pan« = alles und »krea« = Fleisch.

Die Gallenblase

Die *Gallenblase* ist ein 7,5 bis zehn Zentimeter langer, sackförmiger Fortsatz der Leber, der unter dem rechten Leberlappen liegt. Sie ist Teil der *Gallengänge* – des *Ductus hepaticus,* dem Gallenblasengangs (*Ductus cysticus*) und des Hauptgallengangs (*Ductus choledochus*). Sie speichert die Gallenflüssigkeit, bis diese im Zwölffingerdarm zur Verdauung benötigt wird.

Auch ohne Gallenblase können Sie prima leben. Bei einer Gallenblasenentzündung oder auch, wenn sich Gallensteine in der Gallenblase gebildet haben, wird diese operativ entfernt. Die Gallenflüssigkeit kann dann über die Gallengänge abfließen, sodass die Gallenfunktion insgesamt aufrechterhalten bleibt.

Der Darm – Von dünn bis dick

Der *Dünndarm* erstreckt sich vom Pylorus bis zum ersten Teil des Dickdarms. Er ist fünf bis sechs Meter lang, hat einen Durchmesser von 2,5 Zentimetern und besteht aus drei Teilen. Der *Zwölffingerdarm* (*Duodenum*) ist 25 bis 30 Zentimeter lang und nimmt den Magensaft aus dem Magen sowie die Galle aus der Leber und der Gallenblase und die Bauchspeicheldrüsensäfte aus der Bauchspeicheldrüse auf.

»Duodenum« stammt vom lateinischen Wort »duodeni« = zwölf ab, was sich auf seine Länge bezieht. Vielleicht fällt Ihnen auch jetzt auf, dass dieser Begriff so gar nicht passt? Gemeint waren damals nicht zwölf Zentimeter, sondern die Breite von zwölf Querfingern (»duodeni digiti«), was mit der Länge in etwa hinkommt.

Enzyme und Gallensäfte helfen bei der Verdauung der Nahrung, bevor diese in den zweiten Teil des Dünndarms, das *Jejunum,* gelangt. Der *Leerdarm* (Jejunum) ist zwei bis 2,5 Meter lang und geht dann in den dritten Teil des Dünndarms über, das Ileum (*Krummdarm*) der etwa drei Meter lang ist. Hier findet der größte Teil der Absorption statt. In der Wand des Dünndarms befinden sich Millionen winziger mikroskopisch kleiner Zotten, fingerartige Ausstülpungen. Durch winzige Kapillaren in den Zotten gelangen die verdauten Nährstoffe in den Blutkreislauf und die Lymphgefäße. Am unteren Ende des Ileums befindet sich die *Ileozökalklappe* (*Bauhin-Klappe*), die Verbindungsstelle zwischen Dünndarm und Dickdarm.

Ein kleiner Überblick über die lateinischen und griechischen Ursprünge zweier Teile des Darms: *Jejunum* (lateinisch: jejunus) bedeutet »leer, nüchtern«. Bereits in der Antike bemerkten Anatomen (vor allem von Galen), dass dieser Abschnitt des Dünndarms bei Leichen fast immer leer war – im Gegensatz zum Magen oder Ileum. Der Begriff *Ileum* bedeutet »Drehung, Verwicklung« und spielt darauf an, dass dieser Abschnitt des Dünndarms sehr verschlungen, gewunden und schlingenreich ist.

Der *Dickdarm* (Intestinum crassum) erstreckt sich vom Ende des Ileums bis zum Anus. Er besteht aus vier Teilen: dem Blinddarm, dem Grimmdarm, dem Sigmoid und dem Rektum. Insgesamt bringt es der Dickdarm auf etwa 1,5 Meter Länge mit einem Durchmesser von etwa sechs Zentimetern. Der *Blinddarm* (Caecum) als erster Teil verbindet das Ileum über die Ileozökalklappe mit dem Grimmdarm.

Am Blinddarm befindet sich der *Wurmfortsatz* (Appendix vermiformis), ein etwa fingerdicker, wurmartiger und blind endender Anhang, der entzündlich werden kann (*Blinddarmentzündung* oder *Appendizitis*) und lange als funktionslos galt. Heute weiß man, dass der Wurmfortsatz eine immunologische Aufgabe hat: Nach schweren Darminfekten können zum Beispiel die körpereigenen Bakterien aus dem Reservoir des Appendix den Darm wieder neu besiedeln.

Der *Grimmdarm* (Kolon) ist der lange Mittelabschnitt zwischen Blinddarm und Mastdarm; dieser teilt sich in vier Abschnitte:

- ✔ **Colon ascendens** (aufsteigender Grimmdarm): Verläuft vom Blinddarm aufwärts bis zur rechten Dickdarmkrümmung. Hier werden primär Elektrolyte und Wasser resorbiert, der Darminhalt wird eingedickt, und hier beginnt die bakterielle Zersetzung unverdaulicher Nahrungsreste.
- ✔ **Colon transversum** (querverlaufender Grimmdarm): weitere Resorption von Wasser und Salzen; weiterer bakterieller Abbau mit Bildung von Gasen und kurzkettigen Fettsäuren
- ✔ **Colon descendens** (absteigender Grimmdarm): weitere Eindickung des Stuhls und temporäre Speicherung
- ✔ **Colon sigmoideum** (*Sigma-Schleife*): Speicherung und Transport des Darminhalts durch Peristaltik. Die S-förmige Sigma-Schleife am Ende des absteigenden Dickdarms mündet zunächst in den *Enddarm*, der aus dem *Mastdarm* (Rektum) und dem *Analkanal* (Canalis analis) besteht, von wo aus der Stuhl kontrolliert freigesetzt wird.

Wortstämme, Präfixe und Suffixe für das gastrointestinale System

Im gastrointestinalen Trakt arbeiten viele Akteure zusammen – schlechte Nachricht für alle, die diese Begriffe lernen müssen … Die gute Nachricht in Bezug auf die Wortbildung ist, dass die Liste der Präfixe und Suffixe viel weniger kompliziert ist als bei anderen großen Systemen. Die in Tabelle 19.1 aufgeführten Präfixe und Suffixe helfen Ihnen, alle Körperteile, Beschwerden und Vorgänge auseinanderzuhalten.

In Tabelle 19.2 geht es nun um all das, was zwischen diesen Wortteilen steht. Betrachten Sie die Kombinationsformen und Wortstämme wie den Magen – sie zerlegen das Wort in seine nützlichsten Bestandteile. Dieser Stamm liefert wiederum den Nährstoffgehalt, der dem Wort seine Bedeutung verleiht.

Präfix	Bedeutung
exo-	außerhalb
peri-	umgebend, herum
prä-	vor, vorangehend
post-	nach, im Anschluss an
re-	zurück
retro-	rückwärts, nach hinten
Suffix	**Bedeutung**
-ase	Enzym (Amylase = stärkespaltendes Enzym)
-chezie	Stuhlgang (Hämatochezie = Blutabgang im Stuhl)
-flux	Fluss, Strömung (Reflux)
-ektomie	operative Entfernung, Herausschneiden (Appendektomie = Entfernung des Wurmfortsatzes)
-iasis	Krankheitszustand
-itis	Entzündung (Gastritis)
-lithiasis	feste Ablagerung oder Stein (Urolithiasis = Harnsteine)
-lyse	Auflösung, Abbau
-pepsie	Verdauung (Dyspepsie = Verdauungsstörung)
-prandial	zur Mahlzeit gehörend
-rrhaphie	chirurgische Naht
-stomie	Schaffung einer künstlichen Öffnung (Gastrostomie)
-atresie	angeborener Verschluss (Gallengangsatresie)
-tripsie	Zertrümmerung (Lithotripsie)

Tabelle 19.1: Nahrungsaufnahme und -ausscheidung: Präfixe und Suffixe für den Magen-Darm-Trakt

Wortstamm	Bedeutung
abdomin/o	Abdomen, Bauch
an/o	Anus
appendic/o	Wurmfortsatz (Appendix)
bucc/o	Wange (Buccinator = Wangenmuskel)
cec/o	Caecum, Zökum (zum Beispiel Zökumresektion)
cheil/o	Lippen (Cheilitis = Lippenentzündung)
chol/e, bil/i	Galle, Gallenflüssigkeit
cholecyst/o	Gallenblase
choledoch/o	gemeinsamer Gallengang (Ductus choledochus)
col/o, colon/o, kol/o, kolon/o	Dickdarm (Kolon)

Wortstamm	Bedeutung
dent/o, odont/o	Zahn (Dens, Plural Dentes)
dips/o	Durst (Polydipsie = übermäßiger Durst)
duoden/o	Zwölffingerdarm (Duodenum)
enter/o	Dünndarm, Darm
gastr/o	Magen
gingiv/o	Zahnfleisch (Gingiva)
gloss/o, lingu/o	Zunge
gluc/o, glyc/o, gluk/o, glyk/o	Zucker
hepat/o	Leber
ile/o	Ileum
jejun/o	Jejunum
labi/o	Lippe
lapar/o	Abdomen (Laparoskopie = Bauchspiegelung)
lipid/o	Fett, Lipid
lith/o	Stein
odont/o	Zähne
or/o, stomat/o	Mund, oral
orth/o	gerade normal, korrekt
ösophag/o	Speiseröhre (Ösophagus)
palat/o	Gaumen
pancreat/o, pankreat/o	Bauchspeicheldrüse
peritone/o	Bauchfell
phag/o	essen, schlucken
pharyng/o	Rachen
proct/o, prokt/o	Anus, Rektum (Proktologe = Arzt für Erkrankungen des Enddarms und des Afters)
py/o	Eiter
pyr/o	Fieber, Hitze
rect/o, rekt/o	Rektum
sialaden/o	Speicheldrüse
sial/o	Speichel
sigmoid/o	Sigmoid
splen/o	Milz
steat/o	Fett
tonsill/o	Mandel
uvul/o	Uvula (Uvula palatina: lateinischer Name für das Gaumenzäpfchen)

Tabelle 19.2: Wortstämme des gastrointestinalen Bereichs

Häufige Erkrankungen des gastrointestinalen Systems

Da das Magen-Darm-System aus vielen Teilen besteht, ist es nicht verwunderlich, dass es anfällig für alle möglichen Beschwerden und Erkrankungen ist. Erkrankungen im Mundbereich sind mit bloßem Auge am besten zu erkennen. Glücklicherweise gibt es zwei Arten von Fachleuten, die bei Erkrankungen im Mundbereich, die das Kauen beeinträchtigen, helfen können. Fragen Sie Ihre Eltern nach dem freundlichen *Kieferorthopäden* in der Nachbarschaft – einem Spezialisten für die Korrektur von deformierten, schiefen oder fehlgestellten (schiefen oder falsch ausgerichteten) Zähnen. Der *Parodontologe* ist auf Erkrankungen des Gewebes um die Zähne herum spezialisiert. Vergessen Sie nicht den guten alten *Zahnarzt,* der sich um Zahnprobleme kümmert, und die *Mund-, Kiefer- und Gesichtschirurgen,* die sich mit Zahn- und Gesichtschirurgie befassen, um beispielsweise Gaumenspalten und Zahnverletzungen zu reparieren.

Sehen Sie sich nun einige der Erkrankungen genauer an, die diese Spezialisten behandeln:

- **Aphthöse Stomatitis:** Aphten im Mund
- **Bruxismus:** unwillkürliches Zähneknirschen, häufig während des Schlafs
- **Gaumenspalte:** angeborene Spalte im Gaumen oder in der Oberlippe
- **Dysphagie:** Schluckstörung
- **Gingivitis:** Entzündung des Zahnfleisches
- **Halitosis:** Mundgeruch
- **Herpes simplex:** Fieberbläschen an Lippen oder Nase aufgrund eines Herpesvirus
- **Leukoplakie:** Weiße Beläge oder Flecken auf der Mundschleimhaut
- **Zahnkaries (Caries dentium):** Löcher in den Zähnen (Karies bedeutet »Verfall«)

Die Milchzähne werden auch als Primärzähne bezeichnet. Zu den ersten Zähnen (insgesamt 20) gehören acht Schneidezähne, vier Eckzähne und acht Backenzähne. Die bleibenden Zähne sind 32 an der Zahl, darunter acht Schneidezähne, acht Prämolaren, vier Eckzähne und zwölf Backenzähne. Die meisten Menschen haben bis zum Alter von 13 Jahren alle Milchzähne verloren.

Die Speiseröhre ist die nächste Station auf Ihrer Reise durch den Magen-Darm-Trakt. Viele der folgenden Erkrankungen führen zu Beschwerden beim Schlucken (*Deglutition*) und bei der Verdauung:

- **Aphagie:** Unfähigkeit zu schlucken
- **Dysphagie:** Schluckbeschwerden

- **Ösophagusvarizen:** krampfaderartige Erweiterungen der Venen durch hohen Blutdruck in Blutgefäßen in und um die Leber herum (portale Hypertension)
- **Ösophagitis:** Entzündung der Speiseröhre
- **Sodbrennen (Pyrosis):** Brennen in der Speiseröhre, verursacht durch einen gastroösophagealen Reflux in die Speiseröhre

Auch der Magen ist ein Bereich, der in Bezug auf Erkrankungen viele Möglichkeiten bietet. Die *Gastroenterologie* ist die Lehre vom Magen und Darm, und ein *Gastroenterologe* ist entsprechend ein Arzt, der Erkrankungen des Magens und des Darms behandelt.

Viele Erkrankungen, die letztendlich die Speiseröhre oder den Darm betreffen, beginnen im Magen. Halten Sie daher für folgende Erkrankungen Antazida bereit:

- **Dyspepsie:** Verdauungsstörungen
- **Emesis** oder **Vomitus (Erbrechen):** Ausstoß des Mageninhalts durch den Mund
- **Aufstoßen:** (rülpsen), geräuschvolle Abgabe von Gas aus dem Magen
- **Magengeschwür (Ulcus ventriculi):** peptidisches Geschwür; Läsion an der Magenschleimhaut, durch die Magensäure angreifen kann
- **Gastritis:** Entzündung der Magenschleimhaut
- **Gastrodynie:** Schmerzen im Magen, Magenkrampf
- **Hämatemesis:** Erbrechen von Blut oder Blutbestandteilen
- **Hiatushernie:** eine ungewöhnliche Vorwölbung eines Teils des Magens durch die Öffnung der Speiseröhre in das Zwerchfell
- **Hyperemesis:** starkes Erbrechen
- **Nasogastral:** die Nase und den Magen betreffend
- **Nausea:** Übelkeit, Brechreiz
- **Regurgitation:** Rückfluss von festen und flüssigen Stoffen aus dem Magen in den Mund
- **Ulkus:** tiefer Defekt der Haut oder Schleimhaut, meist im Bereich von Magen oder Duodenum, der mit Entzündung einhergeht (Plural: Ulzera)

Die Leber, die Bauchspeicheldrüse und die Gallenblase weisen alle ihre eigenen spezifischen Erkrankungen auf, von denen die häufigste die altbekannten, oft schmerzhaften Gallensteine sind.

- **Calculus** (Plural: Calculi): Steine
- **Cholelithiasis:** Erkrankung, bei der Gallensteine vorliegen

- **Duodenalgeschwür:** Erosion oder Ulzeration der Schleimhaut des Zwölffingerdarms (erster Teil des Dünndarms)
- **Gallensteine (Cholelithen):** harte Ansammlungen von Gallenflüssigkeit, die sich in der Gallenblase und den Gallengängen bilden
- **Hepatomegalie:** Vergrößerung der Leber
- **Hepatom (hepatozelluläres Karzinom (HCC)):** Tumor der Leber

Die vielen Windungen und Verwindungen des Dick- und Dünndarms können zu interessanten und oft komplizierten Erkrankungen führen. Die schiere Länge dieser Organe macht die Diagnose und Behandlung zu einem langen und beschwerlichen Weg. Beginnen Sie die Reise mit diesen Darmerkrankungen:

- **Aszites:** abnormale Ansammlung von Flüssigkeit in der Bauchhöhle, verursacht durch Leberzirrhose, Tumore und Infektionen
- **Borborygmus:** gurgelnde Geräusche, die durch die Bewegung von Gasen im Darm entstehen
- **Divertikel:** abnormale seitliche Ausstülpungen in hohlen Strukturen wie zum Beispiel im Darm, Sigma (Colon sigmoideum) oder Zwölffingerdarm
- **Flatus:** durch den Anus ausgestoßene Gase, Flatulenz
- **Hämorrhoiden:** geschwollene oder verdrehte Venen außerhalb oder knapp innerhalb des Anus
- **Hernie:** Vorwölbung eines Organs oder eines Teils davon durch die Wand der ihn umgebenden Höhle
- **Ileus:** Darmverschluss, der durch eine Störung der Darmperistaltik nach einer Operation, durch eine Hernie, einen Tumor, Verwachsungen und häufig durch eine Bauchfellentzündung verursacht werden kann
- **Invagination (Intussuszeption):** Vor allem bei Säuglingen und Kleinkindern kommt es vor, dass sich ein Darmabschnitt teleskopartig in den folgenden einschiebt.
- **Kathartikum:** Abführmittel, wirkt durch das Aufweichen des Kots
- **Kolonpolypen:** kleine Wucherungen, die aus der Schleimhaut des Dickdarms herausragen
- **Konstipation:** Verstopfung, erschwerter/zu seltener Stuhlgang
- **Laxativ:** Medikament, das die Stuhlentleerung fördert
- **Leistenhernie (Leistenbruch):** Dort, wo bei Männern der Samenstrang in die Bauchdecke eintritt, kann es zu einer Erweiterung kommen, durch die Gewebe aus dem Bauchraum in den Leistenkanal austritt.

- **Meläna:** Teerstuhl; der Stuhl ist schwarz aufgrund von Blutbeimengungen
- **Obstipation (Verstopfung):** schwieriger oder verzögerter Stuhlgang aufgrund einer schwachen Darmperistaltik, einer übermäßigen Wasseraufnahme durch zu lange Verweildauer des Stuhlgangs im Darm oder aufgrund von Dehydrierung
- **Polyposis:** Erkrankung mit Polypen im Magen-Darm-Trakt
- **Pruritus ani:** starker Juckreiz im Analbereich
- **Steatorrhoe:** übermäßiger Fettgehalt im Stuhl
- **Volvulus:** Drehung eines Abschnittes des Verdauungstraktes um seine Achse
- **Zenker-Divertikel:** sackartige Ausstülpung der Schleimhaut an der Verbindung zwischen Rachen und Speiseröhre

Die Ursache finden: Magen-Darm-Erkrankungen und Pathologie

Das Magen-Darm-System kann auch noch weitere pathologische Erkrankungen beherbergen. Viele davon gehen mit Entzündungen der verschiedenen Systemkomponenten einher, die zu erheblichen Funktionsstörungen des Systems sowie zu starken Beschwerden führen können.

- **Appendizitis:** Entzündung des Wurmfortsatzes (Appendix vermiformis) – umgangssprachlich auch als »*Blinddarmentzündung*« bezeichnet
- **Cholezystitis:** Entzündung der Gallenblase
- **Colitis ulcerosa:** chronische Entzündung des Dickdarms mit Geschwüren
- **Divertikulitis:** Entzündung von Divertikeln (Singular: Divertikel)
- **Enteritis:** Entzündung des Darms
- **Gastroenteritis:** Entzündung von Magen und Darm
- **Hepatitis:** Entzündung der Leber, verursacht durch Viren oder Schädigungen der Leber
- **Hepatitis A:** akute Entzündung der Leber, die durch fäkal-oralen Kontakt übertragen wird
- **Hepatitis B:** Entzündung der Leber durch ein Virus, das über Blut und Körperflüssigkeiten übertragen wird
- **Hepatitis C:** ein Virus, das die Leber befällt und über Blut und Körperflüssigkeiten übertragen wird. Wie andere Formen der Hepatitis kann auch diese Erkrankung zu Gelbsucht, einer gelblichen Verfärbung der Haut, führen.

- **Morbus Crohn:** chronisch-entzündliche Darmerkrankung mit segmentalen Entzündungen und Geschwürbildung, die den gesamten Gastrointestinaltrakt betreffen kann (bevorzugt terminales Ileum und Kolon)
- **Pankreatitis:** Entzündung der Bauchspeicheldrüse
- **Parodontitis:** Entzündung und Degeneration des Zahnfleisches, der Zähne und des umgebenden Knochens

Wie Sie schon an dieser kleine Liste sehen, sind Entzündungen ein großes Problem im Magen-Darm-Trakt. Hier sind einige weitere häufige Erkrankungen, die die täglichen Funktionen dieses Systems beeinträchtigen können:

- **Analfistel:** Hierbei handelt es sich um einen abnormalen, röhrenartigen Gang in der Nähe des Anus, der mit dem Enddarm verbunden ist.
- **GERD** steht für *gastroösophageale Refluxkrankheit* (»gastroesophageal reflux disease«). Sie bezeichnet den Rückfluss von Mageninhalt in die Speiseröhre
- **Reizdarmsyndrom (IBS** für englisch »Irritable Bowel Syndrome«): Das Reizdarmsyndrom ist eine Gruppe von Symptomen, darunter Durchfall, Blähungen, Krämpfe und Verstopfung in Verbindung mit Stress und Anspannung
- **Zirrhose** ist eine Vernarbung des Leberparenchyms oder -gewebes aufgrund von Schäden durch Alkohol, Drogen und Viren wie Hepatitis.
- **Zöliakie:** Diese Krankheit, auch als *Malabsorptionssyndrom* bekannt, wird vermutlich durch glutenhaltige Lebensmittel ausgelöst. Die haarähnlichen Ausstülpungen (Zotten) degenerieren (oder verflachen sich), sodass sie ihre Absorptionsfunktion verlieren. Die Krankheit kann erblich sein und tritt familiär gehäuft auf. Betroffene müssen sich glutenfrei ernähren, um Bauchschmerzen und Durchfall zu kontrollieren.

Untersuchungen: Gastrointestinale Radiologie und diagnostische Tests

Nachdem Sie nun wissen, was mit Ihrem Magen-Darm-Trakt möglicherweise nicht in Ordnung ist, ist es an der Zeit herauszufinden, wie Mediziner ihre Vermutungen bestätigen. Es gibt drei Hauptmethoden, mit denen Ärzte Verdauungskrankheiten und -beschwerden diagnostizieren: Röntgenaufnahmen, Ultraschalluntersuchungen und Bluttests.

Sehen Sie sich dazu diese spannenden bildgebenden Verfahren an:

- **Anorektale Manometrie:** Druckmessung am Schließmuskel zur Überprüfung auf Fehlbildungen und zur Diagnose des *Morbus Hirschsprung*, einer Fehlbildung des Darms

- ✔ **Bariumeinlauf:** radiologische Untersuchung zur Darstellung des Dickdarms und Mastdarms, nachdem der Patient eine Barium-Kontrastmittellösung in den Darm erhalten hat
- ✔ **Cholangiogramm:** Röntgenaufnahme der Gallenwege, wobei ein Kontrastmittel injiziert wird, um die Gänge sichtbar zu machen
- ✔ **Cholecystogramm:** Röntgenaufnahme der Gallenblase
- ✔ **Fluoroskopie:** verwendet Röntgenstrahlen, um ein Echtzeit-Video vom Inneren des Körpers zu erstellen, das die funktionierenden Magen-Darm-Organe zeigt
- ✔ **Kolorektale Transituntersuchung** (*Hinton-Test*): Röntgenuntersuchung, um zu zeigen, wie gut die Nahrung durch den Dickdarm transportiert wird
- ✔ **Magenentleerungsscan:** Um die Entleerungsgeschwindigkeit des Magens zu bestimmen, erhält der Patient Nahrung mit einem Radioisotop (eine schwach radioaktive Substanz), mit dessen Hilfe der Radiologe sehen kann, wie die Nahrung in den Magen gelangt und wie schnell sie den Magen wieder verlässt.
- ✔ **Ultraschalluntersuchung des Abdomens:** die häufigste Methode zur Feststellung von Gallensteinen; kann Leberzysten, Abszesse, Gallensteine und eine vergrößerte Bauchspeicheldrüse erkennen

Zur Diagnose von Magen-Darm-Erkrankungen und -Beschwerden kann eine Vielzahl von *Blutuntersuchungen* durchgeführt werden, bei denen unterschiedliche Konzentrationen von Enzymen, Proteinen und anderen Blutbestandteilen bestimmt werden. Zu den häufigsten gehören:

- ✔ **Alkalische Phosphatase:** ein Enzym, dessen erhöhte Konzentration auf Lebererkrankungen, bestimmte Krebsarten, Knochenerkrankungen oder eine Reihe anderer Probleme hinweisen kann. Es ist bei Knochenaktivität immer erhöht, daher ist es bei Kindern, die noch im Wachstum sind, immer erhöht.
- ✔ **Amylase:** ein Enzym zur Kohlenhydratverdauung, das sowohl von den Speicheldrüsen im Mund als auch von der Bauchspeicheldrüse gebildet wird. Bei Erkrankungen der Bauchspeicheldrüse sind die Amylase-Werte erhöht.
- ✔ **Bilirubinwerte:** Bei Erkrankungen der Leber und der Gallenblase treten erhöhte Werte auf.
- ✔ **Heliobacter-pylori-Antikörpertest:** Bluttest zum Nachweis von Antikörpern gegen Helicobacter pylori, ein Bakterium, das die Magenschleimhaut besiedelt und häufig mit der Entstehung von Magen- und Zwölffingerdarmgeschwüren verbunden ist.
- ✔ **Test auf okkultes Blut:** Test zum Nachweis von okkultem (verdecktem) Blut im Stuhl (*Hämoccult*)

Einige diagnostische Verfahren sind invasiver, so beispielsweise eine *Abdominozentese* (Bauchhöhlenpunktion), bei der Flüssigkeit aus der Bauchhöhle entnommen wird. Die meisten anderen invasiven Verfahren erfordern den Einsatz eines *Endoskops*, eines Instruments zur visuellen Untersuchung innerer Organe und Körperteile, das in eine Körperöffnung (Mund oder Anus) oder durch einen kleinen Hautschnitt eingeführt werden kann. Mit dem Endoskop kann fast jeder Teil des Verdauungssystems betrachtet werden. Das *fiberoptische Endoskop* verfügt über Glasfasern in einem flexiblen Schlauch, durch den Licht zum Untersucher zurückgeleitet wird.

Zu den endoskopischen Verfahren gehören unter anderem:

- ✔ **Endoskopische retrograde Cholangiopankreatikographie (ERCP):** Röntgenaufnahme der Gallen- und Bauchspeicheldrüsengänge unter Verwendung eines Kontrastmittels und einer Endoskopie
- ✔ **Gastroskopie:** visuelle Untersuchung des Magens mit einem Instrument, das als Gastroskop bezeichnet wird
- ✔ **Koloskopie:** visuelle Untersuchung des Dickdarms mit einem Koloskop
- ✔ **Laparoskopie:** visuelle Untersuchung eines inneren Organs oder einer inneren Körperhöhle mit einem Instrument, das als Laparoskop bezeichnet wird
- ✔ **Ösophagogastroduodenoskopie** (**ÖGD**, Magenspiegelung): visuelle Untersuchung der Speiseröhre, des Magens und des Zwölffingerdarms
- ✔ **Proktoskopie:** visuelle Untersuchung des Enddarms mit einem Proktoskop
- ✔ **Sigmoidoskopie:** visuelle Untersuchung des Sigmas mit einem Sigmoidoskop

Hier sind einige weitere Verfahren, die heute ohne Endoskop durchgeführt werden können:

- ✔ **Kapselendoskopie:** Der Patient schluckt eine Kapsel mit einer Kamera, die Bilder von Teilen des Verdauungstrakts aufnimmt, die mit anderen Verfahren nicht erreichbar sind (die Kapsel wird später normal mit dem Stuhl ausgeschieden).
- ✔ **Magnetresonanz-Cholangiopankreatikographie (MRCP):** verwendet die MRT-Technik, um Bilder der Gallen- und Bauchspeicheldrüsengänge zu erhalten
- ✔ **Virtuelle Koloskopie:** Ein Computer erstellt CT-Bilder des Dickdarms und rekonstruiert ein 3D-Modell des Dickdarms, um Anomalien zu beurteilen.

Magen-Darm-Operationen und -Eingriffe

Glücklicherweise können viele Teile des Magen-Darm-Systems mit chirurgischen Methoden wie chirurgischer Entfernung, Reparatur und Naht repariert werden. Viele dieser Begriffe, wie zum Beispiel Blinddarmoperation, sind Ihnen wahrscheinlich bekannt, aber einige werden für Sie völlig neu sein. Beginnen wir mit einem Blick auf chirurgische Exzisionen oder Entfernungen. Hier sind einige der häufigsten:

- ✔ **Abdominoperineale Resektion:** chirurgische Entfernung von Rektum und Anus durch einen Zugang über den Bauchraum und den Damm
- ✔ **Appendektomie:** chirurgische Entfernung des Wurmfortsatzes
- ✔ **Cholecystektomie:** chirurgische Entfernung der Gallenblase
- ✔ **Gastrektomie:** vollständige chirurgische Entfernung des Magens, etwa bei Magenkarzinomen
- ✔ **Kolektomie:** chirurgische Entfernung des Dickdarms oder eines Teils davon
- ✔ **Laparoskopisch verstellbares Magenband:** Ein aufblasbares Band wird um den oberen Teil des Magens gelegt, um Fettleibigkeit zu behandeln.
- ✔ **Laparoskopische GI-Chirurgie:** minimalinvasiver Eingriff zur Behandlung verschiedener Erkrankungen im gastrointestinalen Raum. Durch winzige laparoskopische Zugänge können Bauchschnitte vermieden werden. Laparoskopische Operationen können Eingriffe an Gallenblase, Blinddarm, Bauchspeicheldrüse, Leber, Milz, Polypen, Magengeschwüren, Hernien und Darmkrebs umfassen.
- ✔ **Polypektomie:** chirurgische Entfernung eines Polypen
- ✔ **Transplantationen** (Bauchspeicheldrüse und Leber): Die erkrankte Bauchspeicheldrüse oder Leber wird ganz oder teilweise entfernt und durch ein Spenderorgan ersetzt.
- ✔ **Uvulektomie:** chirurgische Entfernung des Gaumenzäpfchens (Uvula)

Chirurgische Reparaturen stehen als Nächstes auf der Liste der Eingriffe und Operationen. Zu den gastrointestinalen chirurgischen Interventionen gehören:

- ✔ **Anastomose:** chirurgische Verbindung zwischen zwei normalerweise getrennten Strukturen (Leitungsbahnen, Hohlorganen)
- ✔ **Anoplastik:** chirurgische Rekonstruktion des Anus
- ✔ **Choledocholithotomie:** Schnitt in den gemeinsamen Gallengang (Ductus choledochus) zur Entfernung eines Gallensteins
- ✔ **Laparotomie:** operativer Zugang in den Bauchraum
- ✔ **Pyloroplastik:** chirurgische Korrektur des Pylorus, wird oft bei einer *Pylorusstenose* (Verengung des Magenausgangs) verwendet
- ✔ **Uvulopalatopharyngoplastik (UPPP):** chirurgische Korrektur von Gaumenzäpfchen, Gaumen und Rachen zur Behandlung von obstruktiver Schlafapnoe

- **Vagotomie:** Durchtrennung bestimmter Äste des Vagusnervs während einer Magenoperation, um die Menge der Magensäure zu reduzieren (zur Behandlung von Magengeschwüren)

Eine heute häufiger angewendete Operationsmethode ist die *bariatrische Chirurgie* (Adipositaschirurgie) zur Gewichtsreduktion. Es gibt verschiedene Arten von Eingriffen zur Gewichtsreduktion, aber im Allgemeinen fördern sie die Gewichtsabnahme auf eine von zwei Arten. Erstens kann die bariatrische Chirurgie ein Gewichtsreduktionsziel durch eine Diätrestriktion erreichen. Diese Art der bariatrischen Chirurgie hilft, die Nahrungsaufnahme zu begrenzen, indem sie das Fassungsvermögen des Magens verringert und so die Kalorienaufnahme reduziert. Eine weitere Methode ist die *malabsorptive Chirurgie.* Bei dieser Art der Operation wird ein Teil des Dünndarms verkürzt oder umgangen, wodurch die Menge an Kalorien und Nährstoffen, die vom Darm aufgenommen werden, eingeschränkt wird.

Schließlich verwenden Chirurgen Nähte und schaffen künstliche Öffnungen, um Erkrankungen des Magen-Darm-Trakts zu behandeln. Dies sind einige der häufigsten Verfahren:

- **Gastrojejunostomie:** künstliche Öffnung zwischen Magen und Jejunum
- **Gastrostomie:** künstliche Öffnung in den Magen durch die Bauchdecke; eine Ernährungsmethode, die angewendet wird, wenn das Schlucken nicht möglich ist
- **Herniorrhaphie:** Reparatur eines Weichteilbruches (Hernie) mit einer Naht
- **Ileostomie:** Schaffung eines künstlicher Darmausgangs am Ende des Ileums durch die Bauchdecke, um den Stuhlgang zu ermöglichen (wird bei Morbus Crohn, Colitis ulcerosa oder Krebs angewendet)
- **Jejunostomie:** Schaffen einer künstlichen Öffnung im Jejunum, um eine Ernährungssonde (PEJ) zu ermöglichen
- **Kolostomie:** künstliche Öffnung in den Dickdarm durch die Bauchdecke (künstlicher Darmausgang oder *Colostoma*)

Terminologie RX: Gastrointestinale Pharmakologie

Antazida sind eines der häufigsten und nützlichsten rezeptfreien Mittel gegen Beschwerden des Verdauungstrakts; die meisten von ihnen liefern Magnesium, Aluminium und zusätzlich Kalzium. Antazida mit *Simethicon* (einem Entschäumer) lindern auch übermäßige Blähungen, falls Sie peinliche Ausbrüche in der Öffentlichkeit vermeiden möchten.

Ein weiteres großartiges rezeptfreies Mittel sind Abführmittel, *Laxativa* (Singular: *Laxativum*), die Verstopfung lindern. Umgekehrt stoppen Antidiarrhoika einen Durchfall, und *Stuhlweichmacher* ermöglichen die Vermischung von Fett und Wasser im Stuhl, um einen harten Stuhl geschmeidiger zu machen.

Ein Arzt kann Ihnen verschiedene Medikamente verschreiben, die in Notfällen etwas stärker wirken:

- **Aciphex** (Rabeprazol): zur Behandlung von Magengeschwüren und übermäßiger Magensäureproduktion
- **Aktivkohle:** wird wegen ihrer hohen Absorptionsfähigkeit verwendet; häufig, um Gifte im Gastrointestinaltrakt zu binden (etwa bei einer Überdosierung von Medikamenten)
- **Antibiotika:** zur Behandlung von Infektionen mit *Helicobacter pylori*, Divertikulitis, Colitis ulcerosa, Exazerbationen von Morbus Crohn und Reisedurchfall
- **Anticholinergika:** zur Behandlung von Krämpfen des Magen-Darm-Trakts wie IBD, Divertikulitis und Geschwüren; verlangsamen wirksam die Peristaltik und haben eine beruhigende Wirkung
- **Antiemetika:** zur Bekämpfung von Übelkeit und Erbrechen; werden häufig bei Chemotherapie oder Bestrahlung verschrieben
- **Emetika:** (Singular: Emetikum; Brechmittel) zur Auslösung von Erbrechen
- **Histamin-2-Blocker:** zur Behandlung von GERD und Ösophagitis durch Verringerung der Säureproduktion im Magen (zum Beispiel Tagamet)
- **Protonenpumpenhemmer:** verschrieben bei Sodbrennen, Magengeschwüren oder übermäßiger Magensäureproduktion; reduzieren die Menge der vom Magen produzierten Säure. Dazu gehören Omeprazol (üblicherweise unter den Namen Prilosec oder Losec verkauft), Esomeprazol (Nexium), Lansoprazol (Prevacid) und Pantoprazol (Protonix).

IN DIESEM KAPITEL

Wie Ihr endokrines System funktioniert

Wortstämme, Präfixe und Suffixe

Häufige Beschwerden, Erkrankungen und Diagnosen verstehen

Kapitel 20

Wächter der Gesundheit: Das endokrine System

Hormone – ein schwieriges Thema, jedenfalls für die meisten Eltern von Teenagern in der Pubertät. Und leider auch, wenn irgendwann im Leben die Menopause ansteht und die Stimmungslage wieder wechseln kann wie das Wetter im Oktober. Hormone betreffen aber nicht nur Teenager oder die Wechseljahre, sie sind ein wichtiger Teil der Physiologie jedes Menschen. Hormone halten Ihre Systeme am Laufen und senden wichtige Signale an Ihre wichtigsten Organe, die deren Funktion steuern. Wie wichtig diese sind, merken Sie eigentlich nur, wenn sie mal ausfallen, und auch damit werden wir uns in diesem Kapitel beschäftigen.

Was sind *Hormone* eigentlich, und woher kommen diese so wirkungsvollen Signalstoffe im Körper? Wie und wo wirken sie, und aus welchen Gründen können sie ausfallen? All diese Fragen klären wir in diesem Kapitel. Hormone werden vom *endokrinen System* gebildet, und das lernen Sie zunächst einmal genauer kennen.

Nein, nicht «die Drüsen« sind schuld, jedenfalls nicht immer! Eine alte und noch immer weit verbreitete Vorstellung, denn eigentlich sind hier nur die Hormone gemeint. Eine *Drüse* ist per Definition ein Organ oder eine Zelle, die spezifische Substanzen produziert und abgibt. Das können Hormone, Enzyme oder andere Flüssigkeiten sein!

Wie das endokrine System arbeitet

Das *endokrine System* hält das chemische Gleichgewicht des Körpers aufrecht, indem es chemische Botenstoffe (Hormone) über den Blutkreislauf im Körper verteilt. Hormone regulieren und steuern die Aktivität bestimmter Zellen oder Organe.

Es gibt (grob gesagt) zwei Arten von Drüsen: *endokrine* und *exokrine* Drüsen. Endokrine Drüsen haben keine Ausführungsgänge und geben ihre Produkte direkt ins Blut ab, während exokrine Drüsen ihre Sekrete über Ausführungsgänge an äußere oder innere Oberflächen abgeben.

Endokrine Drüsen befinden sich in verschiedenen Teilen des Körpers und haben keine Ausführungsgänge; stattdessen werden Hormone direkt in den *Blutkreislauf* abgegeben. Sie regulieren eine Vielzahl von Funktionen der Körperorgane, so zum Beispiel das Wachstum, die Reifung der Geschlechtsorgane und zahlreiche Stoffwechselprozesse.

Endokrin: Dieser Begriff besteht aus dem Präfix *endo-* (innerhalb, innerlich) und dem griechischen Wort *krinein* = »trennen«.

Endokrine Drüsen scheiden, unabhängig davon, welches Hormon sie produzieren, direkt in den Blutkreislauf zu dem Zielorgan aus, das dieses Hormon benötigt. Sie unterscheiden sich von *exokrinen Drüsen* wie beispielsweise den Talgdrüsen in der Haut, die ihre Sekrete über Gänge direkt zu dem Körperorgan transportieren, das sie benötigt. Das endokrine System umfasst zwei Arten von endokrinen Drüsen: zentrale und periphere.

Die *zentralen endokrinen Drüsen,* die Hypophyse und der Hypothalamus, befinden sich im Gehirn. Die *Hypophyse* wird als »Meisterdrüse« bezeichnet, da sie eine Vielzahl von Hormonen produziert, die über den Blutkreislauf wandern und die Aktivitäten anderer endokriner Drüsen regulieren. Die Hypophyse und der *Hypothalamus* arbeiten zusammen, um Körperfunktionen wie Wachstum, Salz- und Wasserhaushalt, Fortpflanzung und Stoffwechsel zu regulieren.

Zu den *peripheren endokrinen Drüsen* gehören die Schilddrüse, die Nebenschilddrüsen, die Nebennieren, die Zirbeldrüse, der Thymus und die Bauchspeicheldrüse. Die Schilddrüse, die Nebenschilddrüsen, die Nebennieren und die Zirbeldrüse haben nur eine Funktion: Sie produzieren Hormone. Die *Bauchspeicheldrüse* produziert nicht nur Hormone, sondern erfüllt auch wichtige Funktionen des Verdauungssystems. In der Hinsicht ähnelt sie anderen Organen mit *gemischten Funktionen,* wie dem Herzen, der Leber, den Nieren, den Eierstöcken und den Hoden. Zusätzlich zu ihren regulären systemischen Funktionen scheiden diese Organe auch Hormone aus.

Ein Überblick über das endokrine System ist in Abbildung 20.1 dargestellt.

Ob Sie es glauben oder nicht, auch das Herz schüttet Hormone aus – als hätte es nicht schon genug zu tun. Das Herz setzt das *atriale natriuretische Peptid* (*ANP*) frei, das zur Regulierung der Nieren- und Herz-Kreislauf-Homöostase beiträgt. Dieses Hormon wird aus den Herzvorhöfen ausgeschüttet, während das *B-Typ-natriuretische Peptid* (*BNP*) aus den Herzkammern stammt. Beide Hormone tragen zur Senkung des Blutdrucks bei.

Hormone

Bevor Sie sich näher mit den endokrinen Drüsen befassen, sollten Sie kurz ihre kleinen Freunde, die *Hormone,* kennenlernen. Diese kleinen Botenstoffe fungieren sozusagen als diplomatische Friedensstifter. Sie kommunizieren mit größeren Organen und Systemen, um

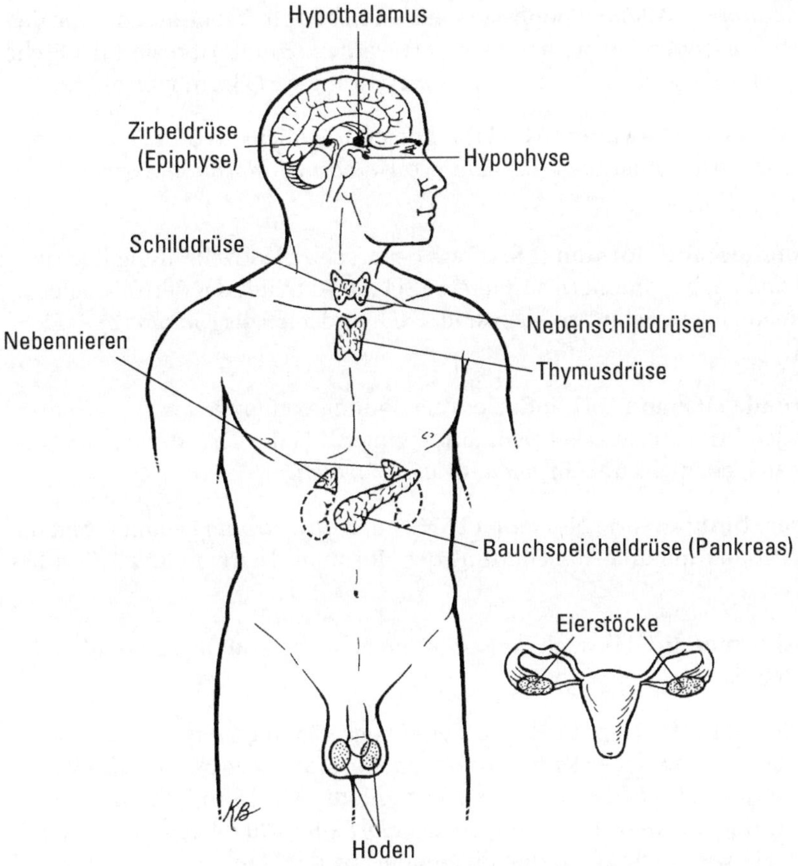

Abbildung 20.1: Das endokrine System (Illustration von Kathryn Born)

das chemische Gleichgewicht aufrechtzuerhalten und Ihren Körper funktionsfähig zu halten. Da die einzelnen Teile des endokrinen Systems eine Vielzahl von Hormonen produzieren, werden sie im Zusammenhang mit der jeweiligen Drüse behandelt, die sie produziert. Schauen wir uns nun jede dieser Drüsen an, wo sie sich befinden, welche Funktion sie haben und welche Hormone sie ausschütten.

Hypophyse und Hypothalamus

Die nur erbsengroße *Hypophyse* – der große Dirigent des Hormon-Orchesters – besteht aus einem vorderen und einem hinteren Lappen und befindet sich an der Basis des Gehirns in einer kleinen Vertiefung des Schädels (*Sella turcica*) direkt unterhalb des Hypothalamus. Der Hypothalamus schüttet tropische Hormone aus, die die Hypophyse zur Ausschüttung anderer Hormone anregen. Zusammen werden diese Drüsen als zentrale Drüsen bezeichnet.

Der *Hypophysenvorderlappen* (Adenohypophyse) schüttet sieben Hormone aus, die von den vom Hypothalamus freigesetzten Hormonen gesteuert werden. Fünf davon sind tropische (stimulierende) Hormone, die andere Drüsen zur Ausschüttung von Hormonen anregen:

- ✔ Das **Adrenokortikotrope Hormon** (**ACTH**) regt hauptsächlich die *Cortisolproduktion* an; Aldosteron wird primär über das *Renin-Angiotensin-Aldosteron-System* (RAAS) reguliert.
- ✔ Das **Follikelstimulierende Hormon** (**FSH**) regt bei Frauen die Eizellreifung und die *Östrogenproduktion* an, bei Männern stimuliert FSH die Aktivität der Sertoli-Zellen, die für die Spermatogenese verantwortlich sind. FSH wird auch als *gonadotropes Hormon* bezeichnet.
- ✔ Das **Luteinisierende Hormon** (**LH**) induziert die Bildung von *Progesteron* im Gelbkörper und löst den Eisprung aus. Bei Männern reguliert LH die *Testosteronausschüttung*. Es handelt sich ebenfalls um ein *gonadotropes Hormon*.
- ✔ Das **Schilddrüsenstimulierende Hormon** (**TSH**), auch *Thyrotropin* genannt, regt die Schilddrüse zur Produktion und Ausschüttung der Hormone Thyroxin und Trijodthyronin an.
- ✔ Das **Wachstumshormon** (**hGH**), auch *Somatotropin* genannt, stimuliert das Wachstum der Körperzellen.

Die beiden übrigen Hormone des Hypophysenvorderlappens stimulieren nicht die Produktion anderer Hormone und sind daher keine tropischen Hormone. *Prolaktin* (*PRL*) ist das Hormon, das das Wachstum des Brustgewebes fördert und die Milchproduktion nach der Geburt aufrechterhält. Das *Melanozyten-stimulierende Hormon* (*MSH*) beeinflusst die Bildung von Melanin und bewirkt eine verstärkte Pigmentierung der Haut.

Der *Hypophysenhinterlappen* (Neurohypophyse) speichert und schüttet zwei Hormone aus. Das *antidiuretische Hormon* (*ADH*), auch *Vasopressin* genannt, verhindert übermäßigen Wasserverlust. *Oxytocin* regt die Wehen während der Geburt an und hält die Wehen aufrecht. Es reguliert auch den Milchfluss aus den Brustdrüsen während der Stillzeit.

So klein und doch wichtig: Die Zirbeldrüse (Epiphyse)

Die *Zirbeldrüse*, eines der kleinsten endokrinen Organe des Körpers im Epithalamus, ist eine Art Anhängsel des endokrinen Systems – und definitiv noch immer ein kleines Rätsel. Sie wird zum endokrinen System gezählt, da sie keine Ausführungsgänge hat, aber über ihre Funktionen wird noch immer diskutiert. Die Zirbeldrüse schüttet *Melatonin* aus, das unsere innere Uhr (zirkadiane Rhythmen) steuert und den Schlaf reguliert. Die Melatoninsekretion nimmt mit dem Alter ab; mit dem Alter kann die Zirbeldrüse auch verkalken, was bei Röntgenaufnahmen des Gehirns als radiologischer Marker genutzt wird.

Schilddrüse und Nebenschilddrüsen

Die *Schilddrüse* (*Thyroidea*) besteht aus zwei etwa olivengroßen Lappen, die durch einen schmalen Gewebestreifen (*Isthmus*) voneinander getrennt sind. Sie ist die größte reine Hormondrüse des Menschen und maßgeblich an der Steuerung des Stoffwechsels beteiligt. Sie befindet sich auf beiden Seiten der Luftröhre, direkt unter dem Schildknorpel. Dieser Knorpel bedeckt den Kehlkopf und ist die als *Adamsapfel* bekannte Vorwölbung am Hals. Die Schilddrüse besteht aus winzigen Säcken, die mit einer gelartigen Flüssigkeit (Kolloid) gefüllt sind. Die von der Schilddrüse ausgeschütteten Hormone werden im Kolloid gespeichert, bis sie bei Bedarf in den Blutkreislauf gelangen.

Die Schilddrüse wiegt nur etwa 30 Gramm; das Gesamtvolumen der Schilddrüse beträgt bei Frauen etwa 18 Milliliter, bei Männern bis zu 25 Milliliter.

Die beiden jodhaltigen *Hormone*, die von der Schilddrüse ausgeschüttet werden, sind *Thyroxin* (*T4*) und *Trijodthyronin* (*T3*). Diese Hormone werden in der Schilddrüse aus Jod synthetisiert, das im Blut durch die Drüse zirkuliert. T3 und T4 sind notwendig, um einen normalen Stoffwechsel im Körper aufrechtzuerhalten. Schilddrüsenhormone unterstützen die Zellen bei der Aufnahme von Sauerstoff, steigern den Energieumsatz aller Zellen und sind damit maßgeblich am Grundumsatz (BMR) des Körpers beteiligt. Der *BMR* (englisch »basal metabolic rate«) ist der Energieverbrauch Ihres Körpers in Ruhe. Der BMR beeinflusst Ihr allgemeines Energieniveau, Ihre Temperaturregulierung, den Zustand Ihrer Haut und Haare, Ihre Stimmung, Ihr Energieniveau und sogar die Geschwindigkeit und Effektivität Ihrer kognitiven Prozesse. Wenn die Schilddrüse aufgrund von Krebserkrankungen oder einer Überfunktion entfernt werden muss, verringert sich der Gehalt an Schilddrüsenhormonen im Körper. Dies führt zu einem niedrigeren Stoffwechsel, Wärmeverlust und einer schlechten körperlichen und geistigen Entwicklung. Die Drüse schüttet auch *Calcitonin* aus, das dabei hilft, den für verschiedene Prozesse notwendigen Kalziumhaushalt aufrechtzuerhalten.

Die etwa linsengroßen *Nebenschilddrüsen* liegen auf der Rückseite der Schilddrüse, zwei auf jeder Seite, und scheiden das *Parathormon* (*PTH*) aus. Dieses Hormon mobilisiert Kalzium aus den Knochen in den Blutkreislauf, wo Kalzium für die ordnungsgemäße Funktion des Körpergewebes notwendig ist. Kalzium aus der Nahrung wird aus dem Darm aufgenommen und über den Blutkreislauf zu den Knochen transportiert, wo es gespeichert wird.

Die Regulierung des Kalziumspiegels im Blut ist ein gutes Beispiel dafür, wie Hormone die Homöostase, also das Gleichgewicht oder die Konstanz des inneren Milieus des Körpers, steuern.

Die Bauchspeicheldrüse

Die *Bauchspeicheldrüse* (*Pankreas*) befindet sich hinter dem Magen und ist Teil des Magen-Darm-Systems (siehe dazu auch Kapitel 19). Man kann sie sich als Alleskönner vorstellen, der als solcher zu mehr als einem Körpersystem gehört. Als endokrine Drüse produziert die Bauchspeicheldrüse Hormone – in diesem Fall produzieren spezialisierte Zellen in der Bauchspeicheldrüse Hormone. Die Zellen werden *Langerhans-Inseln* genannt und sezernieren die Hormone Insulin und Glukagon, die eine wichtige Rolle für den Stoffwechsel von Zuckerverbindungen im Körper spielen. *Insulin* ist im Blutkreislauf für die Verwendung und Speicherung von Blutzucker notwendig und senkt den Blutzuckerspiegel, während *Glukagon* den Blutzuckerspiegel erhöht, indem es in der Leber die Spaltung von Glykogen zu Glukose (*Glykogenolyse*) und die Neubildung von Glukose aus Nicht-Kohlenhydratvorstufen (*Glukoneogenese*) anregt.

Die Nebennieren

Die *Nebennieren* (Singular: *Glandula suprarenalis*) sind zwei kleine Hormondrüsen, die jeweils auf einer der beiden Nieren aufliegen. Jede Drüse besteht aus zwei Teilen, einem äußeren Teil, der *Nebennierenrinde*, und einem inneren Teil, der als *Nebennierenmark* bezeichnet wird. Rinde und Mark schütten unterschiedliche Hormone aus: Die Rinde produziert Steroidhormone (komplexe Derivate des Cholesterins), das Mark bildet Katecholamine (Derivate von Aminosäuren).

Die Nebennierenrinde schüttet auch *Mineralokortikoide* aus; diese Hormone regulieren die Menge an Natrium und Kalium im Körper. Das wichtigste Kortikoid, *Aldosteron*, ist für den Elektrolyt- und Wasserhaushalt verantwortlich und beeinflusst die Natrium- und Kaliumkonzentration im Blut. Bei einer streng natriumarmen Ernährung steigt die Aldosteronsekretion an, wodurch der Körper die benötigten Salze speichern kann. *Cortisol*, auch Hydrocortison genannt, ist ein Glukokortikoidhormon, das die Fähigkeit der Zellen erhöht, Fette abzubauen und in der Glukoneogenese neuen Zucker zu bilden. Die Nebennierenrinde schüttet auch *Androgene* aus, die die Entwicklung sekundärer männlicher Merkmale wie das Wachstum von Scham- und Gesichtsbehaarung unterstützen.

Die *Addison-Krankheit*, eine Erkrankung der Nebennierenrinde, wurde nach dem englischen Pathologen *Thomas Addison* benannt.

Das Nebennierenmark schüttet zwei Hormone aus: *Adrenalin* und *Noradrenalin*. Beide Hormone wirken in Verbindung mit dem sympathischen Nervensystem. Unter Stress werden diese Hormone vom Nebennierenmark als Reaktion auf nervöse Reize ausgeschüttet. Sie helfen dem Körper, auf Krisensituationen zu reagieren, indem sie die Herzfrequenz, den Blutdruck, den Blutzuckerspiegel und die Blutgerinnungsrate erhöhen.

Die Gonaden

Die *Gonaden* (Eierstöcke bei Frauen und Hoden bei Männern) sind die Drüsen, die Keimzellen produzieren. Die Gonaden gehören sowohl zum endokrinen System als auch zum Fortpflanzungssystem. Eine Keimzelle ist eine Geschlechtszelle. Hormone, die die Gonaden stimulieren, werden als *Gonadotropine* bezeichnet.

Östrogen wird von den Eierstöcken ausgeschüttet und ist für die Entwicklung der sekundären weiblichen Geschlechtsmerkmale (zum Beispiel Schambehaarung und Brustentwicklung) notwendig. Es reguliert auch den Menstruationszyklus.

Progesteron wird in der zweiten Hälfte des Menstruationszyklus vom *Gelbkörper* (der sich nach dem Eisprung aus dem geplatzten Follikel bildet) im Eierstock ausgeschüttet. Seine Funktion besteht darin, die Gebärmutter auf eine Schwangerschaft vorzubereiten. Wenn keine Befruchtung stattfindet, wird die Ausschüttung von Progesteron eingestellt und der Menstruationszyklus setzt ein. Auch bei Männern sind geringe Mengen an Östrogen und Progesteron vorhanden.

Humanes Choriongonadotropin (*HCG*) wird bei einer Schwangerschaft von der *Plazenta* ausgeschüttet. Es regt die Eierstöcke dazu an, weiterhin Östrogen und Progesteron zu produzieren, um die Schwangerschaft aufrechtzuerhalten.

Spermatogenese und Oogenese sind die Prozesse der Produktion von Spermien und Eizellen (Gameten). An beiden Prozessen sind die Hormone *Luteinisierendes Hormon* (*LH*) und *Follikelstimulierendes Hormon* (*FSH*) beteiligt.

Abkürzungen in der Endokrinologie

Einige gebräuchliche Abkürzungen im Zusammenhang mit dem endokrinen System sind:

BMR (Basal Metabolic Rate): Grundumsatz

DI: Diabetes insipidus

DKA: diabetische Ketoazidose

DM: Diabetes mellitus

FBS (Fasting Blood Sugar): Nüchternblutzucker

oGTT: oraler Glukosetoleranztest

HCG: humanes Choriongonadotropin

IDDM (Insulin dependent Diabetes mellitus): insulinabhängiger Diabetes mellitus (*Typ-1-Diabetes*)

NIDDM: Nicht insulinabhängiger Diabetes mellitus (besser bekannt als *Typ-2-Diabetes*)

PRL: Prolaktin

TSH: Thyreoidea-stimulierendes Hormon

Testosteron wird in den Hoden ausgeschüttet und stimuliert die Entwicklung sekundärer männlicher Geschlechtsmerkmale (Scham- und Gesichtsbehaarung, Vertiefung der Stimme). Androgene spielen auch bei Frauen eine Rolle, unter anderem für Libido und Wohlbefinden.

Wortstämme, Präfixe und Suffixe in der Endokrinologie

Die Drüsen des endokrinen Systems produzieren verschiedene Hormone, die dazu beitragen, dass die Systeme des Körpers wie ein Uhrwerk funktionieren. Wenn man diese Drüsen als Wächter der Hormone betrachtet, die sie produzieren und aussenden, kann man Präfixe und Suffixe als Wächter der Wortstämme betrachten. Beide helfen dabei, mehr über die Bedeutung des medizinischen Begriffs zu erfahren. Tabelle 20.1 zeigt einige Präfixe und Suffixe, die mit dem endokrinen System in Verbindung stehen.

Präfix	Bedeutung
eu-	normal, gut
ex-, exo-	außerhalb, nach außen
hyper-	übermäßig, oberhalb des Normalwertes
hypo-	zu wenig, unterhalb des Normalwertes
pan-	alles, ganz
Suffix	**Bedeutung**
-ämie	Zustand des Blutes
-drom	Ablauf
-genese	Entstehung
-ismus	Zustand, Krankheit
-tropin	stimulierend wirkend (Hormon)

Tabelle 20.1: Präfixe und Suffixe im Bereich der endokrinen Drüsen

In Tabelle 20.2 stellen wir die wichtigsten Begriffe der endokrinen Terminologie vor. Wie immer geben Ihnen die Wortstämme und Kombinationsformen Aufschluss über den Zustand oder den Ort, auf den sich der jeweilige Begriff bezieht.

Wortstamm	Bedeutung
akr/o	Extremitäten, Höhe (Akromegalie = Vergrößerung der Extremitäten)
aden/o	Drüse (Adenom = gutartiger Drüsentumor)
adren/o	Nebenniere (Adrenalektomie = operative Entfernung einer Nebenniere)
andr/o	männlich (Androgene)
calc/o, kalz/i	Kalzium (Hyperkalzämie = zu viel Kalzium im Blut)
cortik/o, kortik/o	Rinde (Cortisol oder Kortisol = Hormon der Nebennierenrinde)
crin/o	ausscheiden (exokrin)
dips/o	Durst (Polydipsie = krankhaft gesteigerter Durst)
galact/o, galakt/o	Milch (Galaktorrhoe = ungewöhnlicher Milchfluss)

Wortstamm	Bedeutung
gluc/o, glyc/o, gluk/o, glyk/o	Zucker
gonad/o	Geschlechtsdrüsen (Gonaden)
hom/o	Gleichheit oder unverändert (Homöostase = Aufrechterhaltung des Gleichgewichts)
hypophys/o	Hypophyse (Hypophysitis = Entzündung der Hypophyse)
immun/o	geschützt (Immunsystem)
kal/i	Kalium
lact/o, lakt/o	Milch
natr/o	Natrium
östr/o	weiblich (Östrogene = weibliche Hormone)
pancreat/o, pankreat/o	Bauchspeicheldrüse (Pankreas)
parathyroid/o	Nebenschilddrüse
pineal/o	Epiphyse (Zirbeldrüse)
radi/o	Strahlung (Radiologie)
somat/o	Körper
thym/o	Thymusdrüse
thyr/o, thyroid/o	Schilddrüse
toxik/o	Gift
ur/o	Harn (Urologie = Lehre der Harnorgane)

Tabelle 20.2: Wortstämme in der Endokrinologie

Weitere anatomische Begriffe aus dem Bereich der Endokrinologie

Es ist zweifellos von entscheidender Bedeutung, dass die Komponenten des endokrinen Systems harmonisch zusammenarbeiten, da es sich um ein recht komplexes System von Drüsen handelt, die eine Vielzahl von Hormonen produzieren. Die spezielle Lehre von diesem Drüsensystem wird als *Endokrinologie* bezeichnet.

Hier sehen Sie weitere Aspekte dieses äußerst einflussreichen Systems im Detail. Sehen Sie sich zunächst einige Begriffe aus dem Bereich der Hormone an:

- ✔ **Adrenalin (Epinephrin):** Hormon des Nebennierenmarks
- ✔ **Antidiuretisches Hormon (ADH):** Hormon, das zur Stimulierung der Wasserrückresorption ausgeschüttet wird
- ✔ **Cortisol:** Hormon, das von der Nebennierenrinde ausgeschüttet wird

- **Glukagon:** Hormon, das von der Bauchspeicheldrüse in den Langerhans-Inseln produziert wird und die Freisetzung von Zucker stimuliert
- **Hydrokortison:** Kortisol
- **Insulin:** von den Langerhans-Inseln ausgeschüttetes Hormon; unerlässlich für die Aufnahme und den Stoffwechsel von Zucker in den Zellen
- **Langerhans-Inseln:** endokrine Zellen der Bauchspeicheldrüse
- **Melatonin:** von der Zirbeldrüse ausgeschüttetes Hormon
- **Oxytocin:** Hormon, das ausgeschüttet wird, um die Gebärmutter während der Wehen zu Kontraktionen anzuregen
- **Renin:** hormonähnliches Enzym, das von den Nieren ausgeschüttet wird, um den Blutdruck zu erhöhen
- **Somatotropin:** Wachstumshormon
- **Steroide:** komplexe, ringförmige Verbindungen, von denen sich zahlreiche Hormone, aber auch Vitamine und Gifte im Tier- beziehungsweise. Pflanzenreich ableiten. Die Vorstufe aller Steroidhormone (Progesteron, Gluko-/Mineralokortikoide, Androgene und Östrogene) ist Cholesterin.
- **TSH:** Hormon, das die Schilddrüse zur Produktion von Thyroxin (T4) und Trijodthyronin (T3) anregt
- **Vasopressin:** antidiuretisches Hormon (ADH)
- **Wachstumshormon (GH):** Hormon, das das Wachstum der langen Knochen stimuliert; auch *Somatotropin* genannt
- **Zielgewebe:** Zellen, auf die die Wirkung eines Hormons gerichtet ist

Sehen Sie sich als Nächstes einige andere Substanzen an, die mit dem endokrinen System in Verbindung stehen. Obwohl es sich dabei nicht um Hormone handelt, sind sie wichtige Produkte dieses Systems und tragen dazu bei, dass der Körper richtig funktioniert.

- **Elektrolyte:** Mineralsalze, die im Blut und in den Geweben vorkommen und für die ordnungsgemäße Funktion der Körperzellen notwendig sind; Kalium, Natrium und Calcium sind Beispiele für notwendige Elektrolyte
- **Glukose:** Einfachzucker
- **Glykogen:** polymere Kohlenhydratverbindung; Speicherform von Zuckern in Leber und Muskeln
- **Jod:** chemisches Element und essenzieller Bestandteil des Schilddrüsenhormons Thyroxin
- **Kalzium:** Mineralstoff, der für die Funktion der Körpergewebe und Knochen notwendig ist

Häufige Erkrankungen des endokrinen Systems

Die meisten Erkrankungen des endokrinen Systems sind mehr als nur eine lästige Begleiterscheinung, denn sie können die täglichen Funktionen Ihres Körpers und Ihrer Organe erheblich beeinträchtigen. Auswirkungen wie extreme Gewichtszunahme oder -abnahme, extreme Wachstumsstörungen und sogar Nierenversagen sind bei endokrinen Erkrankungen keine Seltenheit.

Sie werden feststellen, dass viele dieser häufigen Erkrankungen entweder auf eine Unter- oder Überfunktion der Drüsen zurückzuführen sind. Viele sind auch die Folge einer schwerwiegenderen endokrinen Erkrankung, wie beispielsweise Diabetes (siehe den Abschnitt »Die Ursache finden: Endokrine Erkrankungen und Pathologie« weiter hinten).

Hier sind einige pathologische Zustände, die mit der Hypophyse zusammenhängen:

- ✔ **Akromegalie:** Vergrößerung der Extremitäten aufgrund einer Überfunktion der Hypophyse nach der Pubertät
- ✔ **Gigantismus:** Überfunktion der Hypophyse vor der Pubertät, die zu einer abnormalen Überwucherung des Körpers führt
- ✔ **Hypophysitis:** Entzündung der Hypophyse (Hypophysenstiel)
- ✔ **Panhypopituitarismus:** allgemeine Insuffizienz der Hypophysenhormone
- ✔ **Zwergwuchs:** angeborene oder erworbene Unterproduktion von Wachstumshormonen, die zu proportioniertem Kleinwuchs führt

Weiter geht es mit der Schilddrüse, die ebenfalls ihre eigenen Probleme hat. Viele der folgenden Erkrankungen betreffen sowohl die Größe der Drüse als auch ihre Funktion:

- ✔ **Angeborene Hypothyreose:** extreme Schilddrüsenunterfunktion im Säuglings- und Kindesalter; führt unter anderem zu einem verminderten IQ
- ✔ **Exophthalmus:** abnormale Vorwölbung der Augäpfel
- ✔ **Hashimoto-Thyreoiditis:** fortschreitende autoimmune Entzündung der Schilddrüse (lymphozytäre Infiltration mit Kropfbildung), die typischerweise zu einer Schilddrüsenunterfunktion führt. In einer frühen Phase kann es vorübergehend zu einer Überfunktion (»Hashitoxikose«) kommen.
- ✔ **Hyperparathyreoidismus:** übermäßige Produktion des Parathormons
- ✔ **Hyperthyreose:** Überfunktion der Schilddrüse
- ✔ **Hypoparathyreoidismus:** mangelhafte Produktion des Nebenschilddrüsenhormons
- ✔ **Hypothyreose:** Unterfunktion der Schilddrüse

- **Morbus Basedow:** Autoimmunerkrankung, die zu einer Überproduktion von Schilddrüsenhormonen (Hyperthyreose) führt
- **Myxödem:** fortgeschrittene Hypothyreose im Erwachsenenalter
- **Struma** oder **Thyromegalie:** abnormale Vergrößerung der Schilddrüse
- **Thyreoiditis:** Entzündung der Schilddrüse

Exophthalmus kommt aus dem Griechischen: »ex« = nach außen und »ophthalmos« = Auge. Eine Vorwölbung des Augapfels kann ein Symptom für eine Schilddrüsenüberfunktion sein, die im englischsprachigen Raum als *Grave's disease*, in Deutschland als *Morbus Basedow* bezeichnet wird. Die beiden Ärzte, der Ire *Robert James Graves* (1835) und der Deutsche *Karl Adolph von Basedow* (1840), beschrieben diese Krankheit fast gleichzeitig.

Als Nächstes kommt ein alter Bekannter, die *Nebenschilddrüse*, mit einer seltsamen Mischung aus Erkrankungen, die den Kalziumhaushalt und Ihre Handgelenke betreffen:

- **Hyperkalzämie:** ungewöhnlich hoher Kalziumspiegel
- **Hypokalzämie:** ungewöhnlich niedrige Kalziumwerte
- **Tetanie:** neurologische Störung, die zu Krämpfen (Kontraktionen) eines Muskels führt; in der Regel gekennzeichnet durch eine starke Beugung der Handgelenke oder Sprunggelenke; betrifft meist die Extremitäten

Auch die *Nebennieren* sind immer gut für (un)beliebte Erkrankungen. Da diese Drüsen primär Hormone produzieren, ist Ihnen schnell bewusst, dass jede Erkrankung den gesamten Körper aus dem Gleichgewicht bringen kann.

- **Adrenaler Virilismus:** übermäßige Ausschüttung von Androgenen durch die Nebennieren
- **Adrenopathie:** Erkrankung der Nebennieren

Nun ist es an der Zeit, über die *Bauchspeicheldrüse* (*Pankreas*) zu sprechen, die Drüse, die an den inneren Abläufen verschiedener Systeme beteiligt ist. Im Falle des endokrinen Systems können einige häufige Erkrankungen die Leistungsfähigkeit dieser vielseitigen Drüse beeinträchtigen:

- **Azidose:** abnormaler Zustand, der durch eine verminderte Alkalität des Blutes und des Körpergewebes gekennzeichnet ist
- **Hyperglykämie:** ungewöhnlich hoher Zuckergehalt im Blut
- **Hypoglykämie:** ungewöhnlich niedriger Blutzuckerspiegel
- **Pankreatitis:** Entzündung der Bauchspeicheldrüse

Auch Erkrankungen der *Keimdrüsen* können unangenehm sein und Nebenwirkungen verursachen, wie zum Beispiel starke oder unregelmäßige Menstruation und Eierstockzysten bei Frauen sowie erektile Dysfunktion bei Männern.

- ✔ **Gynäkomastie:** übermäßige Brustentwicklung bei Männern
- ✔ **Hypergonadismus:** übermäßige Hormonausschüttung durch die Keimdrüsen
- ✔ **Hypogonadismus:** mangelhafte Hormonausschüttung durch die Keimdrüsen

Kommen wir nun zu einem bunten Sammelsurium an Erkrankungen. Viele davon sind Folge einer schwerwiegenderen pathologischen Erkrankung, während bei einigen ein Überschuss oder Mangel einer bestimmten Substanz im Körper vorliegt. Eine Art endokrine Wundertüte also …

- ✔ **Diabetes insipidus:** unzureichende Ausschüttung des antidiuretischen Hormons Vasopressin; führt dazu, dass die Nierentubuli nicht genug Wasser und Salz wiederaufnehmen können
- ✔ **Diabetische Nephropathie:** Zerstörung der Nieren, die zu Niereninsuffizienz führt, die eine Hämodialyse oder Nierentransplantation erforderlich macht
- ✔ **Homöostase:** Tendenz eines Organs, zu einem Gleichgewicht oder einem konstanten stabilen Zustand zurückzukehren
- ✔ **Hyperkaliämie:** übermäßige Kaliumkonzentration im Blut
- ✔ **Hyponatriämie:** Mangel an Natrium im Blut
- ✔ **Hyperparathyreoidismus:** eine Erkrankung, bei der zu viel Parathormon ausgeschüttet wird, sei es aufgrund eines Tumors, einer genetischen Veranlagung oder durch Medikamente
- ✔ **Ketoazidose:** eine primäre Komplikation von Diabetes mellitus: Fette werden nicht richtig verstoffwechselt, was zu einer Ansammlung von Ketonen im Körper führt.
- ✔ **Polyurie:** übermäßiges Wasserlassen
- ✔ **Polydipsie:** übermäßiger Durst

Die Ursache finden: Erkrankungen und Pathologie des endokrinen Systems

Zwar kommt keine Erkrankung des endokrinen Systems ohne Nebenwirkungen im Gepäck, aber die Krankheiten, die wir in diesem Abschnitt behandeln, haben wirklich schwerwiegende Folgen für Betroffene. Eine der häufigsten dieser Erkrankungen ist *Diabetes*, von der Millionen Menschen aller Altersgruppen betroffen sind. Diabetes beeinträchtigt nicht nur die Körperfunktionen, sondern hat auch erhebliche Auswirkungen auf die Alltagsgewohnheiten der Betroffenen. Um die Krankheit in den Griff zu bekommen, müssen die Betroffenen in der Regel ihre Ernährung umstellen und oft Medikamente einnehmen oder Insulin spritzen. Im Grunde muss der Patient einen völlig neuen Lebensstil erlernen. Lesen Sie weiter, um mehr über diese und andere schwerwiegende endokrine Erkrankungen zu erfahren.

Der offizielle Name für Diabetes lautet Diabetes mellitus, was bedeutet, dass die Insulinausschüttung der Bauchspeicheldrüse nicht ausreichend ist. Es gibt zwei Haupttypen von Diabetes mellitus:

- ✔ **Typ-1-Diabetes** wird auch als insulinabhängiger Diabetes mellitus (*IDDM*), juveniler oder frühkindlicher Diabetes bezeichnet und tritt häufig bei Kindern auf. Dabei werden die Zellen der Langerhans-Inseln zerstört, was zu einem vollständigen Insulinmangel im Körper führt. Tägliche Insulininjektionen sind daher erforderlich.
- ✔ **Typ-2-Diabetes** wird auch als nicht insulinabhängiger Diabetes mellitus (*NIDDM*) oder (veraltet) *Altersdiabetes* bezeichnet. Die Langerhans-Inseln sind nicht zerstört, aber es liegt eine *Insulinresistenz* vor, die zu einer gestörten Aufnahme von Glukose im Körper führt. Die Behandlung umfasst eine Diät, Gewichtsreduktion, Bewegung und, falls erforderlich, Insulin oder orale Antidiabetika.

Einige andere schwerwiegende endokrine Erkrankungen betreffen die *Schilddrüse* und die *Nebennieren*:

- ✔ Die **Addison-Krankheit** ist eine *Unterfunktion* der Nebennierenrinde. Glukokortikoide werden in unzureichenden Mengen produziert; Hypoglykämie, Ausscheidung großer Mengen von Wasser und Salz, Schwäche und Gewichtsverlust sind Symptome dieser Erkrankung. Betroffene benötigen meistens lebenslang Glukokortikoide und Mineralokortikoide.
- ✔ Das **Cushing-Syndrom** ist eine *Überfunktion* der Nebennierenrinde mit erhöhter Ausschüttung der Nebennierenrindenhormone, insbesondere Cortisol, die mit Übergewicht, einem mondförmigen Gesicht, übermäßiger Fettablagerung am Rücken und Bluthochdruck assoziiert ist. Eine Hyperplasie der Nebennierenrinde entsteht durch eine übermäßige Stimulation der Drüse durch ACTH.
- ✔ Das **Schilddrüsenkarzinom** ist eine Krebserkrankung der Schilddrüse.

Testen, testen: Endokrine Radiologie und Diagnostik

Die Liste von möglichen Erkrankungen war ganz schön lang ... Es scheint, als hätte das endokrine System mehr potenzielle Erkrankungen parat als es Spielautomaten in Las Vegas gibt. Zum Glück können Ärzte mit relativ einfachen Tests die Funktion der endokrinen Drüsen überprüfen.

Für *Blutserum-Untersuchungen* müssen Sie lediglich ein paar Röhrchen Blut in Ihrem örtlichen Labor abgeben. Den Rest erledigen die Fachleute, die diese labormedizinischen Untersuchungen durchführen, um unter anderem die folgenden Werte zu messen: Kalzium, Cortisol, Elektrolyte, FSH, hGH, Glukose, Insulin, Nebenschilddrüsenhormone, T3, T4, Testosteron und TSH.

Manchmal benötigt das Labor lediglich eine Urinprobe. Mit *Urintests* können die folgenden Substanzen im Urin als Indikatoren für endokrine Erkrankungen bestimmt werden: Kalzium, Katecholamine, freies Cortisol, Elektrolyte, Ketone und Glukose.

Einige andere Tests sind etwas komplizierter wie beispielsweise der orale *Glukosetoleranztest (oGTT)*, für den sowohl eine Blutuntersuchung als auch eine Urinprobe erforderlich sind. Bei diesem Test werden die Glukosewerte im Blut und Urin in Proben gemessen, die 30 Minuten, eine Stunde, zwei Stunden und drei Stunden nach der Einname von 75 Gramm Glukose entnommen werden. Der Bluttest misst den Glukosespiegel im Blut, und der Urintest misst Ketone im Urin, die ein Symptom für unkontrollierten Diabetes sind. Weitere diagnostische Tests für das endokrine System sind unter anderem:

- ✔ **Östrogenrezeptortest:** bestimmt, ob eine Hormonbehandlung bei einer Krebserkrankung sinnvoll ist, indem die Reaktion des Tumors auf Östrogen gemessen wird
- ✔ **Radiojodtest:** Bewertung der Schilddrüsenfunktion durch orale Verabreichung oder Injektion von radioaktivem Jod und anschließende Messung der vom Blut aus der Schilddrüse aufgenommenen Menge

Einige klinische Verfahren im Zusammenhang mit dem endokrinen System sind:

- ✔ **CT-Scan:** Computertomografie. Hiermit können durch transversale Aufnahmen der Hypophyse und anderer endokriner Organe pathologische Zustände diagnostiziert werden.
- ✔ **Feinnadelpunktion der Schilddrüse (FNP):** Verfahren, bei dem mit einer dünnen Nadel eine Gewebeprobe aus einem Schilddrüsenknoten entnommen wird
- ✔ **Schilddrüsen-Scan:** Bei einem Schilddrüsen-Scan wird eine radioaktive Verbindung verabreicht, die sich in der Schilddrüse anreichert. Anschließend wird die Drüse mit einem Scanner untersucht, um Tumore oder Knoten zu erkennen.
- ✔ **ThyroSeq:** molekularbiologischer Test, bei dem DNA und RNA aus der Schilddrüse analysiert werden, um festzustellen, ob sie krebsartig oder nicht krebsartig ist. Die Probenentnahme wird mittels einer Feinnadelpunktion durchgeführt.
- ✔ **Ultraschall:** Mit Ultraschallwellen erzeugte Bilder können Tumoren der Bauchspeicheldrüse, der Nebennieren und der Schilddrüse erkennen. Dieses Verfahren wird auch zur Diagnose von Erkrankungen und Beschwerden vieler anderer Körpersysteme eingesetzt.

Der Chirurg ist gefragt: Operationen und Eingriffe am endokrinen System

Die meisten Operationen und Eingriffe im Zusammenhang mit dem endokrinen System umfassen entweder einen Schnitt in eine Drüse oder deren Entfernung. Nach der operativen Entfernung einer endokrinen Drüse (aufgrund eines Tumors oder einer Vergrößerung) ist fast immer eine Hormonersatztherapie erforderlich, um die dem Körper nun fehlenden Hormone mit Medikamenten zu ersetzen.

Anhand der Wortstämme und Suffixe, die entweder »entfernen« (*-ektomie*) oder »schneiden« (*-tomie*) bedeuten, sollten Sie in der Lage sein, die Bedeutung der folgenden chirurgischen Begriffe zu erkennen. Hier ist eine kurze Liste:

- **Adrenalektomie:** Entfernung einer Nebenniere
- **Hypophysektomie:** Entfernung der Hypophyse
- **Pankreatektomie:** Entfernung eines Teils der Bauchspeicheldrüse
- **Pankreatotomie:** Schnitt in die Bauchspeicheldrüse
- **Parathyreoidektomie:** chirurgische Entfernung der Nebenschilddrüsen

Die Nebennieren, die Hypophyse, die Schilddrüse und die Nebenschilddrüsen können heute zusammen mit der Bauchspeicheldrüse laparoskopisch entfernt werden. Bei einer robotergestützten *Thyreoidektomie* mit dem *Da-Vinci-Roboter* wird der Eingriff unter dem Arm vorgenommen, sodass keine Narbe am Hals zurückbleibt.

Terminologie RX: Endokrine Pharmakologie

Jetzt kommen wir zum interessanten Teil – den Medikamenten, die bei Erkrankungen des endokrinen Systems helfen können.

Eine der häufigsten Erkrankungen des endokrinen Systems ist Diabetes, von der in Deutschland derzeit rund elf Millionen Menschen betroffen sind. Zur Behandlung von *Typ-1-Diabetes* wird Insulin durch Injektion oder eine subkutane Pumpe verabreicht. Es gibt verschiedene Arten von Insulin, darunter schnell wirksames, sofort wirksames, lang wirksames und sogar Mischungen aus mehreren Arten. *Orale Antidiabetika* (Blutzuckersenkungsmittel) werden zur Behandlung von *Typ-2-Diabetes* eingesetzt. In fortgeschrittenen Fällen kann auch Insulin verabreicht werden. Auch Glucophage (*Metformin*) wird zur oralen Therapie von Typ-2-Diabetes eingesetzt. Eines der derzeit beliebtesten Medikamente auf dem Markt ist *Ozempic* (Semaglutid), das wöchentlich verabreicht wird und nur für Erwachsene geeignet ist.

Die meisten Diabetiker müssen (manchmal mehrmals) täglich einen *Blutzuckertest* durchführen, um ihren Blutzuckerspiegel zu überwachen. Während die Blutzuckermessung früher einen Fingerstich erforderte, sind heute kontinuierliche *Blutzuckermesssysteme* (*CGM*) üblich, die im Fettgewebe (Oberarm) angebracht werden. Mit einem Lesegerät kann der Patient den aktuellen Blutzuckerspiegel oder etwaige Veränderungen in den letzten acht Stunden überprüfen. Dazu sind verschiedene CGM-Systeme erhältlich, darunter FreeStyle Libre 2, Dexcom G6 und G7, Accu-Chek Aviva Plus und Senseonic Eversense.

Schilddrüsenerkrankungen werden mit verschiedenen Medikamenten behandelt, je nachdem ob es sich um eine Über- oder eine Unterfunktion handelt. Thiamazol, Carbimazol oder Propylthiouracil reduzieren die Aktivität bei *Hyperthyreose*; die übliche Therapie bei einer Schilddrüsenunterfunktion besteht in der Gabe von L-Thyroxin (Levothyroxin, T4) als Hormonersatztherapie.

IN DIESEM KAPITEL

Wie Ihr Nervensystem funktioniert

Wortstämme, Präfixe und Suffixe

Häufige Beschwerden, Erkrankungen und Diagnosen verstehen

Kapitel 21

Ruhe bewahren: Das Nervensystem

Stellen Sie sich vor, Ihr Körper sei ein riesiger Betrieb, in dem Tausende von Angestellten Tag und Nacht damit beschäftigt sind, den Laden aufrechtzuerhalten. Für die Koordination all dieser Aktivitäten haben wir in Kapitel 20 bereits das Hormonsystem beschrieben, das quasi die große Übersicht behält und die Aktivität der einzelnen Abteilungen regelt (die Chefetage? – der Vergleich mag hinken), aber für die Feinkoordination innerhalb einer Abteilung sind schnelle Anfragen und individuelle Reaktionen aller Art erforderlich. Zum Glück gibt es im Betrieb leistungsfähige Computersysteme, und die haben viel Ähnlichkeit mit Ihrem Nervensystem. Das Nervensystem ist extrem gut vernetzt, von überall im Körper zugänglich und reagiert praktisch sofort auch auf kleinste Abweichungen vom Soll-Zustand.

Vorteil des Nervensystems ist allerdings, dass dieses (anders als ein Computer) keine Updates braucht, um zu funktionieren, und die Frage nach dem bevorzugten Betriebssystem gar nicht erst aufkommt!

Nur eine grobe Schätzung (die Zahlen variieren allerdings enorm, je nach Quelle): Vermutlich hat das Gehirn mit etwa 86 Milliarden Neuronen eine Speicherkapazität von 2,5 Petabyte. Ein Petabyte entspricht 1024 Terabyte oder einer Million Gigabyte. Eine erstaunliche Zahl!

Wie das Nervensystem organisiert ist

Das *Nervensystem* ist weitaus komplexer und leistungsfähiger als jeder Computer bislang. Das Gehirn fungiert als CPU (zentraler Prozessor) und leitet Nachrichten über das Rückenmark durch Nervenfasern weiter, die Verbindungen für eingehende und ausgehende Daten herstellen. Sie sprechen, hören, schmecken, sehen, denken, bewegen Ihre Muskeln, und Ihre Drüsen scheiden Hormone aus – all das dank des Nervensystems. Sie reagieren auf Schmerzen, Gefahren, Temperaturen und Berührungen und verfügen über Gedächtnis, Assoziationsvermögen, Unterscheidungsfähigkeit und Empathie. Diese Funktionen sind nur ein kleiner Teil dessen, was das Nervensystem ausmacht. Nähern wir uns diesem ebenso komplexen wie faszinierenden System mit einer ersten (und äußerst oberflächlichen) Analyse:

Das Nervensystem lässt sich funktionell in drei Bereiche gliedern:

- ✔ Das **zentrale Nervensystem (ZNS)** umfasst das Gehirn und das Rückenmark.
- ✔ Das **periphere Nervensystem (PNS)** besteht aus Hirnnerven, die vom Gehirn ausgehen, und Spinalnerven, die vom Rückenmark ausgehen.
- ✔ Das **autonome Nervensystem (ANS)** ist ein Teil des peripheren Nervensystems und steuert und koordiniert die Funktionen der lebenswichtigen Organe des Körpers, wie Herzschlag und Atemfrequenz – alles Körperfunktionen, über die Sie gar nicht nachdenken.

Die »Arbeitseinheit« des Nervensystems ist das *Neuron*. Ein Neuron ist mikroskopisch klein, ein Nerv kann hingegen makroskopisch groß und mit dem bloßen Auge sichtbar sein. Ein *Nerv* besteht aus einem Bündel von *Axonen*, die von Hüllstrukturen (Bindegewebe) umgeben sind. *Dendriten* finden sich überwiegend im Bereich der Nervenzellen selbst; sie sind die empfangenden, verzweigten Faserenden der Neuronen. Axone leiten Impulse vom Zellkörper weg. Dendriten und Axone verlaufen wie Stränge eines Seils nebeneinander. Das Nervensystem ist in Abbildung 21.1 dargestellt.

Das zentrale Nervensystem

Das *zentrale Nervensystem* (*ZNS*) besteht aus dem Gehirn und dem Rückenmark. Das *periphere Nervensystem* besteht aus zwölf Paaren von Hirnnerven und 31 Paaren von Spinalnerven. Die *Hirnnerven* (Singular: N. cranialis) leiten Impulse zwischen dem Gehirn, dem Kopf und dem Hals weiter. Die *Spinalnerven* (Singular: N. spinalis) leiten Nachrichten zwischen dem Rückenmark, dem Brustkorb, dem Bauchraum und den Extremitäten weiter. Die Funktionen der Hirn- und Spinalnerven umfassen motorische, sensorische und autonome Aufgaben; sie sorgen unter anderem für Geruchs- und Geschmacksempfindung, das Sehen, das Hören und die Muskelbewegungen.

Das Gehirn

Das *Gehirn* (*Encephalon*) liegt in der Schädelhöhle; es ist das zentrale Kontrollzentrum für die Regulierung und Koordination der Körperfunktionen. Das *Rückenmark*, das mit dem unteren Teil des Gehirns verbunden ist, verläuft durch das *Foramen magnum*, eine Öffnung im Schädel, durch die das Rückenmark bis zur Wirbelsäule hinunterführt.

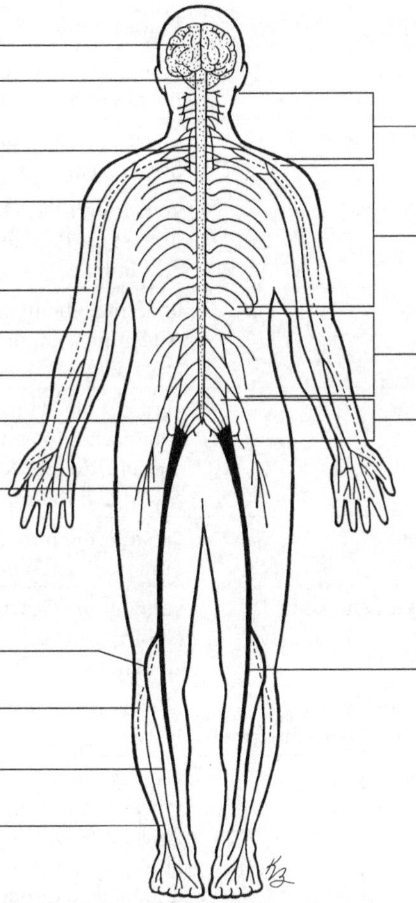

Abbildung 21.1: Das Nervensystem (Illustration von Kathryn Born)

Ein Gehirn wiegt zwischen 1,3 und 1,4 Kilogramm, wobei das Gehirn von Frauen meistens etwas kleiner ist. Die Größe des Schädels gibt nur einen ungefähren Hinweis auf die Größe des Gehirns, da Form und Dicke des Schädels variieren.

Den größten Teil des Gehirns macht das *Großhirn* (Cerebrum) aus. Die Nervenzellschicht, die das Großhirn bedeckt, wird als *Großhirnrinde* (Cortex cerebri) bezeichnet. Die Großhirnrinde ist in Falten, die *Gyri* (Singular: Gyrus) und Furchen oder Rinnen, die *Sulci* (Singular: Sulcus), angeordnet.

Die *Großhirnhemisphären* sind die beiden rechten und linken Hälften des Großhirns, die den größten Teil der Hirnhöhle einnehmen. Die linke Großhirnhemisphäre steuert die rechte Körperhälfte, die rechte Hemisphäre die linke.

Denken, Gedächtnis, Urteilsvermögen und Assoziationen finden alle im Großhirn statt. Efferente Hirnnerven leiten motorische Impulse vom Großhirn zu den Muskeln und Drüsen, um Bewegungen und Aktivitäten zu erzeugen. Es gibt zwölf *Hirnnerven* (Singular: N. cranialis), von denen jeder eine bestimmte Funktion erfüllt:

	Bezeichnung	Funktion
I	N. olfactorius (Riechnerv)	überträgt Impulse von der Nase zum Gehirn und ist für die Geruchsfunktion zuständig
II	N. opticus (Sehnerv)	überträgt Impulse vom Auge zum Gehirn und ist für das Sehen zuständig
III	N. oculomotorius	koordiniert die Motorik der meisten Augenmuskeln und ist für Pupillenverengung und Akkommodation zuständig
IV	N. trochlearis	überträgt ebenfalls Impulse vom Gehirn zu den Augenmuskeln und ist für die Augenbewegungen zuständig
V	N. trigeminus	versorgt die Haut und Schleimhäute des Kopfes mit Impulsen und ist für die Empfindungsfunktionen im Gesicht, auf der Kopfhaut, in den Zähnen und im Kinn zuständig, Kaumuskulatur
VI	N. abducens	versorgt die Impulse vom Gehirn zu den Augen und die Funktion der Augenbewegung
VII	N. facialis (Gesichtsnerv)	versorgt die Geschmacksknospen mit Impulsen zum Gehirn und ist für den Geschmackssinn und die Mimik zuständig
VIII	N. vestibulocochlearis (Hör- und Gleichgewichtsnerv)	überträgt Impulse vom Ohr zum Gehirn und ist für das Hören und das Gleichgewicht zuständig
IX	N. glossopharyngeus	versorgt den Rachen und die Geschmacksknospen mit Impulsen zum Gehirn sowie den Rachen und die Speicheldrüsen mit Impulsen vom Gehirn. Er ist für die Funktionen Rachenempfinden, Geschmack, Schlucken und Speichelproduktion zuständig.
X	N. vagus (Vagusnerv)	überträgt Impulse vom Rachen, der Brust- und Bauchhöhle zum Gehirn und zurück. Zu seinen Funktionen gehören die Empfindung im Rachen, das Schlucken und die Darmbewegung.
XI	N. accessorius	leitet Impulse vom Gehirn zu den Schulter- und Nackenmuskeln weiter. Er ist für die Bewegung und das Drehen des Kopfes zuständig.
XII	N. hypoglossus (Zungennerv)	leitet Impulse vom Gehirn zu den Zungenmuskeln weiter und ist für die Bewegung der Zunge zuständig

Tabelle 21.1: Die Hirnnerven

Die äußere Oberfläche des Großhirns, die Großhirnrinde, besteht aus *grauer Substanz* (Substantia grisea), darunter bildet die *weiße Substanz* (Substantia alba) den zentralen Teil des Gehirns. Die Großhirnrinde ist das Zentrum, das Sprache, Sehen, Riechen, Bewegung, Hören und Denkprozesse steuert und vier Lappen hat:

✔ Der **Frontallappen** ist das Zentrum für willkürliche Bewegungen, Urteilsvermögen, logisches Denken und Impulskontrolle.

- Der **Okzipitallappen** (an der Rückseite jeder Hemisphäre) steuert die visuelle Wahrnehmung, Assoziation und das visuelle Gedächtnis.
- Der **Parietallappen** sammelt, erkennt und organisiert Empfindungen wie Schmerz, Berührung, Bewegung und Position.
- Der **Temporallappen** korreliert das auditive und visuelle Gedächtnis sowie die Sprachentwicklung.

In der Mitte des Großhirns befinden sich Räume, die *Ventrikel* genannt werden. Diese Räume enthalten die wässrige Gehirn-Rückenmarks-Flüssigkeit, die durch das Gehirn und um das Rückenmark fließt und als *Liquor cerebrospinalis* (*CSF*) bezeichnet wird. Sie schützt das Gehirn und das Rückenmark vor Stößen und wirkt wie ein Polster. Die CSF kann zu diagnostischen Zwecken oder zur Entlastung des Gehirns entnommen werden.

Das *Kleinhirn* (*Cerebellum*) unterstützt die Koordination der willkürlichen Körperbewegungen und sorgt für das Gleichgewicht des Körpers. Der *Hirnstamm* (Truncus encephali) aus dem *Mittelhirn*, dem *Pons* (»Brücke«) und der Medulla oblongata verbindet das Gehirn mit dem Rückenmark. Der Pons verbindet das Großhirn mit dem Kleinhirn und dem Hirnstamm.

Die *Medulla oblongata*, auch verlängertes Mark genannt, liegt zwischen dem Pons und dem Rückenmark. Sie steuert die Atmung sowie Herz-Kreislauf-Funktionen. Der *Thalamus* oberhalb des Mittelhirns fungiert als Relaisstation für Körperempfindungen wie Schmerz, und der Hypothalamus steuert die Körpertemperatur, den Schlaf, den Appetit und die Hypophyse.

Die Medulla oblongata wird manchmal auch als »Reptiliengehirn« bezeichnet, weil dieser Teil des Gehirns bei Reptilien im Vergleich zum Rest relativ groß ausfällt.

Das Rückenmark

Das Rückenmark verläuft durch den *Wirbelkanal* von der *Medulla oblongata* bis zum zweiten Lendenwirbel. Das Rückenmark leitet Nervenimpulse zum und vom Gehirn weiter. Es enthält alle Nerven, die die Gliedmaßen und den Unterkörper versorgen, und ist ein Durchgang für Impulse zum und vom Gehirn.

Ein Querschnitt des Rückenmarks zeigt einen inneren Bereich aus grauer Substanz, der die Zellkörper und Dendriten der peripheren Nerven enthält, und einen äußeren Bereich aus weißer Substanz, der die Nervenfasern enthält, die von Myelinscheiden umgeben sind und Impulse zum und vom Gehirn leiten.

Die *Hirnhäute* sind drei Schichten aus Bindegewebsmembranen, die das Gehirn und das Rückenmark umgeben. Die äußere Membran, die *Dura mater*, ist eine dicke, zähe Membran, die Kanäle für den Blutfluss in das Hirngewebe enthält. Die zweite Schicht um das Gehirn und das Rückenmark, die *Arachnoidea* (»arachnoid« bedeutet »spinnenartig«), ist lose mit den anderen Hirnhäuten verbunden. Zwischen der Dura mater und der Arachnoidea liegt der kapilläre *Subduralraum*, der Blutgefäße enthält und als Raum eigentlich nicht erkennbar ist. Die dritte Schicht der Hirnhäute, die dem Gehirn und dem Rückenmark am nächsten liegt, wird als *Pia mater* bezeichnet und besteht aus empfindlichem Bindegewebe mit einer reichen Blutgefäßversorgung. Der Spaltraum zwischen Arachnoidea und Pia mater wird als *Subarachnoidalraum* bezeichnet und enthält die Gehirn-Rückenmarks-Flüssigkeit.

»Dura mater« (lateinisch) bedeutet »harte Mutter«; »pia mater« bedeutet »weiche Mutter«. Die Hirnhäute wurden erstmals im zehnten. Jahrhundert von einem persischen Arzt beschrieben und die Begriffe später in die lateinische Sprache übersetzt. Die Hirnhäute wurden »mater« genannt, weil die Perser glaubten, dass sie die Mutter aller anderen Körpermembranen seien.

Das periphere Nervensystem

Das *periphere Nervensystem* (*PNS*) besteht aus dem *somatischen* (willkürlichen) *Nervensystem*, dessen Funktionen Sie bewusst steuern können, und dem *autonomen Nervensystem*, das Sie nicht bewusst beeinflussen können. Die Nervenfasern dieses Systems liegen nicht in Gehirn oder Wirbelkanal; es verbindet das ZNS mit den anderen Teilen des Körpers. So leitet das PNS Impulse vom zentralen Nervensystem zu den Drüsen, dem Herzen, den Blutgefäßen und den unwillkürlichen Muskeln, wie sie beispielsweise in den Wänden des Darms, Magens oder der Harnblase zu finden sind.

Je nach der Übertragungsrichtung der Impulse werden periphere Nerven als afferent (hinführend) oder als efferent (wegführend) bezeichnet. *Afferente* Nerven leiten Impulse von Rezeptoren wie Haut, Augen, Ohren und Nase zum Gehirn und Rückenmark weiter. *Efferente* Nerven leiten Impulse vom zentralen Nervensystem zu den Organen weiter.

Das autonome Nervensystem wird weiter in drei funktionelle Bereiche unterteilt.

- ✔ **Sympathisches Nervensystem:** aktiviert den Körper in Stress- und Krisensituationen (»fight or flight«), erhöht Herzfrequenz, Blutdruck und Atemfrequenz, erweitert die Bronchien und hemmt die Verdauung
- ✔ **Parasympathisches Nervensystem:** sorgt für Ruhe, Erholung und Verdauung (»rest and digest«), senkt Herzfrequenz und Blutdruck, fördert Speichelfluss, Darmbewegung und Verdauungssekrete
- ✔ **Enterisches Nervensystem:** das »Nervensystem des Darms«, ein dichtes Netzwerk aus Millionen von Nervenzellen in der Darmwand. Es steuert weitgehend selbstständig die Peristaltik, die Sekretion von Verdauungssäften und Anteile der Durchblutung des Magen-Darm-Trakts. Obwohl es über Sympathikus und Parasympathikus beeinflusst wird, kann es viele Verdauungsprozesse ohne direkte Befehle aus dem Gehirn koordinieren. Wegen seiner Komplexität und Autonomie wird es häufig als »Bauchhirn« bezeichnet.

Das Nervensystem ist in das zentrale Nervensystem (ZNS) und das periphere Nervensystem (PNS) unterteilt. Das periphere Nervensystem gliedert sich wiederum auf in das somatische System und das autonome System, und das autonome System teilt sich weiter auf in das sympathische, parasympathische und enterische System.

Wortstämme, Präfixe und Suffixe für das Nervensystem

Jetzt kennen Sie die wichtigsten Akteure des Nervensystems. Es ist kaum zu glauben, dass das Gehirn und das Rückenmark so viel Verantwortung für die Funktionen Ihres gesamten Körpers tragen. Und wie bei einem Supercomputer kann eine kleine Störung in der Aktivität der Neuronen oder in der Weiterleitung der Signale entlang des Rückenmarks den Unterschied zwischen beispielsweise Gehen und einem Leben im Rollstuhl ausmachen.

Jetzt können Sie damit beginnen, Ihren Wortschatz aufzubauen. Tabelle 21.2 listet Präfixe und Suffixe auf, die mit dem Nervensystem in Verbindung stehen.

Präfix	Bedeutung
hemi-	halb
hydr/o-	Wasser
hypn/o-	Schlaf
pachy-	dick
para-	neben, abweichend
polio-	grau
quadri-	vier
sub-	unterhalb, unter
Suffix	**Bedeutung**
-algie	Schmerz
-itis	Entzündung
-lexie	Lesen
-malazie	Erweichung
-manie	krankhaft gesteigertes, zwanghaftes Verlangen
-mnesie	Gedächtnis
-noia	Denken, Vorstellung
-parese	unvollständige Lähmung
-phobie	Angst, Abneigung
-plegie	Lähmung
-schisis	Spaltung
-thenia	Kraftlosigkeit, Schwäche

Tabelle 21.2: Präfixe und Suffixe zum Nervensystem

Tabelle 21.3 listet Wortstämme und Kombinationsformen des Nervensystems auf.

Wortstamm	Bedeutung
algesi/o	Schmerz, Schmerzempfindung
ästhesi/o	Empfindung, Sensibilität
cephal/o, kephal/o, zephal/o	Kopf
cerebell/o	Kleinhirn
cerebr/o, zerebr/o	Gehirn, Großhirn
crani/o, krani/o	Schädel (Kranium)
dur/o	Dura mater
ech/o	Schall
encephal/o, enzephal/o	Gehirn
gangli/o	Ganglion
gli/o	Stützgewebe des ZNS (Glia)
hypothalam/o	Hypothalamus
kinesi/o	Bewegung
medull/o	Medulla, Mark
mening/o	Hirn- und Rückenmarkshäute (Meningen)
pont/o	Pons (Brücke)
psych/o	Psyche, Geist
radicul/o, radikul/o	Nervenwurzel
schiz/o	Spaltung, Teilung
somn/i	Schlaf
thalam/o	Thalamus
vag/o	Vagusnerv
ventricul/o, ventrikul/o	Ventrikel

Tabelle 21.3: Wortstämme und Kombinationsformen

Weitere nervenaufreibende Begriffe aus dem Neuro-Bereich

Hier ist sie also: die bunte Mischung, der Mischmasch, der große Schmelztiegel der Begriffe aus dem Bereich des Nervensystems. Dies sind einige der häufigsten Ausdrücke, die Sie in Arztpraxen und Krankenhäusern hören werden:

- ✔ **Anästhesie:** ohne oder Verlust von Empfindung oder Empfindungsfähigkeit
- ✔ **Anästhesist:** Arzt, der ein Anästhetikum (ein Medikament, das das Empfinden herabsetzt) verabreicht

- **Ataxie:** Störung der Muskelkoordination
- **Demenz:** geistiger Verfall
- **Desorientierung:** Verwirrtheit hinsichtlich Zeit, Ort oder Identität
- **Koma:** Zustand tiefer Bewusstlosigkeit
- **Konvulsion:** plötzliche unwillkürliche Kontraktionen einer Muskelgruppe (Krämpfe)
- **Monoplegie:** Lähmung einer Gliedmaße
- **Neurologe:** Facharzt für Neurologie; führt aber keine Operationen durch
- **Neurologie:** Teilgebiet der Medizin, das sich mit der Erforschung des Nervensystems, seiner Funktionen und Erkrankungen befasst
- **Neurochirurg:** Facharzt für Neurochirurgie, der operative Eingriffe am Gehirn, Rückenmark und peripheren Nerven durchführt
- **Paraplegie:** Querschnittslähmung, Lähmung der unteren Körperhälfte
- **Postiktal:** nach einem Anfall oder einer Attacke auftretend
- **Psychiater:** Facharzt für psychische Störungen
- **Psychiatrie:** Teilgebiet der Medizin, das sich mit der Behandlung von psychischen Störungen (oft ohne erkennbare pathologische Ursache) befasst
- **Psychogen:** durch psychologische Faktoren hervorgerufen oder verursacht
- **Psychologe:** Fachmann für Psychologie
- **Psychologie:** Lehre von der Psyche, den psychischen Vorgängen und dem Verhalten
- **Psychosomatisch:** den Geist und den Körper betreffend
- **Tetraplegie:** Lähmung aller vier Gliedmaßen

Häufige Erkrankungen des Nervensystems

Da das Nervensystem an so vielen Funktionen Ihres Körpers beteiligt ist, können Erkrankungen, die es beeinträchtigen, langfristige Auswirkungen auf alle Körpersysteme haben. Sehen Sie sich nun einige pathologische Erkrankungen des zentralen Nervensystems an:

- **Aphasie** ist der Verlust oder die Beeinträchtigung der Sprachfähigkeit.
- **Bell-Lähmung** (idiopathische Fazialisparese): Gesichtslähmung aufgrund einer Störung des Gesichtsnervs; die Ursache ist unbekannt, aber eine vollständige Heilung ist möglich.

- **Dysphasie** ist eine Sprachstörung, bei der das Sprechen erschwert ist.
- **Epilepsie** bezeichnet eine plötzliche Störung der Funktion des Nervensystems aufgrund abnormaler elektrischer Aktivität des Gehirns. Sie kann sich durch einen Grand-Mal-Anfall mit Bewusstseinsverlust, Krämpfen der Gliedmaßen und Inkontinenz äußern. Sie kann auch in milder Form als Absencen auftreten, bei denen die betroffene Person für einen Moment »abwesend« wirkt.
- Eine **Gehirnerschütterung** (Commotio cerebri) ist eine vorübergehende Funktionsstörung nach einer Verletzung, die in der Regel innerhalb von 24 Stunden abklingt. Eine *Gehirnprellung* (Contusio cerebri) ist schwerwiegender.
- **Koma** ist ein Zustand der Bewusstlosigkeit, in dem eine Person nicht geweckt werden kann. Ein irreversibles Koma ist ein Koma, bei dem keine Reaktion auf Reize, keine spontanen Bewegungen und ein flaches oder inaktives Elektroenzephalogramm (eine Aufzeichnung der Gehirnaktivität) vorliegen. Dies wird als Hirntod bezeichnet.
- Ein **zerebrovaskulärer Unfall (CVA)** ist auch als Schlaganfall bekannt. Es kann sich um einen Riss (hämorrhagischer Schlaganfall) oder eine Verstopfung einer Arterie (ischämischer Schlaganfall) handeln, die Kopfschmerzen, Übelkeit, Erbrechen, möglicherweise Koma, Lähmungen und Aphasie verursachen.

Das griechische Wort »epilepsia« bedeutet »Anfall« und leitet sich von *epi* (= auf) und *lambancia* (= ergreifen) ab, was zusammengenommen »ergriffen« ergibt

- Ein **Grand-mal-Anfall** (auch tonisch-klonischer Anfall genannt) ist durch starke Krämpfe und Bewusstlosigkeit gekennzeichnet. Petit-mal-Anfälle bestehen aus kurzzeitigen Bewusstseinsstörungen.
- **Hemiparese** ist eine leichte Lähmung einer Körperhälfte (entweder rechts oder links).
- **Hemiplegie:** vollständige Lähmung der rechten oder linken Körperhälfte, die häufig nach einem Schlaganfall oder Schädel-Hirn-Trauma auftritt
- **Hydrozephalus** bezeichnet eine abnormale Ansammlung von Flüssigkeit in den Hirnkammern.
- **Meningozele** ist das Hervortreten der Hirnhäute durch einen Defekt im Schädel oder in der Wirbelsäule (leichte Form der Spina bifida).
- **Myasthenia gravis** ist eine Muskelschwäche, die durch fortschreitende Lähmungen gekennzeichnet ist und alle Muskeln des Körpers betreffen kann, vor allem jedoch die Muskeln im Gesicht, in der Zunge, im Hals und im Nacken.
- **Neuralgie:** Schmerzen in einem Nerv
- **Neuritis:** Entzündung eines Nervs
- **Neurom:** Tumor, der aus Nervenzellen besteht

- Eine **Neurose** ist eine emotionale Störung, die mit einer ineffektiven Bewältigung von Ängsten einhergeht.
- **Parese** bedeutet eine unvollständige Lähmung. Eines der häufigsten Beispiele ist die Zerebralparese, eine partielle Lähmung und mangelnde Muskelkoordination aufgrund einer Schädigung des Großhirns vor, während oder kurz nach der Geburt.
- **Paraplegie** kommt aus dem Griechischen (»para« = neben und »plegia« = Lähmung). Es handelt sich um eine Lähmung der unteren Körperhälfte, die in der Regel durch eine Rückenmarksverletzung oder -erkrankung verursacht wird.
- **Polyneuritis** ist die Entzündung vieler Nerven.
- **Primär progressive Aphasie (PPA)** ist eine neurologische Erkrankung, bei der die Sprachfähigkeit langsam und fortschreitend beeinträchtigt wird.
- **Psychose** bezeichnet eine schwere psychische Störung, die durch extreme Verwirrtheit gekennzeichnet ist und oft mit Wahnvorstellungen und Halluzinationen einhergeht.
- **Ischias** ist eine Reizung oder Kompression des Ischiasnervs im Oberschenkel, die Schmerzen im Bein verursacht.
- **Gürtelrose** (Herpes zoster) ist eine Viruserkrankung, die die peripheren Nerven befällt. Bläschen und Schmerzen breiten sich bandförmig entlang der betroffenen peripheren Nerven aus.
- Ein **subdurales Hämatom** ist eine Blutansammlung unter der Dura mater, die durch die Ansammlung von Blut im Gewebe oder in einer Höhle entsteht.
- **Synkope** bedeutet Ohnmacht oder plötzlicher Bewusstseinsverlust.
- **Transiente globale Amnesie** ist eine Episode des Verlusts des Kurzzeitgedächtnisses, die einige Stunden andauert und in der Regel nicht wiederkehrt; die Ursache ist unbekannt, kann jedoch eine Ischämie oder ein epileptischer Anfall sein.
- **Trigeminusneuralgie** ist eine Kompression des Trigeminusnervs (fünfter Hirnnerv), die stechende oder anfallsartige Schmerzen im Gesicht verursacht.

Die Ursache finden: Nervenkrankheiten und Pathologie

Die Erkrankungen und schwerwiegenden pathologischen Zustände des Nervensystems haben wiederum erhebliche Auswirkungen auf die Funktionsweise des restlichen Körpers. Von der Bewegung Ihrer Muskeln bis zur Koordination unwillkürlicher Reflexe kann Ihr Nervensystem einer Vielzahl schwerwiegender pathologischer Probleme ausgesetzt sein. Hier sind nur einige davon:

- **Alzheimer-Krankheit:** Hirnerkrankung, die durch eine Verschlechterung der geistigen Fähigkeiten gekennzeichnet ist und durch eine Atrophie (Schwund) der Gehirnzellen verursacht wird; entwickelt sich allmählich; erste Anzeichen sind Gedächtnisverlust für kürzlich Geschehenes und eine Beeinträchtigung des Urteilsvermögens und des Verständnisvermögens. Die Alzheimer-Krankheit ist die häufigste Ursache für Demenz.
- **Amyotrophe Lateralsklerose (ALS):** auch Lou-Gehrig-Syndrom genannt, eine fortschreitende Muskelschwunderkrankung, die durch eine Degeneration des Nervengewebes im Rückenmark verursacht wird
- **Demenz:** ein Begriff, der Probleme mit dem Gedächtnis und/oder dem Denken beschreibt, deren Symptome sich mit der Zeit verschlimmern; auch als kognitiver Verfall bezeichnet. Demenz wird durch Erkrankungen des Gehirns verursacht und umfasst verschiedene Formen wie *vaskuläre Demenz*, *Lewy-Körper-Demenz*, *frontotemporale Demenz* und *gemischte Demenz*.
- **Guillain-Barré-Syndrom (GBS):** akute idiopathische Polyneuritis, eine schnell einsetzende, fortschreitende Lähmung der motorischen Nervenzellen unbekannter Ursache
- **Huntington-Krankheit:** eine Erbkrankheit, die zu einer fortschreitenden Degeneration der Nervenzellen im Gehirn führt, was einen körperlichen, geistigen und verhaltensbezogenen Verfall zur Folge hat
- **Meningitis:** Entzündung der Hirnhäute durch Bakterien (bakterielle Meningitis) oder Viren (virale Meningitis), eine Infektion der Subarachnoidalräume
- **Multiple Sklerose (MS):** Zerstörung der Myelinscheide um die Nervenfasern; es bildet sich Narbengewebe, das die Weiterleitung von Nervenimpulsen verhindert und zu Muskelschwäche und Lähmungen führt.
- **Parkinson-Krankheit:** Degeneration der Nerven im Gehirn, die im späteren Leben auftritt und zu Zittern, Muskelschwäche und Bewegungslangsamkeit führt; eine fortschreitende Erkrankung, die zu Muskelsteifheit, schleppendem Gang und einer nach vorne geneigten Körperhaltung führt

James Parkinson, ein englischer Arzt, beschrieb die Parkinson-Krankheit 1817. Sie wird auch Parkinsonismus, Paralysis agitans und Schüttellähmung genannt.

- **Reye-Syndrom:** Erkrankung des Gehirns und anderer Organe, wie zum Beispiel der Leber; betrifft Kinder im Jugendalter; Ursache unbekannt, tritt jedoch typischerweise nach einer Virusinfektion auf; oft in Verbindung mit der Einnahme von Aspirin
- **Spina bifida:** angeborene Fehlbildung der Wirbelsäule aufgrund eines unvollständigen Verschlusses des Neuralrohrs. Spina bifida occulta: Mit Haut bedeckte Wirbelsäulenfehlbildung, die nur bei einer Röntgenuntersuchung sichtbar ist
- **Transitorische ischämische Attacke (TIA):** plötzliche, kurzzeitige Durchblutungsstörung des Gehirns; manchmal auch als »Mini-Schlaganfall« bezeichnet, ohne bleibende Defizite

Tumore: Die ungebetenen Gäste

Tumore sind ein Problem, das auch das Nervensystem nicht verschont – Tumorzellen heften sich an, wachsen und richten überall dort, wo sie hinkommen, großen Schaden an.

Ein *Gliom* tritt im Hirngewebe auf, Gliome sind oft hochmaligne Tumoren, die fast nie metastasieren oder sich ausbreiten, so zum Beispiel ein *Astrozytom*, ein Tumor, der aus Astrozyten, sternförmigen Gehirnzellen, besteht. Gliome werden in der Regel operativ entfernt. *Meningeome* entstehen aus den Hirnhäuten, sind meist gutartig und von einer Kapsel umgeben, können jedoch zu Kompressionen oder Verformungen des Gehirns führen.

Eine weitere Tumorart ist das *Neuroblastom*. Hierbei handelt es sich um einen bösartigen Tumor, der aus Nervenzellen entsteht, erblich bedingt sein kann und meist in den Nebennieren auftritt (vor allem bei Säuglingen und Kleinkindern). Neuroblastome werden mit einer Kombination aus Operation und Chemotherapie behandelt.

Untersuchungen: Neuroradiologie und diagnostische Tests

Nachdem Sie nun etwas über einige Erkrankungen des Nervensystems gelesen haben, erfahren Sie hier etwas über deren Diagnose. Da viele der folgenden Untersuchungen empfindliche Bereiche wie das Rückenmark und das Gehirn betreffen, versuchen Ärzte, invasive Maßnahmen auf ein Minimum zu beschränken. Zu den Untersuchungen zählen:

- ✔ Bei der **Analyse der Gehirn-Rückenmarks-Flüssigkeit (Liquoruntersuchung)** werden die Zellzahl, Bakterienausstriche und Kulturen der CSF untersucht, wenn eine Erkrankung der Hirnhäute oder des Gehirns vermutet wird.
- ✔ **Zerebrale Angiografie:** Ein Kontrastmittel (zum Beispiel ein Farbstoff) wird in eine Arterie injiziert und es werden Bilder vom Blutgefäßsystem des Gehirns aufgenommen. Diese Untersuchung wird auch Arteriografie genannt.
- ✔ Eine **Computertomografie (CT)** des Gehirns wird durchgeführt, um Tumore, Fremdkörper oder verstopfte Gefäße zu lokalisieren.
- ✔ Die **Elektrozephalografie (EEG)** ist eine Aufzeichnung der elektrischen Aktivität des Gehirns, die zur Diagnose von Epilepsie, Tumoren und Hirnschäden sowie zur Feststellung des Hirntods durchgeführt wird.
- ✔ Die **Elektromyografie (EMG)** ist eine Aufzeichnung der elektrischen Aktivität eines Muskels, die zur Diagnose von Nerven- und Muskelfunktionsstörungen sowie Erkrankungen des Rückenmarks durchgeführt wird.

- **Elektronystagmografie (ENG)** ist eine Gruppe von Tests zur Diagnose von Schwindel, Gleichgewichtsstörungen und zur Beurteilung der Gehirnfunktion.
- Das **evozierte Potenzial** ähnelt dem EEG, zeichnet jedoch die elektrischen Reaktionen des Gehirns auf visuelle, akustische und sensorische Reize auf.
- Die **intrathekale kontrastmittelverstärkte CT-Untersuchung (Zisternografie)** ist ein Verfahren, bei dem Kontrastmittel in den Subarachnoidalraum injiziert wird, um Anomalien der Wirbelsäule und der Spinalnervenwurzeln festzustellen.
- Bei einer **Lumbal-** oder **Spinalpunktion** wird zwischen zwei Lendenwirbeln Rückenmarksflüssigkeit zur Untersuchung entnommen. Über die Lumbalpunktion können Kontrastmittel für Röntgenuntersuchungen wie Myelogramme oder intrathekale Medikamente verabreicht werden.
- Die **Magnetresonanztomografie (MRT)** ist ein nichtinvasives Verfahren, bei dem mithilfe von Magnetwellen Querschnitts- und Vertikalbilder von Weichteilen des Gehirns erzeugt werden. Im Gegensatz zur CT-Untersuchung wird bei der MRT keine ionisierende Strahlung verwendet. Sie wird zur Darstellung von Tumoren und Ödemen sowie zur Bestätigung einer Multiplen Sklerose eingesetzt.
- Bei einem **Myelogramm** wird ein Kontrastmittel in den Liquor injiziert und das Rückenmark röntgenologisch untersucht.
- Die **Neurosonografie** verwendet ultrahochfrequente Schallwellen zur Untersuchung des Nervensystems, einschließlich des Gehirns und des Rückenmarks.
- **Polysomnografie** ist eine Technik zur Messung der Gehirn- und Körperaktivität während des Schlafs.
- Die **Positronen-Emissions-Tomografie (PET)** ist ein Verfahren, mit dem ein Schnitt des Gehirns sichtbar gemacht werden kann und das Informationen über die Gehirnfunktion, wie beispielsweise die Durchblutung, liefert.
- Die **Single-Photon-Emissionscomputertomografie (SPECT)** ist ein sehr empfindliches nuklearmedizinisches Verfahren zur Darstellung von Blutflussmustern im Gehirn zur Diagnose von Schlaganfällen oder Hirntumoren.

Der Chirurg ist gefragt: Neurochirurgische Eingriffe und Verfahren

Die meisten Operationen dieses Systems umfassen die Entfernung von Tumoren im Gehirn oder am Rückenmark, unabhängig davon, ob sie bösartig oder gutartig sind. Diese Operationen sind, wie Sie sich unschwer vorstellen können, aufgrund der Komplexität der Nerven und des betroffenen Gewebes aufwendig und mit gewissen Risiken behaftet:

- **Dekompressive Kraniektomie (DHC):** Ein Teil des Schädels wird entfernt, um eine Schwellung des Gehirns nach einer traumatischen Hirnverletzung oder einem Schlaganfall zu lindern.

- **Endoskopische Chiari-Dekompression:** Verfahren zur Behandlung der Chiari-Malformation, einer Erkrankung, die zu einem Druckanstieg im Gehirn führt
- **Hypophysektomie:** Entfernung der Hypophyse zur Behandlung von Tumoren, insbesondere von *Kraniopharyngeomen* (seltene Hirntumore der Hirnanhangdrüse)
- **Kraniotomie:** chirurgische Öffnung des Schädels, um Zugang zum Hirngewebe für eine Operation zu erhalten
- **Laminektomie:** Entfernung des hinteren Bogens eines Wirbelkörpers zur Druckentlastung
- **Nervenablation:** minimalinvasiver Eingriff, bei dem mithilfe von Radiofrequenzstrom die Schmerzsignale reduziert werden, die vom Nervensystem an das Gehirn gesendet werden
- **Neurektomie:** chirurgische Entfernung eines Nervs
- **Neuroplastik:** chirurgische Wiederherstellung eines Nervs
- **Ventrikulo-peritonealer Shunt (VP-Shunt):** chirurgischer Eingriff, der in erster Linie zur Behandlung von Hydrozephalus eingesetzt wird, wenn sich Liquor cerebrospinalis in den Hirnventrikeln ansammelt. Der Shunt wird eingesetzt, um den durch die überschüssige Flüssigkeit verursachten Druck auf das Gehirn zu verringern.

Terminologie RX: Neuropharmakologie

Jetzt ist es an der Zeit, sich selbst mit Medikamenten zu verwöhnen. Hier sind einige gängige Arten von Medikamenten zur Behandlung von Störungen und Erkrankungen des Nervensystems:

- **Antidementiva** und **kognitive Enhancer:** zur Behandlung der Alzheimer-Krankheit
- **Antikonvulsiva, Hypnotika** und **Sedativa:** zur Prophylaxe oder zur Behandlung von Epilepsien
- **Benzodiazepine:** zur Akuttherapie von Anfällen, zur Anxiolyse (Minderung von Angstzuständen) oder zur Sedierung
- **Hypnotika:** zur Behandlung von Schlafstörungen; Beispiele hierfür sind *Barbiturate* und *Nichtbarbiturate*. Der griechische Wortstamm von Hypnotika (*hypnos*) bedeutet »schlafen«.
- **ZNS-Stimulanzien:** zur Behandlung von Aufmerksamkeitsdefizitstörungen (ADHS)

Teil V
Das Urogenitalsystem: Ausscheidung und Fortpflanzung

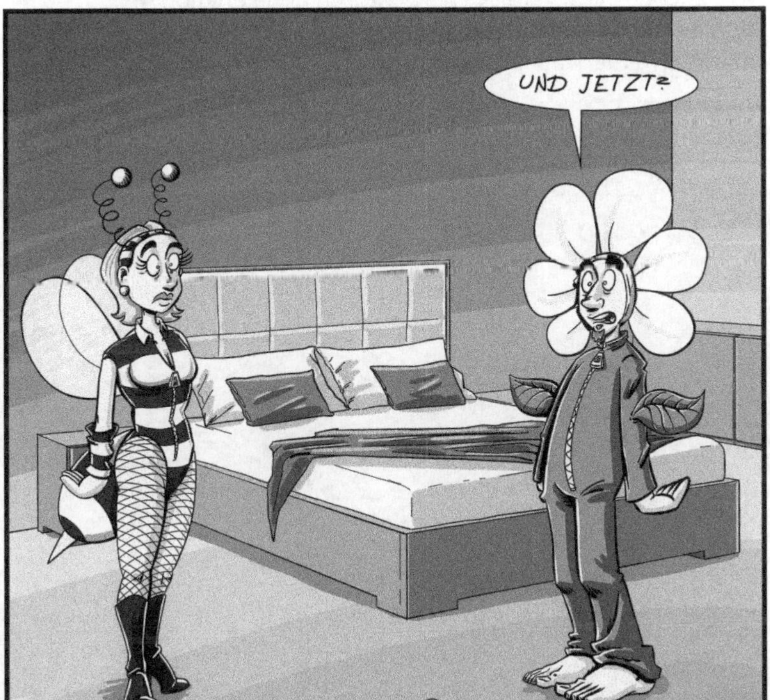

IN DIESEM TEIL …

- Sehen Sie, warum diese beiden auf den ersten Blick vielleicht nicht unbedingt zusammengehörenden Systeme in der Physiologie gemeinsam betrachtet werden
- Erklären wir, wie Harn gebildet und entsorgt wird (ohne natürlich auf die ganzen Fachbegriffe zu verzichten, die damit verbunden sind)
- Machen Sie sich mit den Strukturen und Funktionen des männlichen und des weiblichen Fortpflanzungssystems vertraut

IN DIESEM KAPITEL

So funktioniert Ihr Harnsystem

Wortstämme, Präfixe und Suffixe

Häufige Beschwerden, Erkrankungen und Diagnosen verstehen

Kapitel 22
Wenn man mal »muss«: Das Harnsystem

Wahrscheinlich denken Sie nicht jedes Mal, wenn Sie auf die Toilette gehen, darüber nach, was Ihre *Harnwege* da nun genau erledigen. Sofern jedoch Ihre Ausscheidungen schmerzen oder nicht mehr so funktionieren, wie sie sollten, haben Sie ein Problem – und genau darum geht es in diesem Kapitel.

Willkommen in der wunderbaren Welt des Harnsystems: Von den Nieren bis zur Blase ist Ihr Körper voller Organe, deren Aufgabe darin besteht, Ihren Körper durch die Bildung von Harn (Urin) von Giftstoffen aller Art im Blut zu reinigen. Ein lebensnotwendiger Vorgang, aber trotzdem reden wir nicht gern über unsere Ausscheidungen. Die deutsche Sprache ist voll von Euphemismen, um den simplen Vorgang zu verschleiern, dass Sie mal dringend *urinieren* müssen. Das sagt vermutlich niemand, obwohl es korrekt wäre – da heißt es »sich erleichtern«, »für kleine Mädchen gehen«, »eine Stange Wasser lassen«, pieseln, strullen, pullern – und dabei ist der Vorgang doch so selbstverständlich.

Hier werden wir die Dinge jedenfalls beim Namen nennen! Ein ganzer Zweig der Medizin widmet sich der Aufgabe, Ihnen dabei zu helfen, regelmäßig Ihren Beitrag in die Toilettenschüssel zu leisten. Werfen wir also einen Blick darauf, womit diese Ärzte so viel Zeit verbringen.

Wie das Harnsystem aufgebaut ist

Das *Harnsystem* besteht aus den beiden Nieren, den beiden Harnleitern, der Blase und der Harnröhre. Die Hauptfunktion dieses Systems besteht darin, Harnstoff, das Abfallprodukt des Stoffwechsels, aus dem Blutkreislauf zu entfernen und den Harnstoff dann, gelöst als *Urin*, aus dem Körper auszuscheiden.

Das Harnsystem ist ein Teil des *Urogenitalsystems*, zu dem auch das Fortpflanzungssystem gehört. Warum werden diese beiden Systeme oft zusammen behandelt (denken Sie nur an den Urologen)? Das hat einen guten Grund: In der Embryonalentwicklung entstehen Harn- und Geschlechtsorgane aus denselben Vorläuferstrukturen. Beim Mann teilen sich Harnröhre und Samenwege tatsächlich eine gemeinsame »Ausgangsleitung«, die Harnröhre oder Urethra. Bei Frauen sind Harn- und Genitaltrakt zwar im Erwachsenenalter getrennt, aber sie stammen ebenfalls aus diesen gemeinsamen Anlagen. Darum zählt man sie entwicklungsgeschichtlich zusammen.

Wird also das große Steak vom Grillabend morgen in Form von Urin ausgeschieden? Ja und nein … Ein Steak besteht aus vor allem aus Fett und Eiweiß (das wiederum aus Aminosäuren besteht) und noch ein paar anderen Substanzen, deren Reste dann eher im Kot landen. Der Körper braucht die Aminosäuren, um zum Beispiel Muskeln, Enzyme oder Hormone aufzubauen, aber überschüssige Aminosäuren kann er nicht speichern. Der Stickstoff wird abgespalten, während das Kohlenstoffgerüst in andere Stoffwechselwege fließt. Das geschieht in der Leber, und zwar im *Harnstoffzyklus*. Stickstoffhaltige Substanzen sind schwieriger aus dem Körper zu entfernen als andere Abfallprodukte, und diese werden als wasserlöslicher *Urin* aus dem Blutkreislauf entsorgt.

Harnstoff wird in der Leber aus *Ammoniak* (NH_3) gebildet (das ist der stickstoffhaltige Rest aus dem Aminosäureabbau, der oft nicht verwertet werden kann). Der Blutkreislauf transportiert *Harnstoff* zu den Nieren, wo Harnstoff zusammen mit Wasser, Salzen und anderen Stoffwechselresten wie *Harnsäure* (Abfallprodukt des Nukleinsäurestoffwechsels) aus dem Blutkreislauf gefiltert werden kann. Die Nieren entfernen diese Abfallprodukte in Form von Urin, der über die Harnleiter in die Blase gelangt und dann über die Harnröhre aus

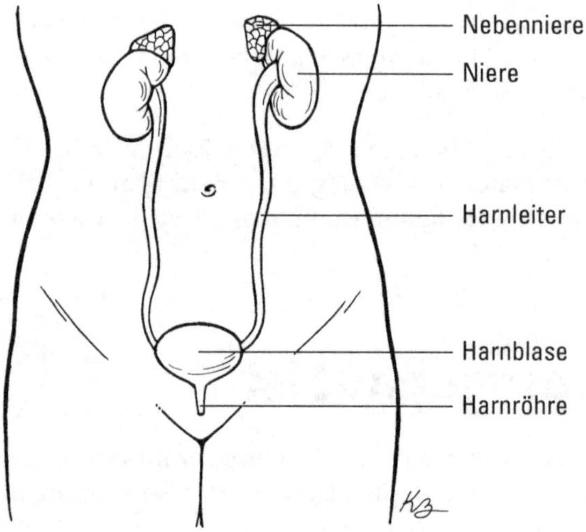

Abbildung 22.1: Das Harnsystem (Illustration von Kathryn Born)

der Blase ausgeschieden wird. Wie durch Zauberei (oder so scheint es zumindest) hat sich Ihr Steak zum Abendessen (unter anderem) in Urin verwandelt! Abbildung 22.1 zeigt das Harnsystem.

Was Ihnen der Urin alles verrät

Hier sind die wichtigsten Fakten zu Ihrem Urin: Normaler Urin ist durchscheinend, hellbernsteinfarben und hat den Ihnen bekannten charakteristischen Geruch. Er besteht zu 95 Prozent aus Wasser mit gelösten Stoffen, stickstoffhaltigen Abfallprodukten, Pigmenten, Giftstoffen, Hormonen und manchmal auch abnormalen Substanzen wie Blut, Glukose (Zucker) und Albumin. (Wenn Sie mit bloßem Auge *Blut* in Ihrem Urin sehen, sollten Sie definitiv Ihren Arzt aufsuchen.) Leukozyten im Urin deuten auf eine Infektion oder Entzündung der Harnwege hin, *Proteine* oft auf eine Nierenerkrankung, *Bilirubin* oder *Urobilinogen* auf Lebererkrankungen, und zu viel *Glukose* im Urin ist ein Zeichen für Diabetes.

Die durchschnittliche Urinausscheidung innerhalb von 24 Stunden beträgt etwa 1000 bis 2000 Milliliter. Normalerweise sollte Ihr Urin hellgelb sein; dunkelgelber Urin bedeutet, dass Ihr Urin übermäßig konzentriert ist, was auf einen gewissen Grad an Dehydrierung hindeuten kann.

Die Nieren

Ihre beiden *Nieren* sind dunkelrotbraune, bohnenförmige Organe, die sich hinter der Bauchhöhle auf jeder Seite der Wirbelsäule in der Lendenregion befinden. Diese kleinen Organe regulieren Ihren Wasser- und Elektrolythaushalt und das Säure-Basen-Gleichgewicht im Körper. Die Nieren sind in ein Polster aus Fettgewebe eingebettet und zur Stützung von Bin degewebe umgeben. Jede Niere ist etwa faustgroß und wiegt zwischen 135 und 150 Gramm. Die linke Niere ist etwas größer und liegt etwas höher als die rechte.

Jede Niere besteht aus einer äußeren Rinde und einem inneren Markbereich. Die *Nierenrinde* (Cortex renalis) enthält Millionen von *Nephronen*, das *Nierenmark* (Medulla renalis) enthält die *Sammelrohre*, die für den Abfluss des Harns aus den Nephronen verantwortlich sind. Das Nephron ist die funktionelle und strukturelle Einheit der Niere, sozusagen die »Arbeitseinheit«. Jedes Nephron ist eine mikroskopisch kleine Struktur, die Urin produziert und aus einem *Nierenkörperchen* und einem *Nierentubulus* besteht.

Der *Nierenhilus* (Hilum renale) ist ein Abschnitt an der medialen Seite jeder Niere, der den Durchgang der Blutgefäße, Nerven und Harnleiter ermöglicht.

Glomeruli (Singular: Glomerulus) sind ein Kapillarnetzwerk am Eingang jedes Nephrons. Sie helfen bei der Filtrierung des Blutes und leiten so den Prozess der Urinbildung ein. Wasser und gelöste Stoffe werden aus dem Blut in den Glomeruli durch die Kapillaren und die Wände, aus denen die Glomeruli bestehen, in die *Tubuli* transportiert. Die Nierentubuli (kleine Röhrchen, Singular: Nierentubulus) haben die Fähigkeit, Stoffe, die Ihr Körper benötigt, herauszufiltern und sie wieder ins Blut zurückzuführen.

Die Harnleiter

Ihr rechter und linker *Harnleiter* (*Ureter*, Plural: Ureteren) sind muskulöse, etwa 25 bis 30 Zentimeter lange, mit Schleimhaut ausgekleidete Röhren, die vom Nierenbecken bis zur Blase reichen. Der linke Harnleiter ist etwas länger, da die linke Niere höher liegt. Der Urin gelangt alle zehn bis 30 Sekunden in Schüben über jeden Harnleiter in die Harnblase, wo er bis zur *Miktion* (Entleerung) gespeichert wird.

Am Eingang der *Harnblase* befindet sich die *Harnleitermündung* (Ureterostium), die sich öffnet, damit der Urin aus jedem Harnleiter in die Blase gelangen kann. Die Öffnung arbeitet mit der peristaltischen Bewegung zusammen, die den Urin durch den Harnleiter befördert. Diese Bewegung verhindert auch, dass Urin zurück in den Harnleiter fließt, wenn sich die Blase zusammenzieht.

Die Harnblase

Die *Harnblase* (Vesica urinaria) ist ein hohler, sehr elastischer Muskelsack in der Beckenhöhle. Sie dient als vorübergehender Speicher oder »Auffangbehälter« für den Harn. Sie hat zwei Öffnungen, um den aus den beiden Harnleitern kommenden Urin aufzunehmen. Eine weitere Öffnung, die *Harnröhre*, dient als Ausgangsweg für den Harn aus dem Körper. Das *Trigonum vesicae* ist ein dreieckiger Bereich an der Basis der Blase, wo die Harnleiter in die Blase münden.

Eine durchschnittliche Blase fasst 350 bis 700 Milliliter Urin – wie viel genau, hängt von individuellen Faktoren ab (vom Alter, aber auch vom Training – fragen Sie mal Segelflieger). Der Harndrang zum Wasserlassen setzt typischerweise ein, wenn die Blase etwa 150 bis 250 Milliliter Urin enthält.

Die Kontraktion der Blase und die Relaxation des inneren *Schließmuskels* ist eine unwillkürliche Aktion, während die Aktion des äußeren Schließmuskels von Ihnen kontrolliert wird. Der Vorgang des Verhinderns oder Beendens der Entleerung (*Miktion*) ist erlernt und normalerweise willkürlich steuerbar.

Die Harnröhre

Die *Harnröhre* (*Urethra*) ist ein schlauchartiges Hohlorgan, das den Urin aus der Blase durch die Harnröhrenöffnung nach außen leitet. Die *weibliche* Harnröhre ist mit etwa drei bis fünf Zentimetern deutlich kürzer und dient ausschließlich der Urinausscheidung; sie endet zwischen Klitoris und Scheidenöffnung. Die etwa 20 Zentimeter lange männliche Harnröhre verläuft vom Blasenhals durch die Prostata und durch den Penis; sie transportiert sowohl Urin als auch Sekrete der Fortpflanzungsorgane (siehe Kapitel 23). Die Harnröhre kann übrigens Sperma und Urin nicht vermischen, sodass es schwierig ist, mit einer Erektion zu urinieren (was unerwünschte Peinlichkeiten in zärtlichen Momenten definitiv verhindert).

Katheter stammt vom griechischen Wort »katheter« ab, was »hinablassen, herablassend» bedeutet. Ein Katheter leitet Urin aus der Blase ab.

Filtration, Reabsorption, Sekretion – Verwirrend komplex und so wichtig

Wenn das Blut durch die Nierenkörperchen (Glomeruli) jeder Niere fließt, beginnt der Prozess der Harnbildung. Dieser Prozess umfasst drei Schritte: Filtration, Reabsorption und Sekretion. Die Wände der *Glomeruli* sind sehr dünn, damit Wasser, Salz, Zucker und stickstoffhaltige Abfallstoffe wie Harnstoff, Kreatinin und Harnsäure aus dem Blut herausgefiltert werden können. Jedes Glomerulum ist von einer becherförmigen Struktur umgeben, die die aus dem Blut herausgefilterten Substanzen sammelt. Diese becherförmige Struktur wird *Bowman-Kapsel* genannt.

Durch Filtration des Blutes in den Glomeruli entsteht *Primärharn,* eine Vorstufe des Urins. Neben Abfallprodukten des Stoffwechsels wie Harnstoff enthält der Primärharn auch viele wertvolle Substanzen wie Glukose, Aminosäuren und Elektrolyte. Würde der Prozess der Urinbildung hier enden, könnte der Körper eine große Menge an Wasser und anderen Ressourcen verlieren – das passt aber so gar nicht mit dem Prinzip des Körpers zusammen, alles zu verwerten, was eben geht! Jede Bowman-Kapsel ist mit einem langen, gewundenen Rohr verbunden, das als *Nierentubulus* bezeichnet wird. Während Wasser, Salz und Abfallstoffe diesen Tubulus passieren, können die vom Körper benötigten Stoffe über winzige Kapillaren wieder in den Blutkreislauf gelangen. Wenn die gefilterten Stoffe das Ende des Nierentubulus erreichen, sind die vom Körper benötigten Stoffe bereits wieder resorbiert worden.

Übrig bleibt der *Sekundärharn* mit allen ausscheidungspflichtigen Stoffen, der aus den Nierentubuli in das zentrale Nierenbecken geleitet wird.

Der Sekundärharn macht nur etwa ein Prozent des Primärharns aus – eine enorme Filterleistung!

Tausende von Tubuli leiten den Urin in das *zentrale Nierenbecken.* Das Nierenbecken ist ein Hohlraumsystem im Inneren der Niere, das den Urin sammelt. Becherförmige Abteilungen des Nierenbeckens, die Nierenkelche (Singular: Calix *renalis*) genannt werden, nehmen den Urin auf, der zu 95 Prozent aus Wasser und zu fünf Prozent aus Harnstoff, Kreatinin, Säuren und Salzen besteht. Das Nierenbecken verengt sich zum Harnleiter, der den Urin zur Harnblase transportiert, wo er vorübergehend gespeichert wird. Wenn die Blase ihre Kapazität erreicht hat, verspüren Sie den Drang, Ihre Blase zu entleeren (zu urinieren) – nichts wie ab auf die Toilette und raus damit!

Wortstämme, Präfixe und Suffixe für das Harnsystem

Nun ist es wieder einmal an der Zeit, den Durchfluss (Wortspiel ist beabsichtigt) der Präfixe, Suffixe und Wortstämme in Gang zu setzen. Bei den Präfixen und Suffixen werden Sie feststellen, dass diese Anfänge und Endungen von Wörtern aus dem Bereich der Urologie meist auf einen Zustand oder eine Funktion des Harnsystems hinweisen. Tabelle 22.1 gibt Ihnen einen ersten Überblick über Präfixe und Suffixe.

Präfix	Bedeutung
an- oder a-	ohne
dys-	schwierig, schmerzhaft
poly-	viele, mehrfach
retro-	rückwärts
trans-	durch, hindurch
Suffix	**Bedeutung**
-ektasie	Erweiterung oder Ausdehnung
-ämie	Blutzustand
-grafie	Aufzeichnungsverfahren
-iasis	Zustand, Erkrankung
-itis	Entzündung
-kontinenz	Zurückhalten (Inkontinenz)
-lyse	Auflösung, Trennung
-megalie	Vergrößerung
-ptose	Senkung, Vorfall (Nephroptose = Senkung der Niere)
-tripsie	operative Zerkleinerung
-urie, -uresis	Harnlassen, Urin (Enuresis = Bettnässen)

Tabelle 22.1: Präfixe und Suffixe für das Harnsystem

Jetzt, da Sie die Präfixe und Suffixe im Zusammenhang mit den Harnwegen kennen, können Sie sich mit diesen kleinen Wörtern näher beschäftigen. Tabelle 22.2 enthält eine Liste der häufigsten Wortstämme und Kombinationsformen im Zusammenhang mit dem Harnwegssystem.

Wortstamm	Bedeutung
albumin/o	Albumin
azot/o	Stickstoff
bacteri/o, bakteri/o	Bakterien
cali/o, calic/o	Nierenkelch (Caliektasie = Erweiterung der Nierenkelche)
cortic/o, kortik/o	Kortex
crypt/o, krypt/o	versteckt
cyst/o, zyst/o	Harnblase (Zystitis = Entzündung der Harnblase)
dips/o	Durst
glomerul/o	Glomerulus (Glomerulonephritis)
gluc/o, glyc/o, gluk/o, glyk/o	Zucker (Glukose, Glykogen)
hydr/o	Wasser
keton/o	Ketone (Ketonurie)
lith/o	Stein (Nephrolithiasis)
meat/o	Mündung, Öffnung (Meatus)
medull/o	Medulla (Nierenmark = Medulla renalis)
nephr/o	Niere
noct/i	Nacht (Nykturie = nächtliches Wasserlassen)
olig/o	wenig (Oligurie = verminderte Urinproduktion)
pyel/o	Nierenbecken
py/o	Eiter (Pyurie)
ren/o	Niere
trigon/o	Blasendreieck (Trigonitis = Entzündung des Blasendreiecks)
ur/o, urin/o	Urin, Harn
ureter/o	Harnleiter (Ureter, Sie haben zwei)
urethr/o	Harnröhre (Urethra, Sie haben eine)
vesic/o	Harnblase (Vesica urinaria)

Tabelle 22.2: Wortstämme im Zusammenhang mit dem Harnwegssystem

Um die Harnröhre und die Harnleiter auseinanderzuhalten, merken Sie sich, dass »ureter« **zwei** »e« enthält und »urethra« nur eines. Sie haben **zwei** Harnleiter und nur eine Harnröhre.

Häufige Erkrankungen der Harnwege

Ah, ja das Harnsystem. Eigentlich so wenige Bestandteile, und trotzdem kann so viel schiefgehen. Hatten Sie schon einmal eine schmerzhafte Blasenentzündung, die jeden Gang zur Toilette zur Qual macht? Oder kennen Sie die »Freuden«, die das Ausscheiden eines Nierensteins mit sich bringt? Alles andere als angenehm!

Entzündungen sind der Erzfeind des Harnsystems, denn dann finden Bakterien einen perfekten Nährboden in einem System, das für sie nutzbare Abfallstoffe transportiert. Hier sind einige der häufigsten Verdächtigen für Infektionen und starken Beschwerden:

- ✔ **Harnwegsinfektion (HWI):** Infektion eines oder mehrerer Organe der Harnwege
- ✔ **Urethritis:** Entzündung der Harnröhre
- ✔ **Ureteritis:** Entzündung eines Harnleiters
- ✔ **Zystitis:** Entzündung der Harnblase

Die Ursache finden: Harnwegserkrankungen und Pathologie

Obwohl die typischen *Harnwegserkrankungen* primär Unannehmlichkeiten verursachen, sind sie manchmal auch Anzeichen für schwerwiegendere pathologische Zustände. Diese Probleme reichen von Erkrankungen, die die Nierenfunktion beeinträchtigen, bis hin zu verschiedenen Krebsarten:

- ✔ **Blasenkarzinom:** Blasenkrebs, von dem es vier Arten gibt, das Urothelkarzinom, das Plattenepithelkarzinom, das Adenokarzinom und das seltene kleinzellige Karzinom. Alle sind benannt nach den Zellen in der Blase, in denen der Krebs entsteht.
- ✔ **Chronische Nierenerkrankung:** fortschreitende Abnahme der Nierenfunktion, die irgendwann zur Dialyse, Transplantation oder Nierenversagen führt
- ✔ **Epispadie:** angeborener Defekt, bei dem die Harnröhrenöffnung an der Oberseite des Penis oder in der Klitoris liegt; wird in der Regel kurz nach der Geburt operativ korrigiert
- ✔ **Glomerulonephritis:** Entzündung der Nierenfiltrationseinheit (Glomeruli), die durch verschiedene Ursachen hervorgerufen werden kann, darunter Bindegewebserkrankungen wie Lupus, endokrine Erkrankungen wie Diabetes oder bakterielle Infektionen wie unbehandelte Infektionen mit beta-hämolytischen Streptokokken der Gruppe A

- **Harnleiterkolik:** Schmerzen aufgrund von Konkrementen im Harnleiter
- **Harnverhaltung (Ischurie):** Blockade des Harnabflusses oder Probleme mit der Muskelkontrolle, die zu einer unvollständigen Entleerung mit dem gleichen Ergebnis führen
- **Hydronephrose:** Erweiterung oder Vergrößerung von Nierenbecken/-kelchen durch eine Harnabflussbehinderung
- **Hydroureter:** Erweiterung des Harnleiters durch Urin aufgrund einer Blockade
- **Hypernephrom:** Nierenzellkarzinom (*Grawitz-Tumor*) bei Erwachsenen (der Begriff »Hypernephrom« ist veraltet)
- **Hypospadie:** angeborene Fehlbildung, bei der die Harnröhrenöffnung an der Unterseite des Penis liegt; wird in der Regel operativ korrigiert
- **Inkontinenz:** Unfähigkeit, das Wasserlassen zu kontrollieren
- **Nephritis:** Entzündung der Niere
- **Nephroblastom:** Nierentumor mit sich entwickelnden Zellen (*Wilms-Tumor*)
- **Nephrolith:** Nierenstein (kristalline Ablagerung aus Urin)
- **Nephrolithiasis:** Auftreten von Konkrementen (Steinen) in den Nieren
- **Nephrom:** Tumor der Niere
- **Nephromegalie:** Vergrößerung der Niere
- **Nephroptose:** herabhängende oder abgesenkte Niere
- **Nephrotisches Syndrom:** Erkrankung aufgrund übermäßigen Proteinverlusts im Urin
- **Nephropathie:** Nierenerkrankung
- **Polyzystische Nierenerkrankung** (auch **PKD** für englisch »Polycystic Kidney Disease«): genetisch bedingte Erkrankung, bei der sich mit Flüssigkeit gefüllte Bläschen (Zysten) in den Nieren bilden
- **Pyelitis:** Entzündung des Nierenbeckens
- **Pyelonephritis:** Entzündung des Nierenbeckens und Nierengewebes
- **Renale Hypertonie:** Bluthochdruck, der durch eine Nierenerkrankung verursacht ist
- **Terminale Niereninsuffizienz** (auch **ESRD** für englisch »End-Stage Renal Disease«): chronisches irreversibles Versagen der Nierenfunktion
- **Übergangszellkarzinom** (*Urothelkarzinom*)**:** Bösartige Erkrankung der Blase, der Harnleiter und des Nierenbeckens
- **Wilms-Tumor:** *Nephroblastom*, ein embryonaler bösartiger Nierentumor im Kindesalter
- **Zystozele:** Vorwölbung oder Absinken der Blase in die Vagina

Testen, testen: Urologische Radiologie und diagnostische Verfahren

Die Untersuchung des Harnsystems auf Erkrankungen und pathologische Zustände ist etwas aufwendiger als das Urinieren in einen Becher und das Einschicken der Probe in ein Labor. Ärzte können alle möglichen Tests verschreiben, um die Probleme zu finden, die Ihre Harnwege beeinträchtigen.

Beginnen wir zunächst mit einigen Untersuchungen, bei denen der *Urinstatus* zum Einsatz kommt. Diese Untersuchungen sind Teil einer vollständigen Urinanalyse (mikroskopische Untersuchung des Urins), um die ordnungsgemäße Funktion des Harnsystems zu beurteilen:

- **BUN-Test** (für englisch »blood urea nitrogen«): bestimmt die Menge an Harnstoffstickstoff im Blut. Bei Nierenerkrankungen oder Nierenversagen sammelt sich Harnstoff an, was zur *Urämie* (Vergiftung des Blutes mit harnpflichtigen Stoffen) führen kann.
- **Kreatinin-Clearance:** bestimmt über 24 Stunden die Fähigkeit der Niere, Kreatinin (ein harnpflichtiges Abbauprodukt) aus dem Blut zu entfernen
- **Phenylketonurie (PKU):** angeborene Stoffwechselerkrankung, bei der sich Abbauprodukte von Phenylalanin im Urin anreichern. Unbehandelt kommt es etwa ab dem vierten Monat zu einer geistigen Retardierung bei Betroffenen. Der Test auf PKU wird routinemäßig bei Neugeborenen durchgeführt
- **Sammelurin:** die über einen bestimmten Zeitraum gesammelte Urinmenge (meistens 24-Stunden-Sammelurin). Die Messung des Gesamtvolumens der Urinausscheidung dient zur Beurteilung der Nierenfunktion.

Ärzte können auch *bildgebende Verfahren* oder *Röntgenaufnahmen* des Harnsystems empfehlen. Diese bildgebenden Verfahren sind größtenteils nicht invasiv, mit Ausnahme der Zugabe von Kontrastmitteln (oft ein Farbstoff) zum Körper, damit Probleme auf dem Röntgenbild sichtbar werden. Zu den gängigen bildgebenden Verfahren gehören:

- **Computertomografie (CT):** transversale Röntgenaufnahme der Nieren zur Diagnose von Tumoren, Zysten, Abszessen und Hydronephrose
- **Zystogramm:** Röntgenaufnahme der Blase
- **Zysto-Pyelogramm:** Röntgenaufnahme der Blase und des Nierenbeckens (auch: retrograde Pyelographie oder Miktionszysturethrografie)
- **Zysto-Urethrogramm:** Röntgenaufnahme der Blase und Harnröhre
- **Intravenöses Pyelogramm (IVP):** Injektion eines Kontrastmittels in eine Vene, das zu den Nieren gelangt, wo es in den Urin gefiltert wird. Die Röntgenaufnahmen zeigen die Füllung der Nieren, Harnleiter, Blase und Harnröhre mit dem Kontrastmittel, um Steine, Tumore und Zysten zu diagnostizieren.

- ✔ **KUB** (Nieren, Harnleiter, Blase, für englisch »kidney, ureter, bladder): zeigt die Größe und Lage der Nieren im Verhältnis zu anderen Organen im Bauch- und Beckenbereich
- ✔ **Miktionszystourethrografie** (**MZU** oder **MCU**): bildgebendes Verfahren zur Untersuchung der unteren Harnwege, das während des Urinierens durchgeführt wird
- ✔ **Nephrografie:** Darstellung der Niere nach Kontrastmittelgabe
- ✔ **Radioisotopenscan:** Aufnahme der Nieren nach Injektion eines radioaktiven Mittels in die Blutbahn; auch als *Nierenszintigraphie* oder *Radionuklid-Szintigrafie*) bekannt
- ✔ **Nierenangiografie:** Röntgenaufnahme der Blutgefäße der Nieren zur Diagnose von Blutungen oder Nierenarterienstenosen
- ✔ **Retrograde Zystografie:** Röntgenaufnahme der Blase unter Verwendung eines Kontrastmittels, um die Blase und das umliegende Gewebe sichtbar zu machen. Dies kann auch mittels einer Computertomografie erfolgen. Hierbei wird ein Kontrastmittel verwendet, um die Blase und das umliegende Gewebe sichtbar zu machen.
- ✔ **Retrograde Pyelografie (RPG):** Röntgenuntersuchung unter Verwendung eines Kontrastmittels zur Untersuchung der Nieren, Harnleiter und Blase, um Verstopfungen, Steine und Tumore zu erkennen.
- ✔ **Retrograde Urethrografie (RUG):** bildgebendes Verfahren zur Untersuchung der unteren Harnwege, bei dem ein Kontrastmittel in die Harnröhre injiziert wird
- ✔ **Ultraschalluntersuchung** (Sonografie): mithilfe von Schallwellen lassen sich unter anderem die Größe der Nieren, Tumore, Hydronephrose, polyzystische Nieren und Harnleiter-/Blasenobstruktionen diagnostizieren

Und nun zum spannenden Teil – der *Endoskopie*! Auch wenn die folgenden Verfahren etwas abschreckend wirken mögen, denken Sie daran: Wenn Ihr Arzt keine richtige Diagnose stellen kann, kann er Sie auch nicht behandeln. Also, nehmen Sie all Ihren Mut zusammen, setzen Sie eine tapfere Miene auf und überwinden Sie Ihre Angst vor dem Endoskop. Zu den häufigsten endoskopischen Verfahren im Bereich der Urologie zählen:

- ✔ **Urethroskop:** Instrument zur visuellen Untersuchung der Harnröhre
- ✔ **Urethroskopie:** Visuelle Untersuchung der Harnröhre
- ✔ **Ureteroskop:** Instrument zur visuellen Untersuchung des Harnleiters
- ✔ **Ureteroskopie:** visuelle Untersuchung des Harnleiters
- ✔ **Urinometer:** Instrument zur Messung der spezifischen Dichte des Urins
- ✔ **Zystoskop:** Instrument zur visuellen Untersuchung der Blase
- ✔ **Zystoskopie:** visuelle Untersuchung der Blase

Der Chirurg ist gefragt: Operationen und Eingriffe im Bereich der Urologie

Zur Behandlung von Harnwegserkrankungen und -störungen stehen eine Vielzahl von Operationen und Eingriffen zur Verfügung. Wie bei Eingriffen an anderen Körpersystemen handelt es sich dabei meist um Exzisionen, Inzisionen und Reparaturen. Einige chirurgische Eingriffe wie die *Zystektomie* und die *Pyeloplastik* können heute robotergestützt durchgeführt werden. Stellen Sie sich Ihren Chirurgen als einen Meisterinstallateur für menschliche Rohrleitungen vor. Hier sind einige typische Eingriffe zur Behandlung von Harnwegserkrankungen:

- **Dialyse:** Verfahren zur extrakorporalen Blutreinigung bei Nierenversagen (Abfallstoffe wie Harnstoff werden aus dem Blutkreislauf entfernt)
- **Extrakorporale Stoßwellenlithotripsie (ESWL):** nicht-invasives Zertrümmern von Nieren- oder Harnleitersteinen durch Stoßwellen
- **Fulguration:** Gewebezerstörung durch elektrischen Strom oder Laser, zum Beispiel zur Behandlung kleiner Tumoren
- **Hämodialyse:** Eine künstliche Niere filtert Abfallstoffe aus dem Blut.
- **Lithotripsie:** chirurgische oder durch Stoßwellen verursachte Zerstörung oder Zerkleinerung von Nierensteinen
- **Nephrektomie:** chirurgische Entfernung einer Niere
- **Nephrolyse:** Trennung der Nieren von anderen Körperstrukturen
- **Nephrolithotomie:** chirurgische Entfernung eines Nierensteins durch einen Schnitt in die Niere
- **Nephropexie:** chirurgische Fixierung einer Wanderniere
- **Nierenangioplastik:** Erweiterung einer verengten oder verstopften Stelle in den Nierenarterien, eventuell mit Einlage eines Stents, um das Gefäß offen zu halten
- **Nierenbiopsie:** Entnahme einer Nierenprobe während einer Operation oder durch die Haut (perkutan) unter Ultraschallführung, wobei eine Nadel eingeführt wird. Das Gewebe wird entnommen und später zur Diagnose von Erkrankungen wie Krebs oder diabetischen Schäden verwendet.
- **Nierentransplantation:** chirurgische Implantation einer Spenderniere als Ersatz für eine nicht funktionierende Niere. Da jede Niere die gleiche Funktion erfüllt, kann der Körper mit nur einer Niere überleben.
- **Peritonealdialyse:** Entfernung von Abfallstoffen aus dem Blut durch Flüssigkeitsaustausch über die Bauchhöhle
- **Pyelolithotomie:** Schnitt in das Nierenbecken zur Entfernung von Steinen

- **Pyeloplastik:** chirurgische Reparatur des Nierenbeckens
- **Ureterektomie:** chirurgische Entfernung eines Harnleiters
- **Ureterostomie:** Schaffung einer künstlichen Öffnung in einen Harnleiter; wird in der Regel verwendet, um eine Öffnung vom Harnleiter zur Haut zu schaffen, damit der Urin in einem Beutel aufgefangen werden kann
- **Ureterotomie:** Schnitt in einen Harnleiter
- **Urethropexie:** chirurgische Fixierung der Harnröhre
- **Urethrovesikale Suspension:** chirurgische Methode zur Behandlung der Belastungsinkontinenz, bei der die Harnröhre und der Blasenhals angehoben und gestützt werden, um das Austreten von Urin zu verhindern
- **Urostomie:** künstlicher Blasenausgang, der nach einer Zystektomie den Urin in einen Beutel am Bauch umleitet
- **Zystektomie:** Chirurgische Entfernung der Blase
- **Zystoplastik:** Chirurgische Reparatur der Blase
- **Zystostomie:** Schaffung einer künstlichen Öffnung zur Blase
- **Zystotomie:** Schnitt in die Blase

Terminologie RX: Pharmakologie des Harnsystems

Die Medikamente, die am häufigsten zur Behandlung von Harnwegserkrankungen und -beschwerden eingesetzt werden, werden auch bei vielen anderen körperlichen Problemen verwendet. Diese Medikamentengruppen sind Ihnen sicherlich bekannt, da es sich um *Crossover-Medikamente* handelt.

Traditionelle *Antibiotika* werden in der Regel zur Behandlung von Harnwegsinfektionen eingesetzt. Diese Medikamente sind am wirksamsten gegen gramnegative *E.-coli*-Organismen, die häufigsten Verursacher von Harnwegsinfektionen. Viel zu trinken ist zwar bei einer derartigen Infektion ein gutes Hausmittel, hilft aber nur selten, den Erreger wirklich zu eliminieren. Verlassen Sie sich lieber auf verschreibungspflichtige Antibiotika, um die Infektion wirklich zu bekämpfen und Ihren Harnfluss wieder in Gang zu bringen. Eine weitere häufig verwendete Medikamentengruppe zur Behandlung von Harnwegsinfektionen ist die der *Sulfonamide*.

Gramnegative Bakterien bedeutet, dass diese Bakterien bei einer speziellen Färbemethode (der *Gram-Färbung*) zum Nachweis von Mikroorganismen den Farbstoff nicht halten können, im Gegensatz zu *grampositiven* Bakterien. Der Grund ist ein anderer Zellwandaufbau.

Diuretika werden gezielt bei Herzinsuffizienz, Bluthochdruck und Ödemen eingesetzt, erhöhen aber die Harnausscheidung. Aus diesem Grund ist bei der Verschreibung dieser Medikamente große Vorsicht geboten und eine engmaschige Kontrolle von Elektrolyten erforderlich. Oft wird ein Kaliumpräparat verabreicht, um den Kaliumspiegel im Blut auf einem therapeutischen Niveau zu halten.

Noch ein paar Wörter zum Abschluss ...

Wir können dieses Kapitel nicht beenden, ohne noch einige nützliche Begriffe aufzunehmen, die nicht unbedingt in unsere üblichen Kategorien passen. Die wollten wir Ihnen nun wirklich nicht vorenthalten!

- ✔ **Anurie:** Fehlen von Urin
- ✔ **Azotämie:** übermäßiger Harnstoff- und Stickstoffgehalt im Blut
- ✔ **Azoturie:** übermäßiger Harnstoff- und Stickstoffgehalt im Urin
- ✔ **Diurese:** erhöhte Ausscheidung von Urin
- ✔ **Diuretikum:** Wirkstoff oder Medikament zur Erhöhung der Urinausscheidung (Entwässerungsmittel)
- ✔ **Dysurie:** Schwierigkeiten oder Schmerzen beim Wasserlassen
- ✔ **Enuresis:** Bettnässen
- ✔ **Glukosurie:** Zucker oder Glukose im Urin
- ✔ **Hämaturie:** Blut im Urin
- ✔ **Katheter:** flexible, schlauchartige Vorrichtung zum Absaugen oder Einbringen von Flüssigkeit
- ✔ **Nephrologe:** Arzt, der auf die Behandlung von Nierenerkrankungen spezialisiert ist
- ✔ **Nephrologie:** Lehre von der Niere, ihrer Anatomie und ihren Funktionen
- ✔ **Nykturie:** häufiger nächtlicher Harndrang
- ✔ **Oligurie:** geringe Urinausscheidung (weniger als 500 Milliliter in 24 Stunden beim Erwachsenen)
- ✔ **Polyurie:** übermäßiges Wasserlassen
- ✔ **Pyurie:** Vorhandensein von Eiter im Urin
- ✔ **Harnkatheterisierung:** Einführen eines Katheters durch die Harnröhre in die Blase, um Urin zu entnehmen
- ✔ **Urologe:** Arzt, der auf die Behandlung von Erkrankungen des männlichen und weiblichen Harnsystems und des männlichen Fortpflanzungssystems spezialisiert ist
- ✔ **Urologie:** Fachgebiet für die Erkrankungen der Harnorgane beider Geschlechter und der männlichen Geschlechtsorgane

IN DIESEM KAPITEL

Aufbau und Funktion des männlichen Reproduktionssystems

Wortstämme, Präfixe und Suffixe

Häufige Beschwerden, Erkrankungen und Diagnosen verstehen

Kapitel 23
Das männliche Reproduktionssystem

Es gibt einen schönen Spruch, der sich gerade im Hinblick auf die Fortpflanzung bewahrheitet – »It takes two to tango«, denn anders als Korallen oder Quallen können wir uns nicht ungeschlechtlich fortpflanzen. Ohne den gemeinsamen Beitrag der sowohl männlichen als auch der weiblichen Fortpflanzungsorgane kann kein Leben entstehen. Beide sind für unsere Vermehrung gleichermaßen wichtig, weshalb sie in diesem Buch jeweils ein eigenes Kapitel erhalten.

Normalerweise gilt ja »Ladies first«, aber in diesem Fall beginnen wir die Diskussion über die Fortpflanzungsorgane mit den Männern, die sich direkt an Kapitel 22 (das Harnsystem als Teil des Urogenitalsystems) anschließt. Wobei der männliche Beitrag von der Größe her (und auch im Hinblick auf den weiteren Aufwand nach einer erfolgreichen Befruchtung) ja eher mager ausfällt, aber das steht auf einem anderen Blatt.

Aufbau des männlichen Reproduktionssystems

Das Fortpflanzungssystem des Mannes hat zwei Hauptfunktionen: die Produktion von *Spermien* (Singular: Spermium), den männlichen Fortpflanzungszellen, und die Ausschüttung von *Testosteron*, dem männlichen Hormon. Die männlichen Keimdrüsen (Gonaden) sind die *Hoden* (Singular: *Testis*). Sie werden von Nebenorganen, Gängen und Drüsen unterstützt. Zu den Gängen gehören die *Nebenhoden* (Singular: *Epididymis*), die Samenleiter, die Ejakulationsgänge und die Harnröhre. Zu den Drüsen gehören die Samenbläschen, die

Prostata und die *Bulbourethraldrüsen* (*Cowper-Drüsen*). Zu den Stützstrukturen zählen der Penis, der Hodensack und die Samenstränge.

Eine männliche Samenzelle (*Spermium*) ist eine mikroskopisch kleine Zelle, die weniger als 1/10.000 des Volumens einer weiblichen Eizelle ausmacht. Im Grunde genommen bestehen Spermien nur aus einem Kopf, der das Erbgut, also die Chromosomen, enthält, und einem Schwanz. Dieser Schwanz, *Flagellum* genannt, ist eine geißelähnliche Struktur, die das Spermium zur Fortbewegung befähigt. Die Energie für diese Fortbewegung steckt im Halsteil des Spermiums, also zwischen Kopf und Schwanz, der zahlreiche *Mitochondrien* enthält.

Die Spermienzelle enthält nur wenig Nährstoffe und Zytoplasma, da ein Spermium nur so lange leben muss, bis es zur Eizelle (Oozyte) in den Eileiter der Frau gelangt ist. Von den etwa 300 bis 500 Millionen Spermien, die bei einer einzigen Ejakulation freigesetzt werden, kann nur ein Spermium die Eizelle befruchten – der Schnellste gewinnt halt!

Ein Spermium ist etwa 50 bis 60 µm lang, eine Eizelle circa. 0,1 Millimeter groß. Das männliche Fortpflanzungssystem produziert von der Pubertät bis zum Tod täglich 100 Millionen Spermien (das sind etwa 1000 Spermien pro Herzschlag)! Gigantische Zahlen …

Darüber hinaus schüttet das männliche Fortpflanzungssystem das männliche Hormon (oder Androgen) *Testosteron* aus. Testosteron ist für die Entwicklung der männlichen Keimdrüsen vom Fetalstadium bis zum Erwachsenenalter, der Hoden und Nebenhoden, der Prostata und der Samenbläschen notwendig. Auch die Entwicklung der sekundären Geschlechtsmerkmale des Mannes (Gesichtsbehaarung und die Vertiefung der Stimme) erfolgen testosterongesteuert.

Die *Prostata* (Vorsteherdrüse) und die *Samenbläschen* (Bläschendrüsen) scheiden eine alkalische Flüssigkeit aus, um die Befeuchtung und Lebensfähigkeit (Vitalität) der Spermien zu gewährleisten. Abbildung 23.1 zeigt die Anatomie dieses Systems und die Organe und Teile, aus denen es besteht.

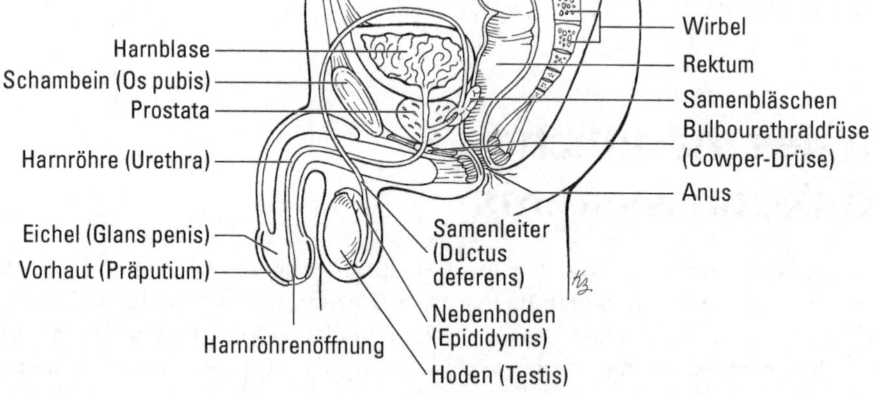

Abbildung 23.1: Die männliche Fortpflanzungsanatomie (Illustration von Kathryn Born)

Die Hoden

Die männlichen Keimdrüsen sind zwei eiförmige *Hoden* (Singular: *Testis*), die sich in der Nierenregion entwickeln und vor der Geburt in den Hodensack absinken. Das Innere jedes Hodens besteht aus zahlreichen gewundenen Tubuli, den *Hodenkanälchen* (Singular: Tubulus seminiferus). Hier liegen die Keimzellen, aus denen letzten Endes die Spermien entstehen, und diese Keimzellen sind eingebettet in ein Epithelgewebe aus *Sertoli-Zellen*, die für die Versorgung der Spermatogonien wichtig sind. Andere Zellen im Hoden, die *Interstitial-* oder *Leydig-Zellen*, produzieren das männliche Geschlechtshormon *Testosteron*.

Der *Hodensack* (Skrotum) ist eine Art Sack aus Haut und Muskeln, der den Hoden außerhalb des Körpers umgibt und zwischen den Oberschenkeln liegt, da für die Spermiogenese eine etwas niedrigere Temperatur als im Körperinneren nötig ist. Die Hodentemperatur wird dadurch geregelt, dass sich der Hodensack bei Kälte zusammenzieht, um Wärmeverluste zu minimieren, und sich bei Wärme entspannt, wodurch die Wärmeabgabe steigt. An diesem Vorgang ist der *M. cremaster* beteiligt.

Zwischen dem Anus und den äußeren Geschlechtsorganen befindet sich das *Perineum*.

Komplexes Kanalsystem: Vom Hoden zu den Nebenhoden

Nach ihrer Bildung wandern die Spermien durch die Hodenkanälchen (Tubuli seminiferi, Singular: Tubulus seminiferus) und werden in einem gangartigen Netzwerk gesammelt, dem *Rete testis*. Dieses Netz feiner Kanäle verbindet die Hodenkanälchen mit den Ductuli efferentes testis. Die *Ductuli efferentes testis* leiten die noch unreifen Spermien aus den Hoden zur Reifung in die Nebenhoden weiter.

Die beiden *Nebenhoden* (Singular: *Epididymis* verlaufen entlang der Länge jedes Hodens, sind im entrollten Zustand etwa fünf bis sechs Meter lang und dienen als Durchgangsstation für Spermien vom Hoden zur Körperoberfläche. Sie speichern Spermien vor der Ejakulation und scheiden Sekrete aus, die später einen Teil des *Spermas* (Ejakulat) ausmachen.

Die beiden *Samenleiter* (Singular: Ductus deferens oder *Vas deferens*) sind etwa 0,3 Zentimeter dicke und 60 Zentimeter lange Röhren und transportieren die Spermien von den Nebenhoden in Richtung der Beckenhöhle. Dort verbinden sich die Samenleiter mit dem Samenblasenkanal zum jeweiligen *Ejakulationskanal* (Ductus ejaculatorius), der durch die Prostata verläuft und in der Harnröhre endet.

Bei einer Sterilisation des Mannes (*Vasektomie*) werden die Samenleiter durchtrennt oder abgebunden.

Die Harnröhre

Die *Samenflüssigkeit* (*Sperma* oder Ejakulat) ist eine Mischung aus Flüssigkeit und Spermien, die durch die Harnröhre aus dem Körper ausgestoßen wird. Beim Mann verbindet sich der Ausführungsgang der Geschlechtsorgane mit der Harnröhre. Die männliche Harnröhre ist damit sowohl Teil des Harnsystems als auch des Fortpflanzungssystems, da sie sowohl die Ausscheidung von Urin als auch von Sperma unterstützt.

Die *Cowper-Drüsen*, auch *Bulbourethraldrüsen* genannt, befinden sich direkt unterhalb der Prostata und scheiden ebenfalls Flüssigkeit in die Harnröhre aus. Die Harnröhre verläuft durch den Penis und mündet nach außen.

Die Prostata

In dem Bereich, in dem der Samenleiter in die Harnröhre mündet und fast das obere Ende der Harnröhre umgibt, befindet sich die *Prostata*. Diese akzessorische Geschlechtsdrüse scheidet eine dickliche, leicht alkalische Flüssigkeit aus, die als Teil der Samenflüssigkeit die Beweglichkeit der Spermien unterstützt. Die alkalische Flüssigkeit schützt die Spermien in der Vagina und auch vor restlichem Urin in der Harnröhre des Mannes. Diese Drüse ist außerdem mit Muskelgewebe versorgt, das bei der Ejakulation die Ausstoßung der Spermien unterstützt.

Der Begriff Prostata leitet sich vom griechischen »prostátēs« (»Vorsteher, Beschützer«) ab. Anatomisch gesehen ist die Prostata die Drüse, die etwas vor und unterhalb der Blase steht.

Penis

Der *Penis* besteht aus drei rundlichen Schwellkörpern und erweitert sich an seiner Spitze zu einer weichen, empfindlichen Region, die als Eichel bezeichnet wird. Die *Eichel* des Penis ist von einer zurückziehbaren doppelten Hautfalte, der *Vorhaut*, umgeben. Der Penis enthält die Harnröhre, die sowohl Samenflüssigkeit als auch Urin transportiert. Er ist das Organ, über das Sperma in die weibliche Vagina ausgestoßen wird.

Wortstämme, Präfixe und Suffixe der männlichen Fortpflanzungsorgane

Um eine (zugegeben, etwas weit hergeholte) Metapher zu bemühen: Da die Menschheit sowohl männliche als auch weibliche Fortpflanzungsorgane benötigt, um durch die Zeugung neuen Lebens zu überleben, benötigen die medizinischen Begriffe für das männliche Fortpflanzungssystem sowohl Präfixe als auch Suffixe, um neue Wörter zu bilden. Tabelle 23.1 listet einige Präfixe und Suffixe auf, die Sie in diesem Zusammenhang kennen sollten.

Kommen wir nun zu dem »Klebstoff«, der diese medizinischen Begriffe zusammenhält. Sehen Sie sich dazu die Wortstämme und Kombinationsformen an, die in Tabelle 23.2 dargestellt sind.

Präfix oder Suffix	Bedeutung
hydro-	Wasser, Flüssigkeit
trans	durch, über, jenseits von
-cele	Hernie, Schwellung
-ektomie	chirurgische Entfernung von
-ismus	krankhafter Zustand, Neigung zu
-itis	Entzündung
-megalie	Vergrößerung
-pexie	chirurgische Fixierung
-plastik	chirurgische Reparatur von
-rrhea, -rrhö	übermäßiger Ausfluss

Tabelle 23.1: Präfixe und Suffixe für die männlichen Fortpflanzungsorgane

Wortstamm	Bedeutung
andr/o	männlich
balan/o	Eichel
cry/o, kry/o	Kälte
crypt/o, krypt/o	verborgen
epididym/o	Nebenhoden (Epididymis)
genit/o	Genitalien, Fortpflanzungsorgane
gonad/o	Gonaden
olig/o	spärlich, wenige, wenig
orch/o, orchi/o, orchid/o	Testis, Hoden
phall/o	Phallus, Penis
prostat/o	Prostata
scrot/o, skrot/o	Hodensack
sperm/o	Spermatozoon
spermat/o	Spermatozoen
vesicul/o, vesikul/o	Samenbläschen

Tabelle 23.2: Wortstämme des männlichen Fortpflanzungssystems

Pathologische Veränderungen des männlichen Fortpflanzungssystems

Der Aufbau des männlichen Fortpflanzungssystems mit all seinen Kanälen und Gängen kann kompliziert sein und verschiedenen Erkrankungen unterliegen. Hier sind einige der Erkrankungen, die mit dem männlichen Fortpflanzungssystem in Verbindung stehen:

- ✔ **Adenokarzinom der Prostata:** bösartiger Tumor der Prostata; zweithäufigste Krebstodesursache bei Männern über 50. Radikale (vollständige) Prostatektomie in Kombination mit Bestrahlung und Chemotherapie ist die häufigste Behandlungsmethode.
- ✔ **Andropathie:** Erkrankungen des männlichen Geschlechts
- ✔ **Anorchismus:** Fehlen beider Hoden
- ✔ **Aspermie:** Fehlen eines Ejakulats trotz Orgasmus
- ✔ **Azoospermie:** Ejakulat ist vorhanden, enthält aber keine Spermien.
- ✔ **Balanitis:** Entzündung der Eichel
- ✔ **Balanorrhö:** übermäßiger Ausfluss aus der Eichel, oft erstes Symptom einer sexuell übertragbaren Krankheit
- ✔ **Balanozele:** Vorwölbung der Penisspitze (Glans penis) durch eine Verletzung oder eine Ausdünnung der Vorhaut
- ✔ **Benigne Prostatahyperplasie (BPH):** gutartige Vergrößerung oder übermäßige Entwicklung der Prostata
- ✔ **Epididymitis:** Entzündung des Nebenhodens
- ✔ **Epispadie:** angeborene Öffnung der Harnröhre an der Oberseite des Penis
- ✔ **Erektile Dysfunktion:** Unfähigkeit des Mannes, eine für den Geschlechtsverkehr ausreichende Erektion zu erreichen oder aufrechtzuerhalten
- ✔ **Hodentorsion:** Verdrehung des Samenstrangs, die schon innerhalb kurzer Zeit zu einer verminderten Durchblutung des Hodens führt; tritt meist in der Pubertät auf; gilt als chirurgischer Notfall
- ✔ **Hydrozele (Wasserbruch):** Flüssigkeitsansammlung im Hodensack, tritt oft bei Neugeborenen auf und verschwindet in der Regel im ersten Lebensjahr
- ✔ **Hypospadie:** angeborene Öffnung der Harnröhre des Mannes an der Unterseite des Penis
- ✔ **Impotenz:** Unfähigkeit, eine Erektion zu bekommen oder Geschlechtsverkehr zu haben

- **Kryptorchismus (Hodenhochstand):** Die Hoden liegen dabei meist im Leistenkanal oder im Bauchraum, anstatt etwa zwei Monate vor der Geburt in den Hodensack abzusinken.
- **Oligospermie:** Zustand mit zu geringer Spermienzahl (im Samenerguss)
- **Orchitis:** Entzündung der Hoden oder eines Hodens
- **Phimose:** Verengung der Öffnung der Vorhaut über der Eichel, die ein Zurückziehen der Vorhaut verhindert, wodurch das Wasserlassen behindert wird und sich Sekrete unter der Vorhaut ansammeln, was zu Infektionen führen kann
- **Priapismus:** schmerzhafte Dauererektion des Penis von mehr als vier Stunden ohne sexuelle Erregung
- **Prostatitis:** Entzündung der Prostata
- **Prostatocystitis:** Entzündung der Prostata und der Blase
- **Prostatolith :** Stein in der Prostata
- **Prostatorrhö:** übermäßiger Ausfluss aus der Prostata
- **Hodenkrebs:** bösartiger Tumor des Hodens, klassifiziert nach der Art des betroffenen Gewebes; Beispiele: Seminom, embryonales Karzinom und Teratokarzinom (ein bösartiges Teratom); wird in der Regel operativ behandelt: Orchiektomie, Bestrahlung und Chemotherapie
- **Varikozele:** Krampfaderbildung im Hodensack (oft links), verbunden mit Oligospermie (unterdurchschnittliche Spermienzahl) und Unfruchtbarkeit

Die Ursache finden: Erkrankungen des männlichen Fortpflanzungssystems

Leider gehören einige der häufigsten Erkrankungen des männlichen Fortpflanzungssystems zu denen, die Schlagzeilen machen – und zwar keine guten. *Sexuell übertragbare Krankheiten* (*STD*) sind sehr ernst, hochansteckend und können alles beeinträchtigen, von Ihrer Zeugungsfähigkeit bis hin zu Ihren Beziehungen zu zukünftigen Sexualpartnern. Die folgenden *Geschlechtskrankheiten* treten sowohl bei Männern als auch bei Frauen auf und zählen zu den häufigsten, bei ungeschütztem Geschlechtsverkehr übertragenen Krankheiten weltweit:

- **Aids** (ist das durch das HI-Virus verursachte Immunschwächesyndrom) ist eine sexuell übertragbare Krankheit, die durch den Austausch von Körperflüssigkeiten während des Geschlechtsverkehrs oder durch die Verwendung kontaminierter Nadeln und kontaminierter Bluttransfusionen übertragen wird und das Immunsystem des Körpers beeinträchtigt. Sie wird durch *HIV* (Humanes Immundefizienz-Virus) verursacht.

- **Chlamydien**, der Erreger ist das Bakterium *Chlamydia trachomatis*. Chlamydien verursachen Erkrankungen der Augen und der Geschlechtsorgane – bei Männern Ausfluss aus dem Penis und bei Frauen Juckreiz im Genitalbereich und Ausfluss aus der Scheide. Sie können bei Frauen zu Unfruchtbarkeit führen, wenn sie sich auf die Eierstöcke und die Gebärmutter ausbreiten und infolge der Infektion Narben im Beckenbereich verursachen.

- **Genitalherpes oder Herpes genitalis** ist eine Infektion der Haut und der Genitalschleimhäute, die durch das Herpes-simplex-Virus (*HSV*) verursacht wird (meistens HSV-2, seltener HSV-1). Zu den Symptomen gehören Hautrötungen mit kleinen, mit Flüssigkeit gefüllten Bläschen und Geschwüren. Es treten Remissions- und Rückfallphasen auf, und bislang ist kein Medikament bekannt, das diese Erkrankung heilt.

- **Gonorrhö** (**Tripper**) ist eine ansteckende Entzündung der Schleimhäute des Genitalbereichs, die durch eine Infektion mit *Gonokokken* (*Neisseria gonorrhoeae*) verursacht wird. Auch andere Körperbereiche wie Augen, Mund, Enddarm und Gelenke können betroffen sein. Zu den Symptomen zählen Dysurie (schmerzhaftes Wasserlassen) und Ausfluss aus der Harnröhre. Viele Frauen sind Trägerinnen dieser Krankheit, ohne Symptome zu zeigen, andere leiden unter Schmerzen und Ausfluss aus der Scheide und der Harnröhre. Die Behandlung erfolgt mit Antibiotika.

Aktuelle Daten der CDC (Centers for Disease Control and Prevention) zeigen, dass Gonokokken zunehmend resistent gegen einzelne Fluorchinolon-Antibiotika wie Ciprofloxacin und Ofloxacin werden, Die am häufigsten empfohlene Behandlung ist eine Injektion von Ceftriaxon (ein Antibiotikum aus der Cephalosporin-Klasse), kombiniert mit Azithromycin (als Tablette).

- Das **humane Immundefizienz-Virus** (**HIV**) ist das Retrovirus, das Aids verursacht. HIV infiziert T-Helferzellen des Immunsystems und ermöglicht so opportunistische Infektionen wie Candidiasis, Pneumocystis-Pneumonie, Lungenentzündung, Tuberkulose und das Kaposi-Sarkom.

- Das **humane Papillomavirus** (**HPV**) ist eine sexuell übertragbare Krankheit, die gut- oder bösartige Wucherungen an den Geschlechtsorganen von Männern und Frauen verursacht, zum Beispiel *Genitalwarzen* (Feigwarzen oder *Condylomata acuminata;* Singular: Condyloma acuminatum).

- **Syphilis** ist eine chronische Infektionskrankheit, die alle Organe des Körpers befallen kann und durch das spiralförmige Bakterium *Treponema pallidum* verursacht wird. Einige Wochen nach der Infektion tritt in der Regel ein harter *Schanker* (hartes Geschwür) auf, meist an den äußeren Genitalien, aber auch an Lippen, Zunge oder Anus, begleitet von einer Vergrößerung der Lymphknoten. Die Infektion kann sich auf innere Organe ausbreiten und in späteren Stadien zu Schäden an Gehirn, Rückenmark und Herz führen. Syphilis kann angeboren sein (bei der Geburt vorhanden), wenn sie während der Schwangerschaft über die Plazenta von der Mutter übertragen wird. Die Behandlung erfolgt mit Penicillin.

- **Trichomoniasis** ist eine Infektion der Harnwege beider Geschlechter, die durch den einzelligen Parasiten *Trichomonas vaginalis* verursacht wird. Bei Männern können keine Symptome auftreten oder es kann zu einer Urethritis (Entzündung der Harnröhre) oder einer Vergrößerung der Prostata kommen. Bei Frauen treten Juckreiz, Dysurie und vaginaler Ausfluss auf.

Eine ältere Bezeichnung für eine Geschlechtskrankheit oder sexuell übertragbare Infektion (STI) ist *venerische Krankheit.* »Venerisch« leitet sich von Venus, der Göttin der Liebe, ab. In der Antike galt eine Geschlechtskrankheit als eines der »Unglücke der Liebe«.

Testen, testen: Radiologie und diagnostische Untersuchungen der männlichen Fortpflanzungsorgane

Es ist Zeit, die Testes zu testen! Okay, schlechter Witz, aber Sie verstehen schon, warum das so nahelag. Obwohl es nicht viele Labortests und diagnostische Verfahren für dieses System gibt, sind sie nach wie vor wichtige Methoden, um Männern jeden Alters zu helfen, Ruhe zu finden, wenn es um Fragen der sexuellen Gesundheit geht.

Im Rahmen von Fruchtbarkeitsuntersuchungen und zur Feststellung der Zeugungsfähigkeit wird häufig eine *Spermaanalyse* durchgeführt. Nach einer *Vasektomie* stellt die Spermaanalyse sicher, dass der Eingriff erfolgreich war. Dazu wird Sperma in einem sterilen Behälter gesammelt und mikroskopisch analysiert; die Spermien werden gezählt und auf Beweglichkeit und Form untersucht. Diese Analyse wird auch acht bis zwölf Wochen nach der Vasektomie durchgeführt, um eine *Azoospermie* zu bestätigen.

Ein weiterer häufiger Test für Männer ist der *Gonnorrhö/Chlamydien-Test,* bei dem ein kleines Wattestäbchen in die Harnröhrenöffnung eingeführt wird, um eine Probe zu entnehmen, die anschließend auf Gonokokken und Chlamydien untersucht wird.

Zur Untersuchung auf *Herpes* wird oft ein Abstrich von einer offenen Wunde durchgeführt. *HIV-Infektionen* werden mit molekularbiologischen Methoden im Blut nachgewiesen (auch als Selbsttest mit etwas Blut aus der Fingerkuppe erhältlich).

Beim *VDRL-Test* (*Venereal Disease Research Laboratory Test* oder Cardiolipin-Komplementbindungsreaktion) wird das Blut auf *Syphilis* untersucht.

Prostatakrebs kann langsam wachsen und erfordert oft eine regelmäßige Überwachung und Nachsorge. Er kann aber auch aggressiv sein und eine Operation, Bestrahlung und/oder Chemotherapie notwendig machen. Der *PSA-Test* (Test auf *Prostataspezifisches Antigen*) ist ein Bluttest, der als Vorsorgeuntersuchung durchgeführt wird, um Krebsvorstufen der Prostata zu erkennen. Ein erhöhter PSA-Wert führt in der Regel zu weiteren Untersuchungen. Diese Untersuchungen können eine Computertomografie (CT) oder Magnetresonanztomografie (MRT) der Prostata sowie eine transurethrale oder -rektale Biopsie der Prostata umfassen. Das entnommene Prostatagewebe wird nach dem *Gleason-Score* bewertet. Der Gleason-Score stuft das Prostatakrebsgewebe nach histologischen Kriterien von 2 bis 10 ein, wobei 2 der niedrigste und 10 der höchste Grad ist. Gleason-Scores von 5 bis 6 werden als niedrig eingestuft, 7 als intermediär und 8 bis 10 als hoch. Ein Gleason-Score bis 6 wird in der Regel mit wiederholten Biopsien und einer engen Nachsorge behandelt; ein Score von 8 bis 10 würde eine Behandlung, Operation, Bestrahlung und/oder Chemotherapie erfordern.

Der Chirurg ist gefragt: Operationen und Eingriffe im Bereich der männlichen Fortpflanzungsorgane

Sie haben das Problem gefunden, jetzt ist es Zeit, den »Klempner« zu rufen, oder besser in diesem Fall den Urologen. Werfen Sie einen Blick auf einige der Fachbegriffe, die Sie kennen sollten:

- ✔ **Assistierte Reproduktionstechniken (ART):** umfassen verschiedene Verfahren wie die *IUI* (intrauterine Insemination), die *IVF* (In-vitro-Fertilisation) und die *ICSI* (intrazytoplasmatische Spermieninjektion), wenn keine natürliche Schwangerschaft erzielt werden kann
- ✔ **Benigne Prostatahyperplasie (BPH):** Dazu werden Verfahren wie die *Prostataarterienembolisation* (PAE), *Aquablation, Lasertherapie,* das *Optilume-BPH-Kathetersystem* und *photoselektive Vaporisation der Prostata* (*PVP*) eingesetzt, um mit nicht-invasiven Methoden überschüssiges Prostatagewebe zu entfernen.
- ✔ **Balanoplastik:** chirurgische Korrektur der Eichel
- ✔ **Brachytherapie:** Form der Strahlentherapie zur Behandlung von Prostatakrebs, bei der die Strahlenquelle direkt in das entartete Prostatagewebe implantiert werden
- ✔ **Circumcision, Zirkumzision:** Operation zur Entfernung der Vorhaut (*Präputium*) des Penis; wird in vielen Ländern bei neugeborenen Jungen durchgeführt, kann aber auch bei erwachsenen Männern bei *Phimose* (Verengung der Vorhautöffnung über der Eichel) durchgeführt werden
- ✔ **Hydrozelektomie:** chirurgische Entfernung einer *Hydrozele* (Ansammlung von seröser Flüssigkeit im Hodensack)
- ✔ **Mikrochirurgische Vasovasostomie:** chirurgische Verbindung unterbrochener Samenleiter zur Wiederherstellung der Zeugungsfähigkeit nach einer Vasektomie
- ✔ **Orchidektomie:** chirurgische Entfernung eines oder beider Hoden (bei beiden Hoden ist das eine *Kastration*)
- ✔ **Orchidopexie:** chirurgische Fixierung eines Hodens
- ✔ **Orchioplastik:** chirurgische Wiederherstellung des Hodens

- **Penisimplantat:** chirurgische Implantation einer Penisprothese zur Korrektur einer erektilen Dysfunktion
- **Prostatektomie:** Entfernung der Prostata
- **Transrektale Ultraschall-Prostatabiopsie (TRUS):** Prostatabiopsie, die unter Ultraschallkontrolle transrektal oder transperineal entnommen wird
- **Transurethrale Mikrowellentherapie (TUMT):** Mit einer Sonde werden eine Stunde lang Mikrowellen abgegeben, die den Bereich erwärmen, um überschüssiges Gewebe bei BPH zu entfernen; keine Betäubung erforderlich.
- **Transurethrale Resektion der Prostata (TURP):** Entfernung eines Teils oder der gesamten Prostata durch die Harnröhre; Zurückschneiden oder Entfernung der Prostata, wenn eine Vergrößerung der Prostata das Wasserlassen beeinträchtigen kann
- **Varikozelektomie:** chirurgische Entfernung einer *Varikozele* (Krampfader am Hoden)
- **Vasektomie:** Entfernung eines Teils des Samenleiters zur Sterilisation des Mannes; der Samenleiter wird auf jeder Seite durchtrennt, ein Teil entfernt und die freien Enden werden abgebunden oder abgeschnitten, was durch einen Schnitt im Hodensack erfolgt. Hierbei handelt es sich um eine Sterilisation, die aber weder die Nerven noch die Blutversorgung der Hoden oder des Penis beeinträchtigt. Hormonausschüttung, Sexualtrieb und Potenz bleiben unbeeinträchtigt.
- **Vasoepididymostomie:** chirurgische Verbindung von Samenleiter und Nebenhoden zur Wiederherstellung der Zeugungsfähigkeit nach einer Vasektomie (auch als *Vasektomie-Reversal* bezeichnet)

Der Da-Vinci-Operationsroboter kann die Prostata entfernen, was einen kürzeren Krankenhausaufenthalt, weniger Komplikationen und weniger postoperative Schmerzen bedeutet. Mehr zu dieser Technik erfahren Sie in Kapitel 17.

Terminologie RX: Pharmakologie der männlichen Fortpflanzungsorgane

Ob Sie es glauben oder nicht, die männliche Reproduktionspharmakologie umfasst mehr als nur die berüchtigte Pille gegen *erektile Dysfunktion* (Viagra).

Ein bisschen Hintergrundwissen kann hier ja nicht schaden; Viagra enthält *Sildenafilcitrat* als Wirkstoff und wurde ursprünglich als *Vasodilatator* entwickelt, um die Durchblutung des Herzmuskels zu steigern. Es gehört zur Gruppe der Phosphodiesterase-5(*PDE-5*)-Hemmer und wirkt, indem es die Blutgefäße erweitert. PDE-5-Hemmer werden auch zur Behandlung von Lungenhochdruck eingesetzt.

Bei bakteriellen Entzündungen sind *Antibiotika* die übliche Behandlung, und das gilt auch für das männliche Fortpflanzungssystem. Penicillin ist nach wie vor das Mittel der Wahl bei Syphilis und anderen bakteriell bedingten, sexuell übertragbaren Krankheiten. Gegen Erkrankungen durch Amöben werden oft *Metronidazol* und *Paromomycin* eingesetzt, bei Pilzerkrankungen entsprechend *Antimykotika*.

Zungenbrecher aus der männlichen Terminologie

Hin und wieder stößt man auf einen medizinischen Begriff, bei dem man nur sagen kann: »Äh, bitte nochmal langsam …!« Einige medizinische Begriffe klingen sehr seltsam und können eine echte Herausforderung darstellen, wenn es darum geht, sie auszusprechen oder aufzuschreiben. Zum Glück sind die meisten dieser schwer auszusprechenden Wörter und Ausdrücke eher selten, aber ein paar dieser Zungenbrecher wollen wir Ihnen nicht vorenthalten.

Hier sind einige Verfahren, die Sie kennen sollten:

- ✔ **Mikrochirurgische epididymale Spermienaspiration (MESA):** Wenn ein Samenleiter durch eine frühere Operation vernarbt ist, werden Spermien direkt aus einem einzelnen Nebenhodengang entnommen und zur Befruchtung der Eizelle der Partnerin verwendet
- ✔ **Penisimplantat:** chirurgische Implantation einer Penisprothese (künstlicher Ersatz für ein fehlendes Körperteil) zur Korrektur von Erektionsstörungen
- ✔ **Prostatolithotomie:** chirurgischer Schnitt in die Prostata, um die Entfernung eines Steins oder Kalkablagerungen zu erleichtern

Und nun zu zwei Erkrankungen, die aus unterschiedlichen Gründen ziemlich unangenehm sind und auch von ansonsten robusten Männern gefürchtet werden:

- ✔ **Fournier-Gangrän:** nekrotisierende, bakteriell bedingte Entzündung, die sich schnell im Genitalbereich ausbreitet und als chirurgischer Notfall gilt; Letalität auch heute noch hoch
- ✔ **Primäre Ziliendyskinesie (PCD):** Die Spermienzahl ist normal, aber die Spermien sind unbeweglich.

Weitere Begriffe zum Fortpflanzungssystem der Männer

Hier finden Sie einige zusätzliche Vokabeln, die Sie kennen sollten, um sich fundiert über das männliche Fortpflanzungssystem äußern zu können (die meisten werden Ihnen bestimmt bereits aus eigener Erfahrung bestens vertraut sein).

- ✔ **Aspermie:** Fehlen von Ejakulat trotz Orgasmus
- ✔ **Ejakulation:** männlicher Orgasmus, Ausstoß von Samenflüssigkeit aus der männlichen Harnröhre
- ✔ **Genitalien:** Fortpflanzungsorgane
- ✔ **Gonaden:** Männliche und weibliche Geschlechtsdrüsen; beim Mann sind dies die Hoden, bei der Frau die Eierstöcke
- ✔ **Heterosexuell:** Person, die sich zum anderen Geschlecht hingezogen fühlt
- ✔ **Homosexuell:** Person, die sich zum gleichen Geschlecht hingezogen fühlt
- ✔ **Impotenz:** Unfähigkeit, eine Erektion zu erreichen oder aufrechtzuerhalten oder Geschlechtsverkehr zu haben
- ✔ **Künstliche Befruchtung:** Einbringen von Sperma in die Vagina durch künstliche Mittel
- ✔ **Koitus/Kopulation:** Geschlechtsverkehr
- ✔ **Kondom:** Schutzhülle für den Penis, die während des Geschlechtsverkehrs getragen wird
- ✔ **Oligospermie:** geringe Spermienzahl in der Samenflüssigkeit
- ✔ **Orgasmus:** Höhepunkt des Geschlechtsverkehrs oder der sexuellen Erregung
- ✔ **Penis:** männliches Organ für die Kopulation oder den Geschlechtsverkehr und das Mittel, mit dem Spermien vom Mann zur Frau gelangen
- ✔ **Polyorchismus:** Vorhandensein von mehr als zwei Hoden
- ✔ **Pubertät:** Zeitraum, in dem sich sekundäre Geschlechtsmerkmale entwickeln und die Fähigkeit zur sexuellen Fortpflanzung entsteht
- ✔ **Sterilisation:** Vorgang, durch den eine Person unfähig wird, Nachkommen zu zeugen
- ✔ **Testalgie:** Schmerzen in einem Hoden, auch *Orchialgie* oder *Skrotalschmerz* genannt

IN DIESEM KAPITEL

Was die weibliche Fortpflanzung ausmacht

Wortstämme, Präfixe und Suffixe

Häufige Beschwerden, Erkrankungen und Diagnosen verstehen

Kapitel 24
Das weibliche Reproduktionssystem

Falls Sie bei Kapitel 23 schon dachten, das männliche Reproduktionssystem sei aber ganz schön kompliziert, können wir Sie an dieser Stelle nur warnen! Das weibliche Reproduktionssystem ist kaum weniger komplex, denn es trägt nicht nur die andere Hälfte zum »Fortpflanzungspuzzle« bei, sondern auch die ganze Last, dieses neue Leben in den neun Monaten bis zur Geburt zu beschützen und zu versorgen. Eine Menge Druck für ein einziges System – ganz zu schweigen davon, dass Gebärende zum Schluss ein Baby von der Größe einer Melone aus einer Öffnung von der Größe einer Mango bringen sollen. Und damit hört es ja noch lange nicht auf, aber das soll nicht Thema dieses Buches sein.

Wie das weibliche Fortpflanzungssystem funktioniert

Das *weibliche Fortpflanzungssystem* produziert die weiblichen Geschlechtszellen, schüttet die Hormone *Östrogen* und *Progesteron* aus und schafft die Voraussetzungen für eine Schwangerschaft sowie einen sicheren Ort, an dem sich die Schwangerschaft entwickeln kann und der Embryo/Fetus heranwächst.

Die Keimdrüsen oder *Gonaden* (bei Frauen sind das die Eierstöcke) bilden zusammen mit den Eileitern, der Gebärmutter, der Vagina, den äußeren Geschlechtsorganen und den Milchdrüsen der Brust das Fortpflanzungssystem der Frau. Die Fortpflanzung erfolgt durch die Vereinigung der weiblichen Fortpflanzungszelle, einer Eizelle, und der männlichen Fortpflanzungszelle (Spermium), was zur *Befruchtung* der Eizelle führt.

Die *Gynäkologie* ist die Lehre von den Organen, Hormonen und Erkrankungen des weiblichen Fortpflanzungssystems. Die *Geburtshilfe* ist das Fachgebiet, das sich mit der Betreuung der Frau während der Schwangerschaft und der Geburt des Kindes einschließlich der sechs bis acht Wochen nach der Entbindung befasst.

Die weiblichen und männlichen Geschlechts- oder Keimzellen (Eizelle und Spermium) unterscheiden sich von normalen Körperzellen. Jede Geschlechtszelle, auch *Gamet* genannt, ist eine spezialisierte Zelle, die nur die Hälfte der Chromosomenzahl (also 23) einer normalen Körperzelle (46) enthält. Wenn sich Eizelle und Spermium vereinigen, entsteht dabei die *Zygote* mit wiederum 46 Chromosomen, die je zur Hälfte vom Erbgut der weiblichen und der männlichen Geschlechtszelle stammen. Sehen Sie sich nun die funktionellen Teile des weiblichen Systems in Abbildung 24.1 genauer an.

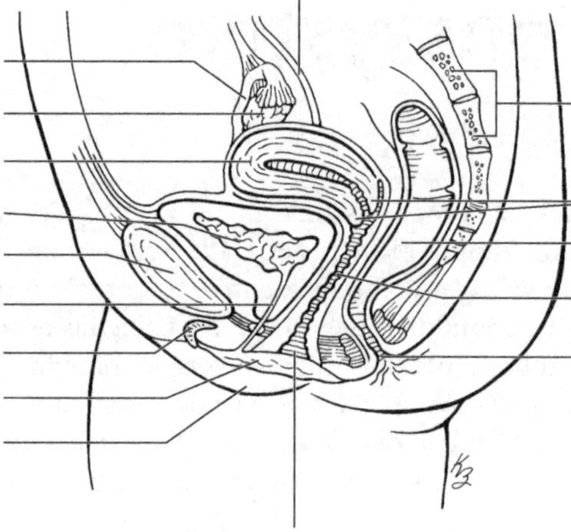

Abbildung 24.1: Das weibliche Fortpflanzungssystem (Illustration von Kathryn Born)

Die Eierstöcke

Die *Eierstöcke* (Ovarien, Singular: *Ovar*) sind zwei mandelförmige Drüsen, die sich auf beiden Seiten der Gebärmutter in der Beckenhöhle befinden. Zwei Ligamente verbinden die Ovarien mit Uterus und Beckenwand, das *Ligamentum ovarii proprium* und das *Ligamentum suspensorium ovarii*. Die Ovarien haben zwei Funktionen: Erstens geben sie jeden Monat eine reife Eizelle in einem Prozess frei, der als *Eisprung* (Ovulation) bezeichnet wird. Außerdem produzieren und scheiden sie die Sexualhormone *Östrogen* und *Progesteron* aus. Die Östrogenausschüttung leitet in der Pubertät die Entwicklung der weiblichen Sekundärgeschlechtsmerkmale ein und steuert die zyklischen (menstruellen) Veränderungen in der Gebärmutter, um diese auf die Einnistung einer befruchteten Eizelle vorzubereiten. *Progesteron* wird zunächst vom *Gelbkörper* (Corpus luteum) nach dem Eisprung im Eierstock und später während einer Schwangerschaft in der *Plazenta* gebildet, um eine befruchtete Eizelle zu versorgen und zu ernähren.

Jeder Eierstock enthält zig Tausende von *Eibläschen*, die *Graaf-Follikel*, die jeweils eine Eizelle enthalten, die in einer großen, mit Flüssigkeit gefüllten Follikelhöhle heranreifen. Bei einem Eisprung (*Follikelsprung* oder *Ovulation*) setzt der Graaf-Follikel die Eizelle aus dem Eierstock frei; der geplatzte Follikel füllt sich mit Blut und gelber Flüssigkeit und wird nun zum *Gelbkörper*.

Pro Eisprung wird nur eine Eizelle aus einem der beiden Eierstöcke freigesetzt, Der Graaf-Follikel ist nach *Reinier (Regnier) de Graaf* (1641 bis 1673) benannt, einem niederländischen Anatomen.

Die Eileiter

Die paarig angelegten *Eileiter* (Singular: *Salpinx* oder *Tuba uterina*) führen von jedem Eierstock zur Gebärmutter (Uterus). Das Epithel der Eileiter ist mit kleinen, beweglichen *Zilien* besetzt, die durch ihre schlagende Bewegung die Eizelle in einem etwa fünftägigen Prozess durch den Eileiter transportieren. Eine Befruchtung findet im Eileiter statt, wenn Spermien vorhanden sind, aber Eizellen sind nur etwa zwölf bis 24 Stunden lang befruchtbar. Wenn keine Befruchtung stattgefunden hat, zerfällt die Eizelle.

Das trichterförmige Ende des Eileiters (*Infundibulum*) trägt fransenartige Fortsätze (*Fimbrien*), die nach dem Eisprung die Eizelle regelrecht einfangen und weiterleiten. Abbildung 24.2

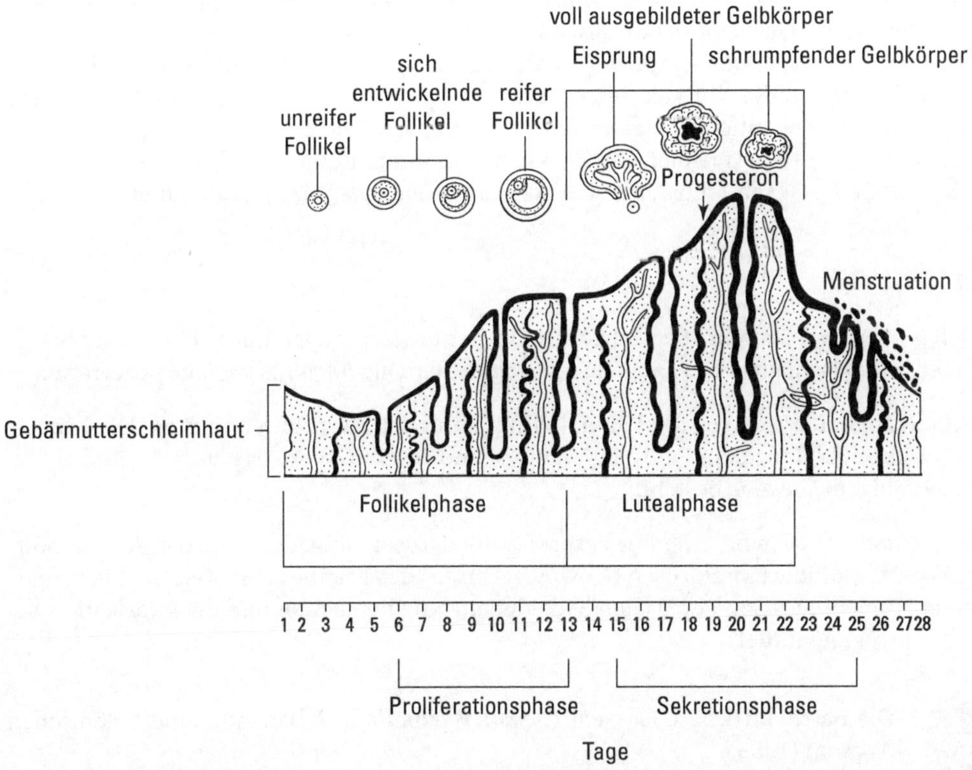

Abbildung 24.2: Der Menstruationszyklus (Illustration von Kathryn Born)

zeigt den *Menstruationszyklus*: Die Eizelle wird nach ihrer Freisetzung (Ovulation) von am Ende des Eileiters aufgefangen. Diese Fimbrien sorgen dafür, dass die Eizelle Richtung Uterus transportiert wird.

Die Eileiter werden englisch als »fallopian tubes« bezeichnet, benannt nach dem italienischen Anatomen, Chirurgen und Hochschullehrer *Gabriele Falloppio* (1523 bis 1562), der unter anderem in Padua arbeitete. Er gilt als Mitbegründer der modernen Anatomie und war einer der bedeutendsten Ärzte des 16. Jahrhunderts.

Die Gebärmutter

Wenn es zwischen der Pubertät und den Wechseljahren zu einer Befruchtung kommt, wächst und entwickelt sich die befruchtete Eizelle in der *Gebärmutter*, dem *Uterus*. Vor allem *hCG* (*Humanes Choriongonadotropin*) ist dafür verantwortlich, dass eine Schwangerschaft erhalten wird. Das Hormon hCG wird von der Plazenta ausgeschüttet, einem mit Blutgefäßen durchzogenen Organ, das während der Schwangerschaft in der Gebärmutterwand wächst.

Der Uterus ist ein birnenförmiges, muskuläres Organ, das zwischen der Blase und dem Enddarm liegt und mit einer gut durchbluteten Schleimhaut ausgekleidet ist. Der obere, abgerundete Teil des Uterus wird *Gebärmutterfundus* (*Fundus uteri*) genannt, der mittlere, größere Teil ist der *Gebärmutterkorpus* (*Corpus uteri*). Im Korpus und Fundus der Gebärmutter entwickelt sich eine Schwangerschaft. Die Gebärmutterschleimhaut wird als *Endometrium* bezeichnet, die Muskelschicht in der Mitte ist das *Myometrium* und die äußere membranöse Gewebeschicht ist das *Perimetrium*. Der schmale untere Teil der Gebärmutter wird als *Zervix* (Hals) bezeichnet. Die Zervix hat an ihrem unteren Ende eine Öffnung, die zur *Vagina* (Geburtskanal) führt, die sich zur Außenseite des Körpers hin öffnet.

Die Vagina

Die *Vagina* (*Scheide*) ist ein etwa acht bis zehn Zentimeter langer, mit Schleimhaut ausgekleideter Muskelschlauch. Der Eingang zur Vagina wird als *Introitus vaginae* bezeichnet.

Die *Klitoris* befindet sich vor der Vaginalöffnung und der Harnröhrenöffnung. Die Klitoris ähnelt in ihrer Struktur dem Penis des Mannes und ist ein Organ, das aus empfindlichem, erektionsfähigem Gewebe besteht.

Die *Bartholin-Drüsen* sind zwei etwa erbsengroße Drüsen auf jeder Seite der Scheidenöffnung, die den Bulbourethraldrüsen (Cowper-Drüsen) des Mannes entsprechen. Sie produzieren ein schleimiges Sekret, das den Scheideneingang befeuchtet und die Lubrikation bei sexueller Erregung fördert.

Die Bartholin-Drüse ist nach *Caspar Bartholin d. J.* benannt, einem dänischen Anatom (1655–1738).

Der Bereich zwischen der Scheidenöffnung und dem Anus wird als *Perineum* oder *Damm* bezeichnet. Bei einer vaginalen Entbindung kann der Damm während des Geburtsvorgangs reißen und wird unter Umständen eingeschnitten, um den Geburtskanal zu erweitern und einem *Dammriss* vorzubeugen (*Dammschnitt* oder *Episiotomie*).

Die äußeren Geschlechtsorgane der Frau werden in ihrer Gesamtheit als *Vulva* bezeichnet. Dazu zählt der Venushügel, die großen und kleinen Schamlippen, die Klitoris und die Bartholin-Drüsen und der Scheidenvorhof. Die *großen Schamlippen* (Labia majora) sind die äußeren Lippen der Vulva, die *kleinen Schamlippen* (Labia minora) liegen innen. Das Hymen ist eine Schleimhaut, die den Eingang zur Vagina teilweise bedeckt.

Nützliches, Schönes, Angenehmes

Die Brüste sind sekundäre Geschlechtsmerkmale, und sie dienen nicht nur dazu, die Männerwelt zu beeindrucken – es sind milchbildende Drüsen, die aus Fettgewebe, Milchbläschen und Milchgängen bestehen, die die Milch zur Öffnung bzw. zur Brustwarze transportieren. Die *Brustwarze* wird als *Mamille* bezeichnet, und der dunkle pigmentierte Bereich um die Brustwarze herum ist der *Warzenhof*.

Während der Schwangerschaft stimulieren Hormone aus den Eierstöcken und der Plazenta das Drüsengewebe in den Brüsten zu ihrer vollen Entwicklung. Nach der Geburt stimulieren Hormone aus der Hypophyse die Milchproduktion in einem Prozess, der als *Laktation* bezeichnet wird.

An der Milchproduktion sind zwei Hormone beteiligt: Oxytocin und Prolaktin. Diese Hormone unterstützen auch die Wehen, die Geburt und die Regeneration der Mutter. *Oxytocin* regt die Kontraktion der Gebärmutter an und leitet die Geburt ein. Nach der Entbindung hilft Oxytocin dabei, die Gebärmutter wieder auf ihre normale Größe zu verkleinern; es wirkt auch auf die Brüste und regt die Milchausstoßung an. *Prolaktin* stimuliert die Entwicklung der Brüste und die Milchbildung in der Zeit nach der Geburt. Das Saugen des Babys fördert die Prolaktinproduktion, was wiederum die Milchbildung anregt.

Wortstämme, Präfixe und Suffixe des weiblichen Reproduktionssystems

In Ermangelung einer besseren Metapher sind Präfixe und Suffixe in Kombination mit Grundwörtern so etwas wie Eizellen und Spermien. Für sich allein genommen ergeben sie nicht viel Sinn, aber gemeinsam kommt ganz neues Wesen heraus – eine Art »Wortbaby« (auch dieser Vergleich hinkt ordentlich, sehen Sie uns das nach ...). Tabelle 24.1 listet einige relevante Präfixe und Suffixe auf.

Präfix	Bedeutung
ante-	vor
dys-	schmerzhaft, schwierig
endo-	innerhalb
hydro-	Wasser
intra-	innerhalb
multi-	viele
neo-	neu
nulli-	keine
peri-	um, herum
primi-	erste, erster
secundi-, sekundi-	zweite, zweiter
Suffix	**Bedeutung**
-algie	Schmerz
-arche	Anfang
-cyese, -zyese	Schwangerschaft
-ektomie	chirurgische Entfernung von
-itis	Entzündung
-lepsie	Anfall
-para	Anzahl der Geburten
-plastik	chirurgische Wiederherstellung
-ptose	senken, fallen, absinken
-rrhaphie	Naht
-rrhagie	übermäßiger Ausfluss, starke Blutung
-rrhoe, -rrhö	Ausfluss, Fluss
-salpinx	Eileiter
-skopie	visuelle Untersuchung
-tokie	Geburt
-tomie	operative Eröffnung, Schnitt

Tabelle 24.1: Präfixe und Suffixe für die weibliche Fortpflanzung

Durch Hinzufügen der Wortstämme und Kombinationsformen beginnen Sie, Ihre eigenen kleinen »Wortbabys« zu bilden. Wenn Sie jemals Zeit in einer Frauenarztpraxis verbracht haben, selbst als Patientin, werden Sie wahrscheinlich viele der in Tabelle 24.2 aufgeführten Wortstämme wiedererkennen.

Wortstamm	Bedeutung
amni/o	Amnion
cephal/o, zephal/o, kephal/o	Kopf (Cephalgie, Zephalgie, Kephalgie = Kopfschmerz)
cervic/o, zervic/o	Zervix, Hals
chorion/o	Chorion
colp/o, kolpo	Vagina (Kolposkopie = Untersuchung von Vagina und Muttermund)
culd/o, kuld/o	Douglas-Raum (Cul-de-sac; Kuldozentese = Flüssigkeitsentnahme aus dem Douglas-Raum)
embry/o	Embryo
endometri/o	Endometrium
episi/o	Vulva (Episiotomie = Dammschnitt)
fet/o	Fetus
fimbri/o	Fimbrien
galact/o, galakt/o	Milch
genit/o	Genitalien
gonad/o	Gonaden
gravid/o	Schwangerschaft
gynec/o, gyn/o, gynäk/o	Frau, weiblich (Gynäkologe)
hymen/o	Hymen
hyster/o	Gebärmutter
lact/o, lakt/o	Milch
lapar/o	Abdomen (Laparoskopie = Bauchspiegelung)
mamm/o, mast/o	Brust
men/o	Menstruation
metri/o	Gebärmutter
mult/i	viele
my/o	Muskel
myometri/o	Myometrium
nat/o	Geburt
null/i	Keine
obstetr/o	Geburtshilfe, Entbindungskunde
olig/o	spärlich
omphal/o	Nabel
oophor/o	Eierstock
ov/o, ov/i, ovul/o	Ei, Eizelle
ovari/o	Ovar

Wortstamm	Bedeutung
papill/o	Papille, Brustwarze
pelv/i	Becken
perine/o	Damm
prim/i	erste
pseud/o	falsch
puerper/o	Wochenbett, Kindbett
salping/o	Eileiter (Salpingitis = Eileiterentzündung)
thel/o	Brustwarze
tub/o	Röhre
umbilic/o	Nabel
uter/o	Gebärmutter
vagin/o	Vagina
vulv/o	Vulva

Tabelle 24.2: Wortstämme des weiblichen Fortpflanzungssystems

Die Geheimnisse des 28-tägigen Menstruationszyklus

Was passiert eigentlich jeden Monat, wenn die Menstruation einsetzt?

In der Pubertät wird der Beginn der Menstruation als *Menarche* bezeichnet, die bereits im Alter von neun Jahren oder erst mit 15 oder 16 Jahren einsetzen kann. Jeder *Menstruationszyklus* ist in etwa 28 Tage unterteilt (je nach Körperbeschaffenheit kann es zu Abweichungen kommen), die in vier Zeiträume unterteilt werden können:

- ✔ **Tag 1 bis 5:** *Menstruation.* Blutige Flüssigkeit, die zerfallene Gebärmutterschleimhautzellen und Blutzellen enthält, wird über die Vagina ausgeschieden.
- ✔ **Tag 6 bis 13:** *postmenstruelle Phase* (*Follikelphase*). Nach Ende der Menstruation beginnt die Gebärmutterschleimhaut sich zu regenerieren, da der reifende *Graaf-Follikel* (das sich entwickelnde Eibläschen) das Hormon Östrogen ausschüttet.
- ✔ **Tag 13 bis 14:** *Eisprung.* Der Graaf-Follikel platzt, die Eizelle verlässt den Eierstock und wird in den Eileiter transportiert.
- ✔ **Tag 15 bis 28:** *prämenstruelle Phase* (*Lutealphase).* Der leere Graaf-Follikel füllt sich mit einer gelben Substanz und wird nun als *Gelbkörper* bezeichnet. Der Gelbkörper wirkt wie ein endokrines Organ und schüttet zwei Hormone in den Blutkreislauf aus: *Östrogen* und *Progesteron.* Die Hormone stimulieren den Aufbau der Gebärmutterschleimhaut, um sie auf eine befruchtete Eizelle vorzubereiten. Wenn keine Befruchtung stattfindet, stellt der Gelbkörper die Hormonproduktion ein und bildet sich zurück. Der Abfall des Hormonspiegels führt zum Abbau der Gebärmutterschleimhaut, und ein neuer Menstruationszyklus beginnt, wodurch der Zyklus wieder bei Tag 1 beginnt.

Wenn es in den Eileitern zu einer Befruchtung kommt, wandert die befruchtete Eizelle in die *Gebärmutter* und nistet sich in der Gebärmutterschleimhaut ein. Der Gelbkörper produziert weiterhin Progesteron und Östrogen, die die Gefäß- und Muskelentwicklung der Gebärmutterschleimhaut unterstützen. In der Gebärmutterwand bildet sich nun die *Plazenta*, das Kommunikationsorgan zwischen Mutter und Embryo. Die Plazenta produziert während ihrer Entwicklung in der Gebärmutter ein eigenes Hormon, das *humane Choriongonadotropin (hCG)*. hCG ist das Hormon, das im Urin von Frauen getestet wird, die eine Schwangerschaft vermuten. Wenn Sie bei einem *Schwangerschaftstest* einen positiven Befund auf dem Teststreifen sehen, ist es dieses Hormon, das angezeigt wird.

Alles hängt zusammen: Weitere anatomische Begriffe zur weiblichen Fortpflanzung

Es gibt so viele medizinische Begriffe im Zusammenhang mit dem weiblichen Fortpflanzungssystem, dass es unmöglich ist, sie alle in einem Buch dieser Größe zu klassifizieren. In diesem Abschnitt finden Sie eine Vielzahl anatomischer und klinischer Begriffe, die Ihnen helfen, sich mit diesem System vertraut zu machen.

- ✔ **Adnexe:** Nebenorgane eines Organs
- ✔ **Anteversion:** Vorwärtsneigung der Gebärmutter
- ✔ **Koitus/Kopulation:** Geschlechtsverkehr
- ✔ **Gynopathisch:** Frauenkrankheiten betreffend
- ✔ **Hydrosalpinx:** Flüssigkeitsansammlung im Eileiter
- ✔ **Leukorrhoe:** weißlicher Ausfluss aus der Vagina, teils mit weißen Blutzellen
- ✔ **Mastoptose:** hängende Brüste
- ✔ **Menarche:** erste Regelblutung (Menstruation)
- ✔ **Myometrium:** Muskelschicht der Gebärmutterwand
- ✔ **Oligomenorrhö:** schwache/seltene Menstruation
- ✔ **Orificium:** Öffnung
- ✔ **Östrogen:** von den Eierstöcken produziertes Hormon, das für die weiblichen Geschlechtsmerkmale und den Aufbau der Gebärmutterschleimhaut während des Menstruationszyklus verantwortlich ist

- ✔ **Progesteron:** Hormon, das vom Gelbkörper in den Eierstöcken und während der Schwangerschaft von der Plazenta gebildet wird
- ✔ **Pubertät:** Beginn der Geschlechtsreife
- ✔ **Retroversion:** Rückwärtsneigung der Gebärmutter
- ✔ **Salpingitis:** Entzündung der Eileiter

Einige medizinische Begriffe sind spezifisch für die geburtshilfliche Natur dieses Systems. Wenn Sie sich als Mitarbeiter oder Patient in einer Geburtshilfepraxis aufhalten, sind folgende Begriffe nützlich:

- ✔ **Amnion:** Fruchtblase
- ✔ **Antepartum:** vor der Geburt (in Bezug auf die Mutter)
- ✔ **Chorion:** äußere extraembryonale Membran, die den Fetus umgibt
- ✔ **Ektopisch:** außerhalb der normalen Lage auftretend
- ✔ **Eileiterschwangerschaft:** Schwangerschaft, die im Eileiter stattfindet
- ✔ **Embryo:** befruchtetes Ei bis zur achten Schwangerschaftswoche
- ✔ **Fetus:** der Embryo vom zweiten Schwangerschaftsmonat bis zur Geburt
- ✔ **Galaktorrhoe:** Milchabsonderung außerhalb des Stillens
- ✔ **Gestation:** Zeitraum von der Befruchtung bis zur Geburt – bei einer menschlichen Schwangerschaft etwa 40 Wochen
- ✔ **Gravidität:** Schwangerschaft
- ✔ **Hyperemesis gravidarum:** starkes Erbrechen während der Schwangerschaft
- ✔ **Intrapartum:** während der Wehen und der Geburt (in Bezug auf die Mutter)
- ✔ **Kongenitale Anomalie:** angeborene Anomalie oder Fehlbildung
- ✔ **Lochien:** Ausfluss aus Blut, Geweberesten und Wundsekret nach der Geburt
- ✔ **Mekonium:** erster Stuhlgang des Neugeborenen
- ✔ **Multigravida:** Frau mit mehreren Schwangerschaften
- ✔ **Multipara:** Frau, die mehr als einmal geboren hat
- ✔ **Neonatologe:** Arzt für Neugeborenenmedizin
- ✔ **Neugeborenes:** Säugling vom Zeitpunkt der Geburt bis zum Alter von vier Wochen

- **Neonatologie:** Lehre von Erkrankungen des Neugeborenen bis zum Alter von einem Monat
- **Nulligravida:** Frau, die noch nie schwanger war
- **Nullipara:** Frau, die noch nie geboren hat
- **Partus:** Geburt
- **Postnatal:** Zeitraum nach der Geburt (Kind betreffend)
- **Postpartal:** Zeitraum nach der Geburt (Mutter betreffend)
- **Pränatal:** Zeitraum vor der Geburt (Kind betreffend)
- **Primigravida:** Frau, die zum ersten Mal schwanger ist
- **Primipara:** Erstgebärende
- **Pseudocyesis:** Scheinschwangerschaft
- **Puerpera:** Frau, die gerade entbunden hat
- **Puerperium:** Wochenbett (sechs bis acht Wochen)
- **Secundigravida:** Frau, die zum zweiten Mal schwanger ist
- **Secundipara:** Frau, die zum zweiten Mal ein lebensfähiges Kind zur Welt gebracht hat

Abkürzungen in der Geburtshilfe

Im Kreißsaal geht alles sehr schnell, daher verwenden Geburtshelfer und ihr Personal gerne Abkürzungen, um die Kommunikation auf ein Minimum zu beschränken. Einige Abkürzungen aus der Geburtshilfe und Neonatologie sind im Folgenden aufgeführt:

- **AB:** Abort
- **D & C:** Dilatation und Kürettage
- **ET:** voraussichtlicher Entbindungstermin
- **KBM:** Kopf-Becken-Missverhältnis; der Kopf des Fetus ist zu groß, um durch das Becken der Mutter zu passen
- **KS**, seltener **CS:** Kaiserschnitt
- **LMR:** Datum des Beginns der letzten Menstruation
- **NG:** Neugeborenes
- **IRDS** (Infant Respiratory Distress Syndrome): Atemnotsyndrom

- **SFH:** Symphyse-Fundus-Höhe, gemessen von der Symphyse (Schambein) bis zum Fundus (höchster Punkt) der Gebärmutter; liefert Aufzeichnungen über das Wachstum des Fundus im Verlauf der Schwangerschaft
- **SP:** spontane vaginale Entbindung

Häufige Erkrankungen des weiblichen Fortpflanzungssystems

Das weibliche Fortpflanzungssystem hat weitaus mehr zu leisten als lediglich die Zeugung von Kindern. Kein Wunder also, dass technische Schwierigkeiten vorprogrammiert sind, die von lästigen Beschwerden (Hefepilzinfektionen) bis hin zu lang anhaltenden Problemen durch den Hormonverlust in den Wechseljahren reichen können:

- **Amenorrhö:** Ausbleiben der Menstruation
- **Dysmenorrhö:** schmerzhafte Menstruation
- **Dyspareunie:** schmerzhafter oder erschwerter Geschlechtsverkehr (»Paarungsschmerz«)
- **Endometritis**: Entzündung der Gebärmutterschleimhaut, meist durch Bakterien aus der Vagina
- **Gynatresie:** Sammelbezeichnung für verschiedene angeborene Fehlbildungen der weiblichen Geschlechtsorgane, bei denen eine normale Öffnung verschlossen ist (Atresie =Verschluss); so etwa Vagina, Gebärmutterhals oder Eileiter
- **Hormonersatztherapie (HET):** Ersatz von Hormonen zur Behandlung von Wechseljahresbeschwerden (auch *Östrogenersatztherapie* genannt)
- **Hydrosalpinx:** Flüssigkeit in den Eileitern, die eine Schwangerschaft erschwert
- **Mastitis:** Entzündung der Brust während der Stillzeit, meist bakteriell bedingt
- **Menometrorrhagie:** übermäßige Menstruationsblutung sowohl während als auch zwischen den Menstruationsperioden
- **Menorrhagie:** starke Menstruationsblutung
- **Oophoritis:** Entzündung der Eierstöcke
- **Prämenstruelle Dysphorie (PMD):** schwere Form des prämenstruellen Syndroms mit depressiven Symptomen

- **Prämenstruelles Syndrom (PMS):** zyklische Störung mit körperlichen und emotionalen Symptomen in der prämenstruellen Phase (kurz vor der Menstruation); zu den Symptomen gehören Müdigkeit, Blähungen, Verspannungen und Reizbarkeit
- **Vaginitis:** Entzündung der Vagina
- **Zervizitis:** Entzündung des Gebärmutterhalses (oft durch Chlamydien, Gonokokken oder HPV verursacht)

Einige Erkrankungen des weiblichen Fortpflanzungssystems stehen in direktem Zusammenhang mit einer Schwangerschaft und der Geburt:

- **Dystokie:** erschwerter Geburtsverlauf, zum Beispiel durch ineffektive Wehen, eine ungünstige Größe oder Lage des Kindes im mütterlichen Becken oder Fehlbildungen des Kindes
- **Eileiterschwangerschaft (Tubargravidität):** Schwangerschaft außerhalb der Gebärmutter (Eileiterschwangerschaft), die eine Notoperation erforderlich macht
- **Eklampsie:** schwere Komplikation während der Schwangerschaft mit Krämpfen und/oder Koma bei einer schwangeren Frau
- **Intrauteriner Fruchttod:** Tod des Fetus vor dem erwarteten Geburtstermin
- **Plazentaablösung (Abruptio placentae):** vorzeitige Ablösung der Plazenta von der Gebärmutterwand, die zu Blutungen und einem harten, schmerzhaften Unterleib führt und einen Notkaiserschnitt erforderlich macht
- **Plazenta praevia:** Die Plazenta entwickelt sich in der unteren Gebärmutterwand und kann den Muttermund bedecken, wodurch der Geburtskanal blockiert wird und ein Kaiserschnitt erforderlich wird.
- **Präeklampsie:** Zustand während der Schwangerschaft oder kurz nach der Entbindung mit hohem Blutdruck, Ödemen (Schwellungen) und Eiweiß im Urin
- **Spontanabort:** eine Fehlgeburt, bei der die Schwangerschaft vor Erreichen der fetalen Lebensfähigkeit endet
- **Totgeburt:** Tod des Fetus im Mutterleib vor der Geburt
- **Verhaltener Abort:** Der Fetus ist abgestorben, aber es kam nicht zur Blutung oder zum Abgang.

Wenn schwanger werden schwierig wird

In Deutschland sind etwa zehn bis 15 Prozent der Paare ungewollt kinderlos, was einem Anteil von etwa 1,6 Millionen Menschen entspricht. Diese Zahlen verteilen sich zu je einem Drittel auf Männer und Frauen, bei einem Drittel der betroffenen Paare ist die Ursache unbekannt. Daher gibt es immer mehr Maßnahmen für Menschen, die sich einer

Unfruchtbarkeitsbehandlung unterziehen möchten. Hier sind einige gängige Begriffe, die Ihnen in diesem Zusammenhang begegnen können:

- ✔ **Intratubarer Gametentransfer (GIFT):** Eine modifizierte Form der IVF, bei der Eizellen und Spermien (Gameten) unter Vollnarkose mittels *Laparoskopie* in die Eileiter eingebracht werden, in der Hoffnung, dass sie auf natürlichem Wege in die Gebärmutter gelangen.
- ✔ **Intrauterine Insemination (IUI):** Gesunde Spermien werden gesammelt und zum Zeitpunkt des Eisprungs in die Gebärmutter eingeführt, in der Hoffnung, dass die Natur den Rest erledigt.
- ✔ **In-vitro-Fertilisation (IVF):** Eizellen werden aus dem Eierstock entnommen und im Labor mit Spermien befruchtet, wo sie sich zu Embryonen entwickeln und anschließend in die Gebärmutter implantiert werden, um dort weiter zu reifen. Dieses Verfahren wird nach einer medikamentösen Therapie zur Stimulierung des Eisprungs (orale Gabe von *Clomifen* und/oder injizierbare *Gonadotropine*) durchgeführt.
- ✔ **Intrazytoplasmatische Spermieninjektion (ICSI):** Eine Form der IVF, bei der ein einzelnes Spermium in eine Eizelle injiziert wird. Bei der ICSI wird ein Spermium mit einer Glasnadel aufgenommen und in eine Eizelle injiziert, anstatt wie bei der IVF auf natürliche Weise in die Eizelle einzudringen. Diese Form der IVF wird zur Behandlung von männlicher Unfruchtbarkeit empfohlen.
- ✔ **Tubenembryotransfer** (**ZIFT**, für englisch »Zygote Intrafallopian Transfer«): Ähnlich wie beim GIFT-Verfahren werden die Eizellen im Labor mit den Spermien vermischt und die befruchteten Eizellen (Zygoten) unter Vollnarkose mittels *Laparoskopie* in die Eileiter eingeführt, in der Hoffnung, dass sie auf natürlichem Wege in die Gebärmutter gelangen.

Die Ursache finden: Weibliche Fortpflanzungserkrankungen und Pathologie

Die folgenden Erkrankungen betreffen nicht nur die Körperfunktionen, sondern auch die allgemeine psychische Gesundheit der betroffenen Frauen. Wie beim männlichen Fortpflanzungssystem sind auch bei Frauen die psychische und sexuelle Gesundheit eng mit der körperlichen Gesundheit verflochten. Für viele Frauen haben Probleme im Bereich der reproduktiven Gesundheit oft langfristige Auswirkungen auf ihre weibliche und sexuelle Identität. Dies gilt insbesondere dann, wenn die Fähigkeit einer Frau, schwanger zu werden, beeinträchtigt ist oder wenn Fortpflanzungsorgane verloren gehen. Zu diesen Erkrankungen zählen:

- ✔ **Adenomyose:** Wachstum von endometrialem Gewebe in der Gebärmutterwand (*Myometrium*)

- ✔ **Endometriumkarzinom:** bösartiger Tumor der Gebärmutterschleimhaut
- ✔ **Endometriose:** Wachstum von Endometriumgewebe an einer abnormalen Stelle, beispielsweise in den Eierstöcken oder im Darm, was mit Dysmenorrhö, Unterleibsschmerzen und Unfruchtbarkeit einhergeht
- ✔ **Fibrozystische Mastopathie:** gutartige Erkrankung der Brust, bei der ein oder mehrere Tumore in der Brust auftreten.
- ✔ **Mammakarzinom (Brustkrebs):** bösartiger Tumor der Brust. Tumore können sich auf die Haut, die Brustwand und die Lymphknoten in der Achselhöhle ausbreiten; sie können auch in andere Teile des Körpers metastasieren, einschließlich Knochen, Lunge, Leber, Gehirn und sogar Eierstöcke. Brustkrebs kann auf verschiedene Weise behandelt werden, darunter *Lumpektomie* (Entfernung nur des Krebsgeschwürs), Entfernung des Brustgewebes unter Erhalt der Haut und der Brustwarze für eine spätere Rekonstruktion (*subkutane Mastektomie*), Entfernung der gesamten Brust (einfache oder *totale Mastektomie*) oder Entfernung der Brust, der Lymphknoten und der angrenzenden Brustwandmuskulatur in einem einzigen Eingriff (*radikale Mastektomie*).
- ✔ **Myom (Leiomyom):** gutartiger Tumor in der Gebärmutter, der aus fibrösem Gewebe und Muskelgewebe besteht und Unterleibsschmerzen oder Menorrhagie verursachen kann
- ✔ **Ovarialkarzinom:** bösartiger Tumor der Eierstöcke (Adenokarzinom), der zystisch oder solitär sein kann
- ✔ **Ovarialzyste:** Ansammlung von Flüssigkeit in einem sackartigen Hohlraum oder einer Zyste im Eierstock
- ✔ **Pelvine Entzündung (Pelvic Inflammatory Disease, PID):** aufsteigende Infektion des inneren Genitaltrakts, oft durch Chlamydien oder Gonokokken verursacht
- ✔ **Uterusprolaps (Gebärmuttervorfall):** Die Gebärmutter sinkt in die Vagina hinab.
- ✔ **Polyzystisches Ovarialsyndrom (PCOS):** früher auch *Stein-Leventhal-Syndrom* genannt, eine hormonelle Störung mit ovulatorischer Dysfunktion, Hyperandrogenismus und polyzystische Ovarien
- ✔ **Toxisches Schocksyndrom (TSS):** schwere Erkrankung durch eine bakterielle Infektion (*Staphylococcus aureus*), die mit der Verwendung von Tampons assoziiert ist
- ✔ **Vesikovaginale Fistel:** Öffnung zwischen der Vagina und der Harnblase
- ✔ **Zervixkarzinom (Gebärmutterhalskrebs):** bösartiger Tumor des Zervix. Der *Papanicolaou-Test* (*Pap-Abstrich*) dient zur Früherkennung durch eine mikroskopische Untersuchung von Zellen, die aus dem Gebärmutterhalsgewebe entnommen werden.

Testen, testen: Radiologie und diagnostische Tests im Bereich der weiblichen Fortpflanzungsorgane

Gott sei Dank gibt es die moderne Medizin, denn diese hilft sicherlich vielen Frauen, sich zu beruhigen, indem sie Antworten auf die drängendsten Fragen zur weiblichen Fortpflanzung liefert. Die meisten Frauen sind mit einigen dieser Untersuchungen vertraut, die zwar zum Zeitpunkt der Durchführung etwas unangenehm sind, aber langfristig große Sicherheit bieten, da sie Diagnosen für viele schwerwiegende Erkrankungen liefern.

- ✔ **Assistierte Reproduktionstechniken (ART):** Dazu zählen Verfahren wie IUI, IVF und ICSI.
- ✔ **Chorionzottenbiopsie (CVS):** pränatale Untersuchung, um angeborene Fehlbildungen des Fetus festzustellen. Dabei wird eine kleine Gewebeprobe aus den Zotten der Chorionmembran entnommen, die sich aus dem fötalen Teil der Plazenta bildet. Diese Untersuchung kann bereits in der zehnten Schwangerschaftswoche durchgeführt werden. Sie ähnelt einer Amniozentese.
- ✔ **Hysterosalpingografie (HSG):** Röntgenaufnahme der Gebärmutter und der Eileiter nach Einbringen eines Kontrastmittels in die Gebärmutter, um zu sehen, ob es sich frei durch die Eileiter bis zu den Eierstöcken bewegen kann; dient zur Diagnose von Verstopfungen in den Eileitern, die zu Unfruchtbarkeit führen können
- ✔ **Mammogramm:** Röntgenaufnahme der Brust
- ✔ **Papanicolaou-Test (Pap-Abstrich):** Dabei werden Zellen aus dem Gebärmutterhals entnommen und unter dem Mikroskop untersucht, um Gebärmutterhals- oder Vaginalkrebs festzustellen. Bei einem Pap-Abstrich kann auch ein HPV-Test durchgeführt, um eine Infektion mit hochriskanten HPV-Typen festzustellen.
- ✔ **Schwangerschaftstest:** weist hCG im Urin oder Blut nach, um eine Schwangerschaft festzustellen
- ✔ **Sonohysterografie:** Untersuchung der Gebärmutter mittels Ultraschall

Der Chirurg ist gefragt: Operationen und Eingriffe im Bereich der weiblichen Fortpflanzungsorgane

Nachdem Sie nun mit den Funktionen und möglichen Problemen des weiblichen Fortpflanzungssystems vertraut sind, ist es an der Zeit, mehr darüber zu erfahren, was Ihr Arzt tun kann, um die weiblichen Organe sozusagen zu reparieren. Natürlich betreffen viele dieser Operationen und Eingriffe die Fähigkeit einer Frau, schwanger zu werden, sei es durch die vollständige Entfernung der Gebärmutter oder durch die Verbesserung der Chancen einer Frau, schwanger zu werden. Im Folgenden finden Sie einige allgemeine Verfahren:

- ✔ **Abort (Abtreibung):** Abbruch einer Schwangerschaft, bevor der Embryo oder Fetus lebensfähig ist. Ein spontaner Abort ist eine Fehlgeburt, bei der die Schwangerschaft vor Erreichen der Lebensfähigkeit des Feten endet; die meisten spontanen Aborte treten im ersten Trimenon (bis etwa zur zwölften Woche) auf. Eine therapeutische oder induzierte Abtreibung ist ein bewusster Schwangerschaftsabbruch und wird meist im ersten Trimester zwischen der achten und zwölften Woche durchgeführt
- ✔ **Dilatation und Kürettage (D & C):** zunächst wird die *Dilatation* (die Erweiterung des Gebärmutterhalses) durchgeführt. Anschließend erfolgt die Kürettage (*Ausschabung*) mit einer Kürette oder einer Metallschlinge, um Gewebeproben aus der Gebärmutterschleimhaut zu diagnostischen Zwecken zu entnehmen. Wird auch durchgeführt, um nach einer unvollständigen Fehlgeburt Schwangerschaftsprodukte zu entfernen oder Gebärmutterblutungen zu reduzieren.
- ✔ **Endometriumablation:** zerstört (abliert) die Gebärmutterschleimhaut (Endometrium), um Funktionsstörungen oder abnormale Gebärmutterblutungen zu behandeln
- ✔ **Hysteroskopie:** visuelle Untersuchung der Gebärmutter mit einem *Hysteroskop*
- ✔ **Kolposkopie (Scheidenspiegelung):** vergrößerte Untersuchung des Gebärmutterhalses, der Vagina und der Vulva mit einem Kolposkop, um Anomalien festzustellen
- ✔ **Konisation:** kegelförmige Gewebeentnahme aus dem Muttermund zu diagnostischen Zwecken. Dieser Eingriff folgt häufig auf einen auffälligen Pap-Abstrich.
- ✔ **Kryochirurgie:** Verwendung von Kälte oder Minustemperaturen zur Zerstörung von Gewebe, in der Regel mithilfe einer Sonde, die flüssigen Stickstoff enthält
- ✔ **Uterusmyomembolisation (UME)** oder **Uterusarterienembolisation (UAE):** minimalinvasives Verfahren, bei dem Kunststoffpartikel in die Blutgefäße injiziert werden, um die Blutversorgung eines Myoms zu unterbrechen, wodurch das Myom schrumpft
- ✔ **Zervixkauterisation:** Eingriff, der nach einem auffälligen Pap-Abstrich durchgeführt wird – dabei wird abnormales Zervixgewebe mit einem Kauter entfernt

Viele Frauen entscheiden sich für eine dauerhafte Form der *Sterilisation,* wenn sie keine weiteren (oder gar keine) Kinder mehr haben möchten. Die Verfahren sind sehr verbreitet und haben jeweils ihre Vor- und Nachteile. Frauen werden in der Regel dazu ermutigt, die Sterilisationsmethode zu wählen, die für ihren individuellen Lebensstil und ihre körperliche Verfassung am besten geeignet ist. Eine sehr verbreitete Sterilisationsmethode ist die *Tubenligatur,* ein Eingriff, bei dem die Eileiter durchtrennt oder unterbrochen und ligiert (abgebunden) werden, um den Durchgang der Eizelle zu verhindern. Dieser Eingriff kann laparoskopisch oder durch einen Bauchschnitt durchgeführt werden:

- ✔ **Essure-Verfahren:** war ein minimalinvasives Verfahren zur dauerhaften Empfängnisverhütung, bei dem kleine Spiralen hysteroskopisch in die Eileiter eingebracht wurden, um deren Verschluss herbeizuführen. Das Verfahren wird aufgrund von Sicherheitsbedenken heute nicht mehr regulär eingesetzt und ist in vielen Ländern vom Markt genommen worden.

- **Laparoskopie:** Ein Laparoskop wird durch die Bauchdecke eingeführt, und die Eileiter können mit Hochfrequenzfunken (Kauterisation) oder Verbrennung verschlossen werden.
- **Tubenligatur** (Tubensterilisation): Ein Band wird um einen Abschnitt jedes Eileiters gelegt, wodurch das Gewebe abstirbt und eine Unterbrechung zwischen den beiden Eileiterabschnitten entsteht.

Laparoskopische Eileiterunterbindungen wurden in den 1970er-Jahren durchgeführt; die erste laparoskopische Cholezystektomie 1989.

Viele chirurgische Eingriffe am weiblichen Fortpflanzungssystem erfordern die Wiederherstellung oder Entfernung einiger Teile des Systems. In den schwersten Fällen (oft bei Krebs) werden die gesamte Gebärmutter und der umgebende Gebärmutterhals vollständig entfernt. Beachten Sie, dass auch die Brüste zu diesem System gehören, sodass in der folgenden Liste auch Begriffe zur chirurgischen Entfernung oder Reparatur dieser Körperteile aufgeführt sind:

- **Abdominale Hysterektomie:** chirurgische Entfernung der Gebärmutter durch den Bauchraum
- **Bilaterale Salpingo-Oophorektomie:** chirurgische Entfernung beider Eileiter und beider Eierstöcke
- **Hymenektomie:** chirurgische Entfernung des Hymen
- **Hysteropexie:** chirurgische Fixierung einer fehlplatzierten oder abnormal beweglichen Gebärmutter.
- **Kolpopexie:** chirurgische Fixierung der Vagina an den umgebenden Strukturen
- **Lumpektomie:** Entfernung eines krebsartigen Knotens nur in der Brust
- **Mastektomie:** chirurgische Entfernung einer Brust. Bei der subkutanen Mastektomie wird das Brustgewebe entfernt, wobei Haut und Brustwarze für eine spätere Rekonstruktion erhalten bleiben; bei einer einfachen oder *vollständigen Mastektomie* kann die gesamte Brust entfernt werden; bei einer *radikalen Mastektomie* wird die Brust zusammen mit den Lymphknoten und dem angrenzenden Brustwandmuskel in einem einzigen Eingriff entfernt.
- **Myomektomie:** chirurgische Entfernung eines *Leiomyoms* (Myoms) aus der Gebärmutter
- **Oophorektomie:** chirurgische Entfernung eines Eierstocks
- **Salpingektomie:** chirurgische Entfernung eines Eileiters

- **Salpingo-Oophorektomie** (oder Oophoro-Salpingektomie): Entfernung des Eileiters und des Eierstocks
- **Subtotale Hysterektomie:** chirurgische Entfernung nur der Gebärmutter (der Gebärmutterhals bleibt erhalten)
- **Totale abdominale Hysterektomie mit beidseitiger Salpingo-Oophorektomie (TAH-BSO):** Entfernung der Gebärmutter, des Gebärmutterhalses, beider Eileiter und Eierstöcke
- **Totale Hysterektomie:** chirurgische Entfernung von Gebärmutter und Gebärmutterhals
- **Vaginale Hysterektomie:** chirurgische Entfernung von Gebärmutter und Gebärmutterhals über die Vagina
- **Vaginoplastik:** chirurgische Wiederherstellung der Vagina
- **Vulvektomie:** chirurgische Entfernung der Vulva

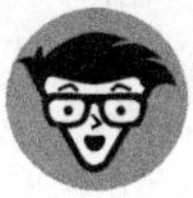

Der *Da-Vinci-Roboter* (siehe auch Kapitel 17) kann bei Eingriffen bei Gebärmutterhals- und Gebärmutterschleimhautkrebs, Eierstocktumoren, Gebärmuttermyomen und Beckenprolaps eingesetzt werden. Roboter werden generell zur Durchführung laparoskopisch assistierter vaginaler Hysterektomien und totaler Hysterektomien eingesetzt. Der Da-Vinci-Roboter kann eine robotergestützte Myomektomie durchführen, sodass nach der Operation eine Schwangerschaft noch möglich ist.

Da die Zeugung von Leben und die Geburt zwei wichtige Aufgaben dieses Systems sind, sollten Sie natürlich auch die folgenden *geburtshilflichen Begriffe* nicht übersehen:

- **Amniotomie:** Schnitt in die Fruchtblase zur Einleitung der Wehen, wird auch als »künstlicher Blasensprung« bezeichnet
- **Amniozentese:** unter Ultraschallkontrolle wird in der 16. Schwangerschaftswoche eine Nadel durch die Bauch- und Gebärmutterwand eingeführt, um Fruchtwasser zu entnehmen und mögliche Fehlbildungen des Fetus wie das *Down-Syndrom* oder eine *Spina bifida* zu diagnostizieren oder um das Geschlecht des Fetus zu bestimmen. In der späten Schwangerschaft wird es durchgeführt, um die *Lungenreife* des Fetus zu bestimmen.
- **Episiotomie:** Schnitt in der Vulva oder im Damm während der Geburt, um ein Einreißen des Damms zu verhindern
- **Kaiserschnitt:** die operative Entnahme des Fetus durch die Bauch- und Gebärmutterwand. Ein Kaiserschnitt kann bei einer *Steißlage* (der Kopf des Babys ist nicht in der unteren Position), *Mehrlingsgeburten*, einer *Placenta praevia* (die Plazenta entwickelt sich in der unteren Gebärmutterwand und kann den Gebärmutterhals bedecken und den Geburtskanal blockieren), einer *Plazentaablösung* (vorzeitige Ablösung der

Plazenta von der Gebärmutterwand), bei einer *Kopf-Becken-Diskrepanz* (wenn der Kopf oder Körper des Babys zu groß ist, um durch das Becken der Mutter zu passen), bei einem *Stillstand der Wehen* oder bei Anzeichen dafür, dass das Kind in Not ist, durchgeführt werden.

- ✔ **Pelvimetrie:** Vermessung des Beckens der Mutter, um die Durchgängigkeit für den Fetus zu bestimmen
- ✔ **Salpingektomie:** Entfernung eines Eileiters, um eine Eileiterschwangerschaft zu beenden

Sammelsurium wichtiger Informationen: Hormone, von Schwangerschaft über Empfängnisverhütung bis zur Menopause

Menstruation und Schwangerschaft hängen nicht nur von den in den Eierstöcken produzierten Hormonen ab, sondern auch von Hormonen, die von der Hypophyse ausgeschüttet werden. *Follikelstimulierende Hormone* (FSH) und *luteinisierende Hormone* (LH) helfen dabei, die Entwicklung der Eizelle und den Eisprung anzuregen. Nach dem Eisprung beeinflussen LH die Aufrechterhaltung des Gelbkörpers und dessen Produktion von *Östrogen* und *Progesteron*.

Während der Schwangerschaft beeinflussen die höheren Östrogen- und Progesteronspiegel die Hypophyse selbst, indem sie deren Produktion von FSH und LH unterbinden. Wenn eine Frau schwanger ist, reifen keine neuen Eizellen heran und es kann kein Eisprung stattfinden. Diese Wechselwirkung, bei der Hormone die Produktion einer anderen Hormongruppe unterbinden, wird als *negative Rückkopplung* bezeichnet. Dies ist das Prinzip, nach dem die Antibabypille im Körper wirkt. Die *Antibabypille* enthält unterschiedliche Mengen an Östrogen und Progesteron, wodurch der Hormonspiegel im Blut ansteigt. Es kommt zu einer negativen Rückkopplung, und die Hypophyse schüttet keine FSH und LH aus. Ohne diese Hormone kann kein Eisprung stattfinden und eine Frau kann nicht schwanger werden.

Andere Verhütungsmittel für Frauen sind die *Spirale* (*Intrauterinpessar*) und das Diaphragma. Die Spirale ist eine kleine Spirale, die von einem Arzt in die Gebärmutter eingesetzt wird. Ihre Anwesenheit in der Gebärmutter (Fremdkörper) reizt die Gebärmutterschleimhaut und verhindert so die Einnistung einer befruchteten Eizelle. Ein *Diaphragma* ist eine gummiartige, becherförmige Vorrichtung, die vor dem Geschlechtsverkehr über den äußeren Teil des Gebärmutterhalses eingeführt wird, um zu verhindern, dass Spermien in den Gebärmutterhals und von dort in die Eileiter gelangen.

Der letzte Abschnitt dieses fortlaufenden Zyklus beginnt, wenn die Östrogenproduktion der Eierstöcke nachlässt, weniger Eizellen produziert werden und die Menopause einsetzt. Die *Menopause* (*Wechseljahre* oder *Klimakterium*) ist das allmähliche Ende des Menstruationszyklus und ein natürlicher Prozess, der mit der normalen Alterung der

Eierstöcke einhergeht. Eine vorzeitige Menopause kann vor dem 40. Lebensjahr eintreten, während eine verzögerte Menopause nach dem 55. Lebensjahr auftreten kann. Eine künstliche oder »chirurgische« Menopause tritt ein, wenn die Eierstöcke entfernt oder durch Strahlentherapie funktionsunfähig gemacht werden. Die Menopause gilt als abgeschlossen, wenn die Menstruation seit mindestens zwölf Monaten ausgeblieben ist.

Terminologie RX: Pharmakologie der weiblichen Fortpflanzung

Und nun noch ein kurzes Wort zu Ihren Freunden, den Medikamenten. Viele Frauen, die sich ein Kind wünschen und Schwierigkeiten haben, sind sehr dankbar für Medikamente zur Behandlung der Fruchtbarkeit, wie beispielsweise *Clomifencitrat*. Diese kleinen Wunder wirken, indem sie die Hypophyse zur Ausschüttung von LH und FSH anregen und so die Empfängnisfähigkeit des Körpers erhöhen. Diese Medikamente sind zwar kein Allheilmittel, haben aber unzähligen Frauen geholfen, ihren Kinderwunsch zu erfüllen. Am anderen Ende des Spektrums der Empfängnis stehen Babys, die zu früh auf die Welt kommen wollen. In diesen Fällen werden *Wehenhemmer* eingesetzt, um vorzeitige Wehen in der Schwangerschaft zu verhindern.

Analgetika sind Schmerzmittel zur Behandlung von Menstruationsbeschwerden und schmerzhaften Regelblutungen. Dann gibt es noch die »Antis«. *Antimykotika* werden zur Behandlung von vaginalen Hefepilzinfektionen eingesetzt, während *Entzündungshemmer* und *Antibiotika* zur Behandlung einiger sexuell übertragbarer Krankheiten verwendet werden. (Weitere Informationen zu sexuell übertragbaren Krankheiten, die sowohl Frauen als auch Männer betreffen, finden Sie in Kapitel 23.)

Ihre Geburtsgeschichte lässt sich in fünf Buchstaben und fünf Zahlen zusammenfassen – im *GTPAL-Schema*:

- **G für Gravida:** Anzahl der Schwangerschaften
- **T für Term:** Anzahl der Schwangerschaften, die bis zum Ende ausgetragen wurden (nach 37. Woche)
- **P für Preterm:** Anzahl der Frühgeburten, die zu einer Lebendgeburt geführt haben (vor der 37. Woche)
- **A für Abort:** Anzahl der Schwangerschaften, die mit einer Fehlgeburt oder einem Schwangerschaftsabbruch endeten
- **L für Lebend:** Anzahl lebender Kinder

Beispiel:

- G3-T3-P0-A0-L3 bedeutet drei Schwangerschaften, drei termingeborene Kinder, keinen Abort, drei lebende Kinder.
- G3-T2-P0-A1-L2 bedeutet drei Schwangerschaften, zwei Termingeburten und ein Abort, zwei lebende Kinder.
- G3-T2-P1-A0-L4 bedeutet drei Schwangerschaften, zwei Termingeburten, eine Frühgeburt, keine Aborte, vier lebende Kinde (also muss es eine Zwillingsgeburt gegeben haben).

Der *Geburtstermin* einer Schwangerschaft lässt sich leicht berechnen, wenn man den Beginn der letzten Menstruation kennt. Zählen Sie drei Monate zurück und addieren Sie sieben Tage. Hier ein Beispiel: LMP ist der 25. März. Zählen Sie drei Monate zurück: 25. Februar, 25. Januar, 25. Dezember. Frohe Weihnachten! Addieren Sie sieben Tage: Frohes neues Jahr!

Teil VI
Top-Ten-Teil

Der
Top-Ten-
Teil

web Extras

Besuchen Sie uns auf www.facebook.com/fuer-dummies!

Facebook
www.facebook.com/fuerdummies

Instagram
www.instagram.com/furdummies

YouTube
www.youtube.com/@dummies-mann

IN DIESEM TEIL …

- Stellen wir zehn unverzichtbare Nachschlagewerke zur medizinischen Terminologie vor
- Lernen Sie ein paar Eselsbrücken kennen
- Konfrontieren wir Sie mit echten Zungenbrechern der medizinischen Terminologie
- Geben wir Ihnen ein paar Tipps mit auf den Weg, wie Sie die Aussprache meistern können

IN DIESEM KAPITEL

Nachschlagewerke für medizinische Terminologie

Geeignete Referenzen finden

Kapitel 25
Zehn wichtige Webseiten für medizinische Fachbegriffe

Ob Sie nun lieber in der Bibliothek stöbern, am Computer oder auf dem Smartphone recherchieren – hier sind zehn Nachschlagewerke für die Terminologie, die Ihnen die Arbeit erleichtern.

DocCheck Flexikon

Das Flexikon ist das größte frei zugängliche medizinische Lexikon Deutschlands – die Wikipedia der Medizin, aber mit Fachleuten.

Sie finden hier: Definitionen, Pathologien, Wortstämme, Anatomie, Abkürzungen

Pluspunkt: kurze, prägnante Artikel, ideal zum schnellen Nachschlagen

`www.doccheck.com/flexikon`

Amboss

Amboss ist der moderne Alleskönner: Lehrbuch, Leitfaden und Klinikkumpel in einem.

Perfekt für: Diagnostik, Therapieempfehlungen, Algorithmen, Klinikschemata und natürlich zur Bewältigung von Prüfungsangst

Achtung: Vorsicht Suchtgefahr – Sie werden plötzlich anfangen, »ambossen« als Verb zu benutzen.

`www.amboss.com`

PubMed

Die internationale Datenbank für medizinische Studien

Hier finden Sie praktisch jeden Artikel aus Forschung und Klinik.

Ideal für: Evidenzbasierte Medizin, Facharbeiten, tiefere Recherchen

Wenn etwas dort steht, gilt es als wissenschaftlich ernstzunehmend.

`www.pubmed.ncbi.nlm.nih.gov`

Embryotox

Die Charité-Datenbank für Medikamente in Schwangerschaft und Stillzeit

Unverzichtbar: für Gynäkologie, Allgemeinmedizin und alle, die irgendwann eine Schwangere behandeln

Pluspunkt: klar, zuverlässig, wissenschaftlich – und erspart viele Bauchschmerzen (im übertragenen Sinn)

`www.embryotox.de`

Rote Liste Online

Das zentrale deutsche Arzneimittelverzeichnis

Enthält: Wirkstoffe, Handelsnamen, Hersteller, Fachinformationen

Pflicht für jede Praxis, Klinik und Apotheke

`www.rote-liste.de`

Deximed

Die deutsche Version eines extrem gut strukturierten skandinavischen Ärztehandbuchs

Bekannt für: klare, praxisnahe Anleitungen – ideal für die Hausarztmedizin

Wenn Sie schnelle, pragmatische Infos brauchen, ist Deximed Ihr bester Freund.

`www.deximed.de`

AWMF-Leitlinien

Die offizielle Leitlinien-Sammlung aller deutschen Fachgesellschaften

Goldstandard für Diagnostik, Therapie und wissenschaftliche Empfehlungen

Wenn man wissen möchte, »was man tun sollte«, findet man es hier.

`www.awmf.org/leitlinien`

Sonographie.org

Eine der besten deutschsprachigen Lernplattformen für Ultraschall

Ideal für MTA, MFA, Ärzte und Studierende

`https://sonographie.org`

Thieme eRef

Der digitale Zugang zu vielen Klassikern der medizinischen Literatur: Prometheus, Herold, Pschyrembel & Co.

Stärken: Anatomie, klinische Nachschlagewerke, pharmakologische Infos

Die Bibliothek, die Sie überallhin mitnehmen können

`www.thieme.de/eref`

BfArM: IDC-10-GM und OPS-Katalog

Hier finden Sie die amtliche Diagnosen- und Prozedurenklassifikation in Deutschland.

Wichtig für: Abrechnung, Kodierung, medizinische Dokumentation

Für alle, die sich schon einmal gefragt haben, warum Krankheiten Zahlen haben

`www.bfarm.de/icd-10`

IN DIESEM KAPITEL

Einfache Sprüche als Merkhilfe

Gedankenstützen und Eselsbrücken

Kapitel 26

Zehn (oder mehr) nützliche Eselsbrücken ...

In der Anatomie werden Sie regelrecht erschlagen von Begriffen, die Sie sich auch noch in der richtigen Reihenfolge merken müssen. *Merksprüche* sind eine einfache Methode, um sich etwas zu merken, beispielsweise eine Liste von Knochen, Muskeln oder Nerven. Diese Gedächtnisstützen sind in der Regel etwas albern, aber hier gilt, je alberner, desto besser – zumindest in den meisten Fällen. Während wir uns mit der Erinnerung an Alltägliches mitunter schwertun, sind es oft die seltsamen und verrückten Dinge, die lange im Gedächtnis bleiben. In diesem Kapitel haben wir einige großartige Gedächtnisstützen von einer unserer Lieblingswebsites, `www.medicalmnemonics.com`, zusammengestellt. Aber vielleicht haben Sie ja noch eigene Ideen, die Ihnen beim Lernen helfen!

Die zwölf Hirnnerven

Strengen Sie Ihren Kopf nicht zu sehr an, um sich die Reihenfolge der *Hirnnerven* zu merken. Denken Sie einfach an den Merkspruch: »**Oma oben ohne tanzt tropfnass, aber froh vor Großvater Alberts Haus**« für:

- ✔ N. olfactorius
- ✔ N. opticus
- ✔ N. oculomotorius
- ✔ N. trochlearis
- ✔ N. trigeminus
- ✔ N. abducens
- ✔ N. facialis

- N. **v**estibulocochlearis
- N. **g**lossopharyngeus
- N. **v**agus
- N. **a**ccessorius
- N. **h**ypoglossus

Die Anzahl der Lungenlappen

Um sich die Lage der verschiedenen Lungenflügel zu merken, denken Sie an »**tri**« (drei) und »**bi**« (zwei).

Die dreilappige Lunge liegt auf der rechten Seite, zusammen mit der **Trikuspidalklappe** des Herzens. Die zweilappige Lunge und die **Bikuspidalklappe** (Mitralklappe) liegen auf der linken Seite des Körpers. Auf der linken Seite gibt es nur zwei Lappen, um Platz für das Herz zu lassen.

(»Rechts drei, links zwei – fürs Herz bleibt Platz dabei.«)

Die Größe der Schilddrüse

Haben Sie schon einmal das Spiel gespielt, bei dem man die Wolken betrachtet und versucht, herauszufinden, wie sie aussehen? Das Gleiche können Sie mit der *Schilddrüse* machen, die ein wenig wie ein BH aussieht. Um sich die Größe der Schilddrüse zu merken, denken Sie einfach daran, dass Brüste bei Frauen größer sind als bei Männern, also ist auch die Schilddrüse bei Frauen größer.

Die Schichten der Haut

Den Aufbau Ihrer *Haut* merken Sie sich am besten mit diesem Spruch: »**Claudia lacht ganz schön blöd, Papa redet**« für:

- Stratum **c**orneum,
- Stratum **l**ucidum
- Stratum **g**ranulosum
- Stratum **s**pinosum
- Stratum **b**asale

- Stratum papillare
- Stratum reticulare

Die Schichten der *Kopfhaut* können Sie sich mit ein bisschen Englisch merken: **SCALP** für

- Skin (Haut)
- Connective tissue (Bindegewebe)
- Aponeurose
- Lockeres Bindegewebe
- Periosteum (Knochenhaut)

Muskeln der Rotatorenmanschette

Verletzungen der *Rotatorenmanschette* können sehr einschränkend sein, insbesondere für Sportler. Sie können sich die Muskeln der Rotatorenmanschette mit dem Akronym **SITS** merken. Diese Muskeln sind:

- M. supraspinatus
- M. infraspinatus
- M. teres minor
- M. subscapularis

Wenn sich ein Baseball-Pitcher diese Muskeln verletzt, muss er für den Rest des Spiels aussetzen (SITS).

Die Muskelversorgung durch den Radialnerv

Die vom *Radialnerv* versorgten Muskeln sind die **BEST**en! Merken Sie sich:

- B = M. brachioradialis
- E = alle Extensoren
- S = M. supinator
- T = M. triceps brachii

Die Gesichtsnerven für Kauen und Mimik

Sie können sich die Funktionen dieser Nerven merken, indem Sie die Funktion mit dem Namen in Verbindung bringen. Denken Sie an Mund und Gesicht. Der N. mandibularis ist für das Kauen zuständig, der N. facialis ist für die Mimik zuständig.

Perineal versus peroneal

Sie können *perineal* (den Damm oder das Perineum betreffend) und *peroneal* (Wadenbeinmuskulatur und zugehörige Sehnen betreffend) nicht auseinanderhalten? Denken Sie einfach daran, dass perINeal zwischen den Beinen liegt. PerONeal liegt an (on) den Beinen.

Die Fußwurzelknochen

Die *Fußwurzelknochen* sind ganz einfach zu merken mit diesem etwas albernen Spruch: »**Das Sprungbein und das Fersenbein, die wollten in den Kahn hinein. Sie bekamen dreimal Keile vom Würfelbein in Eile**« für:

- ✔ Sprungbein/Talus
- ✔ Fersenbein/Calcaneus
- ✔ Kahnbein/Os naviculare
- ✔ Inneres Keilbein/Os cuneiforme mediale
- ✔ Mittleres Keilbein/Os cuneiforme intermedium
- ✔ Äußeres Keilbein/Os cuneiforme laterale
- ✔ Würfelbein/Os cuboideum

Osteoblasten oder Osteoklasten?

Einfach zu merken: Osteoblasten bauen Knochen auf, Osteoklasten klauen Knochen.

Der Weg der Spermien durch den männlichen Fortpflanzungstrakt

… ist schon schwer zu behalten, und jetzt haben Sie Durst. Denken Sie einfach an **Seven Up**:

- ✔ S: Tubuli seminiferi
- ✔ E: Epididymis

- V: Vas deferens
- E: Ductus ejaculatorius
- N: (Nichts! Leerzeichen!)
- U: Urethra
- P: Penis

Die sechs Hauptknochen des Neurokraniums

Sich die Knochen des *Schädeldachs* zu merken, kann echt pestig sein, genauer gesagt, die »**PEST OF 6**«:

- Os **p**arietale
- Os **e**thmoidale
- Os **s**phenoidale
- Os **t**emporale
- Os **o**ccipitale
- Os **f**rontale

IN DIESEM KAPITEL

Schwierige Krankheitsbegriffe

Aussprache üben, um wie ein Profi zu klingen

Kapitel 27
Zehn Systeme mit zungenbrecherischen Fachbegriffen

Sie wollen mehr wissen und vor allem komplizierte medizinische Fachbegriffe lernen. Aber da gibt es immer wieder Tücken im System, und zwar insbesondere Begriffe, die sich schwer aussprechen lassen und zu den schwierigsten gehören, die es zu schreiben und auszusprechen gilt. Hier ist für jeden etwas dabei, denn wir bewegen uns quer durch unsere persönlichen Favoriten der Zungenbrecher für zehn Körpersysteme, die Sie bereits kennengelernt haben. Ach ja, ein bisschen Hintergrundwissen vermitteln wir nebenbei auch noch!

Das Skelettsystem

Die folgenden drei Krankheiten sind nach ihren Entdeckern benannt – und bekannt für ihren komplizierten Namen, der immer wieder zu Rechtschreibfehlern führen kann. Das *Kohler-Pellegrini-Stieda-Syndrom* ist eine Erkrankung, bei der es aufgrund eines Traumas zu einer halbmondförmigen Knochenbildung im oberen Teil des medialen Kollateralbandes des Knies kommt.

Dann gibt es noch den *Morbus Kummell-Verneuil*, eine Kompressionsfraktur der Wirbel, die einige Wochen nach einer Wirbelsäulenverletzung auftritt.

Weiter südlich im Skelett stößt man auf den *Morbus Osgood-Schlatter*, eine Osteochondrose der Tibiatuberositas, die meist bei Jugendlichen auftritt.

Das muskuläre System

Auch manche Muskelerkrankungen klingen, als wären sie aus einer Laune heraus benannt worden, um die Rechtschreibung der Studenten zu testen. Da gibt es die *De-Quervain-Krankheit*, eine schmerzhafte Sehnenscheidenentzündung, die durch eine unspezifische Entzündung der Sehnenscheide der Daumenmuskeln verursacht wird.

Und, wie wäre es mit der *Duchenne Muskeldystrophie* (DMD)? Diese Krankheit ist eine Muskeldystrophie mit progressiver Muskelschwäche durch Gendefekt im Dystrophin-Gen.

Und den Preis für die Krankheit, die am ehesten nach einer Figur aus Cluedo klingt, gewinnt unserer Meinung nach das *Münchmeyer-Syndrom*, auch bekannt als *Fibrodysplasia ossificans progressiva* (*FOP*). Lustige Namen, allerdings sehr unlustige Krankheiten.

Das Integumentsystem

Auch Ihr größtes Organ ist eine Brutstätte für zungenbrecherische Krankheiten. Fangen wir an mit der *Quinquaud-Krankheit* (Folliculitis decalvans), einer Entzündung der Haarfollikel, die zu Haarausfall, roter Kopfhaut und Pusteln um die Haarfollikel herum führt.

Da gibt es das *Lewandowsky-Lutz-Syndrom* (auch unter dem Namen *Epidermodysplasia verruciformis* bekannt), eine seltene erbliche Hauterkrankung mit Makulae und Papeln an Händen und Füßen. Betroffene haben ein hohes Risiko, an Krebs oder dem humanen Papillomavirus (HPV) zu erkranken. Männer haben ein hohes Risiko für die *Mucha-Habermann-Krankheit*, auch *Pityriasis lichenoides et varioliformis acuta* (PLEVA) genannt, eine Erkrankung des Immunsystems, die durch Hautausschlag und Läsionen auf der Haut gekennzeichnet ist. Passend zu den Krankheitsnamen, für die man zwei Ärzte zum Preis von einem bekommt, gibt es auch noch:

- ✔ **Arndt-Gottron-Syndrom:** Hauterkrankung mit diffuser Hautverdickung und darunter liegenden Papeln (papulöse Muzinose oder Skleromyxoedem)
- ✔ **Morbus Hailey-Hailey** (Pemphigus chronicus benignus familiaris oder Dyskeratosis bullosa hereditaria): genetische Störung, die zur Bildung von Blasen auf der Haut führt
- ✔ **Oppenheim-Urbach-Krankheit** (Necrobiosis lipoidica): seltene Hauterkrankung, die bei Diabetikern auftritt und familiär gehäuft vorkommt, mit roten und gelben Papeln, meist an den unteren Extremitäten

Sie verdienen wirklich Respekt, wenn Sie diese Krankheiten fehlerfrei aufschreiben können!

Erkrankungen der Sinnessorgane

Die Namen dieser sensorischen Erkrankungen klingen teilweise, als stammten sie direkt aus einem IKEA-Katalog. »Pendred« ist beispielsweise kein Bücherregal, sondern eine genetische Erkrankung (*Pendred-Syndrom*), die bei Kindern zu frühzeitigem Hörverlust führt.

Oder wie wäre es mit der *Riga-Fede-Krankheit*, einer seltenen Erkrankung der Mundhöhle, die bei Neugeborenen Geschwüre auf der Zunge und der inneren Unterlippe hervorruft?

Und schließlich gibt es noch das *Eales-Syndrom* (Angiopathia retinae juvenilis), eine Augenerkrankung mit Entzündung und Verstopfung der Netzhautblutgefäße mit wiederkehrenden Netzhaut- und Glaskörperblutungen.

Tja, seinen Namen kann man sich schließlich nicht aussuchen ... und die lateinischen Bezeichnungen erst recht nicht.

Das Herz-Kreislauf-System und das Lymphsystem

Es wird Sie kaum wundern, dass auch das Herz kein Unbekannter ist für seltsam benannte Krankheiten:

- ✔ **Fallot-Tetralogie** (Morbus Fallot): ein angeborener Herzfehler mit Pulmonalstenose, Ventrikelseptumdefekt, überreitender Aorta und Rechtsherzhypertrophie (schon allein die Erklärung kann Sie schwer ins Schwitzen bringen)
- ✔ **Döhle-Heller-Syndrom:** Entzündung der Aorta, die im Spätstadium der Syphilis auftritt

Die Atemwege

Diese Atemwegserkrankungen sind nicht unbedingt die schlimmsten Zungenbrecher, haben aber sicherlich seltsame Namen. Da wäre zum Beispiel die *Vogelzüchterlunge* (auch Taubenzüchterkrankheit oder Vogelhalterlunge genannt), eine Form der exogen-allergischen alveolären Pneumonitis (Lungenentzündung), die durch den Kontakt mit Vogelkot verursacht wird.

Dann gibt es noch die *Darling-Krankheit*, die durch den Pilz *Histoplasma capsulatum* in der Lunge verursacht wird. Unbehandelt verläuft sie tödlich und tritt häufig bei Aids-Patienten aufgrund ihres geschwächten Immunsystems auf.

Kennen Sie *Morbus Bornholm*, eine Erkrankung, die durch das Coxsackie-B-Virus verursacht wird? Sie ist nach der dänischen Insel benannt, auf der die ersten Fälle auftraten, und zeichnet sich durch starke Brustschmerzen und Atembeschwerden aus. Wegen des plötzlichen Auftretens und des Gefühls eines eisernen Griffs um den Brustkorb wird diese Erkrankung auch *Teufelsgriff* genannt.

Das Magen-Darm-System

Die Namen dieser Magen-Darm-Erkrankungen sind fast so kompliziert wie die Krankheiten selbst. Keine dieser Krankheiten ist lustig – aber ihre Namen sind es auf jeden Fall. Nehmen wir zum Beispiel das *Cruveilhier-Baumgarten-Syndrom*, eine sehr seltene Krankheit mit einer Rekanalisation der Umbilikalvene beziehungsweise der Paraumbilikalvenen aufgrund einer portalen Hypertonie durch Leberzirrhose.

Ein weiteres Beispiel ist der *Morbus Hirschsprung* (*aganglionäres Megakolon*), eine angeborene Fehlbildung des enterischen Nervensystems, die bei Neugeborenen zu Darmverschluss führt und häufig mit Trisomie 21 (Down-Syndrom) einhergeht.

Das endokrine System

Im endokrinen System geht der Preis für die Krankheit mit dem seltsamsten Namen (mit viel Pomp und Zeremoniell) an den *Morbus Pompe*, eine seltene Erbkrankheit, die zu Muskelschwäche führt. Sie wird auch als *Glykogenspeicherkrankheit Typ II* bezeichnet und wird durch einen Mangel oder eine Fehlfunktion des Enzyms saure α-Glukosidase (GAA) in den Lysosomen verursacht. Für andere Erkrankungen dieses Systems ist MEN (die *multiple endokrine Neoplasie*) verantwortlich. Bei *MEN* handelt es sich um eine Gruppe von Erkrankungen, die das Netzwerk der hormonproduzierenden Drüsen des Körpers mit Tumoren in der Nebenschilddrüse, der Hypophyse und der Bauchspeicheldrüse beeinträchtigen. Diese Wucherungen können gutartig oder bösartig sein.

Das Nervensystem

Das Nervensystem trägt noch mehr verrückte Namen zur Zungenbrecher-Party bei. Da gibt es die *Machado-Joseph-Krankheit* (*spinozerebelläre Ataxie Typ 3*), eine seltene erbliche neurodegenerative Erkrankung, die zu einem Verlust der Muskelkontrolle und Koordination aller Extremitäten führt, der sich mit der Zeit zunehmend verschlimmert. Begrüßen Sie auch die *Spielmeyer-Vogt-Krankheit*, eine Erbkrankheit, die das Nervensystem von Kindern mit sich entwickelndem Sehverlust, motorischen Behinderungen, Sprachschwierigkeiten und Krampfanfällen beeinträchtigt.

Ein weiterer Begriff für beliebte Rechtschreibfehler ist die *Creutzfeldt-Jakob-Krankheit*, eine degenerative Erkrankung des Gehirns, die zu Demenz und zum Tod führt. Schließlich gibt es noch das *Recklinghausen-Syndrom* (*Neurofibromatose Typ 1* oder NF1), eine genetische Erkrankung, die durch Tumorwachstum an Nerven in Geweben und Organen gekennzeichnet ist. Diese Tumore können bösartig werden.

Das Harnwegs- und das Fortpflanzungssystem

Harnwegs- und Fortpflanzungssystem sind, wie zu erwarten, reich an anzüglichen Witzen. Die meisten dieser Krankheiten klingen zwar lustig, aber auch nur, wenn Sie davon nicht betroffen sind. Nehmen wir zum Beispiel *Munk*. Die Lipoidnephrose ist eine seltene Ursache des nephrotischen Syndroms im Kindesalter, bei der die glomeruläre Filterbarriere gestört ist. Mikroskopisch sind kaum Veränderungen sichtbar, weshalb sie auch »Minimal-Change-Krankheit« genannt wird.

Außerdem gibt es die *Marion-Krankheit*, eine angeborene (primäre) Blasenhalsobstruktion (PBNO), und den *Morbus Cacchi-Ricci* (*medulläre Schwammniere*), eine angeborene Nierenerkrankung, die durch eine zystische Erweiterung der Sammelkanälchen in einer oder beiden Nieren gekennzeichnet ist.

Im Bereich der Fortpflanzungsorgane kann man unter *Priapismus* leiden, einer anhaltenden schmerzhaften Erektion ohne sexuelles Verlangen oder Erregung. Benannt nach *Priapus*, dem römischen Gott der männlichen Potenz, ist Priapismus definitiv ein Grund, einen Arzt aufzusuchen. Ebenso nervig wie schmerzhaft ist die *Peyronie-Krankheit* (*Induratio penis plastica*), bei der es zu einer Krümmung des erigierten Penis aufgrund einer Gewebeverdickung, die den Penis an einer Seite zusammenzieht, kommt.

Damit sich Frauen in diesem Club der seltsamen geschlechtsspezifischen Erkrankungen nicht ausgeschlossen fühlen, gibt es auch einige spezielle Krankheiten für sie. Da wäre das *Chiari-Frommel-Syndrom*, eine seltene hormonelle Störung, die nach einer Geburt auftritt und durch eine anhaltende Milchproduktion, das Ausbleiben der Menstruation und eine Verkleinerung der Gebärmutter (*Uterusatrophie*) gekennzeichnet ist. Nicht zu vergessen ist auch die *Schimmelbusch-Krankheit*, eine gutartige Brusterkrankung, bei der sich aufgrund einer Erweiterung der Milchgänge zahlreiche kleine Zysten bilden. Und schließlich gibt es noch die *Breisky-Krankheit* (*Kraurosis vulvae*), eine fortschreitende Erkrankung, die bei Frauen nach der Menopause die äußeren Geschlechtsteile (Vulva) betrifft. Sie ist gekennzeichnet durch Juckreiz, Brennen und Schmerzen im Genitalbereich.

IN DIESEM KAPITEL

Medizinische Fachbegriffe richtig aussprechen

Sich wichtige Aussprachen merken

Kapitel 28

Zehn Abkürzungen zur richtigen Aussprache

Seien wir ehrlich – so oft im Leben sagen wir nicht das Richtige, oder wir sprechen das, was wir sagen wollen, nicht richtig aus. Das gilt auch für die medizinische Fachsprache. Medizinische Begriffe können kompliziert zu schreiben und auszusprechen sein. Verwirrung stiftet oft schon allein die Tatsache, dass viele medizinische Begriffe im Deutschen mit »K« oder »Z« geschrieben werden, manchmal aber auch mit »C« – denken Sie nur an Kardio/Cardio oder Zyto/Cyto.

Glücklicherweise gibt es einige schnelle und einfache Abkürzungen, die Sie verwenden können, wenn Sie Schwierigkeiten haben, die Wörter auszusprechen. Merken Sie sich diese zehn kurzen Aussprachetipps, und schon bald werden Sie Fachbegriffe wie ein Profi beherrschen.

C = K

Der Buchstabe C wird fast immer wie ein hartes »K« ausgesprochen. Beispiele dafür sind das Wort »Carcinom« (Karzinom) oder »Cephalgie« (Kopfschmerzen).

Ch = K oder Ch

Das Ch kann auf zwei verschiedene Arten ausgesprochen werden – je nachdem, welcher Buchstabe danach folgt:

Ch + a/o/u wird zu einem K-Laut, zum Beispiel bei Cholezystitis, Cholesterol, Chondrozyt.

Bei den folgender Kombination Ch + e/i/ä/ö/ü wird »Ch« zum deutschen »ich-Laut«, wie in China, Chemie, Chirurgie. Wichtig: Dieser Laut ist kein »sch«, sondern ein weicher, vorne gebildeter »ch«-Laut.

G = hartes G

Der Buchstabe G wird mit einem harten »G«-Laut gesprochen, Sie hören dies in den Wörtern »Gaster« (Magen) und »Gingiva« (Zahnfleisch). Im Englischen ist das übrigens anders, da G auch wie »dsch« klingen kann – so wie in »generic« (generisch) oder »general« (allgemein).

Ph = F

Hier ist eine weitere Buchstabenkombination, die den Klang eines ganz anderen Buchstabens erzeugt. Die Kombination von P und H erzeugt einen »F«-Laut, der entsteht, wenn Sie Luft durch Ihre oberen Zähne und die Unterlippe drücken. Beispiele hierfür »Pharynx« (Rachen) oder »Physiologie«.

Pn = N

Hier ist eine weitere Kombination für Sie, aber dieses Mal übernimmt der zweite Buchstabe den Klang. Wenn P und N zusammenkommen, ergeben sie den »N«-Laut. Das P ist in diesem Fall fast stumm. »Pneumonie« ist ein Beispiel für diese klangverändernde Kombination.

Ps = S

Hier ist ein weiteres gutes Beispiel für eine Kombination, bei der der zweite Buchstabe den Klang übernimmt. Wenn P und S zusammenkommen, übernimmt der »S«-Laut die Führung und das P wird wieder fast nicht ausgesprochen. Wörter wie »Psychologie« oder »Psychose« sind Beispiele dafür.

Pt = T

Wenn P und T am Anfang eines Wortes zusammenstehen, hören Sie praktisch nur den harten »T«-Laut. »Ptosis« ist ein medizinischer Begriff, bei dem dies der Fall ist.

Rh oder Rrh = R

R und H haben eine interessante Beziehung. Das arme H fragt sich vielleicht, warum es überhaupt existiert, wenn – obwohl es sich um eine Mischung handelt – der Klang, der aus diesen beiden Buchstaben entsteht, einfach nur ein »R«-Laut ist. Um das arme H noch mehr zu kränken, wird es in einigen medizinischen Begriffen nicht nur mit einem, sondern mit zwei R kombiniert, und trotzdem wird es nicht gehört. Ach, das Leben eines Mischbuchstabens! Wörter wie Rhythmus, »Arrhythmie« und »Diarrhö« sind gute Beispiele für diese Mischung.

Anhang
Praktischer Lernleitfaden

Hier bekommen Sie eine schnelle Hilfe – genau genommen gleich mehrere kleine Hilfen! Manchmal braucht man einfach einen kurzen mentalen Schub, um sich auf einen Test vorzubereiten, den ersten Tag als Medizinisch-technischer Assistent (MTA) zu meistern oder nach einer langen Arbeitswoche das Gedächtnis aufzufrischen. Aus diesem Grund haben wir diesen einfachen und schnellen Lernleitfaden auch erstellt.

Dieser Leitfaden enthält einige der wichtigsten Informationen, die Sie griffbereit haben sollten. Zunächst finden Sie eine kurze Übersicht über die Körpersysteme mit einer kurzen Zusammenfassung jedes Systems – für den Fall, dass Sie dazu neigen, die Hirnnerven mit den Ebenen des Körpers zu verwechseln. Danach finden Sie eine Liste häufig falsch geschriebener medizinischer Begriffe, denn nicht jeder ist ein Rechtschreib-Champion. Anschließend gibt es eine Übersicht gebräuchlicher Abkürzungen sowie wichtiger Wortstämme, Präfixe und Suffixe. Nach unseren Quellen handelt es sich dabei um einige der am häufigsten verwendeten Wörter und Wortteile, denen Sie im Mediziner- oder auch Nicht-Mediziner-Alltag begegnen werden.

Zusammenfassung der Körpersysteme und ihrer wichtigsten Bestandteile

Skelettsystem: Knochen, Gelenke, Bänder und Sehnen

Muskelsystem: Muskeln und Sehnen

Integumentsystem: Haut, Drüsen, Nägel und Haare

Sinnesorgane: Augen, Ohren, Nase und Tastrezeptoren der Haut

Kardiovaskuläres System und lymphatisches System: Herz, Blutgefäße, Blut und Lymphknoten, Gefäße, Lymphflüssigkeit, Mandeln, Milz und Thymusdrüse

Respiratorisches System: Nase, Rachen, Kehlkopf, Luftröhre, Bronchien und Lungen

Gastrointestinales System: Mund, Rachen, Speiseröhre, Magen, Dünn- und Dickdarm, Bauchspeicheldrüse, Leber und Gallenblase

Endokrines System: Hypophyse, Schilddrüse, Bauchspeicheldrüse, Nebennieren, Keimdrüsen

Nervensystem: Gehirn (einschließlich Hypothalamus), Rückenmark, zentrales und peripheres Nervensystem

Harnsystem: Nieren, Harnleiter, Blase und Harnröhre

Männliches Reproduktionssystem: Hoden, Samenleiter, Harnröhre, Prostata und Penis

Weibliches Reproduktionssystem: Eierstöcke, Eileiter, Gebärmutter und Vagina

Häufig falsch geschriebene medizinische Begriffe

Abdominoperineal, Abduktion, ablösen, Abszess, Achillessehne, Adnexe, Adoleszenz, Adrenalin, afferent, Akkommodation, Alopezie, Alzheimer, Amenorrhö, analysieren, Aneurysma, Anorexie, antepartal, Antidot, aphthoid, aphthös, Apnoe, Areola, Arrhythmie, Asphyxie, Astigmatismus, Asystolie, Aszites, Aufstoßen, Auricula, Auskultation, biliär, bukkal, Cerumen, Chlamydien, Chymus, Dekubitus, Desoxyribonukleinsäure, Diabetes mellitus, Diaphragma, Diaphorese, Diarrhoe, Dilatation, Diphtherie, Distension, Dyspareunie, Ekzem, Empyem, Erguss, Erysipel, Ethanol, Facelifting, Faszie, Fibrillation, fieberhaft, Folgeerscheinung, Furunkel, Gallenblase, Gamete, Gangart, Gangrän, Gonorrhö, Gyri, Hämoptyse, Hämorrhoiden, Helicobacter, Herzschrittmacher, hervorrufen, Hirsutismus, Humerus, Hygiene, Ikterus, impfen, intraokular, Introitus, Intussuszeption, Ischämie, Isthmus, Joule, Kachexie, kallös, Katheter, Klitoris, Kürettage, Kyphose, Leukoplakie, Lochien, Lunula, Melanin, Menstruation, Messgerät, Mikturieren, Myasthenie, Myxödem, Nävus, Nebenhodenentzündung, Nyktalopie, Nystagmus, Öffnung, Oophorektomie, Ophthalmologie, Orthopnoe, Ossifikation, Oxytocin, Palliativ, Palpieren, Palpitation, Papanicolaou-Test, Penicillin, Perfusion, Perineum, Periost, Peritoneum, peroneal, Pertussis, Phimose, Pons, Präputium, Prostata, Prothese, Protokoll, Pruritus, Puerperium, Quaddel, Regurgitation, Rhythmus, Sacculus, sagittal, sedentär, Sphinkter, Splenektomie, suppurativ, Synkope, Syphilis, Systole, Tinnitus, Tonsillektomie, Tonsillen, trikuspidal, Trommelfell, Urtikaria, Uvula, Ventrikel, vertikal, Vesikel, Vitiligo, Vorhaut, Xiphoid, Zirrhose, Zyanose, Zygote

Gängige medizinische Abkürzungen

Abkürzung	Bedeutung
ACL	vorderes Kreuzband
Aids	erworbenes Immunschwächesyndrom (Acquired Immune Deficiency Syndrome)
AKA	Oberschenkelamputation
ARDS	akutes Atemnotsyndrom (Acute Respiratory Distress Syndrome)
ANV	akutes Nierenversagen
BKA	Unterschenkelamputation
BMI	Body-Mass-Index
BSO	beidseitige Salpingo-Oophorektomie
BT	Bluttransfusion
CABG	koronare Bypass-Operation (aortokoronarer Bypass)
CED	chronisch-entzündliche Darmerkrankungen
COPD	chronisch-obstruktive Lungenerkrankung

Abkürzung	Bedeutung
CPR	Herz-Lungen-Wiederbelebung (Cardiopulmonary Resuscitation)
CVA	zerebrovaskulärer Unfall (Schlaganfall)
DM	Diabetes mellitus
D & C	Dilatation und Kürettage
DNA	Desoxyribonukleinsäure
DNI	keine künstliche Beatmung (Do Not Intubate)
DNR	keine Wiederbelebung (Do Not Resuscitate)
DTR	tiefe Sehnenreflexe
ECT	Elektrokonvulsionstherapie
HRT	Hormonersatztherapie
Hüft-TEP	Hüfttotalendoprothese
HWI	Harnwegsinfektion
I & D	Inzision und Drainage
IM	intramuskulär
IV	intravenös
Knie-TEP	totaler Kniegelenkersatz
LLQ	linker unterer Quadrant (Bauch)
LUQ	linker oberer Quadrant (Bauch)
MCL	mediales Kollateralband
MVP	Mitralklappenprolaps
O. D.	rechtes Auge
O. S.	linkes Auge
ORIF	offene Reposition und Interne Fixation
PCL	hinteres Kreuzband (Posterior Cruciate Ligament)
PERRLA	Pupillen gleich, rund, licht- und akkommodationsreagibel
PFT	pulmonärer Funktionstest
PMS	prämenstruelles Syndrom
RLQ	rechter unterer Quadrant (Bauch)
RR	Blutdruck (nach Scipione Riva-Rocci)
RUQ	rechter oberer Quadrant (Bauch)
TE	Tonsillektomie
TAH	totale abdominale Hysterektomie
URI	Infektion der oberen Atemwege (Upper Respiratory Tract Infection)

Tabelle A.1: Gängige Abkürzungen

Häufige Wortstämme

Wortstamm	Bedeutung
abdomin/o	Abdomen
aden/o	Drüse
anter/o	vorne
arteri/o	Arterie
audi/o	Hören
bronchi/o	Bronchus
carcin/o, karzin/o	Krebs
cardi/o, kardi/o	Herz
cephal/o, kephal/o	Kopf
cervic/o	Hals oder Gebärmutterhals
cholezyst/o	Gallenblase
col/o	Dickdarm
crani/o, krani/o	Schädel
cyt/o, zyt/o	Zelle
derm/o, dermat/o	Haut
dors/i, dors/o	Rücken
duoden/o	Zwölffingerdarm
encephal/o, enzephal/o	Gehirn
enter/o	Darm
gastr/o	Magen
gynec/o, gynäk/o	weiblich
hämat/o	Blut
hepat/o	Leber
hist/o	Gewebe
intestin/o	Darm
jejun/o	Jejunum
lapar/o	Bauch
laryng/o	Kehlkopf
lymph/o	Lymphgefäße
mamm/o	Brust
my/o	Muskel
myel/o	Knochenmark
nas/o	Nase
nephr/o	Niere

Wortstamm	Bedeutung
neur/o	Nerv
ophthalm/o	Augen
optic/o	sehen, Sehvermögen
or/o	Mund
ot/o	Ohr
path/o	Krankheit
pharmac/o, pharmak/o	Arzneimittel
pneum/o	Luft, Atmen
pulmon/o	Lunge
rect/o, rekt/o	Rektum
rhin/o	Nase
sept/o	Scheidewand, Trennwand
splen/o	Milz
tend/o	Sehne
testicul/o	Hoden
thorac/o	Brust, Thorax
thyr/o	Schilddrüse
tonsill/o	Mandeln
ureter/o	Harnleiter
urethr/o	Harnröhre
uter/o	Uterus

Tabelle A.2: Häufige Wortstämme

Präfixe

Präfix	Bedeutung
a-, an-	ohne oder Mangel an
ante-	vor
anti-	entgegengesetzt, gegen
bi-, bin-	zwei
brady-	langsam
dys-	schwierig, schmerzhaft, unangenehm
endo-	innerhalb
epi-	auf, über, an

Präfix	Bedeutung
eu-	normal
ex-, exo-	außerhalb, nach außen
hemi-	halb
hydro-	Wasser
hyper-	übermäßig, über dem Normalwert
hypo-	unter dem Normalwert
inter-	zwischen
intra-	innerhalb
makro-	groß
mikro-	klein
nulli-	keine
pan-	alle
para-	neben, abweichend
per-	durch
peri-	um
polio-	grau
poly-	viele, viel
post-	nach oder im Anschluss an
prä-	vor
primi-	erste, erster
quadri-	vier
re-	zurück
retro-	rückwärts, zurück
sekundi-	zweite
semi-	halb
sub-	unter, unterhalb
tachy-	schnell
trans-	durch, über, jenseits

Tabelle A.3: Präfixe

Suffixe

Suffix	Bedeutung
-ämie	Blutkrankheit
-algie	Schmerz
-apherese	Entfernung
-ar, -är	zugehörig
-ase	Enzym
-blast	unreif
-chalasis	Lockerung, Erschlaffung
-dese	chirurgische Fixierung
-drom	Lauf, Ablauf
-ektase	Dehnung oder Ausdehnung
-ektomie	chirurgische Entfernung oder Exzision
-flux	Fluss
-gen	produzierend
-genese	Produktion
-globin	Protein
-globulin	Protein
-gramm	Bild oder fertige Aufzeichnung
-graf	Instrument zur Aufzeichnung
-grafie	Prozess der Aufzeichnung
-iasis	anomaler Zustand
-iker	jemand, der
-ismus	Zustand oder Beschaffenheit
-itis	Entzündung
-kontinenz	die Fähigkeit, zurückzuhalten
-akusis	hören, Gehör
-lyse	Lösen, Trennen
-lytisch	Zerstörung oder Abbau
-malazie	Erweichung
-megalie	Vergrößerung
-metrist	Fachmann für die Messung von
-metrie	Messverfahren
-ologe	Spezialist für etwas
-ologie	Lehre von
-om	Tumor oder Geschwulst
-opie	Sehvermögen (Zustand)
-opsie	Blick auf, betrachten

Suffix	Bedeutung
-parese	leichte Lähmung
-pathie	Anomalie, Krankheit
-pepsie	Verdauung
-pexie	chirurgische Fixierung
-phagie	Essen oder Schlucken
-phonie	Laut
-phorese	tragen/Übertragung
-plastik	chirurgische Reparatur oder Rekonstruktion
-plegie	Lähmung
-pnoe	Atmung
-poese	Bildung
-prandial	zur Mahlzeit gehörend
-ptose	herabhängend, schlaff, Prolaps
-rrhagie	ausbrechen, übermäßiger Fluss
-rrhaphie	Nahtreparatur
-rrhea, -rrhö	Ausfluss oder Fluss
-salpinx	Eileiter
-schisis	Spalte oder Spaltung
-skop	Instrument zur visuellen Untersuchung
-skopie	visuelle Untersuchung einer inneren Körperhöhle mithilfe eines Endoskops
-stasis	Stopp oder Kontrolle
-stenose	Verengung oder Einschnürung
-stomie	Schaffung einer künstlichen Öffnung
-thenia	Kraftlosigkeit
-thorax	Brust
-tocia	Geburt
-tomie	Vorgang des Einschneidens
-tresie	Öffnung
-tripsie	chirurgische Zerstörung
-tropie	drehen
-urie	Harnlassen, Urin
-us	Zustand
-zentese	chirurgische Punktion mit einer Nadel zur Flüssigkeitsentnahme
-zytose	Zellzustand

Tabelle A.4: Suffixe

Abbildungsverzeichnis

Dummies Junior – die frechen »… für Dummies« für interessierte Kids und Jugendliche

- » Projekte zum Ausprobieren, Programmieren und Experimentieren
- » Mit pädagogischem Konzept
- » Viele Abbildungen in Farbe
- » Verständliche Texte mit einfachen Erklärungen – auch bei schwierigen Themen
- » Inhalte in Workshops erprobt

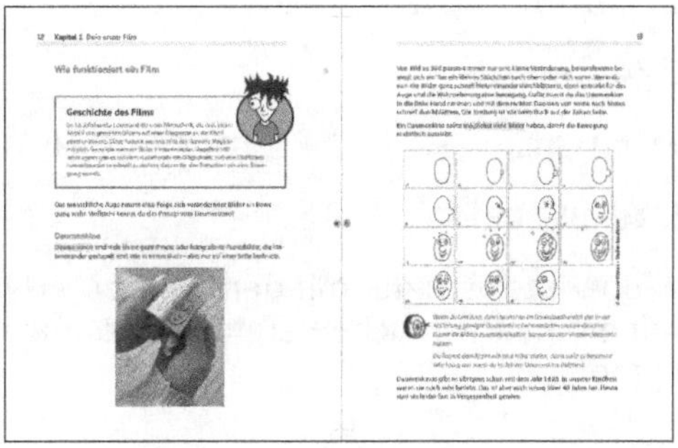

M. Schenk

Mein Weg zu den Sternen für Dummies Junior

1. Auflage 2022 **ISBN:** 978-3-527-71908-2

224 Seiten

Format: 176 mm x 240 mm

Ladenpreis: 18,– €*

Schau in den Himmel und lerne die Planeten, Sterne und Sternbilder kennen. Ob mit bloßem Auge, Fernglas oder Teleskop

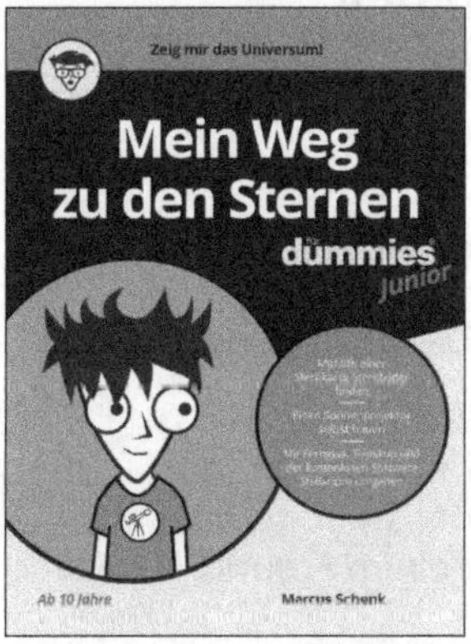

M. Weiß und V. Borngässer

Stop-Motion-Trickfilme selber machen für Dummies Junior

2. Auflage 2023 **ISBN:** 978-3-527-72043-9

176 Seiten

Format: 176 mm x 240 mm

Ladenpreis: 16,– €*

Schritt für Schritt zum eigenen Stop-Motion-Video mit der richtigen Beleuchtung, passenden Geräuschen und Spezialeffekten. Hier erfährst du, wie es geht.

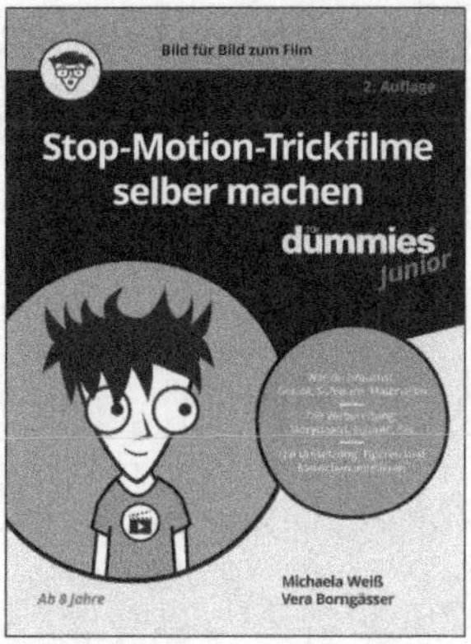

* Der €-Preis gilt nur für Deutschland. Preisänderungen und Irrtümer vorbehalten.

C. Ermel und O. Runge

Programmieren und zeichnen mit Python für Dummies Junior

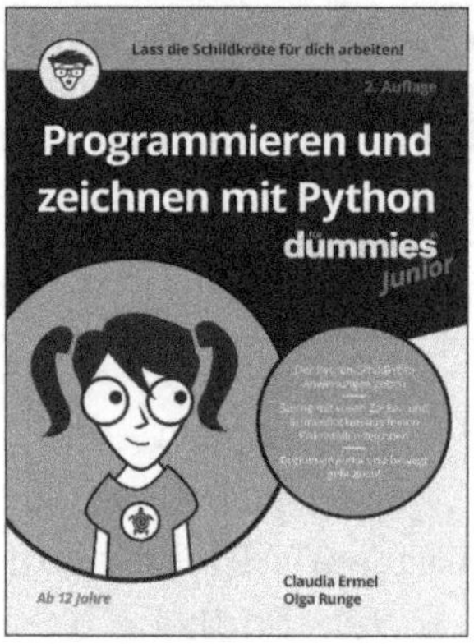

2. Auflage 2022 **ISBN:** 978-3-527-71995-2

224 Seiten

Format: 176 mm x 240 mm

Ladenpreis: 18,- €*

Zaubere tolle Bilder mit dem Computer! Du brauchst dafür nur ein paar einfache Befehle aus der Programmiersprache Python.

W. Eagle et al.

TikTok-Videos selber machen für Dummies Junior

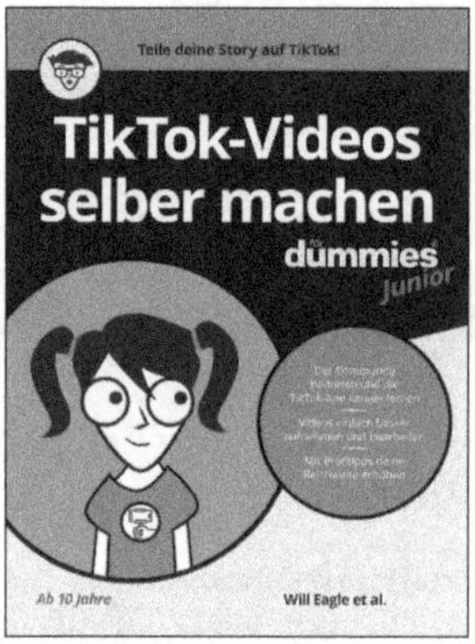

1. Auflage 2023 **ISBN:** 978-3-527-72133-7

160 Seiten

Format: 176 mm x 240 mm

Ladenpreis: 17,-€*

Werde Teil der TikTok Community und begeistere andere mit deinen Ideen. In diesem Buch erfährst du, wie du Videos mit dem Smartphone erstellst, bearbeitest und mit deinen Freunden teilst.

C. Ermel und N. Rosenfeld

Spaß mit Elektronik für Dummies Junior

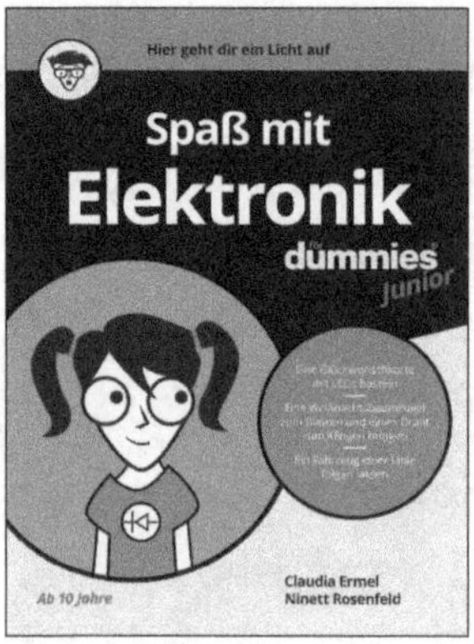

1. Auflage 2020 **ISBN:** 978-3-527-71705-7

198 Seiten

Format: 176 mm x 240 mm

Ladenpreis: 15,- €*

In diesem Buch lernst du, Schaltungen für coole Gadgets aufzubauen: eine Glückwunschkarte, die leuchtet, eine blinkende Weihnachtsbaumkugel, einen klingenden Draht und anderes mehr.

* Der €-Preis gilt nur für Deutschland. Preisänderungen und Irrtümer vorbehalten.

Stichwortverzeichnis

A

H

I

J

K

M

N

O

P

T

U

Diese Bücher könnten Sie auch interessieren

G. Püschel

Biochemie für Mediziner für Dummies

1. Auflage 2024 **ISBN:** 978-3-527-72034-7
704 Seiten
Ladenpreis: 36,- €*
Erscheinungstermin: August 2024

Sie müssen einen Schein in Biochemie erwerben? Gerhard Püschel erklärt die Grundlagen der Biochemie für Mediziner.

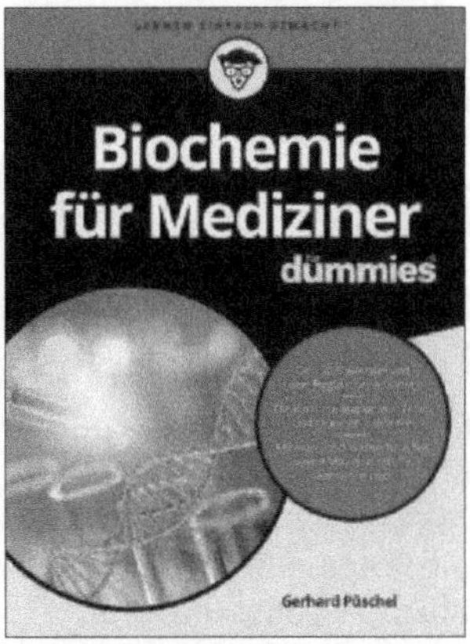

E. Odya et al.

Anatomie und Physiologie Lehr- und Übungsbuch für Dummies

1. Auflage 2023 **ISBN:** 978-3-527-72131-3
608 Seiten
Ladenpreis: 30,- €*
Erscheinungstermin: Dezember 2023

Anatomie und Physiologie verstehen und durch Üben nachhaltig lernen - dabei hilft Ihnen dieser Komplettband. Erfahren Sie alles über menschliche Organe, Knochen, Muskeln, Zellen, Hormone und vieles mehr. Mit zahlreichen Aufgaben und Abbildungen zum Beschriften und Ausmalen.

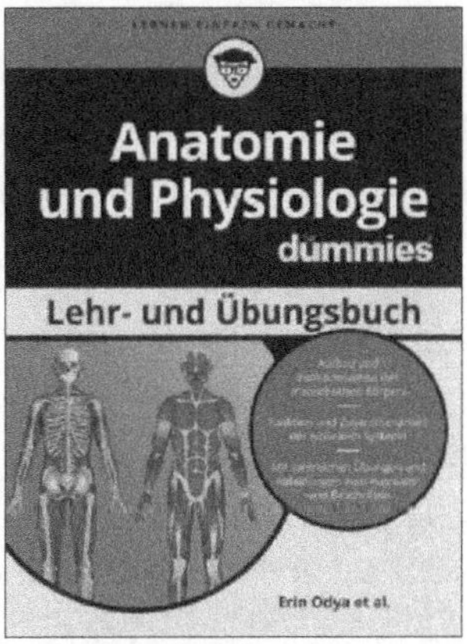

R. Lucius

Biologie für Mediziner für Dummies

1. Auflage 2025 **ISBN:** 978-3-527-71912-9
352 Seiten
Ladenpreis: 26,- €*
Erscheinungstermin: Februar 2025

Mit diesem Buch lernen Sie, was Sie als Mediziner über Biologie wissen müssen: Zellaufbau, Genetik und medizinische Mikrobiologie. Das Buch orientiert sich am Gegenstandskatalog des IMPP.

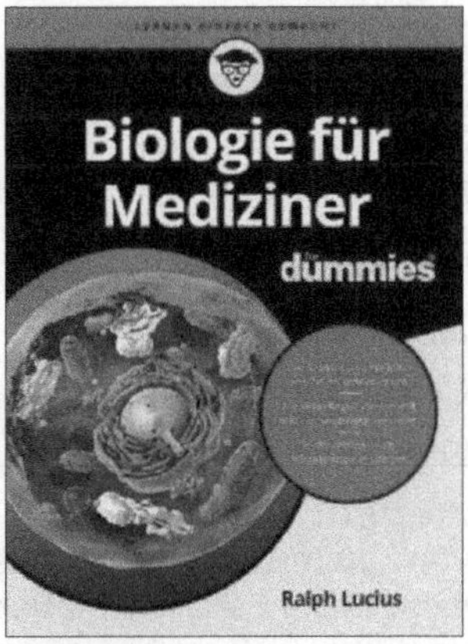

*Der €-Preis gilt nur für Deutschland. Preisänderungen und Irrtümer vorbehalten.

Diese Bücher könnten Sie auch interessieren

M. Stöcker

Pflege mit dem Strukturmodell für Dummies

2. Auflage 2024 **ISBN:** 978-3-527-72145-0
208 Seiten
Ladenpreis: 20, - €*
Erscheinungstermin: April 2024

Das Buch stellt das neue Strukturmodell für die Pflegeplanung und dessen Kernelement die SIS® (Strukturierte Informationssammlung) vor. Die Autorin erklärt, wie Pflegende die Formulare ausfüllen und damit die Dokumentationspflicht erfüllen können.

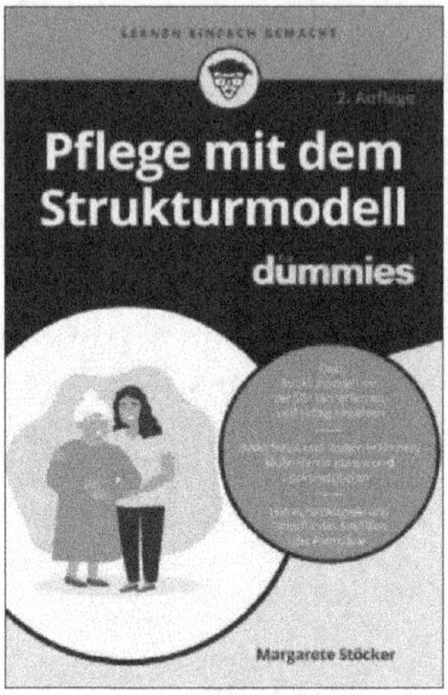

M. Stöcker und F. Warnecke

Nachhaltigkeit in der Pflege für Dummies

1. Auflage 2025 **ISBN:** 978-3-527-72284-6
128 Seiten
Ladenpreis: 20, - €*
Erscheinungstermin: Juni 2025

Wie verankert man Nachhaltigkeit im Gesundheitswesen und setzt sie in der Pflege um? Wie wird nachhaltiges Denken und Handeln zur Grundhaltung aller Mitarbeiter? Die Autorinnen zeigen praxisnah, wie Corporate Social Responsibility in der Pflege gelingt.

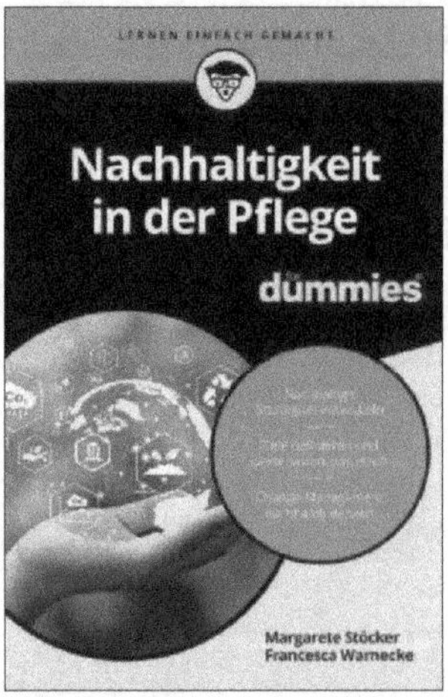

S. Urdze und S. Drozdzynski

Pflegefall in der Familie für Dummies

1. Auflage 2018 **ISBN:** 978-3-527-71460-5
230 Seiten
Ladenpreis: 14,99 €*
Erscheinungstermin: November 2018

Kurztext:
Von einem Tag auf den anderen haben Sie plötzlich einen Pflegefall in der Familie. Wer versorgt Ihre Mutter? Wo kann Ihr Vater nun wohnen? Woher bekommen Sie Unterstützung? Und: Wer wird dies alles bezahlen? Dieses Buch steht Ihnen mit Rat und Tat beiseite.

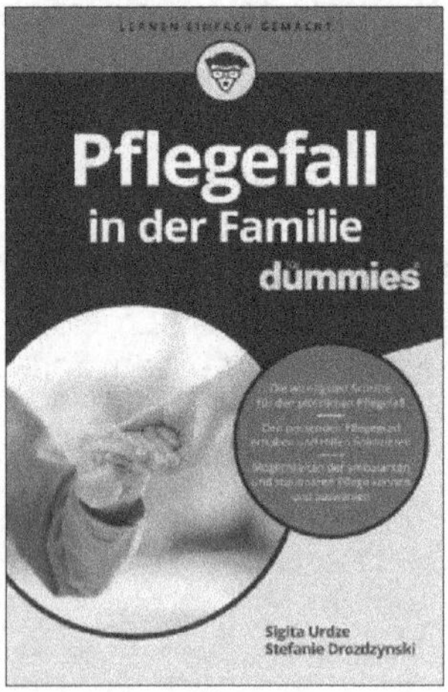

*Der €-Preis gilt nur für Deutschland. Preisänderungen und Irrtümer vorbehalten.